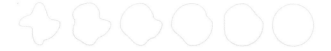

Diagnostic, Corrective and
Therapeutic Manual of

Mental
Deviants

实用
心理异常
诊断矫治
手册

傅安球 著

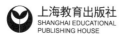

上海教育出版社
SHANGHAI EDUCATIONAL
PUBLISHING HOUSE

第五版

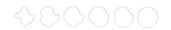

2018 年 6 月世界卫生组织（World Health Organization，简称 WHO）发布了《国际疾病分类（第十一版）》（*International Classification of Diseases*，11th version，简称 ICD‑11），精神障碍（心理障碍）内容的章序和名称由第十版（ICD‑10）的第五章"精神和行为障碍"，调整为第十一版（ICD‑11）的第六章"精神、行为或神经发育障碍"。相对于 ICD‑10 的"精神和行为障碍"，ICD‑11 的"精神、行为或神经发育障碍"无论是精神障碍的分类、病名，还是各种精神障碍的临床描述、诊断指南等，都有很大变化。例如把人格障碍内容从 ICD‑10 的"成人人格与行为障碍"中剥离出来，以"人格障碍及相关特质"名称成为 ICD‑11 的独立疾病单元，并取消了人格障碍的类型，删除了 ICD‑10 中"偏执型、分裂型、反社会型、情绪不稳型（包括冲动型、边缘型）、表演型、强迫型、焦虑（回避）型、依赖型"等人格障碍的分类名称，人格障碍不再依赖在区分上有相当难度的类型进行诊断，而是采用人格障碍相关特质维度对人格障碍及其严重程度（轻度、中度或重度）进行评估和诊断，以简化评估，并避免不同人格障碍的共病现象。

　　ICD‑11 中的第六章"精神、行为或神经发育障碍"和美国精神医学学会（American Psychological Association，简称 APA）于 2013 年发布的《精神障碍诊断与统计手册（第五版）》（*Diagnostic and Statistical Manual of Mental Disorders*，

Fifth Edition,简称 DSM - 5)是全球两个相互关联的精神障碍分类和诊断系统,是全球精神障碍诊断和治疗最重要的临床依据。两个系统在框架结构上基本一致,都采用 Meta 结构,按照病因学进行分类,具有同质性。但在症状表述和诊断要求上,ICD - 11 重视症状特征描述,诊断时通常不强调一定要达到其中多少项症状才可诊断,弹性更大;DSM - 5 则重视逐条列出具体症状条目,规定必须具有最低的症状条目才能诊断,显得更为精准。

《实用心理异常诊断矫治手册(第五版)》根据 ICD - 11 并结合 DSM - 5,对其中"心理障碍(精神障碍)"及相关的儿童、青少年、老年与女性心理障碍(精神障碍)内容,在分类、疾病名称、临床表现及症状特征、诊断要点及鉴别诊断等方面作了全面、系统的修订和更新,使之更具有科学性和规范性,也更具有操作性和实用性。

同时,在心理咨询中需要重视和调整但还没有达到精神障碍程度的"一般心理问题"以及"心理咨询"与"心理治疗"等内容,也根据近些年国内外的理论研究成果和实践经验作了必要的调整、充实和强化。

此外,《国际疾病分类》历史沿革的介绍以及 ICD - 11 中第六章"精神、行为或神经发育障碍"与 DSM - 5 的分类目录在翻译后也一并附录于书末,供读者参考。

期盼《实用心理异常诊断矫治手册(第五版)》能继续得到从事临床心理学研究的专家和学者,高校心理学专业的师生,高校心理咨询中心和中小学心理辅导室、心理卫生机构的专业人员,社会心理健康服务人员以及广大读者的支持、厚爱与指正。

傅安球

2019 年 4 月于上海

 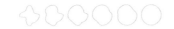

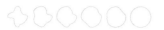

第五版前言   ... 1

引论　心理异常及其类型   ... 1

　　心理异常的界定   ... 1

　　心理异常的类型   ... 3

第一篇　一般心理问题   ... 5

第一章　一般心理问题及其特征   ... 7

一般心理问题的界定   ... 7

一般心理问题的特征   ... 9

第二章　常见的一般心理问题   ... 12

　　特定性分神   ... 12

　　选择性注意转移困难   ... 13

　　阶段性记忆减退   ... 15

　　特定性思维迟滞   ... 17

　　忧郁   ... 18

　　期待性焦虑   ... 19

　　冷漠   ... 20

　　暴躁   ... 22

　　急躁   ... 23

　　自卑   ... 24

　　多疑   ... 25

空虚 ... 27

无端烦恼 ... 28

消沉 ... 30

偏执 ... 31

狭隘 ... 32

孤僻 ... 33

孤独 ... 35

敌对 ... 36

攻击性 ... 37

冲动性 ... 39

狂热 ... 40

狂妄 ... 42

怯场 ... 43

怯懦 ... 45

压抑 ... 47

心理疲劳 ... 48

第二篇　心理症状(精神症状)与心理障碍(精神障碍) ... 51

第三章　心理症状(精神症状) ... 53

感知症状 ... 53

感觉异常 ... 53

感觉消失 ... 54

知觉缺失 ... 54

病理性错觉 ... 54

幻觉 ... 55

感知综合障碍 ... 59

思维症状 ... 60

思维奔逸 ... 60

思维散漫 ... 61

思维破裂 ... 61

思维插入 ... 62

思维缓慢 ... 62

思维贫乏 ... 62

病理性赘述 ... 63

思维云集 ... 63

思维中断 ... 63

象征性思维 ... 64

诡辩性思维 ... 64

逻辑倒错性思维 ... 64

思维幼稚 ... 65

思维歪曲 ... 65

自创新词 ... 65

妄想 ... 65

超价观念 ... 69

强迫观念 ... 69

言语症状 ... 71

持续言语 ... 71

重复言语 ... 71

刻板言语 ... 71

模仿言语 ... 72

秽亵言语 ... 72

言语散乱 ... 72

精神性失语 ... 72

脑损伤性失语 ... 73

缄默 ... 75

言语增多 ... 75

病理性说谎 ... 76

口吃 ... 76

注意症状 ... 76

注意增强 ... 76

注意涣散 ... 77

注意衰退 ... 77

注意转换 ... 77

注意固定 ... 78

注意狭窄 ... 78

记忆症状 ... 78

记忆增强 ... 78

界限性遗忘 ... 79

顺行性遗忘 ... 79

逆行性遗忘 ... 79

近事遗忘 ... 80

远事遗忘 ... 80

分离性遗忘 ... 80

错构 ... 80

虚构 ... 81

记忆错觉 ... 81

似曾相识感 ... 81

旧事如新感 ... 82

记忆歪曲 ... 82

妄想性回忆 ... 82

情感症状 ... 83

心境高涨 ... 83

心境欣快 ... 83

情绪爆发 ... 83

病理性激情 ... 84

易激惹 ... 84

心境抑郁 ... 84

情感迟钝 ... 85

情感淡漠 ... 85

情感衰退 ... 85

情绪不稳 ... 86

情绪幼稚 ... 86

情感倒错 ... 86

表情倒错 ... 86

情感麻木 ... 87

情绪矛盾 ... 87

强制性哭笑 ... 87

激越 ... 87

销魂状态 ... 88

心境突变 ... 88

意志症状 ... 88

意志增强 ... 88

意志减弱 ... 89

意志缺失 ... 89

意向倒错 ... 89

意向矛盾 ... 90

病理性疏懒 ... 90

病理性偷窃 ... 90

病理性偷书 ... 91

病理性囤积 ... 91

病理性藏书 ... 91

动作行为症状 ... 92

   精神运动性兴奋 ... 92

   精神运动性抑制 ... 93

   被动攻击 ... 94

   病理性违拗 ... 94

   病理性服从 ... 95

   刻板动作 ... 95

   模仿动作 ... 95

   持续动作 ... 95

   作态 ... 96

   强迫动作 ... 96

意识障碍症状 ... 96

   意识混浊 ... 96

   失神 ... 97

   嗜睡 ... 97

   昏睡 ... 97

   昏迷 ... 97

   谵妄 ... 98

   意识朦胧 ... 98

   梦样状态 ... 98

   病理性漫游 ... 99

自我意识障碍症状 ... 99

   人格解体 ... 99

   现实解体 ... 99

   多重人格 ... 100

   人格分裂 ... 100

   人格转换 ... 100

   自知力缺失 ... 101

 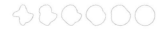

痴呆症状 ... 101

    全面性痴呆 ... 101

    局限性痴呆 ... 102

    假性痴呆 ... 102

定向障碍症状 ... 102

    环境定向障碍 ... 102

    自我定向障碍 ... 103

    双重定向障碍 ... 103

第四章　心理障碍(精神障碍) ... 104

焦虑或恐惧相关障碍 ... 104

    特定恐惧症 ... 104

    场所恐惧症 ... 107

    社交焦虑障碍 ... 109

    惊恐障碍 ... 111

    广泛性焦虑障碍 ... 113

强迫或相关障碍 ... 116

    强迫障碍 ... 116

    躯体变形障碍 ... 121

    嗅觉牵涉障碍 ... 123

    疑病症 ... 124

    囤积障碍 ... 127

    躯体相关的重复行为障碍 ... 128

躯体不适障碍 ... 131

做作性障碍 ... 133

破坏性行为或反社会性障碍 ... 135

    对立违抗性障碍 ... 135

    反社会性品行障碍 ... 137

人格障碍及相关特质 ... 140

人格障碍 ... 141

《精神障碍诊断与统计手册(第五版)》中的
人格障碍分类 ... 147

冲动控制障碍 ... 156

纵火癖 ... 157

偷窃癖 ... 158

间歇性爆发性障碍 ... 159

强迫性行为障碍 ... 162

性欲倒错障碍 ... 163

露阴障碍 ... 164

窥阴障碍 ... 166

摩擦障碍 ... 168

强制性性施虐障碍 ... 170

恋童障碍 ... 171

恋物障碍 ... 173

异装障碍 ... 175

其他特定的性欲倒错障碍 ... 178

性功能障碍和性别不一致 ... 179

性功能障碍 ... 179

性别不一致 ... 184

成瘾行为障碍 ... 188

游戏障碍 ... 188

赌博障碍 ... 192

睡眠-觉醒障碍 ... 193

失眠障碍 ... 194

梦魇障碍 ... 196

梦游障碍 ... 198

发作性睡病 ... 200

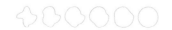

喂食或进食障碍 ... 203

    神经性厌食症 ... 203

    神经性贪食症 ... 206

分离障碍 ... 208

    分离性神经症状障碍 ... 208

    分离性身份障碍 ... 212

    分离性遗忘症 ... 214

    人格解体-现实解体障碍 ... 216

    其他分离障碍 ... 218

心境障碍 ... 218

    抑郁障碍 ... 219

    双相或相关障碍 ... 226

应激相关障碍 ... 233

    创伤后应激障碍 ... 233

    适应障碍 ... 237

精神分裂症及其他原发性精神病性障碍 ... 240

    精神分裂症 ... 240

    妄想障碍 ... 246

    急性短暂性精神病性障碍 ... 249

    分裂情感性障碍 ... 252

神经认知障碍 ... 255

    痴呆 ... 255

    遗忘障碍 ... 257

第三篇　各群体心理障碍(精神障碍) ... 261

第五章　儿童心理障碍(精神障碍) ... 263

儿童心理的基本特征 ... 263

儿童常见的心理障碍(精神障碍) ... 264

智力发育障碍 ... 264

注意缺陷多动障碍 ... 267

抽动障碍 ... 271

孤独症谱系障碍 ... 274

发育性学习障碍 ... 278

分离焦虑障碍 ... 280

儿童学校恐惧障碍 ... 282

儿童强迫障碍 ... 284

破坏性心境失调障碍 ... 287

夜惊症 ... 289

儿童精神分裂症 ... 291

遗尿症 ... 294

遗粪症 ... 296

第六章　青少年心理障碍(精神障碍) ... 299

青少年心理的基本特征 ... 299

青少年常见的心理障碍(精神障碍) ... 300

考试焦虑症 ... 300

青少年抑郁障碍 ... 303

信息技术沉迷综合征 ... 306

第七章　老年心理障碍(精神障碍) ... 310

老年心理的基本特征 ... 310

老年常见的心理障碍(精神障碍) ... 311

老年抑郁障碍 ... 311

阿尔茨海默病痴呆 ... 313

血管性神经认知障碍 ... 317

第八章　女性心理障碍(精神障碍) ... 320

女性心理的基本特征 ... 320

女性特殊的心理障碍(精神障碍) ... 321

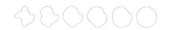

经前期烦躁障碍 ... 321

产后抑郁障碍 ... 323

更年期综合征 ... 326

第四篇　心理测评、心理应对、心理咨询与心理治疗 ... 329

第九章　心理测评 ... 331

神经心理测验 ... 331

霍尔斯特德-里坦神经心理成套测验 ... 331

鲁利亚-内布拉斯加神经心理成套测验 ... 335

临床评定量表 ... 336

90项症状清单(SCL－90) ... 337

抑郁自评量表(SDS) ... 342

焦虑自评量表(SAS) ... 344

贝克-拉斐尔森躁狂量表(BRMS) ... 346

马克斯恐怖强迫量表(MSCPOR) ... 348

康纳氏多动指数(CIH) ... 350

阿亨巴赫儿童行为量表(CBCL) ... 352

简易智力状态检查(MMSE) ... 361

日常生活能力量表(ADL) ... 364

儿童孤独症评定量表(CARS) ... 365

第十章　心理应对 ... 369

心理防御机制 ... 369

心理调节 ... 373

第十一章　心理咨询 ... 376

心理咨询的特点、类型与形式 ... 377

心理咨询的特点 ... 377

心理咨询的类型 ... 379

心理咨询的形式 ... 380

心理咨询的基本原则 ... 383

保密性原则 ... 383

如实接受性原则 ... 384

特殊性与整体性相结合原则 ... 385

信赖性原则 ... 386

自助性原则 ... 387

坚持性原则 ... 388

心理咨询师的专业特质 ... 388

同理心 ... 389

关注 ... 390

尊重 ... 392

真诚 ... 393

心理咨询的主要技巧 ... 395

共感 ... 396

倾听 ... 397

询问 ... 398

即时性 ... 400

具体化与聚焦 ... 401

释意 ... 403

感受反映 ... 404

面对 ... 405

鼓励 ... 406

解释 ... 407

安慰 ... 409

引导 ... 410

指导 ... 411

劝告 ... 412

 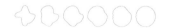

暗示 ... 413

自我揭示 ... 414

反馈 ... 416

逻辑推论 ... 417

总结性概述 ... 418

心理咨询督导 ... 421

督导的基本功能 ... 421

督导的操作程序 ... 422

第十二章　心理治疗 ... 424

心理治疗的疗效机制与实施程序 ... 424

心理治疗的疗效机制 ... 424

心理治疗的实施程序 ... 426

心理治疗的基本模式与方法 ... 427

精神分析治疗 ... 427

行为治疗 ... 434

格式塔治疗 ... 442

生物反馈治疗 ... 446

人本主义治疗 ... 447

认知治疗 ... 449

积极心理治疗 ... 458

心理支持治疗 ... 462

森田治疗 ... 464

内观治疗 ... 467

沙盘游戏治疗 ... 469

婚姻治疗 ... 476

家庭治疗 ... 479

感觉统合训练治疗 ... 483

艺术治疗 ... 484

催眠治疗 ... 488

团体治疗 ... 496

其他心理治疗 ... 500

附录 ... 531

附录 1　世界卫生组织《国际疾病分类》的历史沿革 ... 533

附录 2　世界卫生组织《国际疾病分类(第十一版)》第六章"精神、行为或神经发育障碍"的分类目录(中英文) ... 536

附录 3　美国精神医学学会《精神障碍诊断与统计手册(第五版)》的分类目录(中英文) ... 571

主要参考文献 ... 587

后记 ... 589

修订版后记 ... 592

第三版后记 ... 593

第四版后记 ... 594

引论

心理异常及其类型

心理异常的界定

心理异常(mental deviant)是指个体某个时段或长期内部心理活动失调和外部社会适应不良且已影响或损害社会功能的心理状态。

内部心理活动失调和外部社会适应不良的特点是：

第一，心理活动与社会现实环境失调，心理反应和行为表现与现实环境之间的关系失去合理性。心理是客观现实的反映，任何人在其成长、发育的社会化过程中，必定会形成对外界事物的特定的心理反应。例如在受到赞赏时会产生愉悦、感激等情绪和行为反应，受到侮辱时则会产生反感、怨恨、愤怒甚至攻击等情绪和行为反应。心理反应与现实环境相适应，心理活动与现实环境保持一致的动态平衡，对外界刺激作出的反应，无论在形式上还是内容上都是合理的、必然的，心理活动就是正常的。如果心理反应和行为表现不适应现实环境，心理活动与现实环境保持一致的动态平衡遭到破坏，对外界刺激就会作出令人难以理解的不合理反应，例如无缘无故地焦虑，或者受到微不足道的刺激就不顾场合地大发雷霆，这些心理活动就是异常的。

第二，心理活动的内在联系失调，同一心理过程内各种心理活动之间、不同心理过程相互之间或心理活动与情绪、行为相应反应之间失去协调性。心理过程包括认知过程、情感过程和意向过程，无论是同一心理过程的各种心理活动之间,例如认知过程的感知觉、记忆、思维等心理活动之间,还是不同心理过程之间,例如认知过程的评价、观念与情感过程的内心体验之间,抑或心理过程和相应情绪、行为表现之间,例如情绪情感过程与通过动作、表情等体现出来的相应情绪反应之间,都必定具有协调性,正是这种协调性保证了个体在反映客观环境时的高度精确性和有效性。例如,在情感过程中,遇到喜事而产生愉快的情绪体验,并用愉快的语调表达,做出高兴的行为举止,都说明其心理是健康的;如果这种协调性遭到了破坏,用低沉、无力而悲哀的语调,甚至伴有痛苦的表情和动作来表达内心愉快的情绪体验,或者用欢欣的语气讲述令人悲伤的经历等,都说明心理活动出现了异常。

第三,心理活动的稳定性失调,心理活动及其在态度、理智、情绪和意志等方面的表现构成的独特个性特征失去相对稳定性。任何心理过程在每个具体个体身上的表现,都会形成相对稳定的个性心理特征。这种个性特征建立在遗传基础上,是个体在长期的生活经历过程中形成的。个性特征一旦形成,就既具有区别他人的独特性,又具有不易改变的相对稳定性,并在态度、理智、情绪和意志等方面明显表现出来。例如,性格乐观外向的人,平时总会给人热情爽朗的感觉。个性特征的某些方面的表现如果莫名其妙地突然发生了难以理解的变化,并且持续时间长、难以回复,则反映这些方面变化的心理活动是异常的。

内部心理活动失调和外部社会适应不良等特点,必定会在一定程度上干扰、影响或损害社会功能,这就意味着适应社会必要的生活、学习、工作和人际交往等心理功能在一定程度上受到了明显干扰、影响或损害,已难以或无法在社会适应中正常发挥作用,以致造成适应不良、适应困难甚至适应障碍。

因此,个体内部心理活动失调和外部社会适应不良所表现出来的这些特点以及在一定程度上已干扰、影响或损害了社会功能,就构成了心理异常的基本特征,这些基本特征就是判别心理是否异常的基本要求。

在现实生活或心理咨询与心理治疗临床实践中,为了减轻当事人或来访者的心理压力,通常会把"心理异常问题"称为"心理问题"(psychological problem)。

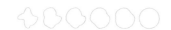

心理异常的类型

心理异常在广义上可根据心理功能、心理状态是否发生病理性变化，分为非病理性心理异常和病理性心理异常。

非病理性心理异常是心理失衡的表现，心理功能、心理状态没有发生病理性变化，通常称为"一般心理问题"（mental block or mental obstruction）。一般心理问题是轻微的心理异常，是局部心理活动暂时的异常状态，没有达到心理疾病或精神疾病的程度，不符合世界卫生组织《国际疾病分类（第十一版）》对心理疾病或精神疾病的定义和诊断标准。一般心理问题中常见的情绪问题常与一定的情景性刺激相联系，也常由一定的情景性刺激诱发，脱离或消除相关的情景性刺激或经认知、情绪等心理调控，心理活动通常可恢复正常。例如与考试这种情景性刺激相关而在考试现场出现的熟记内容遗忘，因注意狭窄和感觉迟钝而看漏、看错文字符号等考试时情绪过度紧张的具体反应，就属于一般心理问题范畴。考试结束后或在非考试场合，这些在考试现场才出现的考试过度紧张反应便不会出现。一般心理问题是心理咨询需要处理和调整的主要心理异常问题。

病理性心理异常是心理变态的表现，心理功能、心理状态已发生了病理性变化，称为"心理障碍"或"精神障碍"（mental disorder）。狭义上的心理异常指的就是这类心理障碍或精神障碍。需要注意的是，心理障碍或精神障碍必须符合《国际疾病分类（第十一版）》规定的具有"临床上可辨认的症状或行为，多数情况下伴有痛苦和个人功能受损"的定义。

心理障碍或精神障碍是心理功能、心理状态病理性变化的表现，其本质就是心理疾病或精神疾病（mental illness），但在现实生活和临床实践中，通常习惯用心理障碍或精神障碍替代或指代心理疾病或精神疾病。《国际疾病分类（第十一版）》中涉及精神疾病（心理疾病）分类与诊断内容的第六章"精神、行为或神经发育障碍"（mental, behavioural or neurodevelopmental disorders）、美国精神医学学会颁布的《精神障碍诊断与统计手册(第五版)》等都用"mental disorders"(心理障碍或精神障碍)这个概念。

心理障碍(精神障碍)属于心理病理学范畴,与一般心理问题的区别就在于心理障碍(精神障碍)具有明显的病理性变化,与一定的情景性刺激未必有明显或必然的联系,并非一定由明显的情景性刺激直接诱发。当然,情景性刺激也可以是某些心理障碍(精神障碍)的直接诱因,例如焦虑或恐惧相关障碍、应激相关障碍、抑郁障碍等,但情景性刺激只有使当事人的心理功能、心理状态发生病理性变化,才会导致心理障碍(精神障碍)。

心理障碍(精神障碍)又可细分为精神病性心理障碍(精神障碍)和非精神病性心理障碍(精神障碍),国际上常分别简称为精神病性障碍(psychotic disorder)和非精神病性障碍(nonpsychotic disorder)。

其中,精神病性障碍是指具有精神病性特征的心理障碍(精神障碍),即伴有精神病性症状的心理障碍(精神障碍)。精神病性症状的特征是:缺乏对自己的病态心理活动与行为表现的辨别能力和控制能力,也没有能力判断、区分和处理现实事物和问题,例如幻觉、妄想等。在心理障碍(精神障碍)中只要伴有精神病性症状,就属于精神病性障碍。精神病性障碍在我国通常称为"精神病"。精神病性障碍在发作时自知力严重缺失,不能应付日常生活要求或保持对现实的恰当接触。

非精神病性障碍则没有精神病性特征和症状,通常具有尚可或良好的自知力,能应付日常生活要求或保持对现实的恰当接触。有些非精神病性障碍在发作时也可出现自知力较差甚至缺失,例如人格障碍中的大多数亚型、喂食及进食障碍中的神经性厌食症等,因而不可将自知力是否缺失作为区分精神病性障碍和非精神病性障碍的诊断标准。在心理障碍(精神障碍)体系中,大多数属于非精神病性障碍。

心理障碍(精神障碍)通常需要药物治疗和心理治疗联合进行矫治,在此基础上接受心理咨询有助于疗效的提高和巩固。

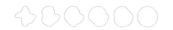

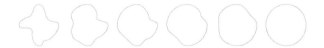

Diagnostic,

Corrective and

Therapeutic Manual of

Mental Deviants

第一篇

一般心理问题

第一章

一般心理问题及其特征

一般心理问题的界定

一般心理问题(mental block or mental obstruction)是轻微的心理异常,是局部心理活动在某个时段失衡的表现,与心理障碍(精神障碍)都属于广义上的心理异常,但相对于心理障碍(精神障碍),一般心理问题属于某个时段局部的、暂时的心理亚健康状态,并没有达到心理障碍(精神障碍)的疾病程度,不符合《国际疾病分类(第十一版)》对心理疾病或精神疾病的定义和诊断标准。

一般心理问题最为常见的是情绪问题,这些情绪问题以消极情绪的形式表现出来。但消极情绪作为对负性刺激的消极内心体验,是正常的心理反应,是人皆有之的正常心理现象,不能因而理解为消极情绪在任何情况下都属于一般心理问题。通常情况下,由一定情景性刺激引起的消极情绪,其持续时间较长,在合理的时段内没有化解或无法排除,使人难以理解,且在一定程度上已经干扰和影响了社会功能(但社会功能还未受到明显损害),即在一定程度上已干扰和影响了人际交往的动机和兴趣,干扰和影响了生活热情和生活质量,干扰和影响了学习与工作的积极性和效率等,这种使人难以理解并在一定程度上已经干扰和影响了社会功能的持续的消极情绪,才能判别为一般心理问题中的情绪问题,并进行心理干预和处理。例如长时间难以摆脱的失恋痛苦、难以缓解的考试焦虑等。当然,"合理的时段"并不意味着时间的长度是刻板、固定的,时间的长短会受相应刺激的性质、强弱、个体的心理承受能力与物质条件等诸多因素的影响而有所不同,因而不能绝对化。由一定情景性刺激引起的消极情绪,其正常的持续时间应该能被他人理解;一旦超越了他人可理解的时段长度,这种消极情绪就会演变成心理问题。例如遗失一笔虽然可观但不影响物质生活质量的钱财而引起的懊丧、郁闷、烦躁等消极情绪,其合理持续时间的长短就与收入水平以及当事人的抗挫能力密切相关,但这种消极情绪的持续时间只有在他人可理解的长度内才是合理的,一旦超越尺度,这种消极情绪就属于一般心理问题。有的由一定情景性刺激引起的消极情绪合理的持续时间可能比较长,例如失恋引起的痛苦,持续时间通常都比较长,如果持续时间过长且在一定程度上已明显干扰和影响了社会功能,甚至产生了轻生的意念,就成为一般心理问题中的情绪问题。只要还没有达到心境障碍或其他具有明显情感症状的心理障碍(精神障碍)的程度和诊断标准,就还属于一般心理问题。

一般心理问题除了主要表现为情绪问题外,也可以表现为行为问题和注意、记忆、思维等方面的问题,例如经常说谎、习惯性地与父母或老师对抗等不良行为表现,以及特定性分神、选择性注意转移困难、阶段性记忆减退、特定性思维迟滞等,但均未达到反社会性品行障碍和注意障碍、记忆障碍、思维障碍等心理障碍的严重程度。

此外,一般心理问题还可表现为人格问题,例如偏执、多疑、怯懦、孤僻(即在日常生活中人们常讲的性格偏执、性格多疑、性格怯懦、性格孤僻)等。这些人格问题只是表明具有某种或某些人格缺陷样表现的人格特质,并非严格意义上的人格缺陷。严格意义上的人格缺陷仅包括原发性的人格障碍和继发性的人格改变,人格缺陷样表现的人格特质虽然具有某种或某些人格障碍和人格改变的人格特征,但在临床表现上均未达到符合人格障碍和人格改变诊断标准的严重程度。

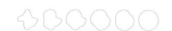

一般心理问题如果任其迁延而不作调整，或难以调整，就有可能演变为心理障碍(精神障碍)。例如由生活环境或社会地位的改变等精神刺激引起的抑郁情绪，如果持续时间达3个月及以上，且已明显损害了社会功能，就演变成应激相关障碍中的适应障碍；如果抑郁情绪伴有兴趣和乐趣缺失、精神运动性抑制或激越、思维缓慢等一系列症状，持续时间已达14天及以上，且已明显损害了社会功能，就能达到符合抑郁障碍诊断标准的程度。又如儿童如果经常说谎，经常与父母或老师对抗，经常怨恨他人而存有报复之心，经常因自己过失或不当行为而责怪他人等，多项不良行为同时出现且已持续半年以上，就可能成为对立违抗性障碍。

一般心理问题的特征

一般心理问题通常具有以下三个基本特征：

一、情景性

一般心理问题中最常见的情绪问题通常与情景性刺激相关，由一定的情景性刺激诱发，但诱发情绪问题的情景性刺激比较广泛。例如焦虑，各种不同的情景性刺激都有可能诱发，执行没把握任务、前途预期不佳、躯体疾病预后不良、遭遇困难等都可导致焦虑。又如痛苦，各种不同的情景性刺激同样都能诱发，高考落榜、失去至亲、失恋、遭人误解等都可以引起痛苦。当然，由不同的情景性刺激引起的焦虑和痛苦等，只有在他人能理解的合理时段内无法排除而依然持续存在，在一定程度上已干扰和影响了社会功能时才能称为一般心理问题。

如果诱发的某个心理问题的具体表现是特定的，则其情景性刺激也是特定的，例如学生考试时的过度紧张反应(看错题、看漏题、回忆不起已熟记的知识内容等）是由考试这种特定情景诱发的，与考试情景紧密相关，这种特定过度紧张反应的临床表现在其他各种非考试情景中不会出现。其他情景性刺激引起的过度紧张反应的临床表现与考试时过度紧张反应的临床表现不尽相同。又如失恋的痛苦，这种特定的痛苦体验只能由失恋刺激引起，只与失恋情景紧密相关，在其他情景性刺激引起的痛苦中，不会有失恋的痛苦那样的痛苦体验。考试时的过度紧张反应和失恋的痛苦等虽然由特定情景诱发，但都与情景性刺激相关。由特定情景性刺激引起的考试时过度紧张反应和失恋的痛苦等之所以属于情绪性一般心理问题，同样是由于其在合理的时段内无法逐渐适应而依然持续存在，在他人能理解的时段内无法化解和排除，持续时间已超越了他人能够理解的程度，在一定程度上已干扰和影响了社会功能。

有些一般心理问题也可能没有明显的情景性刺激，尤其是行为和人格方面的一般心理问题。

二、暂时性

某个具体的一般心理问题出现后虽然会持续一段时间，有的持续时间可能还比较长，但除人格问题不易改变而具有相对稳定性外，其他情绪和行为等方面的心理问题通常不会永久存在，最终会发生变化。这种变化或者通过有意或无意的自我调节、心理咨询和心理治疗等，使某个具体的一般心理问题发生的频率逐渐减少、表现强度逐渐减弱而最终消失；或者使某个具体的一般心理问题得不到处理或处理不当而逐渐强化，最终演变成某种心理障碍（精神障碍）。如果演变成某种心理障碍（精神障碍），则该具体的一般心理问题的性质已发生变化，已不属于一般心理问题的范畴。例如，持续且已明显影响复习效果的考试焦虑属于一般心理问题，如果长期得不到缓解和调整，甚至越来越严重，就有可能演变成考试焦虑症，而一旦演变成考试焦虑症，其性质就属于心理障碍（精神障碍），不属于一般心理问题了。因此，某个具体的一般心理问题的存在通常是暂时的，一般心理问题具有暂时性的特点。

三、心理状态无病理性变化

心理状态无病理性变化是一般心理问题的本质属性。具有某个一般心理问题的当事人,其心理状态不存在病理性变化,社会功能虽已受到一定的干扰和影响,在一定程度上会干扰和影响学习、工作的效率,会干扰和影响生活质量和人际交往,但社会功能总体上良好,还没有达到明显受损或严重受损的程度。心理功能的某些方面虽会有所下降,但心理功能总体上是正常的,不会出现明显甚至严重的损害,与常人相比不存在明显不同的病理性特点和相应的心理症状(精神症状)。

在现实生活中,具有一般心理问题的当事人的心理活动和心理状态给自己和他人的总体感觉常会是正常的,因而也常被忽视,掉以轻心,在社会心理服务工作中,这是应该引起重视的。

第二章

常见的一般心理问题

常见的一般心理问题是指在社会生活中出现频率通常较高，也需要引起重视的一些一般心理问题，但一般心理问题并不局限于这些问题。

特 定 性 分 神

特定性分神（specified distraction）是指心理活动在特定活动中能够有选择地指向特定活动相关对象，但难以稳定地集中于相关对象的注意失调，也称特定性走神。

特定性分神通常有两种表现：一是在必要的时间内，心理活动的集中缺乏必要的紧张度，不由自主地处在不稳定的松懈状态之中；二是在必要的时间内，心理活动的集中缺乏必要的持续性，不由自主地时不时游离应该注意的对象。

特定性分神发生在对自己有特定意义的某些活动中，在一般活动中不会发生，也不会发生在任意活动中。例如在考试场合，有特定性分神问题的学生，尽管其心理活动指向了考试，但常常心猿意马，看错题或漏答、错答题；或者眼睛注视着某道考题，心里却不知不觉地想着另一道考题；严重时，甚至会看着考题发呆，半天才回过神来。在课堂教学中，有特定性分神问题的学生相比其他学生更容易受外部各种干扰的影响和因内部情绪波动等刺激而走神，即使想集中注意听讲，也难以如愿。在其他活动中，尤其是在从事感兴趣的活动时，特定性

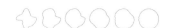

分神现象不会发生。虽有时候也会出现注意分散现象,但这类注意分散在一般情况下属于正常现象,与特定性分神有质的区别。作为心理异常中的一般心理问题,即使是对自己具有同样重要意义的活动,有特定性分神问题的人也只是在对其具有特定意义的活动中出现特定性分神现象,例如考试对其具有特定意义的学生在考试时会出现特定性分神,在对其不具有特定意义的听课活动中就不会发生特定性分神,反之亦然。

特定性分神与注意涣散、注意衰退等注意障碍不同。特定性分神仅表现为注意兴奋性局部的、暂时的减弱,有明显的情景性;注意涣散、注意衰退则是注意兴奋性全面减弱的表现,在任何活动中都会表现出来,没有明显的情景特定性,其注意兴奋性不仅在集中上会发生困难,在指向上也会发生困难,以致注意迟钝、缓慢。特定性分神与一般意义上的注意分散也不同,特定性分神只是难以自控,也未必有明显的内外干扰;注意分散则往往由内外干扰造成,能够自控,通过自我提醒等方法可以使注意集中。

矫正特定性分神的措施,一是既要明确容易诱发特定性分神的特定活动的重要意义,又不能患得患失,以此束缚自己,以避免造成不必要的自我紧张。二是要防止身心过度疲劳。按时写作业、按时活动、按时睡眠,尤其是在从事对自己有特定意义活动的前夕,更要充分休息,不打疲劳仗。三是当特定性分神发生时,可通过深呼吸同时心中默数呼气的次数(不数吸气次数)来调整身心,放松精神。四是在平时凡事都要逐渐养成认真、仔细、谨慎的处事习惯。

选择性注意转移困难

选择性注意转移困难(selective attention shifting disability)是指选择性地难以主动、迅速地根据新的任务把心理活动从对一个活动对象的指向转为对另一个活动对象的指向的注意失调。

选择性注意转移困难通常发生在自己毫无兴趣的事物或活动上。例如不爱学习又有注意转移困难心理问题的学生,在上课铃声响后,其思想仍然会较长时间在课间休息时所从事的活动之中漫游,难以把心理活动主动、迅速地转向课堂教学,以至影响听课,对讲课的某些内容不知所云。这种状态常常会持续好几分钟甚至十几分钟,而且每逢上课情景都会表现出来。没有这方面心理问题的学生尽管由于贪玩、好动等原因也会出现这种情况,但持续时间最多一二分钟,也不会每逢上课都会出现。又如放学后做家庭作业,有注意转移困难的学生,人虽坐在桌前,但心理活动就是转移不到写家庭作业上,兴奋点还在做作业前的一些活动上,甚至还会一会儿玩弄铅笔,一会儿叠叠纸张,一会儿东张西望,或者干脆离座而去,好一会儿才又无可奈何地坐回桌前,敷衍了事地做完家庭作业。

选择性注意转移困难并不会在任何场合下都发生,选择性的标志是新的活动是否具有吸引力。活动具有吸引力,通常就不会发生注意转移困难,反之就会发生。如果让具有注意转移困难的学生做完家庭作业后或者正在做家庭作业时去看感兴趣的电视节目,其心理活动就会迅速指向电视机,头脑中绝不会还想着家庭作业而久久不能投入到电视节目中。

选择性注意转移困难与注意分散不同。选择性注意转移困难发生在新注意之前,使新的活动不能主动、迅速地根据新的任务合理地代替旧的活动;注意分散则发生在注意的过程之中,由于内外干扰,使心理活动离开了应该指向和集中的对象,而去指向和集中于不应该指向和集中的对象。选择性注意转移困难与特定性分神也不同,选择性注意转移困难属于注意指向性方面的心理问题,难以根据新的任务发生新的指向,情景性的范围也较大,凡不具吸引力的活动都会出现注意转移困难;特定性分神则属于注意集中性方面的问题,难以把心理活动稳定地维持在所指向的对象上,且情景性的范围较窄,只对某些对自己有特定重要意义的活动分神,即使这种特定活动自己有兴趣,分神也照样发生。

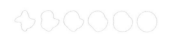

矫正选择性注意转移困难的措施,一是培养间接兴趣。间接兴趣相对于直接兴趣的不同之处在于:活动本身并不一定具有吸引力,未必对活动本身感兴趣,但活动产生的结果有吸引力,因而对活动的结果感兴趣。这种间接兴趣能够激发对新活动的注意兴奋性,提高注意转移的主动性和速度。二是加深对新活动重要性的理解。新活动的重要性(例如对搞好其他相关活动的意义、对前途的意义等)理解得越清楚,越透彻,从事新活动的愿望就越强烈,这样把注意从旧活动转移到新活动上也就越容易。三是不断提高自控能力。在选择性注意转移困难发生时,努力用意志力量强行把注意主动、迅速地转移到新活动上,开始时可能困难较大,但只要锲而不舍、持之以恒地做下去,久而久之,就会逐步减少并最终矫正选择性注意转移困难。四是进行人工模拟注意转移训练。其方法是,有意识地去从事某种感兴趣的活动,待兴趣正浓时,立即中止这项活动而去从事另一种乏味的活动,然后记录心理活动真正转向新活动的时间间隔。如此往复,可以提高兴奋—抑制相互调节的灵活性。如果转移的间隔时间越来越短,选择性注意转移困难就能得到矫正。

阶段性记忆减退

阶段性记忆减退(periodic hypomnesia)是指阶段性地出现识记困难、识记内容不能有效保持或保持容量明显减少以及不易进行再认或回忆的记忆失调。

识记困难表现为对需要记忆的内容难以顺利地、按要求地识别并在大脑中留下深刻的痕迹;识记内容不能有效保持或保持容量明显减少,表现为识记的内容难以牢固地保留在大脑之中,或保留在大脑之中的识记内容有相当数量呈模糊状态;不易进行再认或回忆则表现为对已保持的识记过的内容难以迅速地、准确地加以确认,或难以主动地、清晰地再次在头脑中呈现出来。

阶段性记忆减退可周期性地在某一阶段的时间内表现出来,具有明显的自我感觉,仿佛记忆凝固了。例如在复习功课时,既看不进书,也记不住书本的内容;倘若尝试回忆复习的材料,头脑中会模糊一片。阶段性记忆减退有时会具有一定的弥散性,会感到在记忆减退的阶段记什么都困难,还会突出表现在对自己有重要意义或自己过于在意、过于敏感、过于担忧的活动中。对学生来说,这类活动主要是学习和复习;对职场人员来说,这类活动主要是工作安排和质量要求等。虽然这种性质的记忆减退有时也会迁延到其他活动中,但一旦在对自己有重要意义的活动中表现出来的记忆减退现象得以控制,其他活动中的记忆减退现象也必然会得到改善。

阶段性记忆减退与记忆障碍不同。阶段性记忆减退是暂时性的,通常由过于疲劳、体质下降、情绪波动等引起,随着这些原因的消失,记忆很快会恢复正常;记忆障碍则具有一定的持久性、顽固性。

矫正阶段性记忆减退的措施,一是逐步增强体质,放松精神,避免过于疲劳和负性精神刺激,使当事人精力充沛、精神饱满、情绪稳定。二是锻炼注意的稳定性,在从事各种活动时逐渐养成全神贯注的习惯。三是利用思维优势,注重理解性记忆,特别是有意义的记忆材料,要做到先理解后记忆或边理解边记忆,那些没有意义的记忆材料,也可根据自己的知识经验,人为地赋予一定的"意义",然后再借助这种"意义"去记忆。例如 2 的平方根是 1.414 21,就可以把 141421 这些数字想象为"意思意思而已",与 2 的平方根联系起来加以记忆,这样记忆就会显得很轻松。四是及时复习,巩固记忆。需要通过机械识记才能完整地保持在大脑之中的识记内容,其遗忘的规律是先快后慢——对记忆材料识记后,一般很快就会遗忘,随后遗忘的速度会减缓。如果识记后立即通过复习及时巩固,记忆效果就会明显提高。五是避免记忆材料的相互干扰。由于前摄抑制(先记忆的材料对后记忆材料的干扰)和倒摄抑制(后记忆的材料对先记忆材料的干扰)的影响,类似或近似的材料在集中时段一下子记得太多,必定会影响记忆效果。为了避免这种干扰,类似或近似的材料不要集中记忆,应该分散到不同时间里去记忆。

 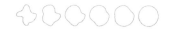

特定性思维迟滞

特定性思维迟滞（specified inhibition of thought）是指在特定的活动中，思维速度明显受到抑制，难以流畅、通达地思考各种较为复杂的问题并作出正确判断的思维失调。

特定性思维迟滞通常发生在相关知识局限或经验不足的特定活动之中。在这些特定的活动中，无论对它们感兴趣与否，都难以自如、灵活地进行思考，有思路被阻塞的明显感觉，以至于反应缓慢，判断失误。当事人不能像在其他活动中那样迅速地把事物的整体分解为个别的部分或各种不同的特征，或者迅速地把事物的各个部分或各种不同的特征组合成整体，不能迅速地对不同的事物或事物的特征加以对比，以确定其异同点，也不能迅速地从事物的许多特征中抽出其共同的和本质的特征，舍弃其非本质特征，或者迅速地根据事物共同和本质的特征建立同类事物之间的联系。例如在解析某个学科问题时，常常显得无从入手、不知所措，思维过程极其缓慢，感到非常迟钝，有一种思路已被阻断、难以深入思考的自我感觉。但是在解析其他学科的问题时，就未必有这种现象发生。特定性思维迟滞有时会发生在有相当知识或经验的特定活动中，例如在打扑克牌或麻将等娱乐活动中，有时会在判断牌局时感到困难，且常常因判断失误而出错牌，似乎对这些特定活动缺乏悟性，头脑远没有在其他活动中灵活。但在参加其他娱乐活动时，则可能显得十分精明。

一般人在从事自身相关知识有局限或经验不足的活动时，有时也会出现思维速度明显减缓的现象，但不会有思维黏滞、阻隔不畅的感觉，不会像特定性思维迟滞那样具有明显的活动指向性和情景性。

特定性思维迟滞与心理障碍中的思维迟缓不同。特定性思维迟滞一般发生在相关知识局限或经验不足的较为复杂的特定活动中；思维迟缓尽管也主要表现为思维过程缓慢，联想困难，思考问题吃力，反应迟钝，但可表现在一切活动中,在从事简单活动时也是如此。思维迟缓与知识基础和经验没有明显的关系,在平时也常常表现为言语缓慢、语量减少,以致对各种刺激反应迟缓,即使是很简单的问题,也要想一想才能缓慢回答。

矫正特定性思维迟滞的措施,一是不断地提高与特定活动相关联的知识水平,在知识的广度和深度上下功夫,并不断地充实、丰富相关的实际经验。二是有目的地多参与容易导致特定性思维迟滞的特定复杂活动或与之相关的复杂活动,在这些活动中有意识地锻炼自己的思维活动,逐渐培养思维的灵活性、流畅性、广阔性、深刻性、敏捷性、独创性等良好思维品质,并逐步养成良好的思维习惯。

忧　郁

忧郁(melancholy)是指忧愁、郁闷的消极心境。

忧郁主要表现为郁郁寡欢、闷闷不乐、自怨自艾、沉默萎靡,常给人心事重重的感觉。

忧郁是一种带有弥散性特点的消极心态,尽管忧郁的发生具有明显的情景性,其发生通常都有明显的客观原因,例如受到不公正待遇甚至歧视,学习和工作力不从心,生活中遇到失恋等重大挫折或变故等,但其产生也受性格孤僻、怯懦、悲观等主观心理条件制约,因而容易在一定的情景性刺激诱发下产生。忧郁一旦发生,情景性刺激的阴影就会伴随相当一段时间,忧郁也就会维持相当一段时间而难以祛除,以致常使人感到忧郁是如此之沉重(李清照:"只恐双溪舴艋舟,载不动许多愁"),如此之悠长(李煜:"问君能有几多愁? 恰似一江春水向东流"),如此之广阔(陈维崧:"天上之愁万里,人间之怨千年"),如此之深刻(李欣:"请量东海水,看取浅深愁")。

忧郁与心理障碍中的心境抑郁、情感迟钝、情感淡漠等不同。忧郁仅表现为愁眉不展、忧心忡忡等,显得情绪落寞;心境抑郁轻则可表现为近似忧郁的情绪落寞,但还会自感前途无望、度日如年,人生毫无情趣,重则可表现为悲观绝

　　　　　　　　　　　　　　　　　　　　实用心理异常诊断矫治手册　第五版

望、毫无生趣、自责自罪,甚至可能出现自杀的观念、意图和举动;情感迟钝表现为对本来能引起鲜明情感反应的刺激表现平淡,并缺乏与之相应的明显的内心体验,是细微情感逐渐衰退的表现,例如对亲朋好友变得不关心、不体贴;情感淡漠则是情感迟钝的恶性发展,可对外界任何刺激均缺乏相应的情感反应,面部表情平淡呆板、冷漠无情,即使是生离死别、久别相逢,也若无其事,无动于衷,是情感功能衰退的表现。

矫正忧郁的措施,一是要学会用辩证、发展的眼光看待一切事物。"万事如意"只是一种良好的主观愿望,事实上"万事"都各有其发展、变化的逻辑规律,都按主观意愿"如意"发展是不现实的。人之逆境十之八九,又怎能"万事如意"? 况且"塞翁失马,焉知非福",挫折未必就是坏事,只要处事达观,即使已经"山穷水尽",也会出现"柳暗花明"。二是要善于疏泄消极情绪。当忧郁情绪无力自行摆脱时,就千万别锁在心中,而应该想方设法予以疏泄,可向亲朋好友倾吐内心的苦恼,以求得理解、同情和安慰,从而使自己的情绪在得到亲朋好友的理解、同情和安慰的基础上出现如培根所说的变化:如果你把忧愁向一个朋友倾吐,你将被分掉一半忧愁。三是要多参加群体活动,使自己的情绪不断被充满生机、洋溢欢乐的集体氛围所感染,潜移默化地控制和消除忧郁情绪。

期 待 性 焦 虑

期待性焦虑(expectancy anxiety)是指担心即将发生的事件会出现很糟糕的结局而经常处在心烦意乱的恐慌预感之中的消极心境。

期待性焦虑与经常不能达到目标,致使自尊心与自信心受挫而使失败感和内疚感增强的某些活动相关。在从事这些活动之前,由于以往经历过挫折,主观上就会感到这些活动可怕并构成威胁,从而在这种情景性刺激的影响下开始紧张、不安、担忧,产生期待性焦虑。例如考试屡屡受挫的学生,在考试前夕甚至离考试还有相当一段时间时,就会显得紧张、焦躁、害怕,时时处于恐惧之中,导致注意力难以集中,无法进行正常的迎考复习。若从事的这些活动为期甚远,则不会出现相关的期待性焦虑。这些活动发生以后,时过境迁,期待性焦虑也会烟消云散。在其他各种很少遭受挫折的活动中,则不会出现期待性焦虑。

期待性焦虑和在各种活动中出现的一般意义上的焦虑不同。期待性焦虑对引起焦虑反应的活动难以适应,有愈演愈烈的倾向,同时对活动的细枝末节极为敏感,以至于终日烦躁不安,难以自拔,在焦虑时段失去对其他活动的兴趣;一般意义上的焦虑则人皆有之,这种焦虑只要持续的时间长度能为人理解,并能逐渐排除,即使引起焦虑的刺激反复出现,也可逐渐适应并最终不再引起焦虑,只是一种正常心理反应。

矫正期待性焦虑的措施,一是要增强自信心。缺乏自信心,势必会在遇到困难的时候,为暗淡的前景所困扰而处于过高的焦虑状态;如果对未来和即将从事的活动充满信心,就能逢山开路、逢水架桥,就会相信没有闯不过的关隘。当然,这需要对引起期待性焦虑的、经常受挫的活动进行冷静客观的分析,总结经验,也需要强化与所从事的活动相关的知识和能力,并作好充分准备。二是避免自尊心过强。自尊心过强,就会把什么都看得过重,生怕受人轻视或讥笑,往往患得患失,会为尚未发生的困难担忧不已。只要凡事尽最大的努力,做最坏的打算,就能处之泰然,安之若素。三是期望值不要过高。期望值过高,脱离自身的能力和水平,势必会造成根本无法消解的压力,也无法达到目标。期望值应该与自身的能力和水平相适应,或者稍微超越一些,但这种超越只能在通过努力可以达到的范围内。只有这样,才能心平气和地对待即将从事的活动,才能消除期待性焦虑。四是正确对待荣誉。不要把荣誉看得高于一切,否则就会为荣誉所累,整日耿耿于怀,焦虑不安。

冷　漠

冷漠(unconcern)是指对他人冷淡、漠然的消极心态。

 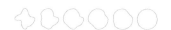

冷漠主要表现为对他人怀有戒心甚至敌对情绪,既不与他人交流思想和感情,又对他人的不幸冷眼旁观、无动于衷,显得毫无同情心。

冷漠通常因受人欺骗、暗算,甚至在帮助或救助别人时受到嘲讽而对助人变得心灰意冷等心灵创伤,或因种种原因受人漠视、轻视甚至歧视所致。正是由于这些原因,使其在人际交往中戴上灰色眼镜看待人生,逐渐失去了应有的热情和同情心。

冷漠心态也并不是在任何场合下都会产生,一般容易在其所归属的不和谐群体或陌生的群体中出现。在这些场合下进行人际交往,就会显示出对人、对事漠不关心、冷眼视之的心态,仿佛一切都与己无关。在受到亲朋好友尊重或家庭成员无微不至的关怀时,通常不会出现这种心态,即使偶尔出现,只要了解原因并予以解决,冷漠也能迅速消除。但是,冷漠心态如果在儿童、少年时期就已有表现,且持续到成人阶段,就可能演变并固化成具有冷漠特征的人格特质。

冷漠与思想情操低下、极端自私而对他人的不幸无动于衷甚至幸灾乐祸是不同的,与受"只扫自己门前雪,休管他人瓦上霜"的传统旧意识的影响而出现事不关己、高高挂起的思想表现也是不同的。当然,冷漠与性格内向、情感强度较弱导致外露表现不明显,或因工作、家务等过于劳累而整日处于疲惫状态,难以对人表现出高涨的热情等表现更是不同的。所有这些都应该予以区分。

冷漠也不同于情感淡漠。情感淡漠是情感反应和内心体验的缺乏,即使面对极其悲伤或愉快的事,如生离死别、久别重逢等,也无动于衷、漠不关心,是情感功能衰退的表现;冷漠则是情感反应的自我抑制。

矫正冷漠的措施,一是要热爱生活。真、善、美总是生活的主色彩,虽然生活中也会出现假、恶、丑的东西,但毕竟不是生活的主流,因而不能一叶障目,不能因过去的挫折而丧失信心,不能因以往的遭遇而心灰意懒。相反,一定要主动迎接生活的挑战,热情面对人生。二是要进行感情交流。亲情、友情、爱情等都是通过感情交流才能获得的。要得到别人的热情,就要对别人热情;要得到别人的关心,就要关心别人。只有积极地与人进行感情交流,感情才能融洽,才能使冷漠的心态逐渐消解。

暴　躁

暴躁(rage)是指具有受到不利于己的刺激就暴跳如雷的人格缺陷样表现的人格特质。

人格缺陷样表现并非严格意义上的人格缺陷,严格意义上的人格缺陷仅包括原发性的人格障碍和继发性的人格改变,人格缺陷样表现只是具有某种偏离正常人格的人格特征,具有某种人格障碍和人格改变的人格特质,但在临床表现上未达到符合人格障碍和人格改变诊断标准的严重程度。

暴躁的情景性非常明显,并不是在任何场合都会显露出这种心理问题。暴躁一般在与熟人或亲朋好友的相处之中才暴露无遗,身处熟人或亲朋好友之中可以无所顾忌,因而一不顺心就会激动、愤怒,甚至争吵、谩骂,事后也很少产生后悔感;在生人面前或生疏的环境中,为了保持自己的气度和自尊,即使受到不利于己的刺激也会尽量忍耐,所以除了平时经常与其接触的人,其他人未必能发现。

暴躁与易激惹、病理性激情不同。暴躁是伴有消极激情的火爆脾气的展现,自身能意识到,也有改变的愿望;易激惹虽然也表现为遇到刺激就产生强烈的激动、愤怒、与人争吵等情感反应,但并没有明显的情景性,在任何场合都可能发生,且不会主动控制,常给人一种惹不得的感觉;病理性激情则是一种短暂而强烈的、伴有冲动行为的情绪爆发,来势凶猛而残暴,可伤人、毁物、纵火,常伴有明显意识障碍,事后多不能回忆。

矫正暴躁的措施,一是明理。要懂得所有人的人格都是平等的,要互相尊重的道理。即使是生活圈内的熟人甚至小辈,也只有尊重他们的人格,才能获得他们的尊重,否则只会受到他们的轻视和蔑视。脾气暴躁也容易坏事,不但解决不了问题,还常常会带来不良的后果,致使心情更加不好,脾气也有可能变得更加暴躁。二是转移。脾气暴躁就意味着感情容易冲动。当引发暴躁脾气的情景性刺激出现时，如果立刻转移注意力，把注意指向与此情景不相干的对象，诸如窗外的树木、路人、车流等，或者立刻离开该场合去从事自己感兴趣的活动，如打扑克、看电视等，往往就能在时过境迁后使心情平静下来；如仍余怒未消、心情激荡，也可有意识地去注视粉红色物体，粉红色能通过视觉通道作用于下丘脑，从而抑制肾上腺素的过量分泌，达到心肌收缩减弱、心搏减速的目的，这与消极激情发生时心肌收缩加强、心跳加速正好相悖。三是自制。矫正暴躁脾气最重要的方法是不断提高自制力。当然，这不是一朝一夕能奏效的事，但只要持之以恒，把每次出现的引发暴躁脾气的情景性刺激当作机会，不断锻炼，久而久之，必定能逐渐提高自制力，从而控制暴躁脾气。

急　躁

急躁（impatience）是指具有遇事着急焦躁、心烦意乱等人格缺陷样表现的人格特质。

急躁的人遇事常常心急如焚，恨不得立即把事办成，只要有可能，连几分钟也不能等待。如果由于时间方面的原因而不得不等待，等待期间就会心神不宁、惴惴不安，如热锅上的蚂蚁，仿佛度日如年。只有把事情办成，或者即使办不成，但因有不可逾越的障碍而只能如此时，心情才会放松，把紧绷的神经松弛下来。

急躁的人格特征通常在遇到与自己切身利益紧密相关或与维持自尊和自身形象紧密相关的事情时，才会显露出来。面对与自己的切身利益、自尊等无关的无关痛痒的事、可办可不办的事，或虽与自己的切身利益、自尊相关但目前无法办成，其相关程度又不是很高的事，或与将来的切身利益、自尊紧密相关但目前无伤大雅的事等，通常不会表现出急躁的人格特征。例如顺便帮人购物、发微博或微信、大学毕业后的生涯规划等，自知可急可不急或急也没有用，就很少甚至不会表现出急躁情绪。

急躁与暴躁不同。急躁虽然也常伴有怒气，但通常不会暴跳如雷，且一般不会殃及他人;而暴躁虽然有时也表现为急躁式的心烦意乱,但主要表现为暴怒,甚至唇枪舌剑,拳脚相加,通常会殃及他人。

矫正急躁的措施,一是遇事要镇定冷静,切不可操之过急。凡事要认真分析,脚踏实地、一步一个脚印地做,急躁无济于事,只能导致忙中生乱,只要抓紧时间,不无故拖沓就行。二是通过需要耐心对待和处理的事情与活动逐渐"磨慢"急性子,如下棋、画画、背英文单词等。同时适当减慢生活节奏,精神上的弦不绷得太紧,办事有条不紊,不手忙脚乱。三是要不断提醒自己、暗示自己:欲速则不达,遇事不着急,着急只会降低办事质量,于事无补。

自　卑

自卑(inferiority)是指自我评价偏低而丧失自信,并伴有自怨自艾、悲观失望等情绪体验的消极心理倾向。

自卑的人常常情不自禁地过分夸大自己的短处与弱点,总爱拿自己的短处与弱点去比别人的长处与优点,不能冷静地分析自己所受的挫折,不能正确地对待自己的过失,不能认真地思考别人对自己的期望,也不能客观地理解别人对自己的评价,以致看轻自己而失去自信。

自卑通常在以下的情景性刺激下表现得较为明显:遭遇失败,尤其是经历过多次失败之后,在挫败感的体验和控制下,自卑的人往往会怀疑自己的能力,对失败耿耿于怀,因而失去自信,把失败归咎于自己的无能;听到别人对自己的消极评价,尤其是这些消极评价来自举足轻重的权威人士时,如家长认为孩子不会有出息,教师认为某个学生难有作为,这些孩子和学生就常常会把这些消极评价转化为自我否定评价,从而丧失信心。虽然自卑心理一旦产生常会持续相当一段时间,以致在这段时间内当事人沉默寡言甚至自暴自弃,严重影响人际交往和活动范围,但自卑并不是如影随形似的时时处处都会明显表现出来,在诱发性的情景性刺激不出现的大多数时间里,自卑心理并不会时时作祟,有

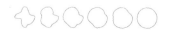

自卑倾向的人同样也会正常地生活和参加各种活动而未必被人觉察。

自卑与自我排斥不同。自卑是对自己的偏低评价，尽管也有自我否定倾向，但仅局限于某些方面（如容貌、能力、社会地位等）；自我排斥则是一种不能接受自我的观念，是对自己全方位的否定。自卑也不同于自责，自卑不是心理功能发生病理性改变的心理现象，它只是一种在某种情景性刺激下心理失衡的表现；自责则通常是一种正常的心理现象，例如因犯错误而感到内疚，但也可以是抑郁障碍等病理性改变的心理现象，例如对一些并不严重的缺点或失误出现罪恶感而自责，认为自己理应受到惩罚或自罚。

矫正自卑的措施，一是要努力发现自己的优点和长处。任何人都既有缺点也有优点，既有短处也有长处，一无是处的人是不存在的。如果只专注于自己的短处和缺点，势必会忽略自己的长处和优点，看不到自己存在的优势。一个人只有不断地去发现蕴藏着的优势，才能增强自信心，克服自卑心理。二是要不断地体验成功。能力再差的人，只要把期望值定得适当一点，不好高骛远，凡事从小事、从低处做起，确保首次成功，然后逐步放大期望值，以取得成功为前提，这样不断地体验成功，自卑心理就会慢慢消除。三是通过补偿作用以勤补拙和扬长补短。以勤补拙是指勤奋能够弥补笨拙。尽管自卑者有这样或那样的不尽如人意之处，但只要以最大的决心和最顽强的毅力去勤奋地学习，就一定能克服种种困难，取得同别人甚至聪明人一样的效果，所谓"弄假像真终是假，将勤补拙总输勤"（宋朝邵雍：《伊川击壤集·弄笔吟》）就是这个意思。扬长补短是指自卑者发扬自己的长处以弥补自己的短处，人有这样或那样的不足并不可怕，只要努力挖掘并发挥自己的优势，完全可以收到"失之东隅，收之桑榆"的效果，最终取得成功。

多　　疑

多疑（suspiciousness）是指具有神经过敏、疑神疑鬼等人格缺陷样表现的人格特质。

多疑的人常常会通过主观想象把生活中发生的对己不利的偶尔事件当作有意为之的必然事件，或把生活中发生的对己不利的若干孤立事件当作彼此之间有联系的必然事件，甚至把生活中发生的正常事件从不利于自己的角度进行判断，将其当作精心策划的必然事件，从而把别人的无意当作故意，把善意当作恶意。

多疑通常在两类情景性刺激下发生：一类是在对某人有成见、偏见的时候，这时只要有人搬弄口舌，或者发生了可以理解的误会，或者遭受了相关的挫折……在这些情景性刺激下，就常会"疑心生暗鬼"，以主观想象代替客观现实，越疑越像，越像越疑，结果导致愤恨心理甚至报复心理。另一类是对可能会产生于己不利的负性影响的情景性刺激过于敏感，过于提防，过于自我保护，因而常会不分对象地随意怀疑别人，把别人的一举一动与自己的利益挂起钩来，怀疑这个，怀疑那个，提防这个，提防那个，唯恐稍有疏忽就使自己蒙受损害。这两类情景性刺激下的多疑，前者称为成见性多疑，后者称为过敏性多疑。

多疑与猜疑不同。多疑是猜疑的极端状态，绝大多数都是为了证明自己的成见、偏见或者是因心理脆弱而过度自我保护的表现；猜疑则人皆有之，通常都有一定道理并符合客观事实。虽然猜疑也有可能毫无道理，纯粹是神经过敏所致，但不会是多疑性格使然。

矫正多疑的措施，一是消除成见。对人有成见，就必定会戴着有色眼镜去猜测人的一举一动，并将其纳入成见的轨道，与自己的成见对号入座，这样，无端怀疑必然滋生。如果消除成见，客观地看待人的行为，就能进行冷静的分析，实事求是地处理诱发的情景性刺激。二是主动交心。多疑若由误解和搬弄口舌引起，应及时与怀疑对象开诚布公地交换看法和意见，常能使人相互理解，误解也就能消弭，搬弄口舌时有可能出现的不实之词会不攻自破，使人释然。三是胸怀宽阔。多疑的人往往心胸狭隘，容不得别人的冷淡、议论。其实，别人不可能在任何场合、任何时间都对自己热情如火，任何人也都不可避免地要被人议论，如果时时事事都耿耿于怀，就无法轻松地生活。实际上，大可不必处处介意别人对自己的言行与表情，只要胸怀宽阔，凡事洒脱一些，对人不斤斤计较，不处处苛求，待人以善、以情，势必会受人尊重、受人喜爱，这样，即使有隔阂也容易消除，多疑的表现也会逐渐得到控制。

空　　虚

空虚（void）是指百无聊赖、闲散寂寞的消极心态。

空虚是心理不充实的表现，有种"没劲"的感觉。

空虚通常由物质条件优越，无需为生活烦恼和忙碌，习惯并满足于享受，看不到也不愿看到人生的真实意义，没有也不想有积极的生活目的，无所追求的处境，或心比天高，对人们通常向往的目标不屑追求，自己向往的目标又无法达到而难以追求的境况诱发。无所事事或不愿做事，就会感到生活无聊，心灵空乏、虚无；不思追求，就会失却人生的奋斗目标，就不会有奋斗的乐趣和成功的欢愉，精神没有着落。为了摆脱这种心理上的饥饿，就有可能因寻求刺激而去抽烟、喝酒、赌博甚至闹事，以此来排遣时间。个别的还会走上偷盗、奸淫等犯罪的道路。

空虚与慵懒不同。空虚是心灵虚无空荡、百无聊赖、闲散寂寞、精神没有着落的消极心态；慵懒则是心理上的懒散，是惰性使然。慵懒虽然是不思追求、无所事事或不愿做事的温床，也有可能诱发空虚，但慵懒未必一定导致空虚，慵懒的人心理上常会感到很"充实"——喜欢懒散生活，满足懒散现状，尽管这种"充实"是消极的，对常人来讲也是难以理解的。当然，慵懒的人如果逐渐感到无聊、寂寞、万事不称心并向往通过消极的新鲜刺激来排遣心理上的虚无空荡，以消磨时光，就会演变成空虚。

矫正空虚的措施，一是要有一定的志向。有志向才会有追求，才会有拼搏，才会有奋斗，才会体验到拼搏和奋斗的乐趣以及成功后的满足和愉悦，才会珍惜时间,珍惜生命。当然,志向也要与自身的实际水平和能力相适应,志向太低了无需努力,也不会去努力;志向太高了难以奋斗,也无从奋斗,到头来仍然是没有努力和奋斗。二是要培养读书兴趣。读书能使空虚者从狭窄的经验天地奔向无限浩瀚的知识海洋,从中获得智慧、汲取力量,从而情绪高涨、精神饱满,使空虚的心灵不断得到充实。三是要改变懒散的习性。懒散与空虚只有一纸之隔,懒散就会无所事事或不愿做事,就不想有所追求,就会胡思乱想,或者设法寻求消极的刺激,结果就是慢慢变得空虚起来。因此,只有在生活中逐渐养成勤劳的习惯,在劳作中忘却不必要的烦恼,消除不切实际的幻想,从中获得乐趣,心灵才会感到充实。四是要多与人交往。与人交往能在互相启示、互相激励、互相帮助中受到感染,使心灵充实。当然,交际对象应该是有志向的人,这样才能对自己产生良性影响;如果交往对象也是心理空虚的人,只能使自己的空虚感更加明显,甚至造成不良后果。

无 端 烦 恼

无端烦恼(without cause worriment)是指无缘无故烦躁、苦恼的消极情绪。

无端烦恼的表现,一是没有明显情景性刺激或应激源的烦恼,即人们常说的莫名其妙、没来由的烦恼;二是虽有情景性刺激或应激源,但这种情景性刺激或应激源本身不会直接引起烦恼,烦恼是因对这种情景性刺激或应激源有可能导致于己不利的影响或后果的假设引起的,这种建立在假设基础上的所谓"于己不利的影响或后果"目前并不存在,以后也未必出现,甚至不可能出现。在现实生活中,尤以第二种表现居多,例如生活美满幸福却总是担心天有不测风云而心生烦恼,子女尚幼却整天担心将来考不上大学而心生烦恼,身体偶有小恙却非常担心会罹患重病而心生烦恼,恋爱顺心却常常担心失恋而心生烦恼,等等,凡此种种烦恼都是因对相应情景性刺激或应激源进行负性设想而产生的,这种种烦恼同样是没有直接来由的,是胡思乱想、患得患失、唯恐失利而惴惴不安的结果,"杞人忧天"就是这种无端烦恼的典型模式。在现实生活中,"杞人忧天"式的无端烦恼更为常见,因而有无端烦恼心理问题的人,常常会感到烦恼无处不在,无时不在。

当然,有无端烦恼的人也知道其烦恼是莫名的或不应该的、自寻的,即使有情景性刺激或应激源,也知道其他人碰到同样的情景性刺激或应激源未必会产生这样或那样的"杞人忧天"式的烦恼。他们未必想加以控制,如果想加以控制却苦于难以控制,就又会为此而烦恼,结果烦恼派生出烦恼,使有无端烦恼心理问题的人更加烦恼。

无端烦恼与生活中人皆有之的由一定情景性刺激或应激源直接引发的烦恼是不同的。无端烦恼是无缘无故、没来由、无中生有的烦恼,或者是对建立在假设基础上的、目前并不存在的所谓"于己不利的影响或后果"的烦恼,这种烦恼是徒劳的、没有结果的,到头来只能使人整天陷入心绪不宁的境地,销蚀人的生活锐气,"世上本无事,庸人自扰之",这里所说的"庸人"也许正是这类心理失衡者的写照;由一定情景性刺激直接引发的烦恼则皆有相应情景性刺激方面的具体原因,或者是碰到困难无法排除而心生烦恼,或者是遭受挫折难以应对而心生烦恼……所有这些烦恼几乎人人都有过体验。

矫正无端烦恼的措施,一是要丰富生活内容。兴趣广泛、多姿多彩的生活会使人心情愉悦、情趣盎然,使心灵更加充实,这样莫明的烦恼就不会袭上心头。二是要淡化个人得失。把个人的利益看得淡薄些,不要总是患得患失;把个人的荣誉看得淡然些,不要为荣誉大小所累,这样就能心胸坦荡,不会纠缠于生活中的细枝末节而滋生烦恼。三是要合理地对待生活。一个人不可能总是事事顺心,处处如意,生活有自己的发展规律,不可能完全按个人的主观愿望进行。如果稍不顺心、偶不如意就忧心忡忡,无端烦恼必然油然而生。四是要看到人总是有局限的。有些事即使尽了最大的努力也未必能办成,这里有难度、时机等客观因素和知识、能力、精力等主观因素的作用。明知客观条件不具备或者无法控制客观因素,明知主观上力所不及或无能为力,仍想入非非且为之忧虑,烦恼势必会乘虚而入。如果实事求是地倾其所能认真处理每一件事,不为力所不逮而焦虑,不为侥幸成功而沾沾自喜,无端烦恼就会自然消失。

消　沉

消沉(depression)是指心灰意冷、沮丧颓唐的消极心态。

消沉在生活中常表现为灰心丧气,精神萎靡不振,对生活失去乐趣或希望。

消沉通常在以下一些情景性刺激下产生:梦寐以求的渴望脱离实际,对自己的能力过高估计,同时看不到现实生活的复杂性,由于力不从心而使渴望变成失望,整个心态就有可能变得消沉;意志薄弱,经不起风浪,遇到挫折就失意、懊丧、灰心,似乎命运总跟自己作对,处处不顺心、事事不如意,同样也有可能精神上显得萎靡不振;受错误的人生观、价值观影响,认为人生不过如此,理想、前途都是无稽之谈,似乎已看破了红尘,把信念、抱负抛到一边,整天浑浑噩噩,消极混世,会更容易变得颓废而消沉。

消沉与委顿不同。消沉常因遭遇挫折而失望甚至绝望或由错误的观念等引发,持续时间相对较长,严重的话还会达到"心死"的程度,会厌世而出现自杀意念,甚至自戕身亡;委顿虽也表现为精神不振,但无灰心丧气的感觉,通常由躯体和精神过度疲乏引起,委顿持续时间也较短,躯体和精神疲乏恢复后,委顿即可消除。

矫正消沉的措施,一是要有坚定的理想、信念、抱负和责任,失去这些就等于失去了生活的支柱和奋发的动力。"哀莫大于心死","心死"就是失去了理想、信念、抱负和责任,就是失去了生存的希望;而有了坚定的理想、信念、抱负和责任,心中就有所寄托,就有了生活的目标。当然,理想、信念、抱负和责任应该是现实的,是经过努力和奋斗可以实现和完成的,是在努力和奋斗中能体现人生意义的,那些猥琐、鄙俗的或者因好高骛远可望而不可即的理想、信念、抱负和责任,到头来只能因难以或无法实现和完成而诱发消沉情绪。二是要不断

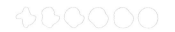

磨炼自己的意志。顽强的意志力不是天生的,是在实践中不断磨炼出来的,是在千百件小事的锻炼中逐步培养起来的。为此可制定和执行切实可行的自我锻炼的计划,如生活计划、学习计划、工作计划、体育锻炼计划等。只有培养了坚强的意志,才能遇到挫折而气不馁,心不灰,才能总结经验教训,调整行动方法,坚定地奔向奋斗的目标,从而摆脱消沉心态。

偏　　执

偏执(paranoia)是指具有固执己见、刚愎自用等人格缺陷样表现的人格特质。

偏执通常表现为过分自信、过分自负、过分偏激且固执任性,有时甚至会达到极端的程度。

偏执常常在以下一些情景性刺激下表现明显:有了一丁点儿成绩,习惯性地夸耀,显得狂妄自大,自认为能力非凡,自信处处、时时、事事都会成功;听到不同意见争辩不休,直到把人驳得"体无完肤"、一声不吭,显得傲慢固执;有人在某个方面稍胜过自己时嫉妒不已,甚至忌恨和攻击别人,一副目中无人的样子;碰到挫折不愿寻找自身原因而推诿于客观原因,甚至怪罪他人,也不会因势勒马回缰,始终自以为是,不撞南墙不回头。

偏执人格如果越来越严重,在成年早期就极有可能演变为偏执型人格障碍。

偏执与日常所见的顽固执拗不同。偏执是以自我为中心,过分自信、自负、自我吹嘘,好走极端,常给人一种极端偏激和咄咄逼人之感,似乎心中只有自己而容不得他人,其实质是无自知之明;顽固执拗则通常是自尊心过强使然,表现为强要面子而一意孤行,不愿听取他人合理意见,坚持我行我素,但内心常常部分或完全认可这些合理意见,不伴有自信心过强而自感能力非凡的错误自我认知,通常也不会因别人稍超过自己而耿耿于怀,妒火中烧。

矫正偏执的措施,一是要有清醒、全面的自我认知和评价。人的知识和能力总是有限的,再聪明的人也有一定的局限性,把自己看得至善至美,势必恃"才"傲物,目中无人。只有实事求是地评价自己,才能摆正自己在群体中的位置,才能防止自己的偏执行为。二是要善于约束自己。通过自我克制来避免不必要的争论,避免无据的怀疑,避免伤人的嫉妒。如果老虎屁股摸不得,毫无顾忌地行事,根本不顾后果,势必自食恶果,使人感到不可理喻。三是要谦虚谨慎。只有事事、处处谦虚谨慎,才能心胸开阔,虚怀若谷,才能集思广益,博采众长。因此一定要学会虚心,逐步做到自信而不轻人,自尊而不狂妄,坚韧而不冥顽不化。只有这样,才能慢慢改变偏执的人格特征,消除这种人格缺陷样表现。

狭　隘

狭隘(narrow mindedness)是指具有心胸狭窄、气量狭小等人格缺陷样表现的人格特质。

狭隘常常表现为不能容忍不利于自己的议论和批评,更不能受到丝毫的委屈和无意的伤害,否则就会斤斤计较、耿耿于怀;狭隘也常常表现为吝啬小气,吃不得亏,否则心理就不平衡,就会想方设法弥补"受损"的利益。

狭隘通常在牵涉到自尊心和利益得失的人际交往中明显显露出来:或者是受到了轻视和蔑视,或者是受到了奚落和捉弄,或者是受到了指责和批评,或者是受到了误解和委屈,或者是受到了讥讽和嘲笑,或者是在利益上受到了损失、吃了亏,或者是在名誉上受到了打击而下不了台……无论这些情景性刺激的出现是有意的还是无意的,甚至是善意的,也无论是必然的、可以理解的、合理的,还是偶然的、纯属开玩笑的,狭隘的心胸、狭小的气量都会暴露无遗,使人感到难以与其相处。但是当这些情景性刺激不出现时,在大多数情况下狭隘者的人际交往仍显得自如、活跃、积极,以致如不深交,还难以发现其狭隘人格缺陷样表现。

狭隘与吝啬不同。狭隘是个人利益过度膨胀的表现,凡事不能吃亏,无论

 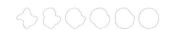

是精神上还是物质上，绝不允许利益受损；吝啬是过分地省用钱物，过分地珍惜钱物，是不合情理地过分重视"身外之物"。

矫正狭隘的措施，一是要重视提高自身修养。大凡君子，必有修养。提高自身修养可以采用读书明理的方式，尤其是一些有关道德修养和人际交往的书籍，更应该多读一些，以充实自己，懂得待人接物的道理，使自己更有自知之明；也可以采用听言强智的方式，俗话说"与君一席话，胜读十年书"，多与心胸宽广的人交谈，就常会受到启发，使人豁然开朗、茅塞顿开，同时也会受到感染，见贤思齐；还可以采用内省养性的方式，通过审视自己在人际交往中表现出来的种种狭隘观念和行为，不断给自己敲警钟，以便逐渐克服狭隘心理。二是要力求做到宽以待人。凡事都要有一定度量，不能事事、处处患得患失。得失是相对的，有得就有失，有失也会有所得，只想得不想失是不现实也不可能的。因为人人都想得，也就无得可得，到头来只能失去豁达、大度等人间美德。只有谦让、容人才能最终获得他人的信任、尊重，才能为他人所接受。三是要在人际交往中主动、刻意地磨炼自己的心胸和气量。要矫正狭隘，并不是一朝一夕的事，也不是懂得了道理，下定了决心就能立时解决的，这仅仅是个基础，关键还是要在人际交往实践中接受锻炼，尤其是在不利于自己，或自身声誉、利益受损的时候，要逐步做到沉得住气，看得开一些。即使些许或局部利益受损，也不必放在心上，要丢得开、放得下，尽管开始时会有痛苦，但久而久之，必然会习以为常，胸襟会逐渐开阔起来。

孤　僻

孤僻（unsociableness and eccentricity）是指具有孤寡怪僻、不合群等人格缺陷样表现的人格特质。

孤僻常表现为独往独来、离群索居，对他人怀有戒备心理；凡事与己无关、漠不关心，一副自我禁锢的样子；与人交往也缺少热情和活力，显得漫不经心、敷衍了事。他人通常也不愿主动与其交往,不得不与其相处时,会有如坐针毡之感。

孤僻在以下一些情景性刺激下会表现得更为突出:因自身行为怪僻别人不理睬,甚至远而避之,不得不独处时,依然会无动于衷,独来独往,全然不当回事;与别人交往而当众受到讥讽、嘲笑、侮弄和指责时,会以为别人瞧不起自己而产生戒备心理和敌意并愤然离去;遇到各种挫折时,会因为别人漠不关心甚至幸灾乐祸而心生怨恨,显得更加自我封闭、自我孤立,拒人于千里之外。如果这些情景不明显或不存在,有时也会给人以性格内向的感觉。但性格内向的人渴望人际交往,只是交往的主动性稍弱;一旦与性格内向的人交往,会感觉这些性格内向的人充满热情与活力。而孤僻的人缺乏交往意愿,交往时也缺乏热情与活力。

孤僻与孤独不同。孤僻是一种人格缺陷样表现,尽管有时孤僻者会自视甚高,一副瞧不起人的样子,但他们内心虚弱,害怕精神上被人伤害,因而不愿与人交往;在不得不与人交际时,也显得行为怪僻,常会给人一种神经质的感觉。孤独则是一种孤单、寂寞的心态,一般人常会在独处、不和谐群体、陌生或封闭环境中产生孤独感,通常是一种正常的心理反应。有孤独感的人渴望与人交往,也不会厌烦他人或对他人有戒备的心理,在与人交际时一切如常,不会有怪僻等使人不舒服的表现。但有孤独感的人若长期处于孤独状态而难以忍受,深感痛苦,感觉自己已被社会遗弃,这种感受在一定程度上已干扰和影响了其社会功能,孤独就会演变成心理问题。

矫正孤僻的措施,一是主动与人交往。这是矫正孤僻最重要的措施。人只有在交往中才能被人理解、被人接受,也才能认识别人、悦纳别人,才能使自己逐渐开朗起来、活跃起来。如果始终自我封闭、自我禁锢,就只能在心理上越来越远离他人,以致与他人格格不入,越来越显得孤僻、怪异,使人敬而远之。因而一定要主动地、积极地创造各种条件与人交往,例如主动与人打招呼,主动参与别人的聊天,主动与人探讨问题,等等。久而久之,与人交往成为习惯,就会逐渐摆脱孤僻。二是主动参与各种活动。参加各种活动的目的在于扩大交往面,并体验活动中的乐趣,这既有助于人际交往,又有助于培养积极情绪,使自

 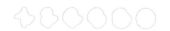

已变得更乐于交际,也更善于交际,从而逐渐从孤僻的阴影中走出来。例如积极参加一些文娱活动、体育活动以及生日聚会、旅游等社交活动,并在活动中多关心别人、体贴别人、帮助别人,这样与别人相处就更为融洽,也更为别人信任,从而与众人融为一体。

孤　独

孤独(solitude)是指孤单、寂寞的心态。如果长期处于孤独状态而难以忍受、深感痛苦,感到很孤独,感觉自己已被社会遗弃,这种感受在一定程度上已干扰和影响了社会功能,就会演变成一般心理问题。

作为一般心理问题的孤独常表现为寂寞、烦恼、抑郁,经常长吁短叹,有"茕茕孑立,形影相吊"之感。为了排遣孤独,有时会自我毁灭性地大量吸烟、酗酒,使自己处于麻醉状态,更为甚者,也常会行为出格或作出冒险的举动,严重时还会导致自杀。

作为一般心理问题的孤独通常在以下一些情景性刺激下表现得较为明显:处在陌生、封闭、孤立和不和谐的环境中,在这些环境中,一般人虽也会感到孤单,但通常可以忍受,不会产生明显可以意识到的、似被社会遗弃的、过分强烈的孤独感,有孤独心理问题的人则不然,只要处在这种环境里,其孤独感会更强烈,也更痛苦;生活模式突然改变时,例如下岗、退休,孤独感会因失落和不习惯而更加感到难以忍受和痛苦,大有自己已被社会抛弃、被他人遗忘之感,陡生"无可奈何花落去"的伤感;自卑、胆怯等消极情绪袭来时,孤独感也会随之强化。

一般人有时也会产生孤单的感觉,但不会产生强烈的孤独感;即便有,也通常稍纵即逝,很快就能排遣,不会有伤感、抑郁、烦恼等明显的消极情绪体验,不会有孤家寡人的感觉。

孤独与孤僻不同。孤独不属于人格缺陷样表现,而是一种过分的孤单寂寞、郁闷无助的心理体验和心理状态。孤独者一般渴望人际交往,在交际中行为正常,不会给人怪异的感觉;孤僻者孤单、寂寞的感觉不明显,举止常较怪僻,也不愿与人交际,喜欢自我禁锢和单独活动,使人难以接受。

矫正孤独的措施,一是要善于进取。要进取,就要奋斗,就要拼搏,在奋斗和拼搏中体验人生乐趣,才会感到心中充实,孤独感就会自然消失。二是要培养广泛的兴趣。兴趣狭窄,活动也势必稀少,没有感兴趣的活动,孤独感就会趁虚而入。如果兴趣多样,活动就会丰富多彩,生活也就生气盎然,不会有寂寞感、郁闷感。三是要提高沟通能力。具有良好的沟通能力,才能与具有各种观点、习惯、知识、经历、性格、兴趣的人打交道。如果只习惯于甚至只能与某一类型的人交际,则势必交际狭窄,人为地自我孤立从而强化孤独感。因而,在与人交往时,不能以自己的爱好强求别人,要尊重并习惯别人的特点,这样在与人交往时才能左右逢源、心情愉悦,使孤独感难以滋生。

敌　　对

敌对(hostility)是指与他人心理不相容而敌视、对抗他人的消极心态。

虽然在某些情景性刺激下,人都有可能产生一定程度的敌对心理,但不会过于强烈,持续时间不会太长,也不会频繁发生,如果这种心态表现过于强烈且频繁发生,每次持续时间又很长,就成为心理问题。

作为一般心理问题的敌对心态常对他人一切于己"不利"的言谈举止充满敌意,尤其是在受到他人轻视、指责和伤害时,会表现得更加明显,或怒目相对,或冷漠仇视,不管这种"轻视""指责""伤害"是出于无意还是恶意,是确实如此还是主观上的错觉。有时对自己主观上看不顺眼、不满、厌恶的人,也会表现出冷眼相对、动辄非难,尽管他们没有触犯自己,但只要这种偏见诱发敌视情感,就会随时随地在表情和行为上表现出敌对心态。

敌对心态通常表现为敌对情绪,但敌对情绪往往也是敌对行为的潜在状态,一旦敌对情绪超过了忍耐的限度,敌对心态就会迅速膨胀而演变为挑衅、报

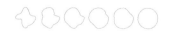

复、破坏等敌对行为。

具有敌对心态的人,在相安无事、诸事顺利和心情愉快的时候则如同常人。

敌对与攻击性不同。敌对通常只是一种敌视、对抗的情绪状态,仅处于敌对行为的潜在状态,即使转化为敌对行为,一般也只是表现为对他人设置障碍、制造麻烦等非难举动;攻击性则是对他人有意挑衅、打击等具有侵犯性的心理倾向或行为的人格缺陷样表现的人格特质,通常直接表现为从言语上的谩骂到行动上的暴力等具有伤害性和破坏性的攻击行为。当然,攻击有时也可以是间接的,如果慑于攻击对象的强势或碍于自己的身份不便直接攻击,就有可能把攻击方向转向不相干的其他人或事物,把愤怒情绪通过谩骂、暴力等发泄到其他人身上,或通过捣毁、破坏等发泄到其他事物上。

矫正敌对的措施,一是要消除偏见。在人际交往中,不要戴着有色眼镜曲解他人的态度,不要不分青红皂白地认为他人的言谈举止都含有敌意,凡事要多从正面去理解,恶意伤害别人的人毕竟是极少数;即使是恶意伤害,只要心平气和地加以处理,也必定会使伤害者汗颜而有所收敛。同时,不要以自身的好恶取舍他人,要懂得人的兴趣、需要、性格是各不相同的,如果对与自己好恶相左的人都看不顺眼而厌恶,就极容易诱发敌对心态,也势必会把自己孤立起来,成为孤家寡人。二是要热情待人。人与人是平等的,不管他人才智、性格、地位、名声如何,都应该与其热情相处,任何形式的轻视、蔑视、歧视和敌视都是造成敌对状态的温床。只有热情待人、悦纳他人,他人才能热情待己、接纳自己。人与人之间的关系是互酬的,因此一定要在人际交往中尊重他人、理解他人,逐步学会互相包容、互相谅解、互相支持、互相协助,只有这样,别人才能尊重自己、理解自己。要逐渐习惯和适应这种交际方式,使敌对情绪渐趋淡化、消弭。

攻 击 性

攻击性(aggressivity)是指具有对他人有意挑衅、打击或对事物有意损毁、破坏等侵犯性的心理倾向和行为的人格缺陷样表现的人格特质。

在出现攻击行为之前，尽管攻击性只是与攻击行为对应的一种内心趋向和内在冲动，但它很少仅停留在心理倾向的水平上，通常会表现出来，出现这样或那样的攻击行为。这种攻击行为或者是直接攻击，把攻击目标指向使其产生烦恼或造成挫折的人或事物；或者是转向攻击（间接攻击），把攻击目标指向使其产生烦恼或造成挫折的人或事物的替代人或替代物，从而危及旁人或损坏其他事物；或者是自我攻击，把攻击目标经过潜意识内向投射机制，由指向外界转向针对自身，以致出现自罚、自虐、自伤和自杀行为。其中自我攻击比较少见。

攻击性通常在以下一些情景性刺激下表现出来：受到刺激或挫折时，为了缓和自身内心紧张状态或者发泄愤怒、沮丧等负性情绪，潜在的攻击精神能量会异常暴涨和流露出来，从而使攻击性通过面部表情、姿态与手势，甚至谩骂、争吵、斗殴等直接表现出来，或者通过指桑骂槐、旁敲侧击以及捣毁物体等间接表现出来；烦恼或因内分泌失调等引起的情绪不安时，也会大发无名火，无缘无故地攻击无辜的人或物体；无聊空虚时，为了寻求刺激，就会到处寻衅滋事、惹事生非，有意侵犯周围的人或随意破坏物品。

攻击性与敌对不同。攻击性是人格上的心理问题，通常表现为攻击行为，具有明显的进攻性和侵犯性，对人来讲，所造成的损害不仅仅停留在被攻击对象的心理上，有时也会拓展到躯体上。敌对则是敌视、对抗的心态，通常表现为敌对情绪，这种敌对情绪只是敌对行为的一种潜在状态，未必转化为敌对行为。如果转化为敌对行为，通常也以给目标对象制造麻烦、设置障碍的形式表现出来，进攻性和侵犯性比较隐蔽。

矫正攻击性的措施，一是要增强挫折容忍力。挫折容忍力是指遭受挫折后免于情绪和行为失控的能力，即经得起挫折的能力。具有攻击性的人如果在实践中不断提高自己的挫折容忍力，例如凡事不纠缠于一时的得失，对一般的损害和侵犯采取宽容的态度，改变容易造成挫折的环境和条件、方法，以及自我疏泄烦恼和愤怒情绪等，就能逐渐减弱攻击性。如果持之以恒并正确对待和处理

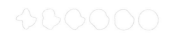

各种挫折,也完全有可能缓解、控制这种作为人格缺陷样表现的攻击性。二是要提高自控能力。自控能力是指对自身的心理和行为主动掌控、调节的能力,这就需要忍耐、克制。具有攻击性的人,如果通过自我锻炼和自我监督,不断提高忍耐水平和克制能力,就能够充分发挥意志的抑制职能,使攻击性刚刚诱发攻击的内心倾向时就被遏制,不演变为攻击行为。久而久之,攻击的"棱角"就会被逐渐磨平。

冲　动　性

冲动性(impulsiveness)是指具有突然爆发、盲目而缺乏理智且对后果没有清醒认识等人格缺陷样表现的人格特质。

冲动性常由外界刺激引起,靠激情推动,带有强烈的情绪色彩,行为缺乏意识能动调节作用,常表现为感情用事、鲁莽行事,既不会对行为的目的作清醒的思考,也不会对实施行为的可能性作实事求是的分析,更不会对行为的消极和不良后果作理性的认识和评估,一厢情愿、忘乎所以,结果往往后悔莫及,甚至铸成大错,遗憾终身。

冲动性通常由外界强烈的情景性刺激激发,一旦激发,意识范围就会变狭窄,言语举止也难以受中枢神经的有力调节和控制,结果言语出格,行为失当,贸然行事,以致带来不同程度的破坏性。例如受到侮辱后把人骂得狗血喷头,争执时遭人推搡而还以拳头,把人殴伤等;儿童则往往表现为踢人、咬人。当然,冲动性也可以因怨恨和愤懑长期郁积于胸无法排遣而在外界出现微不足道的情景性刺激下表现出来,此时外界的刺激只是个导火线,但同样会产生破坏性后果。例如某种需要因人为因素长期得不到满足或始终得不到公正待遇,与某人长时期有矛盾或隔阂而难以消解等,就有可能因一件小事而大发雷霆、大动干戈,以发泄不满、愤恨等负性情绪和释放日积月累的内在紧张感;儿童则会表现为无理哭闹、大声叫喊和扔东西、在地上打滚。冲动性还可以在我行我素惯了,容不得半点冒犯而偏偏遇到抵触的情景性刺激下激发,在这种情况下稍受抵触便会走极端,或硬上蛮干,谁也休想阻挡,或绝情寡义,顾不得友谊、亲情,常常弄得尴尬万分、狼狈不堪。

冲动性与对立违抗性障碍、反社会性品行障碍、纵火癖、偷窃癖等不同。冲动性是一种受情绪左右的靠激情推动的人格缺陷样表现,是人格上的心理问题,通常不违背社会规范以至于具有明显的反社会性质。当然,如果冲动到杀人放火,就具有明显的社会危害性。对立违抗性障碍、反社会性品行障碍、纵火癖、偷窃癖等则属于心理障碍(精神障碍)的范畴,是病理性心理异常的表现。

矫正冲动性的措施,一是凡事都要有理智。理智可以驾驭和主宰冲动情绪和冲动行为,只有用理智来衡量并支配自己的情绪和行为,才能更好地控制冲动。为此,一定要认清行为的目的,考虑行为是否得当和可行,尤其要清醒地预见到行为的消极后果,这样,冲动情绪和冲动行为就能得以控制。二是要转移冲动情景,合理释放冲动。尤其当冲动由外界强烈情景性刺激引起时,要立即转移注意力,或者回想其他事情,或者迅速离开情景场地,把外界刺激与冲动的联系隔断。如冲动仍难以平息,则可以通过在空房内喊叫、捶击被褥或室外打球等适当途径予以释放,以缓解内心的紧张感和疏泄愤怒等负性情绪。三是要逐步养成处变不惊、淡泊名利、乐于接纳不同意见的良好习惯。处变不惊就不会在外界强烈情景性刺激下惊慌蛮干、一意孤行;淡泊名利就不会斤斤计较、患得患失、耿耿于怀,不会为了一点虚名或蝇头小利而不顾一切、冒失行事;乐于接纳不同意见就能改变我行我素、老虎屁股摸不得的性格,不会一遇抵触就暴跳如雷、火冒三丈,这样就会心平气和,避免出现冲动言行。

狂　热

狂热(fanaticism)是指对某一活动、人物、事物等表现出盲目的、过度的、不合情理的热衷的消极情绪。

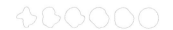

狂热通常表现为狂热爱好,长时间沉迷于玩手机或电脑游戏等;狂热爱慕,痴迷、疯狂爱慕流行歌手、影视演员等;狂热盲信,盲目笃信、崇拜名人等;狂热行为,追求心仪的异性、金钱等或从事某个活动时所表现出的疯狂的、过火的举动等。

狂热一般在引发迷恋、倾慕、感染和冲动的情景中表现明显。长时间沉迷于玩手机或电脑游戏等就是在过度迷恋手机或电脑游戏等,难以抵御诱惑甚至不能自拔的表现,严重时可导致游戏障碍;疯狂爱慕、痴迷流行歌手、影视演员等就是在内心过分倾慕又难以自制的表现;盲目笃信、崇拜名人等就是情绪受到名人的才干、业绩、品格、气质的感染或受到众人崇敬、爱戴氛围的感染的表现;疯狂的、过火的举动等则是难以自我控制或不听劝告、不顾后果的冲动行为的表现。在这些情景性刺激下,狂热情绪常会达到使人难以理解和接受的程度。

狂热与热情不同。狂热相对热情而言短暂、易变,热情比较稳定、持久;狂热的范围较为狭窄,热情的范围比较广泛;狂热较为浅显,热情比较深厚;狂热把热情推向极端,已很少有理智成分因而违背情理,热情虽炽热,但受理智控制因而合乎情理;狂热无论指向何种对象,其结果往往是给个人或社会造成损害,即使是指向具有积极社会意义的对象,例如本职工作,也会因缺乏理智控制而使自己的健康受到影响或使工作受损,热情若指向对象发生偏差,例如在追名逐利上表现出热情,显然也会有消极作用,但热情通常是正确行动的巨大推动力。总之,狂热是一种失调或失衡的消极情绪,热情则是一种在社会生活中应该具有的积极情绪。

狂热也有别于冲动。狂热比冲动持续时间更长,因伴有认知错误,狂热过去后一般会产生幼稚感和无聊感;冲动虽然也缺乏理智而带有盲目性,行为不顾后果,但冲动的持续时间常极为短暂,冲动过后通常会有后悔感和内疚感。

矫正狂热的措施,一是要把自己的热情指向具有积极社会意义的对象,把主要注意力集中在具有社会价值的活动上,例如学习、工作、集体荣誉、社会福利、人际交往等。只有这样才能理智地影响自己的行为,不至于把正常的热情推向极端而产生狂热情绪和行为。二是凡事要思考是否合理，是否有价值和意义，是否可行，不能随意盲从轻信，也不能对某项活动过分偏爱而失去清醒的认识，使自己的举动失控，只有这样才不至于盲目热衷，难以自拔。三是要适当控制自己过热的情绪。热情不仅需要保持，而且应该激发，但不能过度，不能达到不合情理、不分青红皂白的程度。热情有个"度"的问题，"度"不足，如温吞水，也不利于活动的进行，难以付出必要的、足够的精力；"度"太过，以致炽热得燃烧起来，也容易不知不觉走向狂热的境地。只有适当控制热"度"，才能做到既有合理的热情，又不至于使热情走向极端而演变为狂热。

狂　妄

狂妄（wildly arrogant）是指具有极端傲慢、极端放肆等人格缺陷样表现的人格特质。

狂妄通常表现为妄自尊大、自命不凡、肆无忌惮、目中无人。只要有机会标榜自己，就会抓住不放，大吹大擂，口出狂言，常会给人一种趾高气扬、傲慢无礼的感觉，仿佛周围人都是鼠目寸光、酒囊饭袋之辈，全不放在眼里。

狂妄一般在以下一些情景中更容易出现：当议论、研讨某个问题时，会不管自己对议论和研讨的内容是否熟悉而情不自禁地大放厥词、高谈阔论，全然不顾他人的感受，也绝不会为了给人留一点情面而有所收敛，对于别人的不同看法和观点不屑一顾，大有老子说的便是真理，容不得他人多嘴的架势；有人褒扬他人的知识和才干时，会轻蔑地嗤之以鼻，仿佛只有自己才有资格受此殊荣，或者大言不惭地吹嘘自己的知识和才干，似乎他人不过尔尔，与自己不可同日而语，或者千方百计贬低他人，把他人说得一文不值、一无是处，以显示自己才是鸟中凤凰。此外，有狂妄心态的人在与人交往时，常常还会竭力表现自己与众不同的优越感，以慑服众人，从而可以盛气凌人、肆意妄为，显得不可一世、唯我独尊。

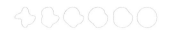

狂妄与骄傲不同。狂妄是骄傲的极端,完全是目中无人,得意时忘形,不得意时照样忘形;骄傲则通常是对自己长处的过分自豪以致自高自大,骄傲尽管也有夸大的虚假成分,常情不自禁把自己说得处处皆好,但不会夸大到肆无忌惮、恣意妄为的程度,也不会达到口出狂言、放肆无礼的程度。

矫正狂妄的措施,一是要谨言慎行、虚怀若谷。不能由着自己的狂妄性子口若悬河,到处胡乱吹嘘自己,更不能目空一切,损人和无礼。要知道天外有天,人上有人,即使本事再大,也必定有不足之处、不懂之理,狂妄只能被人鄙视,被人厌恶,被人冷眼,被人嫌弃。只有实事求是地评价自己,凡事谦虚小心,多看到自身的不足,多学习他人的长处,才能逐渐收敛狂妄之心,遏止狂妄之举。二是要不断充实自己。狂妄的人,大多自我感觉过好,自以为是饱学之士,聪慧过人,能力超群,而看不到自己只是沧海一粟,实际上这正是各方面还空虚的表现。如果能勤学不辍、苦苦磨炼,不断充实知识、增长才干,就会逐渐改变错误的、自欺欺人的自我认知和评价,变得更加现实,从而鄙弃、克服狂妄举止,最终消除狂妄心态。

怯　场

怯场(stage fright)是指临场时过于紧张,致使思维、记忆、动作的准确性降低,行为紊乱的情绪失调。又称为"临场怯"或"临场晕"。

一般人可能都有过明显的怯场体验。例如第一次登台表演、第一次与恋人约会、第一次面临重大考试等。这种由第一次造成的怯场,通常会随着第二次、第三次、乃至更多次的逐步适应而逐渐减弱,并最终消失。但如果每逢临场,因过于紧张而导致的怯场情绪始终难以消失,怯场成了经常性、习惯性表现,甚至愈演愈烈,并常伴有心悸、头昏等生理症状,就成为典型的心理问题。

怯场轻者可仅表现为心理活动失调,包括感受性降低,视听发生困难,甚至产生错觉;注意力难以集中,心猿意马;熟记的内容不能顺利回忆;思维迟钝、混乱,不能正常地进行分析、归纳、判断、推理和论证;动作笨拙,即使是熟练的动作也会出错等。所有这些心理活动失调现象只有在临场时才会发生,离开现场后都会迅速消失。重者同时可伴有生理功能失调,例如心悸、胸闷、头昏、耳鸣、出汗、颤抖、无力、发冷、尿频、尿急等,这些躯体症状同样也只有在临场时才会出现,离开现场后就会消失。

怯场只有在亲自参与对自身有重要意义的现场活动时才会发生,并不是所有活动、所有场合都会产生怯场心理。例如在考试时,由于考试尤其是一些重要考试(例如中考、高考等)在一定程度上会影响甚至决定应试者的前途,经常考试怯场的学生常常会因过于紧张、慌张而不能自制,不仅会看漏试题内容、看错试题的要求,而且复习时背得滚瓜烂熟的内容会一下子忘得一干二净,一出考场又会马上回想起来;思路也会阻塞,连平时很容易做出的题目也会"卡住",不知从何入手。一些严重怯场的学生,还会手脚发冷、手心出汗、心悸头昏,甚至连笔都握不住,只能眼睁睁地看着考试时间一分钟一分钟地溜走。考试怯场是最典型也是最普遍的怯场表现。又如登台表演,由于演出常会影响他人对自己表演能力的评价,甚至会影响日后名声,有怯场心理的演员在舞台上同样会不知所措或张皇失措,不是背漏了或背错了台词,就是做错了或做乱了动作,更有甚者,在台上还会面红耳赤,无法应对,连自己当时正在干什么都昏昏然。显然,经常怯场的人是不适宜当演员的,除非能够彻底消除这种怯场心理。

怯场与一般的临场紧张不同。怯场是临场过度紧张的表现,精神过度紧张,大脑皮层相关部分的正常活动必定会受到干扰,从而不仅使抑制和兴奋的灵活交替发生困难,使旧的神经联系难以恢复,新的神经联系不易建立,以致降低思维、记忆和动作的效能,而且使自身的抑制功能降低,减弱中枢神经的调节和控制力量,使植物神经系统产生紊乱,出现一系列诸如面色变白、手心冒汗、心悸胸闷等生理症状;一般的临场紧张则是指临场时的适度紧张,几乎人人都有过这种情绪体验,都可能有过明显的由第一次引起的适度的临场紧张。适度

 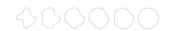

的紧张通常比完全处于松弛状态更能充分调动全身力量,更能使注意高度集中,更能活跃思维,更能提高回忆效果,更能使动作灵敏,从而产生增力作用,发挥出在松懈状态下难以发挥的水平。当然,临场时如果过度紧张也会引起怯场,但这是偶发的怯场体验,大多数人一般不会从此"谈虎色变",演变为情绪失调的怯场心理。

矫正怯场的措施,一是要有成功的自信心。只有充满成功的自信心,才能正常发挥自己的才能和水平;而缺乏成功的自信心,势必会不安、担心、焦虑、退缩、害怕,势必会出现怯场而影响临场发挥。当然,自信心也应该建立在充分准备和适当的期望值上。准备不充分,成功的把握不大;期望值过高,超越了自己的实际水平,自信心就难以起到精神支柱的作用。准备充分、扎实,就会产生成功的自信心;期望值适当,符合自己的实际能力,也会使自己信心十足,这样才能精神饱满地、轻松地面对有重要意义的场合和参与有重要意义的活动。二是在怯场时要及时转移自己的注意力,使精神放松下来。例如可以回想一两分钟与临场活动无关的令自己喜悦的往事;可以作深呼吸并数数,但只数呼气而不数吸气,顺序为"吸气—呼气(同时数数)—暂停",周而复始地进行,以增强脑内含氧量并使注意力不由自主地集中到呼吸上,从而使精神松弛;也可以在额头上、太阳穴上或鼻翼上涂些风油精或清凉油,以使自己更加清醒、镇定。当然,如果是登台演出怯场,以上方法未必合适,这时就可以通过台后有人提词,台上同台演员眼神、动作等方面的启发使怯场者保持正常演出,必要时还可以机智地处理剧情以弥补演出怯场的尴尬。

怯　懦

怯懦(craveness)是指具有胆怯懦弱、拘谨怕事等人格缺陷样表现的人格特质。

怯懦通常表现为害怕困难,意志薄弱;害怕挫折,情感脆弱;害怕交际,性格软弱。平时寡言少语,行动拘束,容易逆来顺受和屈从他人,遇事退缩,胆小怕事,总是想着多一事不如少一事,不愿冒半点风险,遇到困难易惊慌失措,不知如何是好,受到挫折则易自暴自弃。

性格怯懦的人,由于缺乏人际交往或处事的主动性,常被人视作性格内向,只有在其与人交往或处理具体事务时,这种人格缺陷样表现才会显露出来。例如在与人交往时,常常会不由自主地约束自己的言行,神态也显得极不自然,以至于躲躲闪闪,手足无措;在交谈时无法充分表达自己的思想和感情,从而影响与人建立正常的亲密友谊。又如在处理具体事务时,总是过于谨小慎微,没有十分把握绝不冒险,遇到难题能避则避,能推则推,常常没有自己的主见,喜欢按他人的意愿办事,害怕承担责任和受别人的非议。

怯懦与害羞不同。怯懦是软弱无能、畏避退缩的表现,是缺乏勇气、害怕困难的表现,这种表现不仅常会使人难以成事,也常因自我封闭而导致不良的人际关系,属于人格缺陷样表现的人格特质。害羞则是怕难为情,是一种害臊的心态。害羞的人虽然也容易过多地约束自己的言行,以致在人际交往中显得过于腼腆,极不自然;虽然也是人格的情绪和态度特征的综合反映,但通常诱发原因是过分在意自我形象和过分注重自尊心。在人际交往中,害羞者常常会不由自主地怀疑、担心自己的形象和言行能否得到他人的理解和认可,唯恐遭人耻笑甚至羞辱。尽管这种表现有时会阻碍人际交往,难以使人了解自己,但有时也不乏可爱之处。

矫正怯懦的措施,一是要看到自己的力量。人都是有力量的,只不过不同的人有不同的力量;再弱的人也有自己的力量,也能解决自己在生存、发展中遇到的各种问题。如果看不到自己的力量,无疑就是在抹煞自己、否定自己,这样势必会在精神上销蚀自己而越发怯懦。因此,只有看到和认可自己的力量,看到和认可自己的能力,看到和认可自己的优势和长处,才能不断提高自己的信心,才能不断激励自己的气势,才能不断进行自我鼓励,从而在心理上日趋坚强,最终抑制怯懦心理。二是要敢于言行。怯于言谈、畏于行动,是永远成不了大事的。怯懦的人往往事先过多担心言谈失当、行动失误而不敢迈出第一步。

事实上，要做到事事正确、处处完美是不可能的。即使说得不对，做得不当，也可成为前车之鉴，成为成功之母；如果说对了，做成功了，就会感到困难还是可以克服的，就会从中受到鼓舞而更坚定信心。因此，在实际生活中，只要是该说的、该做的，就一定要鼓足勇气敢于说第一句话，迈出第一步。古语说，"与其坐而论道，不如起而行之"。这是十分有道理的。只有放下精神包袱，敢于言谈、敢于行动，才能逐渐减弱并最终消除不正常的怯懦心理。

压　　抑

压抑（oppremon）是指具有束缚、抑制、沉重、烦闷等内心感受的消极心态。

压抑通常表现为心情沉闷、烦恼不堪、牢骚满腹、暮气沉沉，时不时有股无名火，似乎一切都令人生厌；既不能分享他人的喜悦，也不能分担他人的忧愁，即对他人的喜怒哀乐无动于衷，难以产生共鸣；凡事兴趣索然，成天处于自我约束之中；心中似有块石头难以消除，严重时还会有绝望之感。

压抑一般在以下一些情景性刺激下发生：当某种强烈需要得不到满足而又无可奈何时，压抑就会油然而生，无论这种需要是合理的还是不合理的，是正当的还是非正当的，是有可能满足的还是根本不可能满足的，只要这种需要是梦寐以求却又无法得到满足的，就会感到受抑、烦闷；当社会的总体要求与自己的愿望和追求相背离时，就会感到受束缚、受压制，但又不能为所欲为，这时也会产生压抑；当学业、职业负担过大，竞争压力过重，家庭、学校、职场、社会等对自己的期望值过高时，就会感到时时、处处力不从心而产生压抑感；当人际关系不协调甚至产生隔阂又无力扭转时，就会感到无奈、沉重而产生压抑感……尽管一个人自卑、忧郁时也会产生或伴随压抑感，但以上这些情景性刺激的出现通常更容易产生压抑感，这种压抑感只要持续时间过长而使人难以理解，就成为心理问题。

压抑与忧郁不同。压抑表现为心情沉闷，心里仿佛有块石头压着，有明显的束缚感、抑制感,且有强烈的发泄欲望和冲动,以致经常吐怨言、发牢骚,似乎有股无名火在心中燃烧;忧郁则仅表现为忧愁、郁闷,通常没有被约束、被压制的感觉。忧郁虽然有时会产生压抑,压抑有时也会伴有忧郁,但基本的内心体验是不一样的。

矫正压抑的措施,一是要理解并协调诸如需求与能力、社会要求与个人愿望、竞争与奋斗以及人际交往中人与人之间的关系等。需求不能脱离自身现有的能力而好高骛远、漫无边际;个人愿望不能违背社会准则和要求而为所欲为、损公肥私;有竞争就需要奋斗,不要自卑、懒散和怨天尤人;在人际交往中要互帮互爱、心理相容,既能悦纳他人,也要被他人所接纳,只有理解并协调好这些关系,才能消除产生压抑感的源头。二是当压抑感产生时,要及时疏泄。可以通过面壁自语甚至尽情喊叫宣泄自己的不满、怨恨和痛苦;也可以与知心朋友促膝谈心,倾诉衷肠,或者给知心朋友秉笔直书,抒发胸臆;还可以结伴外出旅游,让大自然的风光和优美而赏心悦目的人文景观洗涤心中的种种郁积,这样,心情就会轻松,压抑感就会销声匿迹。

心 理 疲 劳

心理疲劳(mental fatigue)是指因心理(精神)原因而非生理(躯体)原因导致无精打采、精力不济,从而使反应的速度、灵活性和准确性等降低的心理机能的消极状态。

心理疲劳也称精神疲劳,通常表现为自感体力不支、懒散无力、反应迟钝、记忆困难、注意力不集中、思维不敏捷、情绪低落、活动效率降低、错误率上升,严重时还会引起头痛、眩晕、心血管和呼吸系统功能紊乱、食欲减低、消化不良以及失眠等。总体感觉是精神上萎靡不振、疲惫不堪,显得身心交瘁。

心理疲劳一般由以下两种情景性刺激引起:一种是长期处于紧张程度过高的活动状态,从而使心理机能降低而不堪重负,难以承受精神压力,疲惫不堪;

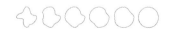

一种是长时间从事单调、乏味而令人厌烦的活动,使人兴致索然、情绪低落、活力降低,导致烦躁懒散、萎靡不振。

心理疲劳与生理性疲劳、病理性疲劳不同。心理疲劳时肌肉活动强度不大,也无躯体疾病,纯粹由神经系统活动过于紧张或过于单调引发,削弱的是一个人的心理机能,其表现是精神疲乏;生理性疲劳由身体的肌肉承担高强度或长时间的活动造成,削弱的主要是人的体力,其表现是肌肉疲劳;病理性疲劳则由各种疾病引起,削弱的主要是人的相应的躯体机能,其表现是体虚乏力。尽管生理性疲劳与病理性疲劳同心理疲劳一样,也会导致工作能力减弱、工作效率降低、错误率增加等后果,但都是一种自然防护反应。

矫正心理疲劳的措施,一是活动要有节制,不能使自己无休止地处于紧张状态之中。在紧张程度较大的活动中,要学会调节,可伸伸懒腰、观观景象、听听音乐,使精神得到必要的放松,待精力充沛、头脑清醒时再继续活动。二是要使活动丰富多彩。即使是单调的活动,也要想方设法使其变得有趣味,以使自己始终情绪高涨、兴趣盎然、神采飞扬地从事必要的活动,尽可能避免产生应付心态而使自己情绪低落、抵触,更不能带着逆反心理长时间机械地从事单调乏味的活动。三是要使自己始终保持积极的竞技状态。人生在世,要有追求,要敢于拼搏和奋斗,不能浑浑噩噩、得过且过。如果始终有积极的竞技状态,成功不骄横,失败不气馁,就会情绪饱满、精神振奋,干什么都会感到有滋有味、生气勃发。这样心理机能就会处于积极运转状态而不至于产生心理疲劳。

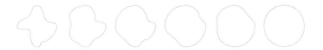

Diagnostic,
Corrective and
Therapeutic Manual of
Mental Deviants

第二篇

心理症状（精神症状）与
心理障碍（精神障碍）

第三章

心理症状(精神症状)

心理障碍(精神障碍)是心理状态病理性变化的表现,是心理活动和心理功能病理性变化的反映,其本质是心理疾病(精神疾病),临床上通常也用"心理障碍(精神障碍)"术语指代或替代心理疾病(精神疾病)。

心理症状(精神症状)则是心理疾病(精神疾病)的具体临床表现,包括感知、思维、言语、注意、记忆、情感、意志、动作行为、本能行为、意识、自我意识、定向等心理活动和行为等方面的症状,多种心理症状(精神症状)根据不同心理疾病(精神疾病)在诊断时的症状标准,构成了各种心理疾病(精神疾病)。

感 知 症 状

感 觉 异 常

感觉异常(abnormal sensation)是指在无外界刺激或虽有外界刺激但极其微弱的情况下,自觉身体某部位有明显的不舒适或难以忍受的异样感觉。如麻木感、痒感、冷感、热感、牵拉感、挤压感、游走感、虫爬感、烧灼感、束带感、针刺感等。这种异样感觉如果发生在体表且能指明不适的具体部位,称为感觉过敏

（hyperesthesia），对微弱声光难以忍受也属于感觉过敏；如果发生在躯体内部且不能确切地指明不适的具体部位，则称为内感性不适（senestopathia）。感觉异常可见于疑病观念、抑郁状态、精神分裂症、更年期综合征以及颅脑外伤后的精神障碍等，也可偶见于血栓闭塞性脉管炎等周围血管患疾。

感 觉 消 失

感觉消失（anesthesia）也称感觉缺失，是指对外界刺激失去相应的感觉能力。通常在意识障碍严重时（如昏迷）发生，如果发生在意识障碍程度轻浅或意识清醒时，则见之于伴有视觉或听觉紊乱的分离性神经症状障碍（dissociative neurological symptom disorder，with visual or auditory disturbance）等。

知 觉 缺 失

知觉缺失（perceptual loss）也称不识症状（nondistinguishable symptom），是指不能识别物体的性质和名称，不能识别物体的整体而只能识别物体的部分。其中视知觉最为突出，不能识别物体及其图形，把牙刷说成"一根短棒，一侧长出许多硬毛"；不能识别颜色，把涂有各种颜色的物体说成"花花绿绿的"；不能识别字形，把"王"字说成"三根横的木棒加一根竖的木棒"；不能识别空间位置，把前后左右都说成"旁边"等。知觉缺失并不意味着思维过程有严重缺损。多见于脑器质性疾患导致的知觉症状。

病 理 性 错 觉

病理性错觉（pathological illusion）是指在意识异常情况下出现的对客观事物歪曲的感知，把客观事物顽固地感知为性质完全不同的另一种事物，自

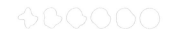

己不能觉察,不能辨识,更不能加以纠正,常可激起惊恐、焦虑等情绪反应从而严重影响行为,甚至能导致杀人、放火、伤人、自杀等冲动行为且不能自控。例如把小猫看成猛虎而惊恐万状,把亲朋看成要报复自己的某个仇人而恐惧、躲避等。病理性错觉与正常人发生的错觉不同,正常人发生的错觉,如近处看大瀑布飞流直下时会产生附近景物上升的错觉等,是客观情境的复杂因素使感知对象本身的特性受到掩盖或歪曲,大脑皮层对外界刺激物的分析综合发生困难造成的,通常能意识到原来感知对象的性质,并能找出造成错觉的原因而加以纠正。病理性错觉多见于精神病性障碍或意识障碍,也可见于分离障碍。

幻　觉

幻觉(hallucination)是指没有现实刺激物作用于相应的感觉器官而出现的一种虚幻的感知体验。正常人在疲劳、期待和意识障碍等状态下或颞叶损害、颞叶癫痫等躯体疾病中也会出现片断的幻觉。作为精神病性症状的幻觉则通常伴有妄想且在意识清醒时出现,不仅反复出现,而且持续时间很长。

一、按涉及的感觉器官分类

幻觉按所涉及的感觉器官进行分类,主要有幻听、幻视、幻嗅、幻味、幻触、内脏性幻觉、运动性幻觉、前庭幻觉等。

1. 幻听(auditory hallucination)

幻听是最常见的一种幻觉,分为非言语性幻听和言语性幻听。非言语性幻听是指听到的为音乐声等不同种类、不同性质的单调或复杂的声音,言语性幻听则是指听到的为言语,即人语声,其中言语性幻听属于精神病性症状,在精神病性障碍的诊断中最具有诊断价值。人语声可以是模糊的,也可以是清晰的,能分辨出是熟人还是陌生人的声音,是一人还是多人的声音,能指出人语声出自何处,是人们在互相议论自己还是直接在与自己对话;内容可以是评论性的、赞扬性的、讥笑性的、辱骂性的或威胁性的,从而使患者高兴或愤怒、激动,也可以是命令性的,使患者有可能遵照执行而产生拒食、攻击、破坏、自杀等行为。多见于各种精神病性障碍以及谵妄、颞叶癫痫、某些物质中毒等。

2. 幻视(visual hallucination)

可以看到简单不成形的形象,如闪光、颜色,也可以看到整个景象或场面;看到的形象可以是模糊的、不清晰的,也可以是鲜明的、生动的,可以是常见的,也可以是怪异的。在意识清晰时出现幻视且伴有妄想,多见于精神分裂症;如在意识障碍时出现,则多见于谵妄状态或朦胧状态。

3. 幻嗅(olfactory hallucination)

多为一种难闻的气味,如腐臭味、腥味、焦味以及刺鼻的化学药品味,可表现出掩鼻和皱眉动作。多见于颞叶损害,如伴有妄想则可见于各种精神病性障碍。

4. 幻味(gustatory hallucination)

多与幻嗅同时存在。能从食物或饮料中尝到某种特殊的、怪异的、令人不愉快的味道,从而拒绝进食或饮水。多见于颞叶癫痫,如伴有妄想则可见于精神分裂症。

5. 幻触(tactile hallucination)

可表现为触摸感、虫爬感、针刺感、触电感、麻木感等。多见于周围神经炎、某些物质(如可卡因)中毒;如表现为性接触感,则多见于分离障碍;如伴有妄想,则主要见于精神分裂症。

6. 内脏性幻觉(visceral hallucination)

自觉内脏有疼痛、牵拉、扭转、断裂、穿孔或有物体充斥的感觉。可见于抑郁障碍,如伴有妄想则多见于精神分裂症、有精神病性症状的抑郁障碍等。

7. 运动性幻觉(motor hallucination)

处于静止状态时自感身体某部分(如手、腿、躯体等)有运动感,或者感到自

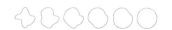

已正在做某种动作,如打太极拳,或者感到如乘坐汽车似的颠簸感觉。如伴有妄想,则多见于精神分裂症。

8. 前庭幻觉(vestibular hallucination)

自感失去平衡,从而引起奇特姿势和行为。多见于脑干器质性病变;如伴有妄想,则多见于精神分裂症。

二、按完善程度分类

幻觉按完善程度可分为完全性幻觉和不完全性幻觉。

1. 完全性幻觉

即真性幻觉(genuine hallucination),是指幻觉体验到的内容是直接通过病人自己的感官"感知"的,幻觉形象与真实事物可同样鲜明。通常讲的幻觉一般是指完全性幻觉。

2. 不完全性幻觉

是指幻觉体验到的内容不是直接通过病人自己的感官"感知"的,主要有:

假性幻觉(pseudo hallucination),存在于脑内、体内等主观空间内,缺乏客观实体感的幻觉。不需要通过感觉器官而直接由脑"看到"或"听到",即使闭起双眼、捂住双耳,在脑内也有清晰的图像或声音,尽管患者大多能意识到是主观的东西,但难以排除。多见于精神分裂症。

思维化声(thought hearing),自己的思维内容同时能化成声音被自己听到,并认为也能够被别人听到,幻听与思维内容完全一致,声音是从内部传出来的。多见于精神分裂症。

思维鸣响(thought echoing),自己的思维内容同时能被他人轻声或大声讲出来,不仅自己能听到,外人也能听到,幻听内容与思维一致,声音是从外部传进来的。多见于精神分裂症。

思维显影(visible thoughts),自己的思想一出现就尽人皆知,未经言语表达就已被周围人洞悉,就像白纸黑字,人人都可阅读一样,完全失去了思维应有的隐私性,也称思维扩散或思维被洞悉。多见于精神分裂症。

精神性幻觉(psychic hallucination),感到脑内有不属于自己思维内容的文字和无声言语出现,挥之不去,不能凭主观意愿加以改变,有被这些文字和无声言语控制的感觉。多见于精神分裂症。

要素性幻觉(elementary hallucination),又称原始性幻觉(primary hallucination),幻觉缺乏具体的形态和明确的结构。如光幻视(photopsia),只感到有一个不知名称的闪光的物体掠过;声幻听(akoasm),只感到有一种不明性质的单调声音响起等。多见于感染性精神病性障碍或某些躯体疾病。

三、按产生的特殊条件分类

幻觉按产生的特殊条件可分为机能性幻觉、反射性幻觉、入睡前幻觉、域外幻觉、自窥幻觉和心因性幻觉等。

1. 机能性幻觉(functional hallucination)

当某一感觉器官受到现实刺激而处于某种机能状态时出现的幻觉体验。主要表现为与现实刺激无关的言语性幻听。如在听到单调的钟声、流水声、雨滴声、刮风声和脚步声时,同时听到有人窃窃私语等。多见于精神分裂症。

2. 反射性幻觉(reflex hallucination)

当某一感觉器官受到现实刺激而产生某种正常感觉时,另一感觉器官同时出现幻觉。如听到广播声时面前就出现了广播员的形象。多见于精神分裂症。

3. 入睡前幻觉(hypnagogic hallucination)

入睡前闭上眼睛即能看到幻觉形象,如动物、风景等。多见于谵妄状态。

4. 域外幻觉(extracampine hallucination)

出现在视野范围之外的视幻觉。如两眼往前看,却看到背后有人。多见于精神分裂症。

5. 自窥幻觉(autoscopic hallucination)

能看到自己的镜像幻影,如明明穿着衣服却看到了自己的裸体,看到了自

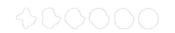

己的内脏器官等。多见于精神分裂症和脑器质性疾病,也见于意识障碍。

6. 心因性幻觉(psychogenic hallucination)

在强烈的心理因素影响下出现有深刻情感体验或梦寐以求期待出现的事物的幻觉,如看到失去的恋人投向自己的怀抱,看到神仙踩着祥云出现在天空,等等。多见于心因性精神病性障碍和分离障碍。

感知综合障碍

感知综合障碍(synthetic disorder of sense perception)是指能够认知客观事物,但对其大小比例、形状结构或时间与空间关系产生了歪曲的感知。主要有:

1. 视物变形(metamorphopsia)

视物时觉得物体变形,或扭曲,或凸显,或变大缩小,或变长变扁。如看见眼前的书变成了椭圆形,书上的字凸出于书页之上;看到小狗如大狼狗一般高大,看到肥猪如乳猪般瘦小等。其中视物变大称为视物显大症(macropsia),视物变小称为视物显小症(micropsia)。多见于顶叶病变和癫痫发作前,也见于各种精神病性障碍。

2. 视物错位(metathesis)

视物时感到周围事物的距离发生了改变,或近或远。如把本来很近的物体看得很远,而把很远的物体看得很近,以致原来可以把杯子放在举手可及的近处桌子上却以为桌子很远而不敢放下杯子,或者把杯子放到很远却自以为很近的桌子上而使杯子掉落在地上。多见于癫痫和精神分裂症。

3. 时间感知障碍(disorder of time perception)

时间体验发生改变,时间停滞不前,一切都变得死气沉沉;或时间飞驰而过,一切都在剧烈地变化。多见于癫痫和精神分裂症。

4. 体像障碍(disorder of body-image)

又称体形感知障碍(disorder of body form perception)或体像失认症(body-image agnosia)。对自身体形认识产生障碍,感到自己整个躯体或个别部分,如头、四肢等都发生了变化,有的会感到头部膨大起来,有的会感到手特别长,有的会感到身体轻得可以飘起来,有的则感到自己十分丑陋,无脸见人等。多见于癫痫和精神分裂症,也可见于躯体变形障碍、神经性厌食症等。

5. 运动感知障碍(disorder of motion perception)

感到运动着的物体是静止不动的,静止的物体却在不断地运动,如马路上众多奔驰的车辆都停止不动,周围的建筑物却迎面移来。多见于癫痫和精神分裂症。

思 维 症 状

思 维 奔 逸

思维奔逸(flight of thinking)又称意念飘忽(flight of idea),是指思维活动量异常增多、思维速度异常加快和思维活动内容异常变换,显得思潮澎湃而不可遏制,语流快速而联想丰富,常因周围偶尔发生的事件而很快转换自己的意念,考虑问题或做事有始无终,意念缺乏一定的指向性和持续性。思维奔逸主要有四种表现:

1. 思维挤压(pressure of thought)

思潮涌动难抑,大量的概念在脑中连续不断地涌现出来,尽管语流快速,仍然来不及表达,以致前后语有脱节现象,给人一种前言不搭后语的感觉,但前后概念还有一定的联系。

2. 随境转移(distractibition)

思维内容随着当时周围环境的变化而转移,显得话题变换突然,常常一个

 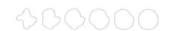

问题未说完就转移到了另一个话题上,使人摸不着头脑。

3. 音联(clang association)

仅因言语前后句之间同音或押韵就随意地把它们联结起来而不顾其意义上是否有关联。如问患者今年多大,即答曰:"三十三,我家附近有座山。"

4. 意联(punning)

仅因言语前后句之间有表面意义上的联系或相关就随意地把它们联结起来而不顾其是否有内在的逻辑关系。如问患者今年多大,答:"三十三,出生在三月,三月桃花开,开花结桃给猴吃,我正巧是属猴的。"

从思维奔逸的种种表现看,虽然思维内容缺乏必然的、合乎情理的联系,但毕竟还是有音韵或表面意义上的联系的,如果因患者言语表达过分快速而来不及发现这种联系,则常常会被当作思维散漫而误诊。

思维奔逸主要见于双相障碍中的躁狂或轻躁狂发作。

思 维 散 漫

思维散漫(loosening of thinking)也称联想散漫(loosening of association),是指思维松弛,内容散乱,如果用言语叙述思维内容,则使人难以理解其含义,每句话或每段话的意义虽然清楚,但各句话之间或各段落之间缺乏实质性联系,无法说明问题。如问病人姓名,则答:"木子李,十八子,李逵是梁山好汉,李鬼是个死鬼,是人死后变的,吓活人不是好汉……"思维散漫多见于精神分裂症。

思 维 破 裂

思维破裂(splitting of thought)也称为联想断裂(splitting of association)或语词杂拌(word salad),是指思维内容支离破碎,杂乱无章,不能表达完整的句子,只是把许多字词堆砌起来,使人不解其意。如问病人从事何种职业,则答:"机床,鸡和眼睛,隆隆响,狗、飞机……"思维破裂是思维散漫的严重表现。多见于精神分裂症,是精神分裂症的典型症状。

思 维 插 入

思维插入(thought insertion)是指体验到某些外在的意念强行插入到自己的思路之中,这些意念并不是自己的,而是外来的,是外力通过各种手段(如传心术、电脑、手机等)强加于自己的结果,使思维同时按不同目的、不同方向进行,缺乏中心。多见于精神分裂症。

思 维 缓 慢

思维缓慢(retardation of thinking)亦称思维迟缓,是指思流非常缓慢,联想非常困难,反应非常迟钝,言语非常简单,常感到脑子变得笨拙,似乎脑子也生了锈,思考问题非常吃力,思考的内容难以顺利表达,回答问题拖延,难于出口,需多次催促或再三重复问题后才能回答,回答时言语缓慢、内容简单。多见于抑郁障碍,也可见于精神分裂症。

思 维 贫 乏

思维贫乏(poverty of thought)是指思维内容空洞,联想贫乏。问其问题常显得茫然不知所措,自感没什么内容可想的,也没什么内容可说的,久久沉默不语,经再三催问不得不回答时,言语也十分简单且只是表面上应付,缺乏明显的针对性。如问:"拿起石头砸自己的脚是什么意思?"则答:"石头到哪儿去找?"或答:"石头找不到。"甚至干脆答曰:"没什么""不知道"。多见于精神分裂症,也可见于脑器质性精神病性障碍或各种原因引起的痴呆。

病 理 性 赘 述

病理性赘述(circumstantiality)是指思维活动迂回曲折,叙述事件常会添加许多不必要的枝节材料,作过分详尽的、累赘的描述,力求精细,无法使其讲得简单扼要,非要按其原来的表述方法讲完不可,但不离题。多见于癫痫、脑器质性精神病性障碍和老年性精神障碍,也可见于强迫障碍(强迫症)和轻度智力发育障碍。

思 维 云 集

思维云集(pressure of thought)也称观念云集(pressure of ideas),是指思潮不受意愿支配,脑海里强制性地涌现出大量联想,各种各样的想法接踵而来,有一种来不及说的感觉。思维云集往往突然出现,也会迅速消失。如果感到这些观念或想法是外来的,则见于精神分裂症;如果这些观念或想法没有外来的感觉,则见于双相障碍中的躁狂或轻躁狂发作。

思 维 中 断

思维中断(thought block)也称思维被夺(thought deprivation),是指谈话时思路突然中断,不能再接下去谈原来的问题,或者接下去谈的是另一个问题,感到自己的思想突然消失,为外力所夺。正常人在谈话时虽也有类似思路中断的现象,但有原因可寻,或经提醒后仍能按原来的问题谈下去。思维中断则毫无原因,也不能接着谈原题。多见于精神分裂症。

象 征 性 思 维

象征性思维(symbolic thought)是指把象征和现实混淆起来,把象征当作现实,把毫无逻辑关系的具体做法和抽象的概念生硬地联系起来,违反常人思维的习惯,不经患者解释别人无法理解。例如以不穿衣服来表示自己"襟怀坦荡",用一只眼睛看人可以"一目了然",留着脏乱长发能表示自己"热爱艺术"。多见于精神分裂症。

诡 辩 性 思 维

诡辩性思维(sophistic thinking)是指对某些问题进行貌似合理而实际无效的辩论或探索。在议论某一问题时,内容空泛、想入非非,缺乏现实意义和确切的根据,但言语表述和语法结构正常。在议论时可长篇大论、不着边际,给人一种似是而非、强词夺理、胡搅蛮缠的感觉,且议论的内容常常是一些不被人注意的问题。例如认为根据物质不灭定律,人是不会死的,将与世长存,所谓"死"了只是躺着不动休息而已等。多见于精神分裂症,也见于人格障碍。

逻辑倒错性思维

逻辑倒错性思维(paralogic thinking)是指思维缺乏逻辑依据,或毫无前提,或人为设置前提,或倒因为果,或倒果为因,在缺乏应有的逻辑关系下得出结论,导致思维离奇古怪、令人费解。例如问为什么不愿吃甲鱼,答曰吃甲鱼会变成"王八"(甲鱼的俗称)。多见于精神分裂症,也可见于妄想障碍及某些人格障碍。

 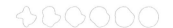

思 维 幼 稚

思维幼稚(infantilism of thinking)是指根据事物局部的具体特征而不是根据事物内在的本质特征进行判断,不能形成也不能掌握正确的概念,不能进行抽象的概括。例如认为羊和狼不能归为一类动物,因为狼会把羊吃掉;鸡和鸭也不能归为一类,因为鸭会游水,而鸡不会游水,掉在水中会变成落汤鸡。多见于智力发育障碍和弥漫性脑病变。

思 维 歪 曲

思维歪曲(misrepresentation of thinking)是指根据事物或现象的偶然、次要联系,抛弃事物或现象的本质进行抽象概括,不顾客观事实,概括的理由常常夸张得使人啼笑皆非。例如把钟表和尺归为一类,解释为"钟表测量时间,尺测量距离"。多见于精神分裂症。

自 创 新 词

自创新词(neologism)是指自创一些以为别人也必定会懂的文字或词汇,实际上是按照自己的思维逻辑去生造硬搬。例如把"晴"写成"昊",理由是晴天太阳是在天上,不是在旁边。多见于精神分裂症。

妄 想

妄想(delusion)是指不符合事实却坚信不疑,不能通过摆事实、讲道理来加以改变的病态信念。

妄想内容十分荒谬，一般不难辨认，如果看似"荒谬"，由于现实生活复杂仍有可能符合客观事实，就应慎重而不能贸然确定为妄想，但妄想内容即使符合事实，只要不是根据事实而是根据病态的推理和判断形成的，仍然属于妄想。妄想是各类精神病性障碍最重要、最常见的典型的精神病性症状。

妄想根据其内容主要有以下一些类型。

1. 迫害妄想(persecutory delusion)

也称被害妄想，是最常见的一种妄想。坚信有人跟踪、伤害、诋毁、诽谤和迫害自己，甚至想把自己置于死地。例如认为有人在其食物中放毒，在同伴中散布流言，暗中监视和算计自己等。在迫害妄想的支配下，可出现拒食、投诉、逃避甚至愤恨伤人等行为。多见于妄想障碍。如伴有幻觉，则多见于精神分裂症；如认为被迫害是罪有应得，则多见于伴有精神病性症状的抑郁障碍。

2. 关系妄想(delusion of reference)

把与己无关的事牵连到自己身上来，并坚信他人的一举一动都与自己有关，都是在故意刺激自己。例如别人的偶尔一瞥或偶尔听到别人提到自己的名字，就认为别人不怀好意，甚至认为别人要加害自己；看到广播、电视、报纸中的某句话也认为是在有意影射、攻击自己等。多见于精神分裂症。

3. 夸大妄想(grandiose delusion)

坚信自己才华盖世、地位显赫、财力强大、权势无上，是一个常人无法比拟的非常人物。例如认为自己是世上最聪明、最有财富、最有权力、最有地位的人，并因此沾沾自喜、傲视他人。多见于精神分裂症、双相障碍中的躁狂或轻躁狂发作。

4. 自罪妄想(dolusion of sin)

坚信自己犯了严重的错误和不可饶恕的罪行，罪大恶极、死有余辜，理应受到他人鄙视、唾骂等惩罚，否则就对不起他人，甚至不配正常地生活下去，为此常常自伤，甚至自杀，有时也会通过拼命干活、拒食等方式赎罪。多见于抑郁障碍。

 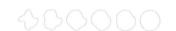

5. 虚无妄想(nihilistic delusion)

坚信外部世界不存在,存在的任何事物都是昙花一现,很快会被破坏、被毁灭,连自身也不例外。有时认为自己只剩下了一个空躯壳,体内什么也没有。多见于更年期或老年期精神病性障碍。

6. 疑病妄想(hypochondriacal delusion)

坚信自己患了某种严重的躯体疾病甚至是不治之症,例如癌症、心脏病、艾滋病等,即使在家人的诱导或强制下进行了详细医学检查并否定此类疾病的存在,也仍会纠缠于这种疑病妄想,因而整天心急如焚、忧心忡忡,以致失去生活的信心。多见于妄想障碍,也见于精神分裂症。

7. 嫉妒妄想(delusion of jealousy)

坚信配偶另有新欢,暗中与其他异性私下会晤,有不正当行为,对自己不忠,因而会表现出诸如跟踪、盯梢,或窥查配偶的衣袋、提包,或偷看短信、微信、电子邮件等病态行为,使人难以理解。多见于妄想障碍、精神分裂症。

8. 钟情妄想(amorous delusion)

坚信自己为某异性所眷恋和钟爱并频频向对方示爱,即使遭到拒绝甚至嘲讽、讥笑和斥责,或对方因根本不认识自己而不予理睬,也仍然坚信如故、毫不置疑而纠缠不休。多见于妄想障碍、精神分裂症。

9. 控制妄想(delusion of control)

坚信自己的具体行为甚至思维、情感、意志等整个精神活动和消化、呼吸、心跳、睡眠等内脏活动都受神鬼或先进仪器等外界某种力量的干扰、支配、操纵而不能自主。多见于精神分裂症。

10. 妊娠妄想 (delusion of pregnancy)

坚信自己已经怀孕并表现出恶心、喜食酸性食物等种种怀孕征兆,尽管自己事实上并未怀孕或根本不可能怀孕,但固执己见。多见于精神分裂症。

11. 变兽妄想(delusion of metamorphosis)

坚信自己已经变成了猪、羊、狗、虎等动物,并表现出某种动物相应的行为,如爬行、嗥叫、吃草或生肉等,使人瞠目结舌。多见于精神分裂症。

12. 宗教妄想(delusion of religion)

坚信自己是佛祖、圣徒或神仙,具有非凡的超人力量,能操纵人的命运,控制人的未来,凡夫俗子都必须臣服于自己。可见于精神分裂症。

13. 不朽妄想(delusion of immortality)

坚信自己生命力顽强,永远长生不老,并常常表现出与其实际年龄不相称的幼稚行为。可见于精神分裂症。

14. 附身妄想(delusion of possession)

坚信有鬼神或其他超自然的力量附在自己身上,因而其言行只代表鬼神或其他超自然力量而不代表自身。多见于精神分裂症。与控制妄想的区别在于其言行不是受躯体之外力量的影响,而是受附在身上的、与躯体融为一体的神秘力量的影响。

15. 贫穷妄想(delusion of poverty)

坚信自己一贫如洗。即使实际生活条件优裕,也认为仅是装装门面而已,是徒有其表,不日将彻底贫困潦倒。可见于抑郁障碍。

16. 躯体妄想(somatic delusion)

坚信自己身体的某一部位或某一内脏发生了异常,例如上肢变短增粗、脑袋变尖变长、胃下降到小腹、心脏消失等。常见于精神分裂症。

17. 释义妄想(interpretation delusion)

坚信自己对客观事物或现象作出的片面甚至荒诞的解释是正确的,完全置事物或现象的通常科学含义于不顾。例如把风解释成太阳光照射树与草,树与草受不了热而晃动的结果。多见于精神分裂症。

18. 援助妄想(delusion of assistance)

坚信有人对自己的生活、学习和工作特别关注,时时刻刻想指导自己、帮助自己,使自己的发展和日常生活更加顺利、更为理想。这种所谓的关注和帮助可以是他人无意的一瞥或与己无关的姿势,也可以是随意的聊天。可见于精神

 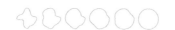

分裂症。

19. 被窃妄想(delusion of steal)

坚信自己找不到所收藏的钱物是被人偷走,即使日后找到了也认为是偷窃者偷偷还回之故。多见于更年期或老年期精神病性障碍。

20. 灾难妄想(delusion of suffering)

坚信大祸临头、灾难逼近,将发生可怕的事,一切都将随之毁灭,但说不出具体的灾难,也讲不清具体的原因。多见于老年期精神病性障碍。

21. 发明妄想(delusion of invention)

坚信自己在某方面已作出了非凡的创造发明,取得了空前的、无与伦比的研究成果,至于具体的发明物,因说不出所以然而遮掩或搪塞。例如声称自己已发明了控制太阳光照热量的装置,让其出示,则称记不清放置在哪儿了,或者说"给你看你也不懂"。可见于精神分裂症。

超 价 观 念

超价观念(overvalued idea)是指强烈情绪化且在意识中占主导地位的超乎寻常的观念。这种观念虽然有一定的事实基础,推理也不荒谬,但判断是在强烈的情绪体验下作出的。例如犯了错误后总感到人人都在议论自己、鄙视自己,稍有成就就认为自己是个天才等。可见于躁狂或轻躁狂发作、人格障碍,有时也可见于正常人。

强 迫 观 念

强迫观念(obsessions)是指不合理或不必要地反复出现某种观念,虽力图摆脱,但仍难以克制,且伴有主观上的被迫感和痛苦感。

强迫观念完全出于内心,而非外力所致,常见于强迫障碍。

强迫观念主要有以下几种形式：

1. 强迫意念(obsessive idea)

头脑中反复出现一些不合时宜的不良念头。例如想凌辱、挖苦他人的念头,想象两性关系的念头等。可见于强迫障碍。

2. 强迫性穷思竭虑(obsessive rumination)

头脑中反复思考并无实际意义的问题。例如:"人为什么只生两只眼?如生三只眼,则第三只眼会长在哪里?""鸡为什么不能长得像马那样高大?"尽管也知道这类思考毫无必要,仍为这些思考困扰,欲罢不能。可见于强迫障碍。

3. 强迫怀疑(obsessive doubts)

对刚刚完成的行为总不放心,不敢肯定是否已经完成。例如回家洗手后怀疑是否洗净,快递物件后怀疑地址是否写错,出门后怀疑门是否锁好,睡觉后怀疑煤气是否关紧等。可见于强迫障碍。

4. 强迫对立性思维(obsessive opposed thought)

头脑中总是出现与常人相反的观念。例如别人说"干净"便想到"肮脏",别人说"结婚"便想到"离婚"等。可见于强迫障碍。

5. 强迫表象(obsessive image)

头脑中反复呈现与思维内容相应的形象。例如思考女性裸体脑内就出现女性裸体形象等。可见于强迫障碍。

6. 强迫意向(obsessive impulse)

头脑中总是产生一种强有力的冲动,这种冲动的意向常常是伤害性的。例如想捣毁电视机,想用脏话骂人,想用刀子捅某人,想在异性面前脱裤子,等等。但此类冲动仅停留在意向阶段,一般不会付诸行动。可见于强迫障碍,也可见于精神分裂症和抑郁障碍。

 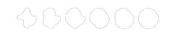

言 语 症 状

持 续 言 语

持续言语(perseveration)是指反复地用同样一句简单的答语来回答各种不同的问题,重复多次后才改为另一句简单的答语,表现出严重的思维黏滞。例如问:"你头痛不痛?"回答"头痛"。再问:"是前额头痛还是两侧头痛?"回答仍为"头痛"。再问其他问题,回答还是"头痛"。可见于癫痫性或脑器质性精神病性障碍,也可见于精神分裂症。

重 复 言 语

重复言语(palilalia)是指强迫性地重复每句话的最后几个字或词,虽能意识到毫无必要,但不能克制。例如:"我经常耳鸣……耳鸣……耳鸣……""别人老是不理我……我……我……"可见于癫痫性或脑器质性精神病性障碍,也可见于抽动障碍中的发声抽动。

刻 板 言 语

刻板言语(stereotypy of speech)是指机械、单调地重复某一句毫无意义或难以理解的语句。例如不断重复:"天空有太阳……天空有太阳……""钢丝头发……钢丝头发……"可见于精神分裂症。

模 仿 言 语

模仿言语(echolalia)是指模仿性地重复他人的话,他人说什么就跟着说什么。例如问:"今年多大?"回答同样说:"今年多大?"问:"你是哪儿人?"回答同样说:"你是哪儿人?"可见于精神分裂症。

秽 亵 言 语

秽亵言语(coprolalia)是指不由自主地说出肮脏、粗鄙或猥亵内容的言语。例如"我操……""你是一头蠢猪""你乳房耷得太高了"等。可见于精神分裂症,也可见于抽动障碍中的 Tourette 综合征。

言 语 散 乱

言语散乱(incoherent speech)是指语无伦次,缺乏主题,句与句甚至词与词之间无逻辑上或意义上的联系,显得杂乱无章,难以理解。与思维散漫(联想散漫)和思维破裂同时存在。常见于精神分裂症,也见于有意识障碍的器质性精神病性障碍。

精 神 性 失 语

精神性失语(psychic aphasia)是指因严重精神障碍引起的言语表达和理解的错误或言语表达和理解能力的丧失。根据其严重程度有两种表现:

1. 言语失序(paraphrasia)
理解和说出短句均发生错误,无法与其进行正常的言语交流。例如对其

 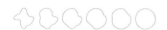

说："你这几天是否总是在看书?"则理解为是问其:"总是你在看这几天书?"又如把"我这几天非常难受"说成"我难受这几天非常"。多见于精神分裂症。

2. 短句性失语(aphrasia)

不能理解短句或说出能联接成短句形式的词群,但可能保留理解或说出单个词的能力,是比言语失序更严重的精神性失语。例如能说出"狗""骂"等单词并能理解其含义,但无法说出"邻居养了一条毛茸茸的白色小狗""孩子无理吵闹,妈妈就会骂孩子"这样的短句,别人说出来也不理解其含义,只是呆呆地望着别人。可见于精神分裂症。

脑损伤性失语

脑损伤性失语(aphasia of brain syndrome)是指因脑部感染、梗死、出血、肿瘤、变性和外伤等造成脑损伤而引起的言语能力的局部受损或全部丧失。

脑损伤性失语的主要类型和症状有:

1. 表达性失语(verbal expression aphasia)

主要表现为说话困难,不能正确地表达所知道的事物,更不能表达思维的内容,常用错词,发音也常有错误,使人难以理解;也可表现为完全不能说话,但能听懂一些词。最常见的表达性失语是言语错乱或错语症(paraphasia)。主要由位于左脑额叶的布罗卡区受到损伤引起。常见于脑血管疾病、溴化物中毒性谵妄、震颤谵妄等。

2. 接受性失语(verbal receipt aphasia)

主要表现为言语理解能力的丧失。听力虽正常,也能说话,但听不懂言词,既不理解他人言语的意思,也不理解自己言语的意思。自己说话虽流利且常常喋喋不休,但说话空洞、分散和凌乱,以致错误百出,对自己的多语和言语错误也并不自知。主要由左半球颞叶上的韦尔尼克区受到损伤引起。常见于脑血管疾病。

3. 传导性失语（conductive aphasia）

主要表现为复述性言语能力的丧失。言语理解和自发性言语能力虽然完好，能说能理解，但不能重复他人的言语，即不能复述所听到的包括字词和语句在内的话语。主要由左半球额叶上的布罗卡区与韦尔尼克区之间的岛区病变所引起，病变通常在左半球大脑外侧裂的周围区域。常见于脑血管疾病。

4. 越皮质性失语（transcortical aphasia）

主要表现为自发性言语和言语理解发生障碍，但复述性言语正常。主要由布罗卡区与韦尔尼克区周围区域的脑损伤所致。如果病变接近布罗卡区前部，称为越皮质表达性失语，兼有表达性失语的某些特点；如果病变接近韦尔尼克区后部，则称为越皮质接受性失语，兼有接受性失语的某些特点。常见于脑血管疾病。

5. 健忘性失语（amnestic aphasia）

主要表现为对熟悉的人或物无法叫出其名称。但并非由认知障碍造成，患者可以通过动作、表情或言语来说明其熟悉某人或某物的原因，通过说出某人的社会角色与某物的用途等迂回的表达方式表明自己熟知此人或该物；若出示写有物名或人名的卡片，能立即挑选出相应的名称。主要由左半球颞叶上回后区的病变引起。常见于脑血管疾病。老年人或正常人在焦虑、抑郁、疲劳时也会偶然出现类似健忘性失语的表现。

6. 完全性失语（global aphasia）

主要表现为言语功能的全面受损，说话困难，只能发出几个单调的声音，无任何自发性言语，言语理解能力基本丧失，有时只能听懂自己的名字或从不离身的物品的名称，无法复述听到的字词或语句，也不能书写通顺的句子。主要由广泛的脑损伤，尤其是颈内动脉或大脑动脉闭塞引起。常见于严重的脑外伤、脑变性和脑血管疾病。

7. 失读（alexia）

主要表现为阅读时不能唤起字与词的音或义，有形、音、义分离脱节现象，

 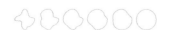

因而或者不会朗读,或者虽能朗读但不知字词的含义,或者既不会朗读也不知字词的含义。失读是脑损伤造成的书面言语阅读和理解能力的丧失,主要包括:① 单纯失读(simple alexia),仅表现为读不出字词的音和不理解字词的义,并无其他失语的障碍。常由左枕叶和胼胝体后部病变引起,多见于大脑后动脉闭塞。② 失写性失读(agraphiac alexia),表现为虽能朗读但说不出其含义,也不能书写字词,常同时伴有健忘性失语。主要由顶下回和角回病变引起,多见于脑血管疾病。

8.失写(agraphia)

主要表现为不能书写字词和语句,是脑损伤引起的书面言语表达障碍。主要有:① 失语性失写(aphasiac agraphia),表现为口语表达障碍、理解障碍和书写障碍兼而有之。② 失读性失写(alexia agraphia),表现为朗读和理解字词困难与书写障碍兼而有之。③ 失用性失写(apraxiac agraphia),表现为因丧失进行熟练动作能力的运动障碍而导致的不能书写。④ 结构性失写(constructional agraphia),表现为字词的上下、左右方位颠倒,字词的排列、行距杂乱。以上各种类型的失写均由脑损伤导致的言语运动分析器、言语听觉分析器、言语视觉分析器或手臂动觉等机能受损引起。常见于脑血管疾病。

缄　　默

缄默(mutism)是指并无器质性病变的沉默不语状态。若与其交谈,常闭口不言,屡经催促或追问,回答至多只有几个字或十几个字。常见于精神分裂症、抑郁性木僵状态或分离性木僵状态。

言　语　增　多

言语增多(hyperlogia)是指由思维加速和联想宽泛而引起的语量增多、语速增快。常常口若悬河,滔滔不绝,天南地北,东拉西扯,使人厌烦难忍。多见于双相障碍中的躁狂或轻躁狂发作。

病 理 性 说 谎

病理性说谎(pathological lying)是指为了引起别人的注意、重视或博取别人的同情而虚构各种谎言。海阔天空、信口雌黄、大言不惭、胡乱编造是病理性说谎的主要特点。常见于表演型人格障碍,也见于伴有虚构症状的精神分裂症。

口 吃

口吃(stuttering)是指说话时有些字音难以发出或重复,从而造成语流中断的言语节律性和流畅性障碍。口吃常伴有情绪紧张以及挤眼、摇头、面部抽动、舞手和跺足等过多身体动作,有时也会出现怪相。常见于模仿他人口吃而成为习惯。习惯性口吃多从幼儿阶段发生,幼儿由于口腔肌肉控制能力的成熟落后于心理过程要求表达的需要,往往会出现说话踌躇和重复现象,但只要不刻意模仿他人口吃,一般可随年龄增长而消失,不至于导致习惯性口吃。

注 意 症 状

注 意 增 强

注意增强(increase of attention)是指持续地高度注意外界事物的细枝末节

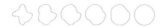

或自身躯体状态的细微变化，不易将注意力转移。例如注意与己利益相关的人的一举一动，任何细节都不放过；过分注意自身生理上的变化，以致成天疑神疑鬼。多见于疑病症、更年期精神障碍。

注 意 涣 散

注意涣散（divergence of attention）也称注意减弱（decrease of attemion），是指主动注意明显减弱，注意力难以集中。在必要的时间内注意力难以稳定地保持在应该注意的对象上，极容易受到外界细微的干扰而分心；即使没有外界干扰，注意力也常会不由自主地分散。多见于注意缺陷多动障碍，也可见于精神分裂症。

注 意 衰 退

注意衰退（deterioration of attention）是指主动注意和被动注意的全面减退。不能把注意力稳定地维持在应该注意的对象上，在必要的时间内对应该注意的事物的注意始终处于松懈和缺乏必要紧张度的状态之中，也难以对外界的其他事物产生注意，似乎对外界变化漠不关心，对外界刺激无动于衷。多见于精神分裂症、抑郁障碍、脑器质性精神病性障碍以及意识障碍。正常人过度疲劳时也会有注意衰退样表现。

注 意 转 换

注意转换（attention switching）是指主动注意因被动注意异常增强而不能持久，主动注意的对象不断转换，常随周围环境的变化而不断转移，很难将主动注意稳定地保持在应该注意的对象上。多见于双相障碍中的躁狂或轻躁狂发作。

注 意 固 定

注意固定(fixation of attention)是指注意顽强地凝固在特定的对象上而难以主动地将注意转移到应该注意的新对象上,是注意稳定性的病理性表现。例如将注意顽固地固定在妄想观念和强迫观念上,整个心理活动都在这些观念的支配下进行。多见于妄想障碍和强迫障碍。

注 意 狭 窄

注意狭窄(narrowing of attention)是指主动注意范围明显缩小,被动注意明显减弱,因而注意集中于某一对象时,就不能再注意与之有关的其他对象,也不能注意周围刺激或环境变化等与之无关的对象。多见于有意识障碍的痴呆病人,也见于朦胧状态。

记 忆 症 状

记 忆 增 强

记忆增强(hypermnesia)是指在病理状态下能清晰地回忆起大量过去已经遗忘了的、常人根本想不起来的经验,连细枝末节也历历在目。例如早年童年生活的某些片断(在什么时间和地点做过什么游戏等),虽时隔久远,仍能详尽无遗地回忆起来,给人一种记忆力惊人的感觉。多见于双相障碍中的躁狂或轻

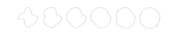

躁狂发作和精神分裂症。

界 限 性 遗 忘

界限性遗忘(circumscribed amnesia)是指遗忘过去生活中某一明确的特定阶段的经历和事件,例如遗忘了在某地生活过几年的经历等,这些明确的特定阶段的经历和事件完全不能回忆。多见于分离障碍。

顺 行 性 遗 忘

顺行性遗忘(anterograde amnesia)是指不能回忆疾病发生时及以后一段时间内所经历的事件,但疾病发生前的经历仍保持着良好的记忆。这里的“一段时间内”是指疾病发生后意识有程度不同障碍的时间内,意识恢复后,如大脑未蒙受严重损害,则记忆可恢复正常,能对现时发生的事件有正常的识记,但对疾病发生时及以后“一段时间内”的经历仍不能回忆;如大脑已蒙受严重损害,则对现时发生的事件也不能正常识记,表现出“一过即忘”。多见于脑震荡、脑外伤以及由各种原因引起的急性意识障碍。

逆 行 性 遗 忘

逆行性遗忘(retrograde amnesia)是指不能回忆疾病发生前一段时间内所经历的事件。“一段时间内”的长短与疾病发生的严重程度及意识障碍的持续时间有关。多见于颅脑外伤伴有意识障碍患者,也见于老年性精神病性障碍和卒中发作。严重精神创伤后或一氧化碳中毒时也可出现逆行性遗忘。

近 事 遗 忘

近事遗忘(recent amnesia)是指不能回忆新近发生的事情,越是新近的事情遗忘得越彻底,对以往发生的甚至很早以前发生的事情却能回忆出来。例如刚洗过脸立刻就忘记了自己是否已经洗过脸;刚把干净袜子塞在枕头底下立刻就忘了袜子放在何处而到处寻找,对童年的某些经历却能完好地回忆。多见于阿尔茨海默病痴呆等精神障碍早期阶段、脑器质性精神病性障碍早期阶段和其他脑器质性疾病早期阶段。

远 事 遗 忘

远事遗忘(remote amnesia)是指不能回忆过去数月或数年前发生的事情,而这些事情在疾病前是能够回忆的。脑器质性疾病一般先出现近事遗忘,十分严重时才出现远事遗忘,这是大脑弥散性损害进行性加重的结果。由近事遗忘逐渐发展、加重到远事遗忘,同时伴有日益加重的痴呆和情感淡漠,则称为进行性遗忘(progressive amnesia)。多见于阿尔茨海默病痴呆等老年性精神障碍。

分 离 性 遗 忘

分离性遗忘(dissociative amnesia)是指不能回忆局部经历或各种经历,但没有明显的脑器质性病变,一般活动也正常。见于分离障碍。

错　　构

错构(paramnesia)是指对过去经历过的事件在具体时间、地点、情节以及人

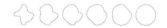

物上张冠李戴,并坚信不疑,认为自己的记忆是准确的。例如与某人第一次见面就认定以前曾经见过面,其实以前与其见过面的是另一个人。多见于脑外伤性痴呆等脑器质性精神病性障碍和酒精中毒性精神障碍。

虚　　构

虚构(confabulation)是指为了填补经历中的空白,在回忆时把过去从未经历过的、完全虚构的事件当作亲身经历来加以渲染,其内容可十分具体、生动,也可荒诞不经却坚信确有其事。对渲染的事件不能记住,下次回忆时另虚构其他事件。例如从未去过杭州却坚持说自己在十天前去过杭州,还游览过岳坟、六和塔、西子湖畔等,讲得煞有介事,过些时候又说自己去过苏州,其实从未去过苏州。多见于老年性精神病性障碍、麻痹性痴呆以及酒精中毒性精神障碍。

记 忆 错 觉

记忆错觉(illusion of memory)是指坚信自己具有别人的经历,把别人的经历归于自己,毫不怀疑这是自己的经历。实际上是将自己当作别人的化身,是自我人格变换。例如坚信自己是某位死去的知名人士,是患癌症死的,并能回忆起癌症具体治疗过程。多见于精神分裂症和其他各种精神病性障碍。

似 曾 相 识 感

似曾相识感(deja vu)是指把对当前事物感知时的映象与以往感知类似却是不同事物时所获得的表象混淆在一起,感知新事物时有一种早已感知过的熟悉感的再认错误。例如见到陌生人就感到以前曾经见过面,到了陌生的地方就感到是旧地重游等。尽管正常人有时也会产生似曾相识感,但正常人很快就会意识到这是自己记忆方面的差错,作为记忆障碍的似曾相识感则不同,常坚持确是自己亲身感知过和体验过的。可见于癫痫和各种精神病性障碍。

旧 事 如 新 感

旧事如新感(jamais vu)是指在感受早已熟知的旧事物时,有从未感知和体验过的生疏感,过去经历过的事情在重新经历时有一种完全陌生感觉的再认错误。例如在熟悉的环境里感到好奇,见到熟人相见不相识等。常见于癫痫、人格解体-现实解体障碍。

记 忆 歪 曲

记忆歪曲(distortion of memory)是指把过去看到过、听到过或梦见过的情景互相混淆、互相颠倒并当作自己亲身经历过的情景,对之深信不疑。例如患者看到有人在某商店买过某种商品,就认为自己在该商店买过该种商品;听到有人讲某时去过动物园,就认为自己某时去过该动物园;梦见自己与朋友在某酒店吃饭,就认为自己确实与朋友在该酒店吃过饭等。常见于妄想障碍、分离障碍。

妄 想 性 回 忆

妄想性回忆(delusional memory)是指把过去的经历与当前的妄想内容联系起来,夸大过去经历中与当前妄想内容相关的部分,从而把过去经历回忆成当前妄想的某些内容。例如有迫害妄想的精神病性障碍患者把幼年时与其他孩子吵骂的情节回忆成当前有人在迫害自己的情节;有自罪妄想的精神病性障碍患者夸大回忆过去的种种缺点,认为一生经历都是在错误的处事中度过的。常见于妄想障碍。

 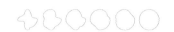

情 感 症 状

心 境 高 涨

心境高涨(mood elation)是指表现为表情喜悦、语音响亮、动作增多的情感症状。似乎对一切都感到满意、乐观,一副眉开眼笑的样子,说话声调高昂、眉飞色舞、表情丰富、洋洋自得,动作频繁,难以安静,自我感觉良好,常给人一种夸张、自负的感觉。有时也易受刺激,稍有不遂便勃然大怒,但转瞬即逝。由于轻微的心境高涨有时并未明显破坏心理活动的完整性以及心理与环境之间的统一性,因而也能为人理解。多见于双相障碍中的躁狂或轻躁狂发作。

心 境 欣 快

心境欣快(mood euphoria)是指表现为乐观、轻松、满意、幸福、愉快的面部表情和内心体验,给人一种自得其乐感觉的情感症状。既说不清原因,也显得呆傻和愚蠢。心境欣快伴有智能障碍或意识障碍,其自得其乐的愉悦表现常使人难以理解。多见于麻痹性痴呆以及其他各种脑器质性疾病,也可见于酒醉状态。

情 绪 爆 发

情绪爆发(emotional outburst)是指表现为在精神因素影响下突然哭笑无常,大喊大叫,又吵又骂,甚至打人毁物的强烈情绪的情感症状。发作时或者兴高采烈,狂笑不已;或者捶胸顿足,号啕大哭;或者满地打滚,手足乱舞;或者蛮横无理,粗暴待人;或者撒娇作态,动作幼稚,但来得快,去得也快,持续时间较短。见于分离障碍。

病理性激情

病理性激情(pathological affect)是指表现为突然发作的短暂而强烈的、伴有冲动行为的情感症状。来势凶猛而残暴,可伤人、毁物和纵火,常伴有意识障碍,无法意识到也不能控制自己强烈的失控举动,事后多不能回忆。多见于颅脑外伤、精神分裂症、癫痫以及感染中毒性精神病性障碍。

易　激　惹

易激惹(irritableness)是指对一般甚至轻微的刺激产生强烈的烦恼、急躁、愤怒等过度反应的情感症状,通常表现为各种程度不同的易怒倾向。这种过度的反应或者是激动生气,或者是愤怒争吵,或者是大发雷霆,发作时常声音发颤、手脚发抖、心跳加快、脸颊涨红,但持续时间较短。常见于双相障碍中的躁狂或轻躁狂发作、分离障碍和器质性精神病性障碍,也可见于甲亢等某些躯体疾病。

心　境　抑　郁

心境抑郁(mood depression)是指表现为表情忧愁、语音低微、动作减少的情感症状。轻者情绪低沉,整日愁眉不展、郁郁寡欢、无精打采、低头少语、忧心忡忡,对什么都不感兴趣,常常伤感饮泣,感觉度日如年,了无生趣,认为活着没有什么意思,但愿长醉不醒;重者情绪抑郁,终日沮丧绝望,自感一无是处,有严

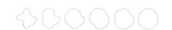

重的罪恶感,常常自伤自罚,对生活毫无生趣,经常出现自杀的念头和企图,甚至会有自杀举动。轻者多见于恶劣心境障碍、反应性抑郁状态、抑郁型适应障碍等,重者则常见于抑郁障碍。

情 感 迟 钝

情感迟钝(affective blunting)是指细微情绪、情感的丧失,对本来能引起鲜明情绪、情感反应的刺激表现出平淡的反应,缺乏相应细微的内心体验。例如对人不体贴、不关心,对别人的体贴、关心也淡然视之;碰到特别高兴的事,仅仅微露笑容,遇到强烈不满的事,至多皱皱眉头。多见于精神分裂症和脑器质性精神病性障碍的早期阶段。

情 感 淡 漠

情感淡漠(affective indifference)是指对外界任何刺激均缺乏相应的情绪、情感反应。内心体验极度贫乏,面部表情多显得冷淡呆板,视亲朋好友如同路人,对切身利益漠不关心,对悲欢离合无动于衷。情感淡漠是情感迟钝的恶性发展,是情绪、情感活动和情绪、情感功能严重衰退的表现。多见于精神分裂症晚期阶段和严重器质性痴呆。

情 感 衰 退

情感衰退(affective deterioration)是指情绪、情感出现不可逆的持久退化。除了受到重大不利刺激而偶尔表现出愤怒或退避反应外,几乎对一切刺激都无动于衷,仿佛看破红尘,显得麻木不仁,失去了任何动机与欲念,且常伴有行为退缩及思维贫乏。见于精神分裂症和各种痴呆。

情 绪 不 稳

情绪不稳(emotional lability)是指情绪表现极易变化,常由一个极端波动至另一个极端,且与外界环境变化和刺激毫无关系。例如毫无原因地转怒为喜、破涕为笑,使人摸不着头脑、莫名其妙。见于脑器质性精神病性障碍。

情 绪 幼 稚

情绪幼稚(emotional infantility)是指情绪稳定性差,缺乏理性控制,常表现出与年龄不相称的如同小孩的内心体验。例如微不足道的需要得到满足就高兴得不得了,给人一种很好哄骗的感觉;稍不高兴就号啕大哭甚至满地打滚,给人一种惹不得的感觉。见于分离障碍、人格障碍、智力发育障碍、痴呆以及脑动脉硬化等导致的精神病性障碍。

情 感 倒 错

情感倒错(parathymia)是指情绪、情感体验与外界刺激的性质不符合。例如遇到高兴事件,显得非常痛苦、悲伤;遇到悲伤事件,却显得非常高兴。多见于精神分裂症。

表 情 倒 错

表情倒错(paramimia)是指表情与内心情绪、情感体验不协调甚至相反。例如看表情痛哭流涕,内心却无悲伤、哀痛体验,甚至还会感到很愉快,自述"我心中不悲伤"或"我心里挺高兴";或者看表情兴高采烈,内心却无半点儿喜悦

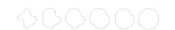

体验,甚至还会感到很痛苦,自述"我不开心"或"我心中很悲苦"。多见于精神分裂症。

情 感 麻 木

情感麻木(affective paralysis)又称情感性休克(affective shock),是指在极度惊恐、悲痛等强烈精神刺激下情绪、情感反应的暂时性抑制,表现为面无表情、情绪木然,有时呆坐不动、任人摆布,有时则盲目乱动、不知所措。多见于创伤后应激障碍等。

情 绪 矛 盾

情绪矛盾(emotional ambivalence)是指同时有两种相反的、对立的情绪和情感体验而不感到彼此矛盾。例如既高兴又悲伤,既喜爱又厌恶等。见于精神分裂症。

强 制 性 哭 笑

强制性哭笑(forced crying and laughing)是指在没有任何外界因素影响下自发而突然出现的、无相应内心情绪和情感体验的哭和笑。哭和笑的表情奇特、怪异又愚蠢,完全不能控制,属于表情失禁性质的表情肌不随意活动。见于血管性等器质性神经认知障碍。

激 越

激越(agitation)是指伴有焦虑的过度精神紧张状态,可表现为唉声叹气、搓手、顿足、来回徘徊、活动过多等运动性动作以及烦躁、不安等强烈的内心体验。多见于抑郁障碍和双相障碍中的躁狂或轻躁狂发作。

销 魂 状 态

销魂状态（ecstasy）也称着迷状态（fascination），是指伴有欣喜若狂、极度快乐以致达到销魂夺魄程度的，伴有尽善尽美体验的心境高涨状态。见于酒瘾、毒瘾和癫痫等。

心 境 突 变

心境突变（psycholepsy）是指处于极度高兴、愉悦时因心理张力突然下降而随即迅速出现的大祸临头感、末日来临感或患有绝症感。这是心境达到危象程度的表现。多见于癫痫。

意 志 症 状

意 志 增 强

意志增强（hyperbulia）是指受意志支配的活动具有病态的顽固性和执拗性。例如有疑病观念的人不厌其烦地到处求医问药以证实其确实患有某种严重疾病，有嫉妒妄想的人坚定不移地跟踪、盯梢自己的配偶以证实其确实另有所欢等。多见于疑病症和精神分裂症。

 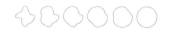

意 志 减 弱

意志减弱（hypobulia）也称意志减退，是指意志活动明显减少以至凡事犹豫不决、易受暗示，对做任何事都缺乏动力与兴趣；即使想做点事，也总因感到无意义或做不成而作罢，活动常常难以坚持到底。其主要表现为：

1. 矛盾心态（ambivalence）

对极其简单的事也感到左右为难、犹豫不决。例如遇见熟人要不要打招呼，到南京路买商品是先到第一百货商店还是先到华联商厦，等等。多见于精神分裂症（在精神分裂症中出现意志减弱症状，通常意味着意志功能的衰退）。

2. 易受暗示性（suggestability）

思想或行为常为别人，尤其是自己所崇拜或信赖的人的暗示所支配，自己不动脑筋思考，也不加以分析、辨别。例如别人对自己的工作成果不屑一顾就认为自己无能等。多见于分离障碍，也可见于精神分裂症。

意 志 缺 失

意志缺失（abulia）是指任何行为都缺乏主动性和进取性。缺乏行为的动机和目的，连基本的生活需要也显著减退甚至消失，处处被动，常常需要别人的督促才能勉强进行活动，完全丧失了行为的自觉性，是意志功能严重衰退以致瓦解的主要表现。多见于晚期精神分裂症、脑器质性精神病性障碍和痴呆状态。

意 向 倒 错

意向倒错（parabulia）是指意向活动与常情相悖以致使人难以理解。例如自伤自残，吃泥土、粪便等令人厌恶的东西，并往往对此作荒谬的解释。多见于精神分裂症。

意 向 矛 盾

意向矛盾(ambitendency)是指同时进行互相矛盾、互相对立的意向活动而不能自觉地意识到其矛盾性和对立性,也不能自动地加以纠正。例如边津津有味地吃某种食物,边频频自动吐出来;边不断挑选某种商品,边嘴里不断声称不想买这种商品。多见于精神分裂症。

病 理 性 疏 懒

病理性疏懒(pathological indolent)是指个人生活方面病态性的极端懒散。常独处一隅,懒于料理自己生活,连起码的梳洗整洁也置之不顾,行为孤僻、退缩,与周围环境不能协调。例如不洗脸、不理发、不洗澡、不换内外衣裤等。见于晚期精神分裂症和慢性脑器质性精神病性障碍。

病 理 性 偷 窃

病理性偷窃(pathological stealing)是指无明确目的,纯粹为了自我的心理满足而在无法抗拒的内心冲动下反复出现、难以自制的偷窃嗜好和行为。偷窃既不是为了谋取经济利益,也不是为了挟嫌报复或窃富济贫,没有一般偷窃行为具有的明确的偷窃动机,可什么都偷而不问其价值如何,虽屡遭惩罚以致身败名裂也难以改正。偷窃行为不是由于智能缺陷造成,通常无特殊的精神异常,故与精神分裂症、脑器质性疾病或智力发育障碍等表现出来的偷窃行为不同。见于偷窃癖,如果感到自己的这种行为不合情理且有克制愿望,则可见于强迫障碍。

 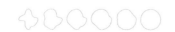

病 理 性 偷 书

病理性偷书(pthological stealing book)是指受病态性冲动驱使,既不是为了谋取经济利益,也不是为了阅读需要,纯粹为了自我的心理满足而反复出现难以自制的偷书嗜好和行为。偷书前会有强烈的兴奋,偷书得手后会有快慰感。常选择在书店、图书馆偷书,也会偷私人的书籍。虽屡被抓住,但恶习难改。与有明确经济目的或阅读目的的偷书行为不同;见于偷窃癖;如果感到自己的这种行为不合情理且有克制愿望,则可见于强迫障碍。

病 理 性 囤 积

病理性囤积(pathological hoarding)是指违背常情地不肯丢弃与搜集而储存、堆积大量的物品,尤其是废旧物品,例如包装盒、旧衣服、杂志、书籍、报纸,甚至捡拾别人丢弃的各种物品等。这些物品并无多大用处,他人也认为没有任何价值,但患者还是认为这些物品迟早会派上用场,或者虽然也感到这些物品价值不大,但对这些物品有着强烈的依恋感,收藏和囤积过程中会有一种莫明的满足感。大量物品堆放时常常无视堆放场所的本来用途,故会引起家居生活的不便及同居家属的痛苦,因而屡遭家人指责,但患者欲罢不能。多见于囤积障碍,也可见于老年性痴呆和精神分裂症。正常老年人出于节俭而收藏有一定用途的旧物,则不属于病理性囤积的范畴。

病 理 性 藏 书

病理性藏书(pathological collection of books)是指出于难以自抑的喜好,既不为谋利,也不为阅读,即使收藏的是珍本和孤本也不是为了把玩、鉴赏,纯粹为藏书而藏书的行为。其目的仅仅是为了拥有大量藏书。为搜集藏书而四处奔波,可达到废寝忘食的程度,常常为了获取一本所谓"有价值"的书而不惜巨资,甚至不择手段,以致囊中羞涩、名声不佳,仍乐此不疲。可见于其他特定的强迫或相关障碍(other specified obsessive-compulsive or related disorders)。

动作行为症状

精神运动性兴奋

精神运动性兴奋(psychomotor excitement)是指心理活动(精神活动)普遍增强,动作行为明显增加。动作行为可以表现为与思想感情协调,也可以表现为与思想感情不协调。其表现主要有以下几种。

1. 躁狂性兴奋(manic excitement)

心理活动增强,心情愉快,情感高涨,思维活跃,联想迅速,动作轻松,行为增加,做事利索,言语增多,但常随境转移,有始无终,整天忙忙碌碌,难以安静下来,坚持性极差。动作行为可有目的,也能与周围环境配合协调,能为人理解。多见于双相障碍中的躁狂或轻躁狂发作。

2. 焦虑性兴奋(anxiety excitement)

极度的坐立不安、搓手顿足、往复徘徊,做任何事情刚着手就不能坚持做下去,但动作、行为之间互相协调。见于焦虑或恐惧相关障碍。

3. 销魂性兴奋(ecstasy excitement)

以极富有感染力的语气和动作来叙述一件事情,给人一种非常富于感情的感觉。见于销魂状态。

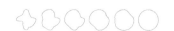

4. 青春性兴奋(hebephrenic excitement)

言语增多,但支离破碎、语无伦次;表情丰富,但夸张做作,缺乏相应的内心体验;动作繁杂,但愚蠢幼稚、离奇古怪。兴奋缺乏目的和动机,行为、动作之间及其与周围环境不协调,使人难以理解。见于精神分裂症。

5. 紧张性兴奋(catatonic excitement)

言语不多,内容单调、杂乱;情感强烈但表情呆滞;动作粗暴、冲动、杂乱、呆板,具有破坏性,常无端伤人毁物。兴奋缺乏目的性和确切的指向性,使人难以捉摸,但持续时间较短,常与紧张性木僵交替出现。见于紧张症和精神分裂症(伴有紧张症)。

6. 谵妄性兴奋(deliriant excitement)

情绪不稳,行为紊乱而冲动,尤其在夜间常吵闹不休,使人不得安宁,可自伤或伤人。见于谵妄状态。

7. 器质性兴奋(organic excitement)

动作杂乱,行为带有冲动性、攻击性,思维迟缓,感情脆弱,常伴有智力发育障碍或人格改变。见于各种脑器质性精神病性障碍。

精神运动性抑制

精神运动性抑制(psychomotor inhibition)是指心理活动(精神活动)普遍减弱或阻滞,动作、行为明显减少或丧失。随意动作受到削弱或丧失,意志行动与随意行动之间的关系受到破坏。其临床表现为木僵,主要有以下几种。

1. 紧张性木僵(catatonic stupor)

紧张性木僵的突出表现是运动抑制。木僵程度可因运动抑制(动作行为抑制)程度不同而不同,轻则言语显著减少,动作极其缓慢且笨拙,经常保持某种固定姿势,但姿势较自然;可唤之不应、问之不答,但无人时可自动饮食和大小便,称为亚木僵状态。重则动作、行为完全抑制,不吃、不喝、不语、不动,姿势长期固定,也常不自然;白天口内积满唾液,任其外溢,也不主动排出大小便,任其潴留;意识清晰,能感知外界事物,但不加抗拒;到了夜里,尤其是夜深人静时,则可稍有活动或进食,也能回答简单询问,称为僵住状态。极严重时肢体可任人随意摆布,即使将其摆弄成极不舒服的姿势,也可长时间保持不变,如同蜡做的一样;防御反射消失,对体内外各种刺激均不发生反应,即使针刺其皮肤或在其眼前作欲击状,也不会引起其躲避、眨眼等防御反应,称为蜡样屈曲(flexibilitascerea,目前在临床上已很少见蜡样屈曲现象)。见于紧张症和精神分裂症(伴有紧张症)。

2. 抑郁性木僵(depressive stupor)

无主动要求和活动,言语极度减少或缄默不语,终日呆坐或卧床,对外界刺激反应迟缓;如反复追问,可获简单的示意性回答或低声回答,表情与内心体验相符合;如向其讲述伤心事,虽无应答但会落泪;不注意个人卫生,但大小便能自理。见于抑郁障碍。

3. 器质性木僵(organic stupor)

主要由脑器质性疾病(感染、中毒、外伤、缺氧等)急性发作引起,主动性运动减少或消失,但可有被动的进食或排便动作,可伴有意识障碍,轻者能恢复,重者则会导致痴呆。见于各种脑器质性疾病。

被 动 攻 击

被动攻击(passive aggression)是指对他人的任何要求采取拖沓、耽搁、闲荡、伪装遗忘等手段故意拖延,使之效率低下,以此来表达不满和愤懑情绪,使人感到有被动的阻力和攻击性的敌对心态。

病 理 性 违 拗

病理性违拗(psychopathic negativism)是指拒绝按他人要求作出相应的动

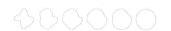

作或行为,甚至作出与他人要求相反的动作或行为。如果作出与他人要求相反的动作或行为,例如要其张口偏要闭嘴,要其坐下偏要站立,称为主动违拗(active negativism);如果拒绝按他人要求作出相应的动作或行为,对他人要求不加理睬,则称为被动违拗(passive negativism)。见于精神分裂症。

病 理 性 服 从

病理性服从(psychopathic obedience)是指无条件接受并执行任何要求,即使执行的动作和行为会对自己造成损害或引起痛苦,也照做不误。例如要其伸手便伸手,即使针刺其手也不缩回。与病态性违拗的表现恰好相反。可见于精神分裂症。

刻 板 动 作

刻板动作(stereotyped act)是指毫无目的地机械重复某种单调的动作。例如将衣服扣子解开又扣上,扣上又解开。常与刻板言语同时出现。见于精神分裂症。

模 仿 动 作

模仿动作(echopraxia)是指毫无目的地机械重复他人的动作。例如他人搔头也随之搔头,他人立正也跟着立正。常与模仿言语同时存在。见于精神分裂症。

持 续 动 作

持续动作(persevered act)是指不按照别人提出的要求动作,坚持重复刚才做过的动作，尽管知道这种重复已无必要，却依然照做。常与持续言语同时存在。见于精神分裂症。

作　　态

作态（mannerism）是指作出一些幼稚、愚蠢、做作甚至古怪、离奇的动作、姿势和表情，使人感到好像是故意为之。例如挤眉弄眼、装怪样、做鬼脸、用脚尖走路、用假嗓说话、扭着臀部进门等。多见于精神分裂症。

强 迫 动 作

强迫动作（compulsive act）是指在难以抑制的意念下反复出现的不合情理的动作，虽力图克制，但仍难以摆脱，常伴有焦虑和痛苦。例如反复洗手、反复检查门是否关好等。多见于强迫障碍，也可见于精神分裂症早期。

意识障碍症状

意 识 混 浊

意识混浊（clouding of consciousness）是指意识清晰度明显减低，似睡似醒，缺乏主动，思维迟钝，联想困难，动作缓慢，语音低沉，整个精神活动显得十分呆滞，但对外界的刺激能引起简单的反应，如令其张口、抬头都能做到，也能回答一些简单问题。见于脑器质性疾病与脑器质性精神障碍。

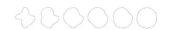

失　神

失神(absence)是指短暂的意识丧失。意识丧失突然发生又突然停止，持续时间仅为数秒钟，但发作可极其频繁。见于癫痫。

嗜　睡

嗜睡(drowsiness)作为意识清晰度降低的意识障碍表现，是指极其瞌睡、表情淡漠、反应迟钝，在安静环境下或独处时常呈睡着状态，但可以叫醒，醒后短时间内虽有点迷糊，甚至答非所问，但能很快清醒并与人正常交谈，刺激一消失复又入睡。见于脑器质性疾病。

昏　睡

昏睡(sopor)是指整日处于熟睡状态，一般刺激(如语言刺激)已不能引起反应，但意识并未完全丧失，对强刺激(如推、针刺、拧)可有轻度反应，如移动肢体，对答则一般无法进行。多见于脑器质性疾病，也可见于分离障碍，但分离障碍患者昏睡的发生和觉醒往往很突然。

昏　迷

昏迷(coma)是指意识完全丧失，对任何刺激都不发生反应，即使强刺激也难以弄醒。浅度昏迷时腱反射与足底反射消失，但角膜反射与瞳孔对光反应依然存在；深度昏迷时则所有反射都消失，瞳孔扩大，呼吸变慢且不规则，时有暂停现象。见于脑器质性疾病与其他各种躯体疾病的垂危期。

谵 妄

谵妄（delirium）是指急性意识障碍，临床表现为定向障碍，对周围人物、地点、空间和时间不能辨认；伴有错觉、幻觉，其中以幻视为主，幻视内容生动、逼真、恐怖、怪异；情绪不稳、思维紊乱、行为冲动，常突然喊叫、挣扎、逃跑，言语不连贯和喃喃自语。谵妄一般昼轻夜重，日间可表现为嗜睡，夜间则骚动不宁，意识清醒后对谵妄时的内容仅有片断回忆，有时甚至完全不能回忆。见于高热、中毒性躯体疾病，也见于脑器质性精神障碍。

意 识 朦 胧

意识朦胧（twilight state）即朦胧状态，是指意识范围狭窄，仅对狭窄范围内的事物予以注意并表现出正常的认知活动和行为，而对其他事物显示出认知错误、思维混乱，可伴有错觉、幻觉和妄想。意识朦胧常突然发生又突然中止，持续时间少则几分钟，多则数小时，事后通常对朦胧期的情况不能回忆。常见于癫痫、脑外伤、脑血管疾病以及精神病性障碍与分离障碍等。

梦 样 状 态

梦样状态（dream like state）是指意识清醒度降低并伴有梦境般体验而与周围环境丧失联系，可出现梦呓般的自语，有时显得木僵，有时则显得极其兴奋，此时若他人对其大声叫唤，可有反应且简单作答，但应答内容含糊。见于精神分裂症。

 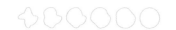

病 理 性 漫 游

病理性漫游(pathological roam)也称神游(fugue),是指在意识朦胧状态下由家中出走,无目的地在外面随意晃游、游览或旅行,甚至闯入禁区,其间可进行较复杂的活动。持续数小时、数日甚至更长,常突然清醒,清醒后感到茫然,对漫游时发生的事情只能进行部分的回忆,或完全不能回忆。多见于分离障碍、癫痫性精神病性障碍,也可见于急性短暂性精神病性障碍。

自 我 意 识 障 碍 症 状

人 格 解 体

人格解体(depersonalization)是指意识不到真实的自己,既意识不到自己真实的躯体,也意识不到自己真实的心理活动,有一种感到自身躯体或心理活动与行为表现是分离的、不真实的内心体验,完全丧失了真实的"自我"。如果感到自己的躯体变得空虚,或变大、变小、分离、肢解,称为"躯体解体";如果感到情感体验能力丧失,不能哭或笑,不能爱或恨,则称为"情感解体"。无论何种类型的人格解体,都会觉得自己已不是原来的自己。可见于惊恐障碍、抑郁障碍、分离障碍和精神分裂症。

现 实 解 体

现实解体(derealization)是指意识不到周围真实的现实,既意识不到周围客观的现实环境,也意识不到周围现实环境中真实的人,有一种感到周围环境或他人是分离的、不真实的内心体验,仿佛在做梦。可见于惊恐障碍、抑郁障碍、分离障碍和精神分裂症。

多 重 人 格

多重人格(multiple personality)是指同一个人在不同时间里轮流表现出两种或多种人格身份及其相应的言谈举止而不能识别自己原有的人格身份,即完整的人格破裂为两种或多种独立的子人格,这些子人格之间彼此独立,不同人格身份在心理活动和行为上完全不同,在一段时期以一种人格身份的方式活动,过了一段时期,通常是在受到精神刺激后又突然转变为另一种完全不同的人格身份,以另一种人格身份的方式活动,对自己原有的人格身份完全遗忘,仿佛换了一个人。如甲把自己当作乙并以乙的人格身份方式活动,不能识别自己原有的甲的人格身份,过一些天又以丙的人格身份出现并以丙的人格身份方式活动,同样不能识别自己原有的甲的人格身份。其中,完整的人格破裂为两种子人格,称为双重人格(dual personality)。多见于分离障碍,也见于精神分裂症。

人 格 分 裂

人格分裂(split personality)又称人格破裂(fragmentation of personality),是指密切关联的心理活动相互分离,一部分心理活动已不属于自己而属于别人。例如感到别人在用自己的头脑思考并以此支配自己的行为等,人格固有的统一性受到了严重损害。多见于精神分裂症。

人 格 转 换

人格转换(transformation of personality)是指否定原来的人格和自身,认为

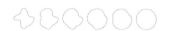

自己是另一个人，或认为自己是某种动物。人格转换类似多重人格，与多重人格不同的是人格转换没有相应的言谈举止。例如称自己是故去的爷爷，或称自己是狐狸精等，但没有自称角色的言语和行为。见于精神分裂症。

自知力缺失

自知力缺失(lack of insight)也称自知力缺乏(absent insight)，是指不能识别自己的病态心理活动(精神活动)或行为，否认自己的疾病，抗拒治疗。前提条件是必须有除自知力缺失以外的其他病态心理活动(精神活动)或行为表现，否则有可能把没有心理疾病的正常人否认自己有心理疾病作为自知力缺失，强行将其当作有心理疾病的人，尤其是当作有精神病性障碍的患者对待而诊断失误。相反，能认识自己的心理症状(精神症状)，知道哪些表现是病态的，则称为有自知力或自知力完整。介于两者之间称为有部分自知力。自知力缺失通常是精神病性障碍发作期的表现，多见于精神分裂症等各种精神病性障碍的发作期。但在某些非精神病性障碍中也会有自知力缺失的表现，例如神经性厌食症、人格障碍、强迫或相关障碍的某些亚型等，因而不能将自知力缺失作为诊断精神病性障碍的标准，诊断精神病性障碍必须具有精神病性特征，即必须具有精神病性症状。

痴 呆 症 状

全 面 性 痴 呆

全面性痴呆(comprehensive dementia)是指神经认知功能各个方面均严重减退。记忆衰退，如不认识熟人，重复购买相同物品，空锅烧煮而忘记放米，外出迷路回不了家,等等;抽象思维能力降低,不能概括事物的特征;失语、失写、失用、失认,言语混乱,书写错误。此外尚有性格改变,情感淡漠,精神活动迟缓,自知力、定向力丧失等症状。可见于阿尔茨海默病痴呆(老年性痴呆)、麻痹性痴呆等。

局 限 性 痴 呆

局限性痴呆(local dementia)是指神经认知功能某些方面明显减退。记忆力降低,理解力减弱,分析综合能力减退,对复杂多变的环境的适应能力衰退,等等。但人格没有改变,情感活动仍然活跃,定向力完整,并有一定的自知力。多见于阿尔茨海默病痴呆(老年痴呆)早期阶段等。

假 性 痴 呆

假性痴呆(pseudodementia)类似痴呆,但与痴呆不同,大脑没有器质性病变,也是可逆的,可完全恢复到正常状态。可见于分离障碍、抑郁障碍等。

定向障碍症状

环境定向障碍

环境定向障碍(disorder of environmental orientation)是指对现实环境中的时间、空间、地点、人物等的识别和判断错误。例如将上午当成下午,将右边视为左边,将病室认作旅舍,将护士当作妻子,等等。见于惊恐障碍、脑器质性精神障碍和精神病性障碍等。

 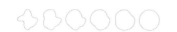

自我定向障碍

自我定向障碍(disorder of self orientation)是指对自己的姓名、年龄、性别、职业、身份等的识别和判断错误。例如不知道、说不清或说错包括姓名在内的自己本身的情况,甚至把自己当作别人或把别人当作自己。见于各种精神病性障碍。

双重定向障碍

双重定向障碍(disorder of double orientation)是指认定自己同时置身于两个不同的地点,其中有一个地点是正确的,另一个地点是妄想等思维障碍的表现。例如身在医院,认为自己是在医院,同时又声称是在公安局。多见于精神分裂症。

第四章

心理障碍(精神障碍)

　　国际上通常用心理障碍(精神障碍)来指代或替代心理疾病(精神疾病),也通常用心理障碍(精神障碍)的略写"障碍"来命名具体的心理疾病(精神疾病)病名,例如惊恐障碍、抑郁障碍、偏执型人格障碍、恋物障碍、创伤后应激障碍等。

　　心理障碍(精神障碍)包括非精神病性障碍和精神病性障碍。非精神病性障碍是指不具有精神病性特征,即没有精神病性症状的心理障碍(精神障碍),心理障碍(精神障碍)中大多数属于非精神病性障碍。精神病性障碍是指具有精神病性特征,即有精神病性症状的心理障碍(精神障碍)。精神病性特征和精神病性症状的表现是缺乏辨别和控制自己病态心理活动与行为的能力,也不能判断、区分和处理现实问题和事物。精神病性障碍在我国常被称为精神病,属于严重的心理障碍(精神障碍)。

焦虑或恐惧相关障碍

特 定 恐 惧 症

　　特定恐惧症(specific phobia)是表现为对特定的事物、情境或现象产生明显

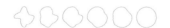

或强烈恐惧的焦虑或恐惧相关障碍。这些事物、情境或现象对普通人来说不会引起恐惧或焦虑，也没有恐惧刺激的意义，但对特定恐惧症患者来说，则是引起其明显或强烈恐惧或焦虑的特定刺激。

特定恐惧症多见于儿童，儿童期的特定恐惧症常会在几个月内消失。

一、临床表现

引起明显或强烈恐惧或焦虑的特定刺激包括狗、猫、虫子、鼠等特定的事物及生物；高处（高空）、电梯内、注射、输液等特定的情境和场所；暴风雨、雷声、黑暗（黑夜）、流血、疾病、死亡等特定的现象等，这些特定刺激会立即使患者产生明显或强烈的恐惧或焦虑。特定刺激出现前通常有预期性焦虑，显得紧张和惴惴不安，并采取回避态度；一旦恐惧刺激出现，则惊恐万状并竭力逃避，尽管知道回避或逃避没有必要，但仍竭力回避或逃避，无法控制。在难以回避或逃避时，则会带着强烈的恐惧和焦虑去忍受。

患者社会功能明显受损。

二、诊断要点

一是对特定的事物、情境或现象产生明显恐惧或焦虑，这些特定刺激并不存在实际危险，与强烈的恐惧或焦虑反应不相称。二是症状持续至少已6个月。三是对特定的事物、情境或现象的恐惧或焦虑不能用场所恐惧症、社交焦虑障碍和其他精神障碍予以合理的解释。四是患者感到痛苦，社会功能明显受损。

三、鉴别诊断

1. 与场所恐惧症、社交焦虑障碍的鉴别

场所恐惧症是对在乘坐公共交通工具，置身于封闭场所，密集的、有包围感的开放场所或拥挤人群中担心出现惊恐发作或惊恐发作样症状而难以逃离，或

独自出门发生意外时窘迫无助的恐惧或焦虑;社交焦虑障碍是在社交场合担心自己行为方式或在这些场合出现焦虑被他人负面评价而产生的强烈焦虑和恐惧。特定恐惧症则是对特定事物、情境或现象的恐惧或焦虑,与恐惧刺激直接相关。

2. 与惊恐障碍、广泛性焦虑障碍的鉴别

惊恐障碍的临床表现是反复出现不可预测的惊恐发作,惊恐发作是原发性的;广泛性焦虑障碍是对日常生活、学业和职业中的多个方面过分的预期性担忧。特定恐惧症则是对特定刺激的恐惧或焦虑。

四、矫治

第一,认真倾听患者对病情的诉述,准确地把握住患者第一次发病的情景,分析患者性格特点与特定恐惧症之间可能存在的联系,找出导致特定恐惧症的不良条件反射方面的原因,并加以安慰。必要时可陪同患者面对其恐惧的对象,让其观察、体验心理治疗师的正常反应,并鼓励其也作出正常的反应。

第二,让患者学会通过系统脱敏疗法进行自我治疗。目的在于消除恐惧刺激物与恐惧反应的条件性联系,并对抗回避反应。系统脱敏疗法可通过默想(想象)脱敏或情境脱敏来实施。默想脱敏是在心里想象引起恐惧的事物、情境或现象,以此代替引起恐惧的实际事物、情境或现象的呈现或展示。其过程为:① 将引起恐惧的事物、情境或现象根据其刺激的强烈,即根据它们引起恐惧的严重程度,由低到高逐级分类;② 舒适地坐在沙发上或躺在床上,微闭双眼,想象引起较弱恐惧的最弱刺激,同时放松全身的肌肉和精神,直至恐惧感消失;③ 由低到高逐级想象引起较强、更强恐惧的较严重、更严重刺激,同时配合肌肉和精神放松,以逐渐增强对恐惧刺激的耐受性,直至恐惧反应完全消失。例如在治疗不洁恐惧症(洁癖)时,可让患者先想象自己在触摸家中容易产生不洁恐惧的器具,例如便器、桌子易积尘处等,在产生恐惧反应时,令自己放松肌肉

 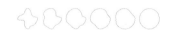

和精神,并设法引起对这些属于自己的器具的亲切感情;再想象自己在商店里买东西触摸柜台、在乘公交车时触摸扶手的情景,当这些刺激引起恐惧时,即令自己继续放松肌肉和精神,并逐步产生其他人在这种司空见惯的情况下必然会出现的正常的情绪反应;最后想象自己的手和衣服被污物弄脏,并不断地放松全身的肌肉和精神,告诫自己不必紧张,没什么大不了的,谁都有可能弄脏手和衣服,至多是洗洗手、换换衣服而已。这样循序渐进,不洁恐惧就能得到控制。情境脱敏是用引起恐惧反应的实际刺激去代替对这些刺激物的想象,也就是实际去接触引起恐惧的事物、情境或现象,同时伴以肌肉和精神放松以及愉快情绪反应,以克服恐惧情绪。情境脱敏过程与默想脱敏一样,所不同的只是实际刺激物引起的恐惧更为现实,也更为强烈,因而更难忍受,也更难克服,然而恐惧一旦消除,其疗效也更为理想。

场 所 恐 惧 症

场所恐惧症(agoraphobia)是表现为担心在公共场所、密集人群中可能出现惊恐发作或惊恐发作样症状时难以逃离,独自出门发生意外时窘迫无助而感到明显或强烈恐惧的焦虑或恐惧相关障碍。

一、临床表现

在乘坐公交车、出租车、地铁、火车、飞机和轮船等公共交通工具,置身于商店、饭馆、影剧院等封闭场所,或置身于菜市场、停车场、集市等密集的、有包围感的开放场所以及拥挤人群中,担心出现惊恐发作或惊恐发作样症状时难以逃离而感到明显或强烈的恐惧或焦虑,或者独自出门担心发生大小便失禁或摔倒等意外时窘迫无助而感到明显或强烈的恐惧或焦虑。

尽管这种明显或强烈的恐惧或焦虑同乘坐交通工具,处于封闭场所,置身于密集的、有包围感的开放场所或拥挤人群中,独自出门等可能造成的实际危险不相称,但患者还是会想方设法地主动回避这些交通工具、封闭场所、有包围感的开放场所、密集人群,或避免独自出门,需要有人陪伴才肯去这些公共场所。如果无人陪伴又不得不去这些公共场所,就会产生并忍受强烈的恐惧和焦虑,会感到非常紧张和痛苦,有时也会出现惊恐发作样症状。

患者感到痛苦,社会功能明显受损。

二、诊断要点

一是在乘坐交通工具,处于封闭场所、置身于物体密集的开放场所、拥挤人群中、独自出门等5项中,至少有2项感到明显或强烈的恐惧或焦虑。二是主动回避这些公共场所或需要有人陪伴出门,否则会产生并忍受强烈的恐惧或焦虑,感到非常紧张和痛苦,有时也会出现惊恐发作样症状。三是恐惧与焦虑或回避症状至少已持续6个月。四是无论以往是否存在惊恐障碍,都可以诊断为场所恐惧症;如果目前同时符合惊恐障碍和场所恐惧症的诊断标准,则可并列诊断。五是场所恐惧症症状不能用躯体疾病或其他精神障碍合理解释。六是感到痛苦,社会功能明显受损。

三、鉴别诊断

1. 与特定恐惧症、社交焦虑障碍的鉴别

特定恐惧症是对特定事物、情境或现象的恐惧或焦虑,与恐惧刺激直接相关;社交焦虑障碍则是在社交场合担心自己的行为方式或在这些场合出现焦虑被他人负面评价而产生的强烈焦虑和恐惧。场所恐惧症是对乘坐公共交通工具,置身于封闭场所,处于密集的、有包围感的开放场所或拥挤人群中,担心出现惊恐发作或惊恐发作样症状而难以逃离,或独自出门发生意外时会窘迫无助的恐惧或焦虑。

2. 与惊恐障碍、广泛性焦虑障碍的鉴别

惊恐障碍的临床表现是反复出现不可预测的惊恐发作,惊恐发作是原发性

 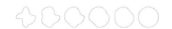

的;广泛性焦虑障碍是对日常生活、学业和职业中的多个方面过分的预期性担忧。场所恐惧症则是对乘坐公共交通工具,置身于封闭场所,处于密集的、有包围感的开放场所或拥挤人群中,担心出现惊恐发作样症状而难以逃离,或独自出门发生意外时会窘迫无助的恐惧或焦虑;惊恐发作样症状是场所恐惧症的伴发症状,属于继发性惊恐发作。

四、矫治

第一,帮助患者学会放松技术,以使其达到肌肉和精神的同时放松,然后以系统脱敏疗法的操作顺序鼓励和陪伴患者逐渐接近、进入其恐惧和焦虑的场所,并在场所内活动,以后可逐步延长在场所内活动的时间,以达到能随时进入这些场所并进行或乘坐,或用餐,或观剧,或在拥挤场所排队购物等活动,最终消除恐惧或焦虑症状。如果症状是不敢独自出门,对于中青年或身体康健、无心脑血管疾病的老年人,可逐次缩短陪伴时间,并鼓励其独立处理外出购物等事情,以使其逐渐适应而敢于独自出门;对于身体有恙的老年人,还是应该由家人陪伴外出。

第二,场所恐惧症患者如果伴有抑郁症状,必要时可遵医嘱服用丙咪嗪、氯丙咪嗪等三环抗抑郁药或苯乙肼等单胺氧化酶抑制剂。场所恐惧症伴有焦虑症状,必要时也可服用氯羟安定等抗焦虑药。但药物只能减轻、解除恐惧反应或境遇性焦虑状态、继发性抑郁状态,并不能消除场所刺激和恐惧反应之间的条件性联系,也不能摆脱因恐惧引起的回避反应。

社交焦虑障碍

社交焦虑障碍(social anxiety disorder)是表现为在社交场合担心自己的行为方式或在人际交往时出现焦虑被他人负面评价而产生强烈焦虑、恐惧的焦虑或恐惧相关障碍。

一、临床表现

高度关注自我,自我敏感,对自己的价值和在人际交往时的表现持有负面的认知,担心自己在与他人交往时表现得不尽如人意、犯错,在他人面前显得尴尬,害怕被他人审视,或者在人际交往场合出现担心被他人负面评价因而对人际交往产生恐惧或焦虑,能避则避。恐惧或焦虑对象可以是某个人或某些人,也可以是除了特别熟悉的亲友以外的所有人。患者避免与拒绝同会使自己产生恐惧和焦虑的对象交往,担心在对话交流、与陌生人见面等社交互动中,以及吃、喝等举止被注意甚至被观看(直视或偷窥)时,演讲、表演节目时被审视而尴尬,也担心被拒绝、讽刺、羞辱或自己冒犯、得罪别人,因而对人际交往主动回避或逃避,甚至不愿去可能要与人打交道的公共场所,例如商店、餐厅以及各种聚会场合,尽量避免出现在这些社交场所。如不得不交往,也会产生并忍受强烈的恐惧和焦虑,常伴有心悸、出汗等生理症状,或者举止笨拙、忐忑不安。

患者感到痛苦,社会功能明显受损。

二、诊断要点

一是在人际交往场合担心自己的行为方式或在社交场合出现担心被他人负面评价而恐惧或焦虑,主动回避人际交往。二是恐惧和焦虑与人际交往的现实威胁不相称。三是恐惧与焦虑或回避症状至少已持续 6 个月。四是不能归因于滥用毒品和药物或躯体疾病,也不能用其他精神障碍合理解释。五是感到痛苦,社会功能明显受损。

三、鉴别诊断

1. 与特定恐惧症、场所恐惧症的鉴别

特定恐惧症是对特定事物、情境或现象的恐惧或焦虑,与恐惧刺激直接相关;场所恐惧症是对乘坐公共交通工具,置身于封闭场所,处于密集的、有包围感的开放场所或拥挤人群中,担心出现惊恐发作或惊恐发作样症状而难以逃

❀❁❀❀❀❀ 实用心理异常诊断矫治手册 第五版

离,或独自出门发生意外时会窘迫无助的恐惧或焦虑。社交焦虑障碍则是在人际交往场合担心自己的行为方式或在这些社交场合出现担心被他人负面评价的恐惧或焦虑。

2. 与惊恐障碍、广泛性焦虑障碍的鉴别

惊恐障碍的临床表现是反复出现不可预测的惊恐发作,惊恐发作是原发性的;广泛性焦虑障碍是对日常生活、学业和职业中的多个方面过分的预期性担忧。社交焦虑障碍则是在人际交往场合担心自己的行为方式或在这些社交场合出现担心被他人负面评价的恐惧或焦虑。

四、矫治

第一,耐心倾听患者的诉述,用同情的态度予以安慰与解释,让患者了解社交焦虑障碍(社交恐惧症)的性质及临床表现,以平复其紧张的心理状态,切断因自我强化而可能导致的恶性循环。通过倾听和解释给以心理支持,常能使病程较短的社交焦虑障碍(社交恐惧症)患者的病情得以缓解。

第二,鼓励患者接受自我和自我价值,让其知道自己是有价值的,也可以给别人提供价值,而不总是批判自己,从而防止在社交场合出现担心自己被审视的心态,以降低在人际交往时的自我敏感,逐渐消除对人际交往的恐惧或焦虑。

第三,同特定恐惧症和场所恐惧症一样,也可以通过行为治疗的系统脱敏疗法逐步加以矫正。患者如果没有心脑血管疾病等严重躯体疾病,且忍受力和坚持性较好,必要时就可通过满灌疗法进行治疗。此外,计划实践法等其他行为治疗方法效果也不错。

惊 恐 障 碍

惊恐障碍(panic disorder)是表现为反复出现不可预测的惊恐发作的焦虑或恐惧相关障碍。

一、临床表现

在情绪稳定或焦虑状态下,突然发生事先不可预测的惊恐发作,无明显应激源或虽有应激源但无危险,具有强烈的恐惧和不适感,并快速地(多为几分钟内)达到高峰。

惊恐发作期间具有濒死感、失去自我控制感或发疯感、心悸或心律加速、出汗、震颤或发抖、气短或窒息感、哽噎感或喉部堵塞感、胸痛或胸闷等胸部不适感、恶心或腹部不适感、头晕甚至昏厥或失去平衡感、阵发性发热或发冷感、发麻或针刺等肢体感觉异常以及人格解体或现实解体等诸多症状中的某些症状,有一种大祸临头的感觉。发作每次通常为5~10分钟,一般不超过1小时即可自行缓解。发作时意识清晰,事后能回忆。惊恐发作之后心有余悸,常担心再次惊恐发作或害怕发作导致猝死或发疯等严重后果。

患者感到恐惧和痛苦,社会功能明显受损。

二、诊断要点

一是在情绪稳定或焦虑状态下,反复发生具有强烈恐惧和不适感的惊恐发作,世界卫生组织的《国际疾病分类(第十一版)》要求必须具有上述临床表现的若干项症状,且一次惊恐发作后存在非常担心再次惊恐发作或害怕发作导致猝死或发疯等严重后果,或者想方设法回避可能会引起惊恐发作的活动、场所和某些情景性刺激,甚至回避锻炼和陌生场景等焦虑,至少持续数周,没有如美国《精神障碍诊断与统计手册(第五版)》的诊断要求那样需至少持续1个月,具有一定弹性。《精神障碍诊断与统计手册(第五版)》强调至少伴有下列诸多症状中的4项:濒死感、失去自我控制感或发疯感、心悸或心律加速、出汗、震颤或发抖、气短或窒息感、哽噎感或喉部堵塞感、胸痛或胸闷等胸部不适感、恶心或腹部不适感、头晕甚至昏厥或失去平衡感、阵发性发热或发冷感、发麻或针刺等肢体感觉异常以及人格解体或现实解体等,且一次惊恐发作后存在非常担心再次惊恐发作或害怕发作导致猝死或发疯的严重后果等焦虑至少持续1个月。二

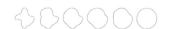

是不能归因于滥用毒品和药物或躯体疾病,也不能用其他精神障碍合理解释。三是患者感到恐惧和痛苦,社会功能明显受损。

三、鉴别诊断

1. 与广泛性焦虑障碍的鉴别

广泛性焦虑障碍是对日常生活、学业和职业中的多个方面过分的预期性担忧,虽然也可伴有紧张不安甚至头脑一片空白等症状,但通常不会严重到惊恐发作的程度,也不具有惊恐发作时伴有的濒死感、失去自我控制感或发疯感等症状。惊恐障碍则是反复出现不可预测的惊恐发作,具有濒死感、失去自我控制感或发疯感等症状。

2. 与其他精神障碍和躯体疾病可伴有惊恐发作的鉴别

场所恐惧症、抑郁障碍、创伤后应激障碍等精神障碍和循环、呼吸系统等方面的躯体疾病也可伴有惊恐发作,但这种惊恐发作是原发疾病的伴发症状,属于继发性惊恐发作。惊恐障碍的惊恐发作则包含在惊恐障碍的诊断标准中,属于原发性惊恐发作,不是惊恐障碍的伴发症状。

四、矫治

第一,惊恐障碍急性发作可遵医嘱立即肌注或舌下含化氯羟安定(劳拉西泮),或使用阿普唑仑等其他抗焦虑药物,以控制惊恐发作,减轻惊恐发作的精神症状和躯体症状。

第二,间歇期可使用认知行为治疗结合小剂量抗焦虑药进行心理、药物综合治疗。

广泛性焦虑障碍

广泛性焦虑障碍(generalised anxiety disorder)是表现为对日常生活、学业和职业中的多个方面过分的预期性担忧的焦虑或恐惧相关障碍。

一、临床表现

对日常生活、学业和职业中出现的诸多事件或诸多活动表现出持续的、难以控制的过分担心和焦虑,经常处于高警觉状态,担心会发生某种严重失误和不幸,似乎有即将大难临头的不祥预感,并始终处于心烦意乱、恐慌不安的预感之中。这种难以控制的过分担心和焦虑具有明确的指向,并非是模糊的。

在持续的担心和焦虑期间,常伴有紧张不安(坐立不安、往复徘徊和唉声叹气)或激动等精神运动性症状以及易激惹(易怒)、注意力难以集中或头脑一片空白、肌肉紧张、易疲劳、睡眠障碍等症状。同时也有出汗、心悸、胸闷、头晕等植物神经功能紊乱导致的躯体症状。

患者感到痛苦,社会功能明显受损。

二、诊断要点

一是对日常生活、学业和职业中的多个方面过分的预期性担心和焦虑,在精神运动性紧张不安或激动、易激惹、注意力难以集中或头脑一片空白、肌肉紧张、易疲劳、睡眠障碍等 6 项症状中至少有 3 项症状,同时伴有植物神经功能紊乱导致的躯体症状。二是过分的预期性担心和焦虑不可预测,也难以控制,至少已持续了 6 个月。三是不能归因于滥用毒品和药物或躯体疾病,也不能用其他精神障碍合理解释。四是患者感到痛苦,社会功能明显受损。

三、鉴别诊断

1. 与日常生活中焦虑情绪的鉴别

日常生活中人们在执行没有把握的任务、面临重大的考核或重要的约会等

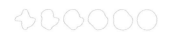

情境与活动中也会产生焦虑情绪,这是人们在社会生活中对可能造成心理挫折的某种情境作出反应时的一种正常的心理现象。即使这种导致焦虑情绪的情境日后原封不动地反复出现,通常也能通过不断地适应而习以为常,从而减少和消除焦虑情绪反应。广泛性焦虑障碍则是对日常生活、学业和职业中的多个方面过分的预期性担忧,既不可预测,也难以控制。

2. 与惊恐障碍的鉴别

惊恐障碍是反复出现不可预测的惊恐发作,具有濒死感、失去自我控制感或发疯感。广泛性焦虑障碍则是对日常生活、学业和职业中的多个方面过分的预期性担忧和焦虑,不具有惊恐发作时伴有的濒死感、失去自我控制感或发疯感等症状。

四、矫治

第一,自我监测:让患者记录每天广泛性焦虑障碍出现的次数、持续时间、症状表现及其严重程度,并自我鼓励只要有决心和信心,广泛性焦虑障碍必将得到控制和治愈。

第二,自我松弛训练:各种松弛精神和肌肉的方法均可。其中最简便的是胸式、腹式呼吸交替训练。其方法为:平卧在床上,头下垫枕头;两膝弯曲并分开,相距约 20～30 厘米;两手分别置于胸部和腹部;用意念控制呼吸,先吸气并隆胸,使意念停留在胸部,此时置于胸部上的手会慢慢随之升起,然后呼气,再吸气并鼓腹,使意念停留在腹部,此时置于腹部上的手会慢慢随之升起,然后呼气……这样反复交替训练,不断体验胸部、腹部的上下起伏,以及呼吸时全身舒适、轻松的感觉。每天 1～2 次。

第三,必要时可适当服用抗焦虑药,但必须严遵医嘱。

强迫或相关障碍

强迫或相关障碍(obsessive-compulsive or related disorders)是由强迫障碍和强迫相关障碍组成的疾病谱系。其中,强迫相关障碍是指与强迫障碍相关联的一组心理障碍(精神障碍),包括躯体变形障碍、嗅觉牵涉障碍、疑病症、囤积障碍、躯体相关的重复行为障碍等。这些精神障碍与强迫障碍组成一个疾病谱系,其原因主要是强迫障碍和强迫相关障碍存在共同特点:都有不愿出现的观念和重复行为两大核心症状;都具有较高的家族遗传性、潜在的神经环路异常和神经生化异常;共病率较高。

强 迫 障 碍

强迫障碍(obsessive-compulsive disorder)也称强迫症。

强迫障碍是表现为持续重复出现强迫观念和强迫行为等强迫症状,并伴有焦虑、痛苦等情绪反应的强迫或相关障碍。

强迫障碍是慢性致残性精神障碍,研究显示 1/3 的患者因症状无法正常工作,自杀风险也高于普通人群。

强迫障碍的特点是:强迫症状中无论是强迫观念还是强迫行为均源于自我,且令自我不愉快和痛苦,违反自己意愿而徒劳克制,无力摆脱。

强迫障碍多起病于青少年期或成年早期,但也有于 35 岁以后首次发病。男女发病率基本相当。全球发病率约为 2%。

社会功能严重受损,也给家人造成巨大的精神痛苦。

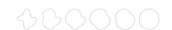

一、临床表现

临床表现为强迫观念和强迫行为,并具有患者常试图忽略或抵制强迫观念,或者通过强迫行为缓解强迫观念导致的焦虑,以及强迫行为是为应对强迫观念而被迫出现的特点。

强迫观念(obsessions)是指能感受到的反复的、持续的、闯入性的和不必要的思考、怀疑、回忆、表象、冲动或渴望,是强迫症的核心症状,通常伴有明显焦虑,在强迫症中最为常见。

强迫观念常见的表现:一是强迫性思考,反复思考某些毫无实际意义或虽有意义但不难解决的问题。例如:"人的头为什么不能像乌龟一样伸缩自如以获得有效的自我保护?""旅游买不到火车票怎么办?"二是强迫性对立思维,头脑里总是出现与他人相反的观念。例如别人说"漂亮",便想到"丑陋";别人说"成功",便想到"失败"。三是强迫性表象,头脑里常常呈现出不应该呈现的形象,如暴力场景、异性生殖器或性行为的形象。四是强迫性怀疑,老是担心这个,顾虑那个。例如手是否洗干净,煤气是否关紧,门是否锁上,窗子插销是否插好等。五是强迫性回忆,头脑里总是出现经历过的往事,挥之不去。例如与某人相处时不愉快的情景,到商店购买东西受到奚落和感到难堪,或者头脑中反复重播刚才与别人的对话,担心某句话可能会得罪别人。六是强迫性冲动或渴望,这是一种非认知性、主观性体验的"感觉现象"(sensory phenomena)。例如想杀妻、灭子、捣毁家用电器,或在公共场合想刺伤某人、吻陌生女孩脸蛋等,虽不会真正付诸行为,仅是一种具有伤害性的或会造成严重不良后果的内在驱使和意向,但仍强迫性地害怕自己丧失自控能力等。

强迫行为(compulsions)是指缺乏现实合理性和明显过度的重复行为或精神活动,这些重复行为或精神活动是为应对强迫观念以缓解焦虑,或为达到所谓完美而根据严格规则被迫执行的。

强迫行为常见的表现:强迫性洗涤,如长时间反复洗手、洗澡等;强迫性检查,如反复检查门是否锁好,煤气是否关好等;强迫性排序,如按照既定的顺序和精确的方式归整物品等;强迫性仪式动作,如进家门必须先跨左腿,出门之前必须按序化妆等;强迫性计数,如上下楼每次都要数台阶,看书时不时数某个句子的字数等;强迫性默诵词语,如心中默念"行、行……""上苍保佑、上苍保佑……"等;强迫情绪,如不必要地担心自己和家人会出车祸、会生重病甚至不治之症,甚至害怕自己会发疯以及不合情理地厌恶某种颜色、某种形状等。

强迫障碍可有尚可至良好的自知力,也可有较差的自知力至缺乏自知力。

二、诊断要点

一是强迫观念和强迫行为两者皆有,至少有其中之一。患者常试图对强迫观念予以忽略或抵制,或者通过强迫行为缓解强迫观念导致的焦虑,强迫行为则是为应对强迫观念而被迫执行的动作或精神活动。二是强迫症状必须持续、重复出现,每天几乎都要耗时至少 1 小时以上。三是强迫症状不能用"强迫或相关障碍"谱系中躯体变形障碍等强迫相关障碍的各种亚型以及其他精神障碍来加以解释。四是患者感到明显甚至强烈和严重的焦虑和痛苦,社会功能明显甚至严重受到损害。

三、鉴别诊断

1. 与日常生活中反复或重复出现的观念和行为的鉴别

日常生活中有时也会反复或重复出现某种观念和行为,例如反复思考某个重要问题,反复想起某个人,头脑中反复出现某个活动场景的形象,以及重复检查重要的事项,默念某些词语以进行自我鼓励或安慰等,但这些反复或重复出现的观念和行为,通常都是偶尔的、适度的,不会感到焦虑和痛苦。强迫障碍的反复或重复观念和行为明显是过度的,也缺乏与现实的连接,社会功能明显受损,且感到强烈和严重的焦虑和痛苦。

2. 与强迫相关障碍的鉴别

在同强迫障碍关联的"强迫相关障碍"中,躯体变形障碍认为的自己外貌丑

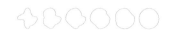

陋或畸形的优势观念(先占观念),囤积障碍的难以丢弃或放弃不管其实际价值如何的物品,躯体相关的重复行为障碍中拔毛癖(拔毛发障碍)的拔除自己头发、眉毛、体毛等,和搔抓障碍的用手指或工具搔抓抠剥手、手臂、脸部的皮肤等,虽然也有反复出现或重复行为的特征,但并不是由强迫思维引起的,都不符合强迫障碍的特点和临床表现,不符合强迫障碍的诊断标准。

3. 与药物引起的强迫症状的鉴别

药物引起的强迫症状主要是指不典型抗精神病药引起的强迫症状,如氯氮平、利培酮、奥氮平、喹硫平、齐拉西酮、帕利哌酮、氨磺必利、阿立哌唑等。其中阿立哌唑既可改善强迫症状,又可恶化强迫症状,但改善率高于恶化率。此外,抗强迫药5-羟色胺再摄取抑制剂舍曲林、帕罗西汀、氟伏沙明、文拉法辛等也能恶化强迫症状;抗抽搐药如拉莫三嗪、托吡酯等也能引起或恶化强迫症状。药物引起的强迫症状属于药源性强迫症状,其与强迫障碍的鉴别主要是药源性强迫症状由药物引起,具有药物使用后不久出现强迫症状,并随药物量的增加、减少、停用而致使强迫症状加重、减轻、消失等特征,强迫障碍则不具备这些特征。

4. 与精神分裂症的鉴别

精神分裂症常有强制性(forced)症状,不应与强迫症状混同。精神分裂症的强制性症状内容离奇,形式多变,缺乏强烈的自我控制意向和求治愿望,自知力缺失或不全,不具批判力;强迫症状则属"自我强迫"性,是有意识地出自内心,而非外力强加,且通常对其具有一定的自知力和批判力,能感到强迫症状不合情理或毫无意义。

精神分裂症有时(尤其是发病初期)也会出现真正的强迫症状,但此症状通常不突出,也缺乏长时间重复出现的持续性,而妄想、幻觉以及思维、情感和行为等方面的特征性的分裂症状更为明显。

5. 与抑郁障碍、广泛性焦虑障碍的鉴别

强迫障碍患者可伴有抑郁和焦虑情绪,但抑郁和焦虑情绪达不到抑郁障

碍、广泛性焦虑障碍的诊断标准,其优势症状仍为强迫症状;抑郁障碍有时会出现穷思竭虑,广泛性焦虑障碍有时也会出现过度担忧等,虽然也存在重复的、令人不快的特点,但并不引起强迫行为,也缺乏长时间重复出现的持续性,其优势症状仍分别为抑郁症状和焦虑症状。

四、矫治

第一,支持性心理治疗:认真倾听强迫障碍患者的诉述,以确定强迫症状的具体表现及其严重程度,然后针对患者最容易产生的强迫障碍会演变成其他精神病性障碍的担心进行解释,使其明了一般不可能转化为各种精神病性障碍,即使病程较长(如10年以上),也完全有可能自行缓解,如果能积极配合各种治疗,完全有可能彻底治愈。

第二,行为治疗:行为治疗有许多种方法,如厌恶疗法、模拟疗法、意向逆转疗法、自控疗法等。其中自控疗法疗效较为肯定。自控疗法有制想法、行为中止法和替代法等几种方式:制想法是用震惊术打断强迫症状的自控方式,在出现强迫症状时用一个定时闹钟,2～3分钟响一次,钟响时大声说"停",立即驱除头脑里的强迫观念和中止强迫行为;或者不用闹钟,在头脑里出现强迫症状时突然站起来作一个猛烈动作,并大声说"停"予以驱除。多次做到后,便依次改用正常声音、微弱声音,直至仅在内心说"停"来驱除强迫症状。行为中止法是用毅力强行中止强迫行为的自控方式,当强迫行为出现时,心里就默念"毫无必要,我有毅力控制它",然后用顽强的意志强行中止强迫行为。替代法是用同强迫观念和强迫行为不相容的观念和行为,去取代强迫观念和强迫行为的自控方式。在出现这些强迫症状时,立即回忆或设想有趣的情景或者立即去从事打乒乓球、与朋友电话聊天等需要高度集中注意力的各项活动,从而使强迫症状自行消除。

第三,必要时可遵医嘱服用三环抗抑郁药,其中以氯丙咪嗪的效果最为理想。

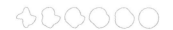

躯体变形障碍

躯体变形障碍(body dysmorphic disorder)是表现为自认外貌变得丑陋或畸形的优势观念(先占观念)的强迫或相关障碍。

一、临床表现

具有明显占据了自己心灵和垄断了自己思想的自认为外貌变得丑陋或畸形的优势观念(先占观念),实际上既不丑陋也不畸形,即使外貌有某种瑕疵或缺陷,其瑕疵或缺陷也微不足道,旁人通常难以发觉,但仍会认为自己丑陋或畸形,有时还会同时伴有自认为肌肉不够发达或体格太小的优势观念(先占观念)。由于非常关注和在意外貌,难以容忍这种丑陋或畸形,因而经常通过反复照镜子、频频抠挖疤痕、过度化妆等重复行为以掩饰所谓的丑陋、畸形,或通过不断对比自己与别人的外貌等精神活动获得他人对自己外貌的肯定,或者回避一定的社交场景以避免加重因丑陋或畸形引起的焦虑。严重时则要求整容,遭到医生拒绝后仍会纠缠不休。

躯体变形障碍可有尚可至良好的自知力,也可有较差自知力至缺乏自知力。

感到痛苦,一定程度上损害了社会功能。

二、诊断要点

一是具有自认为外貌变得丑陋或畸形的优势观念(先占观念)。二是作为对自己外貌的敏感反应,经常表现出反复照镜子等重复行为或不断对比自己与别人的外貌等精神活动。三是严重程度取决于自知力,认为自己外貌变得丑陋或畸形的优势观念(先占观念)可能不是真的,有一定自知力,属轻度;认为自己外貌变得丑陋或畸形的优势观念(先占观念)可能是真的,自知力差,属中度;认为自己外貌变得丑陋或畸形的优势观念(先占观念)是真的,则自知力缺乏,属重度。重度患者的优势观念（先占观念）可能会在某些时候达到妄想的程度，如果仅局限于外貌变得丑陋或畸形的所谓缺陷，而无其他妄想既往史或精神病性障碍的特征，并与躯体变形障碍的其他临床表现完全一致，则仍应该诊断为躯体变形障碍而不诊断为妄想障碍。四是感到痛苦，一定程度上损害了社会功能。

三、鉴别诊断

躯体变形障碍主要应与强迫障碍相鉴别。躯体变形障碍和强迫障碍都以侵入性观念以及重复行为为特征，两者的共病率也很高，但强迫障碍具有症状源于自我又违反自己意愿，有意识自我强迫和反强迫并存且冲突强烈并力图克制的特点；躯体变形障碍不存在此特点。

四、矫治

第一，对于轻度或中度的患者，可通过认知治疗改变其偏误的优势观念，使其认识到认为自己外貌丑陋或畸形的优势观念（先占观念）是无中生有，是臆想出来的，完全不符合自己的实际外貌；即使外貌有某种瑕疵或缺陷，既微不足道，旁人通常也难以发觉。人各有貌是每个具体个人的外貌特色，容不得些许瑕疵或缺陷而苛求完美，是不现实的，对自己外貌应该坦然接受。重度患者则可考虑药物治疗。

第二，鼓励患者多参加各种社交和自娱自乐活动，尽量把精力放在自身学习和职业上，以提升自己的学习和职业能力；也可根据自己特点培养某些方面的兴趣活动和技艺，以转移对自己外貌的注意力，逐渐淡化偏误的优势观念（先占观念）。

第三，必要时也可用 5 -羟色胺再摄取抑制剂等药物治疗，但必须严遵医嘱。

嗅觉牵涉障碍

嗅觉牵涉障碍(olfactory reference disorder)是表现为对自认自身能感觉到的口臭或令他人尴尬、厌恶的体味等臭味持续关注,而这些气味在他人看来是微不足道的强迫或相关障碍。

一、临床表现

自认自身存在口臭或令他人尴尬、厌恶的体味等臭味,臭味来源于嘴巴、生殖器、肛门、脚、腋下、尿、汗等,害怕或坚信注意到自身臭味的人会因此而拒绝与己交往甚至遭到侮辱,频繁使用香水试图掩饰自己的臭味,或与人交往有意拉开彼此之间的物理距离以免他人闻到臭味,也常出现回避他人行为。

嗅觉牵涉障碍可有尚可至良好的自知力,也可有较差自知力至缺乏自知力。

二、诊断要点

一是持续关注自认为自身存在的臭味。二是经常表现出频繁使用香水试图掩饰自己的臭味等重复行为或回避他人行为。三是感到痛苦,一定程度上损害了社会功能。

三、鉴别诊断

嗅觉牵涉障碍主要应与强迫障碍相鉴别。嗅觉牵涉障碍和强迫障碍都以侵入性观念以及重复行为为特征,也常与强迫障碍共病,但强迫障碍具有症状源于自我又违反自己意愿,有意识自我强迫和反强迫并存且冲突强烈并力图克制的特点;嗅觉牵涉障碍不存在此特点。

四、矫治

第一,可通过认知治疗使患者认识到人身上存在这样或那样的气味是可以理解的,这些气味在他人看来也是微不足道的。过度和持续关注以及采取各种掩饰性重复行为,既会影响自己的社会交往,影响自己的生活、学业或工作,也会使自己感到痛苦。而且这些气味未必是臭味,即使是臭味也应该通过医疗等方式找到原因并加以治疗。在此基础上可以通过厌恶疗法、代币制疗法等行为治疗进行矫正。

第二,必要时也可用 5 -羟色胺再摄取抑制剂等药物治疗,但必须严遵医嘱。

疑 病 症

疑病症(hypochondriasis)是表现为持续存在患有或有高度风险会患有某种或多种严重、预后差或威胁生命的躯体疾病的优势观念(先占观念),并伴有过度关注躯体变化、频繁进行医学检查等与健康相关的重复行为,或者担心严重躯体疾病被否定或被证实而拒绝去医院作检查等回避行为的强迫或相关障碍。美国DSM-5称为疾病焦虑障碍(illness anxiety disorder),隶属于"躯体症状及相关障碍"谱系。

疑病症多数起病于中年期,很少在50岁以后首次发病。

一、临床表现

持续存在带有强烈感情色彩的相信患有某种或多种严重躯体疾病,或者存在其他躯体疾病而害怕会诱发或演变为某种或多种严重躯体疾病,或者存在导致某种严重或多种躯体疾病高风险因素的优势观念(先占观念)。

疑病症通常不存在明显的躯体症状,但患者对自己的健康状况感到焦虑和警觉,唯恐由于疏忽和不重视而罹患某种严重的躯体疾病。如果有某种严重躯

 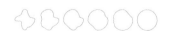

体疾病的家族史,则这种罹患某种严重躯体疾病的高风险因素会强化焦虑和警觉,使自己持续处在紧张、担心和恐惧的情绪状态之中。

疑病症有时也会有明显的躯体症状,但躯体症状通常比较轻微。大多为头、颈、胸和腹部等某一部位或全身的躯体不适,有时还会表现为明显地感到自己的血管在搏动(一般是感觉不到的)、血管中有异物在移动等。这种躯体不适有的其实只是感觉过敏的表现,有的即使是真实症状,也会被患者夸大和严重化,与相应的躯体疾病明显不相称。

在这种优势观念(先占观念)的支配下,对疑有某种严重躯体疾病的相应躯体部分及其功能常会特别关注和在乎,甚至会对躯体任何部位的轻微变化都特别留意,时时刻刻注意自己的心跳、呼吸、大小便、肤色、舌苔的变化,连梳头时脱落头发的数量和指甲中半月瓣的大小和斑点也极其关注,并常常会对这些变化作出疑病性解释。

患者会热衷于到处求医、反复检查,虽然适当的医学检查和医生的保证有时也能使疑病症患者放心很短一段时间,但并不足以消除其患有严重躯体疾病的优势观念(先占观念),患者仍会要求进行种种检查以证实其优势观念(先占观念)。患者有时也会回避医生,很少甚至拒绝去医院作检查,似乎既担心优势观念(先占观念)被医生否定甚至嘲讽,又害怕优势观念(先占观念)被证实甚至被确诊的躯体疾病比预想的还要严重。

疑病症可有尚可至良好的自知力,也可有较差的自知力至缺乏自知力。

二、诊断要点

一是持续存在患有某种或多种严重躯体疾病的优势观念(先占观念),并伴有与健康相关的重复行为或回避行为。二是对自己的健康状况感到焦虑和警觉。三是疾病优势观念(先占观念)至少已持续 6 个月。四是所害怕的某种严重躯体疾病在整个病程时段内可有变化。五是疾病优势观念(先占观念)不能用其他精神障碍加以合理或更好的解释。

三、鉴别诊断

1. 与对疾病正常怀疑的鉴别

怀疑自己健康有问题,或怀疑自己可能患有某种疾病,对一般人来说是正常的,这种正常怀疑通常在经过认真细致的检查被否定后即可消除,自我感觉也会随之好转。疑病症则始终对自己的健康状况或所怀疑的疾病纠缠不清。

2. 与躯体不适障碍的鉴别

躯体不适障碍与疑病症虽然共病率较高,但躯体不适障碍以躯体症状为主导,不存在明显过度的优势观念(先占观念)。疑病症则通常不存在明显的躯体症状,多数是感觉过敏的表现,即使有真实躯体症状,通常也比较轻微,但会被患者夸大和严重化。

四、矫治

第一,耐心地听取患者的诉述,先让其尽情疏泄焦虑和恐惧,然后及时转移患者对疾病优势观念(先占观念)的注意,使谈话的重点尽量放在患者的生活经历、个性特点上,减轻患者的心理压力。

第二,作必要的医学检查,以安慰和缓解患者的焦虑情绪,用科学诊断的事实减轻患者的怀疑和担心。

第三,通过解释、指导使患者了解和认识疑病症的性质和发病原因,帮助患者探究并领悟疾病优势观念(先占观念)背后的内在心理冲突,调整对诱发的情景性刺激的认知偏误,以增强其矫治信心。

第四,建议患者多参加自己喜欢的各种活动,尤其是参加各种需要注意力高度集中的活动,如打球、聚会、游泳等。

第五,认知行为治疗效果通常较好,必要时也可用 5 - 羟色胺再摄取抑制剂等药物治疗,但必须严遵医嘱。

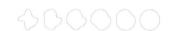

囤 积 障 碍

囤积障碍(hoarding disorder)是表现为难以或不肯丢弃未必有多少实际价值的物品以满足积攒需要的强迫或相关障碍。

一、临床表现

难以或不肯丢弃而过度储存、堆积大量不管其实际价值如何的物品,例如包装盒、旧衣服、杂志、书籍、报纸甚至捡拾别人丢弃的各种物品等,这些物品尽管没有多少实际价值甚至完全没有价值,但为了满足积攒的需要,还是会认为这些物品迟早会派上用场,或者虽然有时也感到这些物品用处不大,但由于对这些物品有着强烈的依恋感,因而丢弃这些物品会存在心理上的困难,若丢弃则会感到痛苦。此外,患者也常常存在购买、偷捡甚至偷窃等与积攒物品相关的反复的欲望、冲动或行为。

同时,储存、堆积的大量物品常常是杂乱堆放,既无视堆放场所的本来用途,导致家居生活不便,如厨房无法做饭、浴室不能洗澡等,又会引起同居家属的痛苦。有时堆放的物品还比较有序、不显杂乱,但这通常是家庭成员等整理或督促、干预的结果。

囤积障碍可有尚可至良好的自知力,也可有较差的自知力至缺乏自知力。

患者社会功能受损。

二、诊断要点

一是因积攒的需要而储存、堆积大量物品,丢弃会感到痛苦,常有购买、偷捡甚至偷窃等与积攒物品相关的反复的欲望、冲动或行为。二是堆积的大量物品常常是杂乱堆放,显得拥挤、杂乱,既明显地影响了堆放场所的本来用途,也会引起家居生活的不便及同居家属的痛苦。三是积攒的需要和储存、堆积大量物品的行为并非由脑损伤等躯体疾病引起，也不能用其他精神障碍合理解释。四是严重程度取决于自知力，认为自己积攒的需要和储存、堆积大量物品的行为是有问题的，有一定自知力，属轻度；认为自己积攒的需要和储存、堆积大量物品的行为几乎没有问题，自知力差，属中度；认为自己积攒的需要和储存、堆积大量物品的行为完全没有问题，则自知力缺乏，属重度。

三、鉴别诊断

囤积障碍主要应与强迫障碍相鉴别。囤积障碍由于为减少或避免痛苦而存在过度积攒、避免丢弃物品的行为而与强迫障碍在现象学上有相似性，但强迫障碍具有症状源于自我又违反自己意愿，有意识自我强迫和反强迫并存且冲突强烈的特点，此特点在囤积障碍中不明显或不存在。

四、矫治

第一，可通过认知治疗改变患者偏误的认知观念，使其认识到因积攒的需要而储存、堆积大量物品的行为的不合理性，这类行为也会引起家庭矛盾、家居生活的不便和同居家属的痛苦。必要时可考虑药物治疗。

第二，在此基础上可用厌恶疗法等行为治疗抑制和消除其积攒大量几乎无用物品的行为。

躯体相关的重复行为障碍

躯体相关的重复行为障碍（body-focused repetitive behaviour disorders）是表现为反复习惯性地拔毛发或搔抓抠剥皮肤，并导致毛发缺失或皮肤破损的强迫或相关障碍。

躯体相关的重复行为障碍包括拔毛癖和搔抓障碍。

 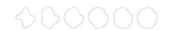

一、临床表现

1. 拔毛癖(trichotillomania)

拔毛癖是表现为反复习惯性地拔除自己的毛发致使毛发缺失的躯体相关的重复行为障碍。

反复习惯性地拔除自己的毛发,包括头发、眉毛、体毛等,但多为拔除头发,以致剩下的头发变得稀稀疏疏。在拔除毛发时有时还会有仪式动作,例如在拔毛发前必须先梳理毛发,必须先拔长的毛发,再拔短的毛发等;或拔除毛发时有特殊要求,例如毛发必须完整地连根拔出等;或对拔除的毛发作特殊处理,例如必须闻闻或咬咬拔出的毛发,用手把毛发搓捻成团吞下等。拔毛癖除了拔除自己的毛发,反复拔除宠物的毛发或玩具动物的毛绒也不少见。

患者有减少和停止拔除毛发的意愿,并重复性地试图控制,但常常因很难克制而失败。

患者会有痛苦和社会功能受损。

2. 搔抓障碍(excoriation disorder)

搔抓障碍是表现为反复习惯性地搔抓抠剥皮肤致使皮肤破损的躯体相关的重复行为障碍。

反复习惯性地用手指搔抓或抠剥手、手臂、脸部的皮肤,有时也会使用镊子、针、剪刀,采摘、挑起、剪去皮肤上的不顺眼处,这些部位的皮肤多有些许瑕疵,例如微小肉刺、起皮、疤痕等,但也可为正常皮肤。由于反复地搔抓或抠剥皮肤,因而常会损伤皮肤。患者有减少和停止搔抓或抠剥皮肤的意愿,并重复性地试图控制,但常常因很难克制而失败。

患者会有痛苦和社会功能受损。

二、诊断要点

一是反复拔除自己的毛发致使毛发缺失,或反复搔抓抠剥皮肤,致使损伤皮肤。二是存在试图减少和停止拔除毛发或搔抓抠剥皮肤的意愿,也会重复性地试图控制,但常常失败。三是拔除毛发并非由皮肤病等躯体疾病引起,搔抓抠剥皮肤并非由可卡因等物质导致的生理效应或疥疮等躯体疾病引起,两者也不能用其他精神障碍合理解释。

三、鉴别诊断

拔毛癖或搔抓障碍主要应与强迫障碍相鉴别。拔毛癖或搔抓障碍的拔除毛发或搔抓抠剥皮肤的行为与强迫障碍的强迫行为类似,行为实施后均可缓解焦虑,都有停止和克制的意愿,拔毛癖或搔抓障碍与强迫障碍共病率也较高,但强迫行为是为应对强迫观念或根据自以为是必须严格执行的规则而被迫执行的表现,拔毛癖或搔抓障碍的拔除毛发或搔抓抠剥皮肤的行为,在症状发生前很少出现侵入性想法或优势观念(先占观念)等认知问题,主要与减少紧张、体验愉悦感等情绪调节相关。

四、矫治

第一,可通过认知治疗使拔毛癖患者认识到拔除毛发会使毛发稀疏或参差不齐,从而人为地影响仪容和人际交往,以进一步激起患者更强烈的克制拔除毛发冲动的愿望和动机;或使搔抓障碍患者认识到搔抓抠剥皮肤会使皮肤损伤、发炎,也有可能留下疤痕,从而人为地影响皮肤光洁度甚至导致皮肤病变,以进一步激起患者更强烈的克制搔抓抠剥皮肤的冲动的愿望和动机。

第二,在此基础上可用厌恶疗法抑制和消除其拔除毛发或搔抓抠剥皮肤的行为。也可用与拔除毛发或搔抓抠剥皮肤的行为不相容的替代法去取代此类行为,以中止拔除毛发或搔抓抠剥皮肤的欲望和行为,即在出现拔除毛发或搔抓抠剥皮肤的冲动时,立即去回忆或设想有趣的情景或者立即去从事打乒乓球、与朋友电话聊天等需要高度集中注意力的各项活动,从而使拔除毛发或搔抓抠剥皮肤的冲动自行消除。

第三,必要时可用多巴胺拮抗和谷氨酸调节等,但必须严遵医嘱。

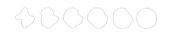

躯体不适障碍

躯体不适障碍(bodily distress disorder)是表现为对存在的躯体症状感到不适,并对这些躯体症状过分关注和过分思考、担心和焦虑为特征的躯体不适或躯体体验障碍(disorders of bodily distress or bodily experience)。

一、临床表现

躯体不适障碍涉及的躯体症状是多重的,且有可能随时间的推移而发生变化。但少数患者的躯体症状也可能是单一的,单一的症状通常表现为疼痛或疲劳。

躯体症状最常见的是胃肠道症状和皮肤症状,胃肠道症状多为腹痛、恶心、腹胀、呕吐、打嗝、稀便、震颤等;皮肤症状则多为瘙痒、烧灼感、刺痛、麻木感、酸痛等。此外,严重的疼痛以及气短、心悸、出汗、脸红等呼吸循环系统症状,排尿困难、尿频、生殖器及其周围不适、阴道分泌物异常增多等泌尿生殖系症状也不少见。

躯体症状可以是轻微的(轻度),也可以是比较严重(中度)或非常严重(重度)的;躯体症状可以经常变化,也可以长期持续。

患者对躯体症状以及可能导致的健康问题过于关注、过于敏感、过分思考、过于担心和过于焦虑,因而感到不适。这种过度关注、敏感、思考、担心和焦虑与躯体症状的严重性是不相称的、不恰当的,且是持续的、高强度的,不仅为此以及在求医问药上投入与消耗的时间和精力过多,而且对健康的预期倾向于是灾难性的,医学检查的阴性结果或医生的合理解释难以使其症状和不适有所缓解。如果这些躯体症状是某种躯体疾病导致的,或这些躯体症状存在的同时伴有某种躯体疾病,则患者对这些躯体症状和某种躯体疾病的关注同样也明显地超过这些躯体症状和某种躯体疾病的性质及其可能导致的严重程度。

患者将躯体症状归因于器质性原因，认定是纯粹的躯体疾病，忽视伴有的心理症状，否认心理疾病的可能。

躯体不适障碍可根据躯体症状严重程度和不适程度分为轻度躯体不适障碍、中度躯体不适障碍和重度躯体不适障碍。

二、诊断要点

一是具有多个或一个躯体症状。二是具有对这些躯体症状过分关注和过分思考、担心和焦虑，以及因对健康的过分担心在求医问药上投入与消耗过多的时间和精力。三是在整个病程中躯体症状会有变化，但无论症状是否有变化，有躯体症状的时间至少持续 6 个月。四是患者感到不适，多方面社会功能受损。五是医学检查的阴性结果或医生的合理解释难以使其症状和不适有所缓解。六是如果躯体症状较轻，患者每天纠结这些症状的时间可少于 1 小时；虽然也感到不适，但患者个人、家庭、社会、教育、职业及其他领域的社会功能受到的损害较轻。

三、鉴别诊断

1. 与真实躯体疾病的鉴别

真实躯体疾病都有各自典型症状，且可通过医学检查与医生的诊断确定相应的躯体疾病；躯体不适障碍所有的医学检查都呈阴性。如果患者主诉的躯体症状经检查符合某种相应的躯体疾病，则应诊断为该躯体疾病而不能诊断为躯体不适障碍。如果躯体不适障碍同时患有其他躯体疾病，则其他躯体疾病的新症状不能纳入躯体不适障碍范畴，以避免忽视对其他躯体疾病的诊断与治疗。

2. 与伴有躯体症状的其他精神障碍的鉴别

抑郁障碍、广泛性焦虑障碍等其他精神障碍也会表现出躯体症状，但躯体不适障碍以躯体症状为主导，除了躯体症状，缺乏其他精神障碍中典型的心理

 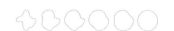

症状。

四、矫治

第一，耐心地听取患者对其症状的诉述，先让其尽情疏泄担忧和烦恼，然后及时转移患者对其症状的注意，使谈话重点尽量放在生活经历、个性特点和目前困难的处境上，通过引导等形式使患者逐渐认识躯体不适障碍的性质，减轻患者的心理压力。

第二，认知行为疗法和抗抑郁药物是目前矫治躯体不适障碍有明显效果的心理治疗和药物治疗方法。

做 作 性 障 碍

做作性障碍（factitious disorder）是表现为持久而反复地故意编造甚至不惜自残自伤制造躯体或精神症状，以谋求病人身份而寻求关注、同情和温暖以及获得诊疗时情感上满足的精神障碍。做作性障碍也称孟乔森综合征（Münchausen syndrome）。

患者常具有对亲人缺乏依恋、自我中心、人际关系不良、人格不成熟和情绪不稳定等特点。

一、临床表现

做作性障碍在临床表现上可分为对自身的做作性障碍（factitious disorder imposed on self）和对他人的做作性障碍（actitious disorder imposed on another）。

对自身的做作性障碍：通过说谎、吹牛，甚至不惜损伤自己躯体等种种手段编造或制造症状。例如在温度计上作假伪装发烧，伪造病史，胡乱服药，制造挫伤、擦伤或畸形,故意使伤口恶化以及切割静脉,向体内注射或塞入污染物质,在尿道里做手脚,等等。

患者到处求医,千方百计地要求住院,入院后稍不如意随即又出院,反复辗转于各个医院。

对他人的做作性障碍:临床表现同对自身的做作性障碍类似,却是为他人编造或制造躯体或精神症状。做作性障碍患者有的只是夸大他人的症状,有的则在为他人制造躯体或精神症状时,使他人造成了实际上的躯体或心理伤害而成为受害者,做作性障碍患者则成为施虐者。例如父母暗中制造孩子的症状,随后反复将孩子送医就诊,以获得医生关注、同情以及孩子就诊时自己情感上的满足。

二、诊断要点

一是有意识地编造或制造躯体或精神症状,具有明显的欺骗性,但并非为了获得赔偿、照顾等外部的犒赏或摆脱追债等困境,而是为了谋求病人身份而寻求关注、同情和温暖以及获得诊疗时情感上的满足。二是不能用其他精神障碍合理解释。

三、鉴别诊断

1. 与诈病的鉴别

诈病与做作性障碍同样是有意识地伪造躯体或心理症状。两者主要的差异在于动机,诈病存在外在动机,如逃避学习、工作、犯罪指控,或获取经济赔偿;做作性障碍则无外在动机而存在内在动机,如寻求家庭、朋友或医生的关注、同情和温暖以及获得诊疗时情感上的满足等。

2. 与躯体不适障碍的鉴别

躯体不适障碍的躯体症状并非伪装,也非出于外在或内在动机,且确实被自己的躯体症状所折磨,并将躯体症状归因于器质性原因以及对躯体症状过分思考、担心和焦虑;做作性障碍则是有意识地伪造躯体或心理症状,且存在寻求家

 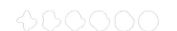

庭、朋友或医生的关注、同情和温暖以及获得诊疗时情感上的满足等内在动机。

3. 与疑病症的鉴别

疑病症具有已患有或有高度风险会患有某种严重躯体疾病的优势观念(先占观念)比较突出的特点,通常不存在躯体症状;即使有躯体症状也比较轻微,有的只是感觉过敏,有的真实症状会被患者夸大和严重化。做作性障碍的躯体或精神症状则是故意编造或制造的。

四、矫治

第一,通过心理咨询的会谈技术了解患者的亲人依恋、自我评价、人际关系、人格和情绪特点等情况,并在此基础上进行适当的心理分析,使患者领悟自己在这些方面有可能存在和做作性障碍相关联的、需要调适的问题,以激发和鼓励其通过自我努力发生改变的动机与行为。

第二,鼓励患者多与亲人互动、互助,培养适合自己的兴趣以增加社交机会,在人际交往中主动、真诚地融入其中,在亲和、自然的氛围中获得温暖和情感上的满足,以提升社会心理支持程度,从而减少和控制通过编造或制造症状的手段去获取他人的关注、同情和温暖。

第三,通过饲养宠物来满足情感上的依恋需求,在与宠物的嬉戏互动中获得温暖,充实心灵。

破坏性行为或反社会性障碍

对立违抗性障碍

对立违抗性障碍(oppositional defiant disorder)是表现为愤怒或易激惹心

境、争辩或对抗行为和报复心理的破坏性行为或反社会性障碍。

一、临床表现

愤怒或易激惹心境：经常具有怨恨、愤怒心态，对负性刺激过度敏感，极易被惹恼，经常大发脾气。

争辩或对抗行为：经常不顾内容、方式和场合，与包括长辈、权威人士在内的人争辩甚至争吵，无自知之明；经常有挑衅性行为，故意刺激和惹怒他人；经常主动拒绝甚至对抗应该遵守的规则，出现错误毫不内疚，还经常会把自己的错误归咎于他人甚至指责他人。

报复心理与行为：怀恨、报复心理明显，对受到的负性刺激（包括他人对自己的讽刺、挖苦、伤害甚至拒绝）常会怀恨于心，不仅不能释怀，而且常采取报复行为。

对立违抗性障碍可分为：对立违抗性障碍，伴有慢性易激惹-愤怒（oppositional defiant disorder with chronic irritability-anger）；对立违抗性障碍，不伴有慢性易激惹-愤怒（oppositional defiant disorder without chronic irritability-anger）。

二、诊断要点

一是"经常过度敏感并极易被惹恼，经常有怨恨、愤怒心态，经常大发脾气，经常与长辈和权威人士等他人争辩甚至争吵，经常拒绝甚至对抗应该遵守的规则，经常故意刺激和惹怒他人，经常会把自己的错误归咎于他人甚至指责他人，具有怀恨和报复心理与行为"等临床表现已明显超出了个体发育水平以及性别和文化背景允许的正常范围。二是在这些症状中至少有 4 项症状，且其中至少有 1 项是在与非家庭成员的他人交往中发生的，症状每周至少出现 1 次，且至少已持续 6 个月。三是如果这些症状出现在低于 5 岁的儿童身上，则至少在 6 个月内的大多数日子中都有这些症状。四是在家庭、学校、工作、人际交往等场合，这些症状出现在 1 种场合为轻度，出现在 2 种场合为中度，出现在 3 种或更

 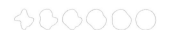

多场合为重度。五是给他人造成痛苦,并在一定程度上已损害了社会功能。

三、鉴别诊断

1. 与调皮捣蛋行为的鉴别

调皮捣蛋是淘气儿童的天性使然,是宣泄活力的天真表现,也是渴望他人关注的手段。尽管有时也能使人生厌,但只要在临床表现和病程上达不到对立违抗性障碍的诊断标准,就不能诊断为对立违抗性障碍。

2. 与日常生活中愤怒、争辩、对抗和报复情绪与行为的鉴别

日常生活中愤怒、争辩、对抗和报复情绪与行为通常没有超出个体发育水平以及性别和文化背景允许的正常范围,也不具有持续性,不会有明显的社会功能损害。

3. 与破坏性心境失调障碍的鉴别

破坏性心境失调障碍是美国《精神障碍诊断与统计手册(第五版)》中的一个独立的精神障碍,世界卫生组织《国际疾病分类(第十一版)》则将其作为对立违抗性障碍的一种亚型,并称为"对立违抗性障碍,伴有慢性易激惹-愤怒"。

四、矫治

第一,调整认知和心态,积极应对家庭、学校、工作、人际交往等场合中出现的负面刺激,自律并控制消极情绪。

第二,通过家庭人员与患者聊天或散步、听音乐、必要的购物等活动转移患者对各种刺激的注意,并对患者消极情绪的自我控制和自律表现给以鼓励和心理支持。

反社会性品行障碍

反社会性品行障碍(conduct-dissocial disorder)是表现为反复和持续的违反

社会规范、侵犯他人权利并已成为行为模式的破坏性行为或反社会性障碍。

反社会性品行障碍在 18 岁以下的少年期(学龄中期)和青年初期(学龄晚期)多见,如果发生于 18 岁或以上年龄,则症状须不符合反社会型人格障碍的诊断标准。

一、临床表现

反社会性品行障碍的临床表现主要为:挑起或参与打架斗殴,欺负甚至威胁或恐吓他人,残忍地虐待或伤害动物,残忍地虐待或伤害他人,敲诈勒索和抢劫他人财物,使用伤人的武器(刀、棍棒等),强迫与他人发生性关系或有猥亵行为,故意纵火,故意损坏他人财物或公共财物,说谎以哄骗他人,强行闯入他人房屋和需经同意才能进入的公共场所,盗窃他人或商店的财物,13 岁之前就经常违背父母禁令夜不归宿,逃离家庭在外过夜(至少 2 次在外过夜或 1 次长期在外留宿),13 岁之前就经常逃学等。此外,谩骂父母甚至拳打脚踢,违背校纪,对抗老师,抽烟与酗酒等,此类行为也不少见。

反社会性品行障碍可分为:儿童期发病的反社会性品行障碍,伴有有限的、符合社会道德准则的情绪(conduct-dissocial disorder, childhood onset with limited prosocial emotions);儿童期发病的反社会性品行障碍,伴有典型的、符合社会道德准则的情绪(conduct-dissocial disorder, childhood onset with typical prosocial emotions);青春期发病的反社会性品行障碍,伴有有限的、符合社会道德准则的情绪(conduct-dissocial disorder, adolescent onset with limited prosocial emotions);青春期发病的反社会性品行障碍,伴有典型的符合社会道德准则的情绪(conduct-dissocial disorder, adolescent onset with typical prosocial emotions)。

二、诊断要点

一是反社会性品行障碍的临床表现中至少有 3 项,且已持续 12 个月,同时在近 6 个月中至少存在 1 项。二是多见于 18 岁以下中学阶段的青少年,如果

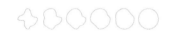

发生于18岁或以上年龄,症状须不符合反社会型人格障碍的诊断标准,症状符合反社会型人格障碍的全部诊断标准,则应诊断为反社会型人格障碍。三是并未成为行为模式的偶然或短暂的不良行为,不能诊断为反社会性品行障碍。四是具有明显的社会危害性。

三、鉴别诊断

1. 与偶尔表现出来的不良行为的鉴别

偶尔表现出来的不良行为,如旷课、打架等,一般是不明事理、行为冲动的结果,常常是短暂的,而不是屡屡发生的,事后通常也能接受教训并努力改正。反社会性品行障碍则是一贯的、长期的,甚至是屡教不改的。

2. 与对立违抗性障碍的鉴别

对立违抗性障碍的临床表现已明显超出了个体发育水平以及性别和文化背景允许的正常范围,但通常仅局限于愤怒或易激惹心境、争辩或对抗行为和报复心理,且多见于学龄前和小学阶段的儿童,社会危害性不明显。反社会性品行障碍的临床表现则要严重得多,且多见于中学阶段的青少年,具有明显违反社会规范、侵犯他人权利的社会危害性。

3. 与反社会型人格障碍的鉴别

反社会型人格障碍虽与反社会性品行障碍在临床表现上相似且联系密切,但反社会型人格障碍的诊断年龄为18岁及以上,且15岁之前已存在反社会性品行障碍,社会功能损害也更为严重。反社会性品行障碍则多见于18岁以前,如果在20岁之前反社会性品行障碍没有渐趋减弱或消失,则通常演变为反社会型人格障碍。

四、矫治

第一,自我矫正。自我矫正必须建立在认识到自己有反社会性品行障碍表现的种种不良行为并愿意加以纠正的基础之上,这是最有力的办法。其方法可以是替代反应法,如抽烟的青少年想抽烟时就去大声朗读英语,以使自己无法抽烟;可以是诱因切断法,如经常参与团伙打架斗殴的青少年为回避团伙而特意去找厌恶打架斗殴的同学和朋友一起玩;可以是榜样学习法,如以好同学为榜样,或以过去有过不良行为但现在表现良好的进步同学为榜样,以此激励自己的自信心。当然,自我矫正也需要家长的督促和鼓励、同学的配合和支持。

第二,机构矫正。可以建立"居留性集体之家",并与社区组织和机构结合在一起。即把有反社会性品行障碍的青少年集合生活于一种家庭方式的集体生活环境之中,并由专门的教师训练他们的社交技巧,传授解决社会、家庭问题的一些方法,以及引导他们学习某种应对社会行为压力的知识和方法,让他们应用于家庭、社会环境中以改善家庭气氛和人际关系。这种矫正手段有助于改善家庭环境,有助于改变亲子关系的旧模式,从而控制他们的偏离行为,但同样需要家长的配合、理解和支持。

人格障碍及相关特质

人格障碍是人格特征明显偏离正常的持久、稳定和广泛的心理行为模式。这种心理行为模式通常是原发性的,不能归因于毒品或药物的滥用,也不能归因于躯体疾病。如果人格特征明显偏离正常并继发于躯体疾病,应诊断为"继发性人格改变"(scondary personality change),美国《精神障碍诊断与统计手册(第五版)》则要求在人格障碍诊断中标明"其他躯体疾病所致的人格改变"。

人格障碍相关特质(personality disorder and related Traits)是人格障碍评估和诊断的人格特质维度。

人格障碍通常起病于青少年时期或成年早期,在人际交往场合中通过认知、情绪和行为等诸多方面表现出来。

 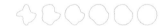

人格障碍患者社会功能受损，明显或严重影响人际关系，使自己感到痛苦或使他人蒙受损害。

人 格 障 碍

人格障碍(personality disorder)是人格特征明显偏离正常的持久、稳定和广泛的心理行为模式。

由于长期在临床实践中无法可靠地区分人格障碍类别，世界卫生组织的《国际疾病分类(第十一版)》取消了第十版中人格障碍的类别，删除了"偏执型、分裂型、反社会型、情绪不稳型(包括冲动型、边缘型)、表演型、强迫型、焦虑(回避)型、依赖型"等人格障碍的分类名称，人格障碍的诊断不再依赖于这些长期存在但在诊断上有相当难度的类型，而采取人格障碍相关特质维度对人格障碍及其严重程度(轻度、中度或重度)进行评估和诊断，以简化评估，并避免不同人格障碍的共病现象。

人格障碍相关特质维度为6项。

(1) 具有明显偏离个体生存的社会环境的文化背景预期的内心体验和行为的持久心理行为模式，这种模式表现为以下4项症状中的2项(或更多)症状：

① 认知(对自我、他人和事件感知和解释的方式)；

② 情感(情绪反应的范围、强度、不稳定性和适当性)；

③ 人际关系功能；

④ 冲动控制。

(2) 这种持久的心理行为模式在个人和广泛的社交场合是缺乏灵活性和普遍的。

(3) 这种持久的心理行为模式导致临床意义上的痛苦，或者社交、职业或其他领域重要社会功能的损害。

(4) 这种持久的心理行为模式是稳定不变的，发生和持续时间可以追溯到青少年期或成年早期。

（5）这种持久的心理行为模式不能用其他精神障碍的临床表现或结果来更好地解释。

（6）这种持久的心理行为模式不能归因于某种物质的生理效应（例如滥用毒品、药物等）或其他躯体疾病（例如头部外伤等）。

一、临床表现

人格障碍相关特质6项维度中的特质性症状，临床表现为明显偏离个体生存的社会环境的文化背景预期的内心体验和行为，这种具有持久的模式性特点的心理行为症状主要有以下四项。

认知症状：对自我、他人和事件感知和解释的方式偏误、偏激、极端甚至不可理喻；在自我认知方面，偏执、自负、自恋，夸大自我才能，自我中心、自以为是，无自知之明；对他人认知方面，普遍不信任、敏感、猜疑、争执，得理不饶人和记恨；对事件认知方面，以偏概全、绝对化、夸张化，沉湎于细节、次序、规则，苛求完美等。

情感症状：突出表现在情绪反应的范围、强度、不稳定性和适当性上，易激惹、暴躁，常因小事而大发脾气，过分情绪化；自我戏剧化，情绪极易变化，可从一端迅速波动到另一端；冷漠，对他人痛苦无动于衷等。

人际关系症状：与人交往紧张、焦虑或依赖性过强；孤僻、不愿与人交往或追求他人关注；为人狂妄、冷酷无情，甚至残忍、说谎、欺诈等。

冲动控制症状：自控能力差，遇事冲动；攻击性强；动辄斗殴、虐待、迫害和伤害他人；凡事没有计划，心血来潮地想干什么就干什么等。

《国际疾病分类（第十一版）》虽然取消了第十版中人格障碍的类别，但对"突出人格特质或模式"（prominent personality traits or patterns）仍然作了区分，以有助于有针对性地选择合适的矫治措施和预测预后。这些突出人格特质或模式有：

 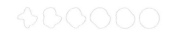

人格障碍或人格困境消极情感型特质或模式（negative affectivity in personality disorder or personality difficulty）；

人格障碍或人格困境分离型特质或模式（detachment in personality disorder or personality difficulty）；

人格障碍或人格困境社交紊乱型特质或模式（dissociality in personality disorder or personality difficulty）；

人格障碍或人格困境非抑制型特质或模式（disinhibition in personality disorder or personality difficulty）；

人格障碍或人格困境强迫型特质或模式（anankastia in personality disorder or personality difficulty）；

边缘型模式（borderline pattern）。

二、诊断要点

一是根据人格障碍相关特质6项维度对人格障碍及其严重程度进行评估和诊断，其中4项特质性症状至少具有2项症状的某些明显的临床表现。二是如果人格特征明显偏离正常并继发于躯体疾病，应诊断为"继发性人格改变"。

三、鉴别诊断

人格障碍的临床表现自青少年时期或成年早期起是一贯的，一般与其他精神障碍不难鉴别，但还是应该注意以下一些必要的鉴别。

1. 与反社会性品行障碍的鉴别

反社会性品行障碍与人格障碍虽在临床表现上有时会有些相似，但反社会性品行障碍多见于18岁以前，如果在20岁之前反社会性品行障碍没有渐趋减弱或消失，则有可能会演变为人格障碍。

2. 与精神分裂症的鉴别

精神分裂症具有幻觉、妄想、言语散乱、行为紊乱或紧张症行为等精神病性症状(阳性症状),虽然也有情感淡漠等症状(阴性症状),但这是精神功能衰退的表现。人格障碍没有幻觉、妄想等精神病性症状,情绪冷淡,情感疏淡则是一贯如此的人格缺陷表现。

3. 与社交焦虑障碍的鉴别

社交焦虑障碍在与人交往时对尴尬、被拒绝等非常焦虑,且极力回避。人格障碍有时也会有对负性评价极其敏感而抑制或回避人际交往的表现,但这是自感能力不足的消极观念导致的。

4. 与强迫障碍的鉴别

强迫障碍虽然有时也有人格障碍的某些表现,多数强迫障碍患者有强迫性人格特征,但强迫障碍有症状违反自己意愿而徒劳克制、无力摆脱的特点。人格障碍的表现则被患者认为合情合理,甚至是必要的,至多有时会有似乎有些过分的感觉。

四、矫治

第一,与患者推心置腹地交谈,交谈时避免以权威者姿态出现,要保持中立的态度和立场,不要同情患者,也不可过分批评其行为;要让来访者既看到其人格特征的异常方面,也看到人格特征的正常方面,以强化其正常人格特征,转变其异常人格特征。尽量与来访者建立可以信任的关系,逐渐使其认识到自己人格方面的问题,认识到人格方面的问题常常会影响和损害人际关系,激化人际矛盾,继而干扰自己的正常生活,影响自己事业的发展,以激发其通过意志控制等方法慢慢改变的愿望和动机,使其在自助中人格偏离逐渐有所改善。同时,在对来访者表现出充分尊重、信赖和诚挚态度的氛围中,也可通过诱导使来访者详细叙述在生活和人际交往中的种种表现,有时可通过家属了解来访者的人际关系和在人际交往中的具体表现,结合已了解的来访者人格特征有针对性地假设某种生活和人际交往情景,让其回答在这种情景下自己可能出现的态度、看法和处理方式,以使其充分暴露人格中的缺陷,从而更全面把握其人格特征

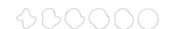

的具体表现,以强化其求治的主动性和积极性。

第二,根据现实疗法(reality therapy)的心理治疗理论,向来访者阐明生命的"向上目标",使其面对现实,在不损害自己和他人的前提下去满足自己的基本需要,尤其去满足"爱别人和被别人爱的需要""对自己和对他人都是有价值的需要"等基本心理需要。以此鼓励来访者与他人交往,与他人互动,在与他人的交往和互动中表现出主动性、真诚、热情以及希望成功的积极品质,从而逐渐与他人建立良好的、密切的人际关系。可以建议并鼓励来访者经常自觉、主动地置身于同辈健康人群,以无批判知觉的形式接受种种"健康"的影响。同辈人际交往不仅具有信息沟通功能,而且具有情绪移入功能。在人际交往过程中,交往伙伴之间的情绪会相互感染和移入,情绪感染和移入能满足相互间感情交流的需要,形成个人良好的心理微观环境。这种感染和移入不只意味着"认识",也意味着"吸收";不只意味着"了解",也意味着"感受"。这样来访者在与同辈健康人群的交往中能不自觉地产生对比联想,接受种种"健康"的暗示,从而把自己逐渐比拟于健康人群中的一员,在整个心理活动中全面、持久地模拟健康人群,以至逐渐地被健康的心理环境同化而使人格日趋正常。如果来访者难以与同辈健康人群交往,也可以主动置身于少年儿童等低龄健康人群之中,以感染的形式接受种种"健康"的影响。与比自己年龄小得多的儿童少年交往,易对他们的健康心理状态产生无意识的、不自主的屈从,这种屈从实际上是一种无从猜疑和对人际交往过于敏感的特殊的"情感状态感染反应",因而通过与低龄人群的交往,能使来访者"滋生"童真,获得朝气,从而改善心理状态,并逐渐减少人格障碍的种种表现。

第三,激发来访者进行自我评估,随时随地对自己的认知和行为作出评价,使其学会分析自己哪些认知和行为有利于建立良好的人际关系,哪些认知和行为不利于正常的人际交往,从而懂得如何改变自己现在的认知和行为模式,承担起个人的责任,积极解决现实的问题,建立负责任的、与"向上目标"协调的计划,并形成现实的认知和行为方式。

第四，鼓励来访者学习基本规范，掌握作为一个社会成员应该掌握的行为规则和方式，并按规则和方式行事，从而为社会接纳，与其他社会成员相互交往；鼓励来访者学习扮演社会角色，人的整个社会化过程都是学习担任社会角色的过程，每一个社会成员在社会关系和社会组织中都占有一个特定的位置，都要按照社会对该位置的规范和要求表现其行为。处于某一社会地位的人只有按照社会规范表现出各种相应的行为，才能成为符合需要的社会角色；也只有让来访者多注意他人的长处和自己的不足，通过与其他成员共同参加活动以控制和改善其偏离行为，才能使其逐步建立适应社会的行为模式。

第五，调整理想自我与现实自我的关系，使理想的自我与现实的自我达到统一。为此，或者设法改变和修正理想的自我，使其符合现实的自我；或者努力改变现实的自我，使其与理想的自我一致，从而恢复完善和统一的自我认同意识，使业已破坏的自我同一性得以重新建立。

第六，提高情绪的自我控制能力，培养"遇事先冷静下来，然后再认真想一想"的好习惯。在生活和人际交往中受到负性刺激或者遇到挫折时，要通过转移、提醒和宣泄等方法消除烦恼、忧愁情绪和冲动性行为。其中"转移"是在受到负性刺激或者遇到挫折时，尽量离开现场或去回忆愉快的往事，或集中精力去从事有趣的活动；"提醒"是在受到负性刺激或者遇到挫折时，要立即暗示自己切忌冲动，并强行遏制消极情绪和不理智行为；"宣泄"则是在受到负性刺激或者遇到挫折时，采取合理、可取的方式发泄不良情绪，如向至亲好友倾诉、记日记等，必要时可用原始狂叫疗法（biotic scream therapy），独自在空荡而不影响他人的屋子里狂呼猛喊，尽情宣泄自己的负性情绪，独自在屋子里也可面壁自语，直至感到无话可说而精神上觉得轻松。

第七，用理想化移情的方法使来访者在无意识支配下与咨询师或心理治疗师建立理想、融洽的咨访关系，进一步强化来访者的信赖和遵从性；然后有意识地使来访者的情感移向其他伙伴和活动，并充分调动其聪明才智，帮助其建立新的伙伴关系和开展有益的社会活动；最后通过其自我认识进行自我确立和塑

　　　　　　　　　　　　　　　　实用心理异常诊断矫治手册　第五版

造,即站在完全理解来访者的立场上,通过诱导和再教育,培养其认同心理,充分明确个人在群体中的角色作用和建立良好人际关系的重要性,以消除其自我中心心理。待这一过程取得效果后,对来访者进行新的人格定向与规划教育,力求使其自我完善,逐渐达到与正常人一致的水平。

第八,进行人际关系训练(training in human relations)。可使用分为代表来访者和他人都知道的行为的公开象限[开放区主导型(open area leading)]、代表他人知道而来访者不知道的行为的盲象限[盲区主导型(blind area leading)]、代表来访者知道而他人不知道的行为的隐蔽象限[隐藏区主导型(hidden area leading)]和代表来访者和他人都不知道的行为的未知象限[未知区主导型(unknown area leading)]等四个象限的约哈利窗(Johari window),通过自我暗示减小隐蔽区和诱发对来访者行为的反馈以减小盲区,从而提高个人自我认识和自我开放的程度,扩大公开区,改善人际关系。约哈利窗目前已成为分析与训练个人发展的自我意识,以达到增强信息沟通、人际关系、团队发展等目标的活动中广泛使用的管理模型。

《精神障碍诊断与统计手册(第五版)》中的人格障碍分类

美国《精神障碍诊断与统计手册(第五版)》虽然采取 6 项人格特质维度对人格障碍进行评估和诊断,但在满足 6 项人格特质维度的条件下,不同人格障碍者的临床表现尤其是症状侧重点不尽相同,有的区别还较大,因而对人格障碍仍然作了相对严格和细致的分类,尽管这样的分类要求诊断到某一人格障碍的具体类型有相当难度,但对各类型人格障碍具体症状细致、清晰的表述和严格的诊断要求,在一定程度上会有助于防止人格障碍的过度诊断,也显然会有助于有针对性地选择合适的矫治措施和预测预后,这在临床上仍具有重要价值。

《精神障碍诊断与统计手册(第五版)》中的人格障碍分类:

一、偏执型人格障碍(paranoid personality disorder)

偏执型人格障碍是表现为对他人不信任且敏感多疑和极易记恨的人格障碍。

1. 临床表现

对他人普遍不信任和猜疑,非现实性地将他人的行为动机解释为"恶意的",极易记恨,也常采取报复举动。在生活中常有以下某些表现:没有足够根据就猜疑他人欺骗和伤害了自己,以致过分警惕而成天提防他人的所谓"暗算"和耍弄"阴谋诡计";怀疑熟人(同学、同事、朋友等)对自己的忠诚和信任;对信任他人犹豫不决,不轻易信任他人,唯恐他人利用自己的信息加害自己;对他人的善意言语或事件赋予贬低或威胁自己的含义,常将遇到的挫折和失败归咎于他人;不能原谅他人的轻视、拒绝、侮辱和伤害,且持久地心怀怨恨,耿耿于怀,经年累月纠缠不休;对自己的名誉或人格受到的所谓打击非常敏感,并会迅速作出愤怒反应或报复举动;毫无根据地反复猜疑配偶或恋人对自己不忠等。此外,患者也好争辩且固执己见,自负、偏激,无自知之明。

2. 诊断要点

一是对他人普遍不信任和猜疑且极易记恨。至少具有下列症状中的 4 项:没有足够根据就猜疑他人欺骗和伤害自己;怀疑熟人(同学、同事、朋友等)对自己的忠诚和信任;对信任他人犹豫不决,唯恐他人加害自己;对他人的善意言语或事件赋予贬低或威胁自己的含义;对他人持久地心怀怨恨,不能原谅他人;对自己的名誉或人格受到的所谓打击非常敏感,并会迅速作出愤怒反应或报复举动;毫无根据地反复猜疑配偶或恋人对自己不忠等。二是起病于成年早期。三是症状不能归因于躯体疾病,也不能用其他精神性障碍也会有这些症状来解释。

二、分裂型人格障碍(schizoid personality disorder)

分裂型人格障碍是表现为认知扭曲和古怪行为的人格障碍。

1. 临床表现

时时处处对人际密切感到强烈不舒服,在人际交往中表现出认知扭曲和

 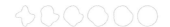

古怪行为,有明显的牵连观念,认为周围每一件事情都牵连到自己,都与自己有关,看到有人嘀咕,会感觉是在说自己坏话,有人偷笑,会认为是在暗笑自己愚笨或丑陋(但不是关系妄想);信念偏执怪异,独出心裁,过分沉溺于个人想象或内省,过分迷信,相信千里眼、顺风耳或手指能看书阅读等所谓的特异功能;异乎寻常的知觉体验,能感知到自己身体在缩小或膨胀,能体验到自己灵魂出窍离开身体;言语和思维古怪,难以捉摸,含混不清、隐晦,或夸张、刻板和难以理解;敏感多疑,对人不信任,常怀疑他人动机;情感表达不恰当或受限制,与人交往缺乏丰富的内心体验,表情呆板,对人冷淡;不修边幅,外表奇特,行为不合时宜和古怪,缺乏目的性,举止反常,例如餐后让餐厅服务员把盘子里仅剩的一根葱打包带回家,带回家后又随即丢弃;除最亲近的亲属外,无亲密和知心朋友,常常孑然一身;对社交过分恐惧和焦虑,生活上独来独往,远离人群等。

2. 诊断要点

一是时时处处对人际密切关感到强烈不舒服,在人际交往中表现出认知扭曲和古怪行为,至少具有下列症状中的 5 项:牵连观念;信念偏执怪异;异乎寻常的知觉体验;言语和思维古怪;敏感多疑;情感表达不恰当或受限制;外表奇特,行为不合时宜和古怪;除最亲近的亲属外,无亲密和知心朋友;对社交过分恐惧和焦虑等。二是起病于成年早期。三是这些症状是原发性的,并非仅仅在精神分裂症等精神病性障碍或孤独症(自闭症)谱系障碍的病程之中出现。

三、分裂样人格障碍(schizotypal personality disorder)

分裂样人格障碍是表现为脱离人际关系、人际交往时情绪和情感表达受限的人格障碍。

1. 临床表现

生活中脱离人际关系,在与人交往时情绪和情感表达明显受限,不愿建立也不想享受人们通常向往的密切的人际关系,甚至也不向往亲密的家庭关系;独来独往,离群索居,几乎总是独自活动;对性行为不感兴趣,很少有性生活;对各种活动几乎很少感兴趣甚至完全不感兴趣,在活动中也很少有乐趣甚至完全没有乐趣;除最亲近的亲属外,没有亲密和知心朋友;对他人的赞许或批评无动于衷、毫不在意,情绪冷淡,情感疏淡等。

2. 诊断要点

一是生活中脱离人际关系,在与人交往时情绪和情感表达明显受限,至少具有下列症状中的4项:不愿建立也不想享受人们通常向往的密切的人际关系(包括亲密的家庭关系);独来独往,离群索居;对性行为不感兴趣;对各种活动几乎很少感兴趣甚至完全不感兴趣;除最亲近的亲属外,没有亲密和知心朋友;对他人的赞许或批评无动于衷、毫不在意,情绪冷淡、情感疏淡等。二是起病于成年早期。三是这些症状是原发性的,并非仅仅在精神分裂症等精神病性障碍或孤独症(自闭症)谱系障碍的病程之中出现,也不能归因于躯体疾病。

四、反社会型人格障碍(antisocial personality disorder)

反社会型人格障碍是表现为违背社会规范的危害性行为的人格障碍。

1. 临床表现

对违背社会规范的危害性行为习以为常,在生活中的明显表现是无视和不遵守社会道德规范,漠视和侵犯他人权利,极端自私,冷酷无情,缺乏起码的同情心,常常对他人甚至亲友作出令人痛苦的残酷举动,如恶狠狠地谩骂父母和殴打配偶与子女,恶意地诽谤和陷害亲友,残忍地虐待他人和动物等;为了个人利益和乐趣而说谎、欺骗和敲诈他人;情绪和行为冲动,行动往往是心血来潮之举,事前没有周密的考虑或计划,想干什么便干什么;易激惹和具有攻击性,动辄谩骂或斗殴;鲁莽地漠视他人安全,也不顾自身安全;一贯不承担义务和责任,既不照顾妻儿也不赡养父母,不愿坚持工作而屡次无故更换工作岗位;从不内疚和自责,对偷窃或虐待、伤害他人的行为毫无悔改之心,有时虽然也能在他人指责下迫于压力作出检讨,但仅停留在口头上,绝不会有痛改前非的行动,而且片刻即忘,依然故我,给人一种屡教屡犯、无可救药的感觉。

患者的人际关系紧张而糟糕,虽然他人有时可能因其具有一定能力或特长而与其保持友谊关系,但这种友谊关系往往是肤浅的、短暂的,时间一长必然与其分道扬镳。在家庭中同样不能维持长久稳定的夫妻关系。

2. 诊断要点

一是习以为常的违背社会规范的危害性行为,至少具有下列症状中的 3 项:无视和不遵守社会道德规范,漠视和侵犯他人权利;为了个人利益和乐趣而说谎、欺骗和敲诈他人;情绪和行为冲动,事前没有计划和打算;易激惹和具有攻击性,动辄谩骂或斗殴;鲁莽地漠视他人安全,也不顾自身安全;一贯不承担义务和责任,不愿坚持工作;从不内疚和自责,对偷窃或虐待、伤害他人的行为毫无悔改之心。二是起病于 15 岁,15 岁前已出现反社会性品行障碍,但反社会型人格障碍诊断的年龄至少已 18 岁。三是这些症状是原发性的,并非仅仅在精神分裂症或双相障碍的病程之中出现。

五、边缘型人格障碍(borderline personality disorder)

边缘型人格障碍是表现为自我形象或自我感觉上的身份紊乱、人际关系紧张和不稳定、潜在的自我损伤性冲动以及反复的自残或自杀行为的人格障碍。

1. 临床表现

自我形象或自我感觉上的身份紊乱是自我形象矛盾的自我同一性混乱的表现,是对个人的内部状态与外部环境整合和协调一致的破坏,是对自己本质特征以及观念、行为等一生中重要方面前后一致意识的破坏。例如患者明明是异性恋者,却常常莫名其妙地怀疑自己可能有同性恋倾向;自己明明能处理好某些并不难处理的事情,却担心自己可能没有能力解决等。

人际关系紧张和不稳定的特点是把人际关系极端理想化或极端贬低,且交替波动变化,是对原有人际关系动摇的表现。例如对眷爱的人变得厌烦,对自己所依赖的人变得疏远,但不能忍受孤独,常有莫明的失落感,且交替波动变化,使人际关系显得紧张和极不稳定。

潜在的自我损伤性冲动常常会通过盲目消费、酗酒、危险驾驶和暴饮暴食等对身体有明显伤害甚至危及生命的行为表现出来，缺乏应有的警惕性。

反复的自残或自杀行为同样具有明显的冲动性，有时也会摆出自杀的姿态或发出自杀的威胁。

同时，患者情绪不稳定，情绪转换无常，受到负性刺激或者遇到挫折，瞬间就会由正常情绪转为易激惹性激动、焦虑、烦躁或抑郁，通常会持续数小时。

此外，常见的症状还有：竭力避免自己想象中或实际上的被遗弃；持续的慢性空虚感；不恰当又难以自控地经常发脾气，强烈而持续的愤怒和反复的斗殴，以及处于应激状态时出现短暂的偏执观念或严重的分离症状等。

2. 诊断要点

一是至少具有下列症状中的 5 项：自我形象或自我感觉上的身份紊乱；人际关系紧张和不稳定；潜在的自我损伤性冲动；反复的自残或自杀行为；情绪不稳定；竭力避免自己想象中或实际上的被遗弃；持续的慢性空虚感；不恰当又难以自控的经常发脾气，强烈而持续的愤怒和反复的斗殴；处于应激状态时出现短暂的偏执观念或严重的解离症状等。二是起病于成年早期。

六、表演型人格障碍(histrionic personality disorder)

表演型人格障碍是表现为过分情绪化、追求他人关注的人格障碍。

1. 临床表现

自我戏剧化，表演色彩浓厚，精神活动和行为夸张、做作，且不以为然；情绪浅表而极不稳定，变化快速，一会儿大叫大笑，一会儿又大哭大闹，使人无所适从，不得安宁；言语笼统、抽象、缺乏细节，但令人印象深刻；利用身体外表来引起他人对自己的注意；与人交往时常带有不恰当的挑逗行为（例如性诱惑），或者通过大言不惭地夸耀自己的才智、危言耸听、哗众取宠等手段，故意把自己置于大庭广众之下，使自己成为众人注意的焦点，甚至在众目睽睽之下出尽洋相也在所不惜，常会使人难堪；达不到使自己成为别人注意中心的目的，会浑身不

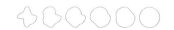

自在和不舒服；认为自己的人际关系比实际上的亲密；易受暗示，情绪、情感和行为极易为他人或环境所影响，他人痛苦，自己也随之痛苦，他人花言巧语欺骗自己，自己也随之上当，事后还会为之辩解等。

此外，患者自我中心的表现也比较明显，常常沉溺于自我，只考虑自己，经常莫名其妙地自我夸奖，自我放纵，对他人指手画脚，从不为他人着想，也不体谅他人。稍有不如意，就会行为出格：娇嗔做作，佯怒生气，吵闹不休，以至于引起周围人的厌烦和反感。

2. 诊断要点

一是至少具有下列症状中的 5 项：自我戏剧化，表演色彩浓厚；情绪浅表而极不稳定；言语笼统、抽象，缺乏细节，但令人印象深刻；利用身体外表来引起他人对自己的注意；与人交往时常带有不恰当的挑逗行为（例如性诱惑），或者通过危言耸听、哗众取宠等手段，使自己成为众人注意的焦点；达不到使自己成为别人注意中心的目的，会浑身不自在和不舒服；认为自己的人际关系比实际上的亲密；易受暗示，情绪、情感和行为极易为他人或环境所影响等。二是起病于成年早期。

七、自恋型人格障碍(narcissistic personality disorder)

自恋型人格障碍是表现为渴望他人重视和赞赏、缺乏共感（共情）、傲慢和充满不切实际的幻想的优势观念（先占观念）的人格障碍。

1. 临床表现

具有自我重要性的夸大感，认为自己聪明才智过人、能力超群、成就非凡，即使目前还未成功，也渴望被他人认为是优胜的成功者；充满不切实际的幻想，幻想自己无比智慧、无限成功，拥有无上权力、无穷人脉和无与伦比的美丽爱情等，且已成为优势观念（先占观念）；自以为自己与众不同和特殊，也只能为与众不同和特殊的人所理解且与之交往；渴望他人的重视和赞赏，且要求过度；权利感明显，期望他人顺从和获得特殊的优待；为了达到目的而捉弄、欺侮和剥削他人;缺乏共感(共情),不愿认同或无视他人的需求和感受,常借口他人不会在意;妒忌他人或认为他人妒忌自己;高傲,行为和态度傲慢无礼。

2. 诊断要点

一是至少具有下列症状中的 5 项:自我重要性的夸大感;充满不切实际的幻想的优势观念(先占观念);自以为自己与众不同和特殊;渴望他人的重视和赞赏;权利感明显;为了达到目的而捉弄、欺侮和剥削他人;缺乏共感(共情);妒忌他人或认为他人妒忌自己;高傲,行为和态度傲慢无礼。二是起病于成年早期。

八、回避型人格障碍(avoidant personality disorder)

回避型人格障碍是表现为自感能力不足、对负性评价极其敏感,从而抑制或回避人际交往的人格障碍。

1. 临床表现

在日常生活中,自我评价较低,有明显的紧张感、忧虑感、不安全感和自卑感,总认为与人交往时低人一等、缺乏吸引力甚至愚蠢笨拙;对遭受拒绝或批评过分敏感,回避有较多人际交往的职业,害怕在这些职业活动中受到排斥、否定或指责;缺乏与人交往的勇气,除非自己被他人接受并得到自己不会受到批评的保证,或能确定自己被人喜欢,否则就不愿和回避与人交往;在亲密关系人群中害怕被讥讽、嘲弄而寡言少语、行为拘谨;在社交场合明显被冷落、拒绝和被指责或批评的优势观念(先占观念);自感能力不足而在新的社交场合的人际交往受到抑制;担心在各种新活动中会感到尴尬、窘困而不愿冒险参与等。

2. 诊断要点

一是至少具有下列症状中的 4 项:总认为与人交往时低人一等、缺乏吸引力甚至愚蠢笨拙;回避有较多人际交往的职业,害怕受到排斥、否定或指责;不能确定自己被人喜欢,就不愿和回避与人交往;在亲密关系人群中害怕被讥讽、嘲弄而寡言少语、行为拘谨;在社交场合明显被冷落、拒绝和被指责或批评的优势观念(先占观念);自感能力不足而在新的社交场合的人际交往受到抑制;担心在各种新活动中会感到尴尬、窘困而不愿冒险参与。二是起病于成年早期。

九、依赖型人格障碍(dependent personality disorder)

依赖型人格障碍是表现为严重缺乏独立性而过分依赖他人照顾的人格障碍。

1.临床表现

严重缺乏独立性,过分依赖他人照顾,在日常生活中的具体表现有:自感无能,有明显害怕自我照顾的优势观念(先占观念);对自己的能力缺乏信心,难以独自做事;依赖他人为自己生活上的重要问题作出决定,如果没有他人的建议和保证,难以独自作出决定;要求他人为自己生活上的重要问题承担责任,即使寻求配偶,也必须是有能力、可依赖和为自己承担责任的伴侣;为了获得依赖,甘愿去做一些令自己痛苦的事情;极端顺从所依赖的人的意志,不会提出不同意见,也不愿意提出合理的要求;独处时焦虑、难受、无助;某种可依赖的亲密关系结束时,感到痛苦甚至有被毁灭的体验,迫切要求找到新的可依赖的亲密关系。

2.诊断要点

一是至少具有下列症状中的5项:明显害怕自我照顾的优势观念(先占观念);难以独自做事;依赖他人在自己生活的重要问题上作出决定,如果没有他人的建议和保证,难以独自作出决定;要求他人为自己生活上的重要问题承担责任;为了能获得依赖,甘愿去做一些令自己痛苦的事情;不愿意对所依赖的人提出合理要求和不同意见;独处时焦虑、难受、无助;某种可依赖的亲密关系结束时,感到痛苦,迫切要求找到新的可依赖的亲密关系。二是起病于成年早期。

十、强迫型人格障碍(obsessive-compulsive personality disorder)

强迫型人格障碍是表现为墨守成规、固执僵化和苛求完美的人格障碍。

1.临床表现

墨守成规、固执僵化和苛求完美,在日常生活、职业活动和人际交往中通常有以下若干表现:因循守旧,过分注重规则、细节、顺序等而忽视活动的目标与要点,缺乏利用时机、随机应变的能力;苛刻地追求完美,凡事都必须很早以前就对每个细节作出计划,小心翼翼,唯恐计划不够完整、完美,即使考虑已很周密且已面面俱到,仍感到不完善和不放心,以致达不到自己规定的严格要求而无法完成活动任务;除非他人遵循自己的习惯或以按部就班的特定方式去做,否则不愿将活动任务委托他人或与他人合作完成,即使独自完成活动任务,也会反复核查,唯恐出现疏漏或差错,如必须与他人合作,则显得极为专制;对职业活动及其成效过分沉迷,以致无暇顾及朋友交往和文娱等活动;观念和行为固执僵化,刻板机械,看问题的方法一成不变;对恪守伦理道德或价值观念过分在意和谨慎,缺乏弹性,常常难以适应新的情况;不愿丢弃已无任何价值也无纪念意义的物品;为应付未来不时之需存钱而对自己和他人过分节俭和吝啬。

2. 诊断要点

一是至少具有下列症状中的 4 项:因循守旧,过分注重规则、细节、顺序等而忽视活动的目标与要点;苛刻地追求完美,以致达不到自己规定的严格要求而无法完成活动任务;除非他人遵循自己的习惯或以按部就班的特定方式去做,否则不愿将活动任务委托他人或与他人合作完成;对职业活动及其成效过分沉迷,以致无暇顾及朋友交往和文娱等活动;观念和行为固执僵化,刻板机械;对恪守伦理道德或价值观念过分在意和谨慎,缺乏弹性;不愿丢弃已无任何价值也无纪念意义的物品;为应付未来不时之需存钱而对自己和他人过分节俭和吝啬。二是起病于成年早期。

冲 动 控 制 障 碍

冲动控制障碍(impulse control disorders)是指一组表现为无法抵抗冲动、动机和渴求而重复发生、难以自制的某些在短期内对个体具有愉悦感、满足感

 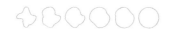

和解脱感等犒赏性感受,长期则对个体与他人均会造成损害的精神障碍。

纵 火 癖

纵火癖(pyromania)是表现为故意和有目的反复出现、难以自制的纵火冲动和纵火行为的冲动控制障碍。

一、临床表现

常为不能自制的纵火烧物的强烈欲望和浓厚兴趣所驱使,纵火是有目的和故意的,纵火前有紧张感,纵火时或纵火后常常会情不自禁地站在火灾现场观看、欣赏,有愉悦感、满足感和解脱感,对纵火工具和纵火场景感到兴奋、好奇甚至迷恋;纵火并非为了获得经济利益,也并非为了达到报复或政治目的,仅仅是为了自我的心理满足。

二、诊断要点

一是有难以控制的采取纵火行为的强烈欲望,并有行动前的紧张感和行动后的愉悦感、满足感和解脱感;纵火行为仅仅在于自我心理的满足,而不在于获得钱财或达到报复、政治目的;纵火行为反复发生,虽然已造成了严重的社会后果,但仍会产生纵火欲望和纵火行为。二是并非精神病性症状(例如妄想、幻觉等)反应的表现,也不是神经认知障碍或智力发育障碍等的表现和结果。

三、鉴别诊断

1. 与为了获得钱财或达到报复、政治目的的纵火行为的鉴别

为了获得钱财或达到报复、政治目的的纵火行为,其目的是清晰的,具有明确的指向性。纵火癖的纵火行为仅仅在于自我的心理满足。

2. 与边缘型和分裂型人格障碍的鉴别

边缘型和分裂型人格障碍患者偶尔也会有纵火行为,但这种纵火行为或者继发于愿望和行动受挫等精神刺激,或者继发于目的不明确的冲动或暴怒,也不会产生愉悦感、满足感和解脱感。纵火癖的纵火行为则来自内心驱动的强烈欲望和浓厚兴趣,行为实施过程或实施后会产生愉悦感、满足感和解脱感。

四、矫治

可通过厌恶疗法抑制和消除纵火癖的纵火欲望和行为。当出现纵火欲望时,立即拉弹预先套在手腕上的一根橡皮圈,产生不易忍受的疼痛刺激(要防止弹伤),并计算拉弹次数,直至纵火欲望消失。以后若再次出现纵火欲望,则再次拉弹橡皮圈;如果拉弹次数逐渐减少,纵火欲望和行为则可望消除。

偷 窃 癖

偷窃癖(kleptomania)是表现为反复出现难以抵制的偷窃冲动和偷窃行为的冲动控制障碍。

一、临床表现

反复出现难以控制甚至无法抵制的偷窃兴趣、冲动和偷窃行为,偷窃的物品常无金钱价值,也并非自用,偷得的物品常丢弃、送人或囤积起来。偷窃前有紧张感,偷窃时或偷窃后有愉悦感、满足感和解脱感,偷窃并非为了获得经济利益,也并非为了达到报复目的,仅仅是为了自我的心理满足。事后有时也会产生后悔感甚至会自责,但很少具有诚意,以后又复故我,具有明显的习惯性或一贯性。

二、诊断要点

一是有难以控制的采取偷窃行为的强烈欲望,并有偷窃前的紧张感和偷窃

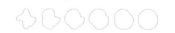

时或偷窃后的愉悦感、满足感和解脱感；偷窃行为仅仅在于自我心理的满足，而不在于获得钱财或达到报复目的；偷窃行为反复发生，虽然已明显损害了他人或社会的利益，但偷窃欲望和偷窃行为依旧频繁地出现。二是并非是精神病性症状（例如妄想、幻觉等）反应的表现。

三、鉴别诊断

偷窃癖主要应与生活中为了钱财目的的偷窃相鉴别。为了钱财目的的偷窃，其目的是为了偷取钱财；偷窃癖的偷窃行为不在于获得钱财，仅在于自我的心理满足。

四、矫治

第一，确立新的认知模式以替代与偷窃癖行为相联系的错误认知。使患者真正看到偷窃癖行为的危害性，并时时提醒自己，以压制内心的偷窃冲动和约束自己的偷窃行为。

第二，通过各种活动不断磨炼意志，提高自控能力。当出现偷窃冲动和偷窃行为时用毅力强行中止。

第三，通过厌恶疗法抑制和消除偷窃冲动和偷窃行为。当出现偷窃欲望和冲动时，立即拉弹预先套在手腕上的一根橡皮圈，使之产生不易忍受的疼痛刺激（要防止弹伤），并计算拉弹次数，直至偷窃欲望和冲动消失。以后再次出现偷窃欲望和冲动时，则再次拉弹橡皮圈；如果拉弹次数逐渐减少，偷窃欲望冲动和偷窃行为则可望消除。

第四，努力培养有益于身心健康的活动兴趣。如打球、看影视剧、阅读小说等，以逐渐抑制偷窃冲动和取代偷窃行为。

间歇性爆发性障碍

间歇性爆发性障碍（intermittent explosive disorder）是表现为经常发生的

冲动性情绪暴怒、言语暴发或肢体侵犯行为的冲动控制障碍。

一、临床表现

情绪暴怒、言语暴发或肢体侵犯行为常由不符合本人愿望和意向的微不足道的小事触发，这些小事虽然只是一些微小的精神刺激，例如菜烧得咸了点、杯子等日常用品被家人使用后没有放置在约定俗成的固定位置等，这些小事也并非故意且直接针对患者的刺激，但患者依旧无法忍受而爆发非常强烈又难以控制的愤怒情绪，并常伴有冲动性的言语暴发或肢体侵犯行为。暴怒情绪、言语暴发或肢体侵犯行为也可以没有触发事件而莫名其妙地发生，事前难以预测。间歇性爆发性障碍轻者仅局限于谩骂以至于发生口角、怒骂，重者则可捣毁物品、殴打伤人，甚至自伤、自杀。在强烈的情绪冲动期间，意识范围明显狭窄，认知片面，判断力下降，注意范围缩小。事后可对发作时的所作所为感到后悔、内疚、自责，但不能防止因微小精神刺激引起的暴怒情绪、言语暴发或肢体侵犯行为的再次发生，具有明显的阵发性特点。在间歇期常无类似表现。

情绪暴怒、言语暴发或肢体侵犯行为常常在远离众人的一定范围内发生（例如在家庭内等），通常不容易被众人觉察和发现；即使在众人交往环境中受了刺激，但为了维护自我形象，也可有一定的自控能力而把情绪暴怒、言语暴发或肢体侵犯行为压抑下去，给人一种有相当气量和气度的感觉，因而可有相当良好的人际关系。但这种人际关系常不稳定，一旦被人觉察，就有可能引起人际关系紧张，甚至被人疏远。如果患者意识到在众人交往环境中可以无所顾忌，则同样会稍有不如意就火冒三丈、行为具有攻击性且不考虑后果的爆发性表现，故人际关系时好时坏，几乎没有持久的知心朋友。

二、诊断要点

一是情绪暴怒、言语暴发或肢体侵犯行为表现具有爆发性、阵发性，且难以预测和难以遏制。二是常由触发事件引起，但也可以没有触发事件而莫名其妙

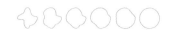

地发生。三是事后有后悔感,但一般不会作深刻反省,即使吸取了教训也难以防止下次再度发生。

三、鉴别诊断

1. 与性格暴躁的鉴别

性格暴躁通常表现为在直接受到不利于己的刺激后暴跳如雷,例如在指责孩子犯错时配偶护短,批评自己态度粗暴而怒火冲天等。当然,性格暴躁的人有时也会在微小的精神刺激下大发脾气或者借故大发脾气,但这种情况大多是在不如意、不顺心即心情不好的情况下发生。性格暴躁也会在一定程度上影响人际关系,但还未达到明显损害社会功能的程度,事后通常也无后悔感。间歇性爆发性障碍的暴怒情绪和冲动性言语或行为则常由小事引起或无端发生,小事通常并非直接针对患者,只是不符合患者本人的愿望和意向,常给人一种小事大作和很霸道的感觉,且事后有明显的后悔感和社会功能的明显受损。

2. 与反社会型人格障碍的鉴别

反社会型人格障碍虽然也缺乏自我控制能力,吵骂打架也成家常便饭,但不会自责,也没有后悔感,给人一种不可理喻的感觉。间歇性爆发性障碍则通常都有不符合患者本人的愿望和意向的微小精神刺激,事后有明显的后悔感,发作具有阵发性。

四、矫治

第一,认真倾听患者对自己的情绪暴怒、言语暴发或肢体侵犯行为的诉述和评价,特别要注意患者事后是否有后悔感,是否具有阵发性,以及平时与他人相处关系是否良好等,然后让患者明了间歇性爆发性障碍的性质和可能造成的严重后果。

第二,如果有激发事件,建议患者在情绪暴怒、言语暴发或肢体侵犯行为即将发生的瞬间,迅速切断引起其发生的激发事件之间的联系,以消除精神刺激,防止暴怒和暴行。这种信号切断法的最有效的做法是迅速离开引起精神刺激的激发事件现场，去从事别的活动。如果患者暂时无法迅速离开激发事件现场，则可把自己看作一个受过良好教育、具有雅量的谦谦君子，完全不理会激发事件的刺激，不值得为此小事动气而有失君子风度。

第三，平时可用"忍耐""制怒"等作为座右铭，不断地提醒自己、激励自己，以提高情绪控制能力。

强迫性行为障碍

强迫性行为障碍（compulsive sexual behaviour disorder）是表现为无法控制、抵抗性冲动而导致重复的、有害的性行为的冲动控制障碍。

强迫性行为障碍常被称为性瘾或性成瘾，但性瘾或性成瘾因易被误认为性欲倒错障碍的亚型而产生争议。世界卫生组织的《国际疾病分类（第十一版）》以"强迫性行为障碍"病名将其归属于冲动控制障碍的亚型。

一、临床表现

性冲动强烈，渴求性行为，常违背自己的性价值观念也违背他人意志强行与互不相识或不喜欢的人发生性关系，且常伴有性虐待行为；虽然能意识到不应该这样做，但无法控制，事后感到羞耻、不安和空虚，也感到没有意味、毫无意义，并且非常害怕被人觉察，保密意识强烈。在无法抵抗性冲动时，患者也常会频发强奸、乱伦、性侵儿童等犯罪行为。由于有害性行为频繁，不仅常会伤害性器官，而且会增加传染性病的风险。

患者会因社会道德方面的精神压力而感到痛苦，并给家人、亲友造成身心伤害；虽渴望摆脱这种精神煎熬，但无济于事，沮丧和绝望情绪明显。

二、诊断要点

一是无法抵抗性冲动而采取有害性行为，对他人身心造成严重伤害。二是

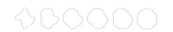

患者内心冲突剧烈和感到痛苦。

三、鉴别诊断

强迫性行为障碍主要应与性欲旺盛相鉴别。性欲旺盛虽然常沉溺于性爱，做爱频繁，也喜欢去色情场所寻欢，但能自我控制，内心也没有明显的冲突和痛苦；强迫性行为障碍缺乏自我调节能力，无法控制性冲动，不仅自己内心冲突剧烈和感到痛苦，也会因采取有害性行为而对他人身心造成严重伤害。

四、矫治

第一，让患者了解强迫性行为障碍的性质和给自己和他人带来的严重后果。

第二，根据患者的爱好特点和条件，积极培养某种兴趣活动，并给兴趣活动设置提高活动能力和水平的努力目标；融入社交活动，丰富精神生活。

第三，可用行为治疗中的厌恶疗法等方法进行控制和缓解。

第四，可建议患者去医院进行药物治疗，并严遵医嘱。

性欲倒错障碍

性欲倒错障碍（paraphilic disorders）是引起性幻想、性兴奋和达到性满足的方式偏好或性兴趣不符合社会正常标准的精神障碍。

世界卫生组织的《国际疾病分类（第十一版）》第六章"精神、行为或神经发育障碍"中的性欲倒错障碍只列入了露阴障碍、窥阴障碍、恋童障碍、强制性性施虐障碍、摩擦障碍以及其他非经他人同意的性欲倒错障碍（other paraphilic disorder involving non-consenting individuals）、独立自主行为人同意的性欲倒错障碍（paraphilic disorder involving solitary behaviour consenting individuals）

和未特定的性欲倒错障碍(paraphilic disorders, unspecified)等，未列入恋物障碍、异装障碍、性受虐障碍(sexual masochism disorder)，也未列入其他特定的性欲倒错障碍(other specified paraphilic disorder)。美国《精神障碍诊断与统计手册(第五版)》则将这些障碍归属为性欲倒错障碍的亚型。

性欲倒错障碍的症状至少持续 6 个月方可诊断。

性欲倒错障碍可导致本人的心理冲突和痛苦以及损害社会功能，也会对他人造成伤害。

性欲倒错障碍不包括单纯表现为性欲减退或亢进和性生理功能方面的障碍。

性欲倒错障碍患者多数不会主动就医，很少有心理咨询和心理治疗的强烈愿望，但只要积极配合，心理咨询和心理治疗还是有可能取得一定疗效的。

露 阴 障 碍

露阴障碍(exhibitionistic disorder)也称露阴症或露阴癖，是表现为反复通过突然向毫无心理准备的陌生异性显露外生殖器等隐私部位而引起性幻想、性兴奋和达到性满足的性欲倒错障碍。

一、临床表现

在露阴行动前有渐增的精神紧张亢奋和克制不住的露阴冲动，然后选择偏僻的角落和易于逃跑的场所，突然对陌生成人异性或青春发育期前的陌生异性儿童显露外生殖器等隐私部位，以求被对方注意、耻笑、厌恶或激起惊叫、昏倒而引起性幻想、性兴奋，通常同时进行手淫，在获得性满足后迅速逃离现场。露阴障碍患者有时也会冒被抓获的危险，在有众多陌生异性的场合实施露阴行为，以寻求更强烈的性刺激。

露阴障碍患者露阴的目的只在于从对方的好奇、慌乱、惊恐和厌恶反应中

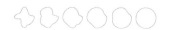

寻求性的刺激和获得性的满足,通常不会在露阴的同时进一步实施强暴陌生异性的行为。

露阴障碍患者事后并不自责,只有极少数人会有后悔感,但会感到痛苦,社会功能受损。

露阴障碍患者几乎都是男性,但也有极少数女性向陌生异性暴露自己的乳房和外阴。

二、诊断要点

一是主动暴露外生殖器等隐私部位以唤起性冲动。二是露阴的对象为陌生成人异性或青春发育期前的陌生异性儿童。三是没有与露阴对象性交的意愿、要求或进一步的强暴性性行为。四是露阴障碍症状至少已持续 6 个月。五是露阴障碍完全缓解的标准为至少 5 年没有露阴障碍的临床表现,也没有痛苦和社会功能受损。

三、鉴别诊断

1. 与强迫障碍的鉴别

强迫障碍中的强迫行为是重复出现的缺乏现实意义的、不合理的动作,虽力图克服,却无力摆脱,因而内心冲突明显,并伴有强烈的痛苦和焦虑。露阴障碍貌似强迫行为,似乎有一种不得不这样做的感觉,但露阴障碍的动机非常清晰,即为了寻求性刺激,因而在裸露外生殖器等隐私部位时不仅不会感到痛苦和焦虑,还会感到欢快、满足,事后一般也不会自责。

2. 与脑器质性疾病、智力发育障碍、精神病性障碍和癫痫露阴行为的鉴别

脑器质性疾病、智力发育障碍、精神病性障碍和癫痫虽也会有露阴行为,但都有原发疾病特殊的临床表现。脑器质性疾病可能为颅内感染、颅脑损伤、脑肿瘤或脑变性;智力发育障碍则是智力明显低于正常水平,且有适应行为缺损;精神病性障碍常伴有幻觉、妄想等精神病性症状或行为退缩等精神功能衰退症

状;癫痫则常有意识障碍性失神、抽搐发作等。这些疾病继发的露阴行为通常不伴有性兴奋,也不会达到性满足。露阴障碍则没有以上这些疾病的临床表现,其露阴仅仅是为了获得性幻想、性兴奋和性满足。

四、矫治

第一,用精神分析治疗发掘患者潜意识内的矛盾冲突或致病情结。露阴障碍的病源可能是幼年时常受到母亲或其他异性的嘲笑和欺侮,也可能是幼年沐浴时其裸体常受到母亲或其他异性的欣赏和赞美等。然后把致病的矛盾冲突或情结带到意识域,通过诱导性的阐述使其有所领悟,在现实原则的指导下加以纠正或消除,并建立正确与健康的心理结构,从而消除露阴障碍。其具体方法、步骤与异装障碍中的精神分析治疗相同。

第二,用橡圈弹痛法和内隐致敏法相结合的方式,使患者把露阴障碍行为与疼痛刺激和惩罚性体验结合起来,以建立厌恶性条件反射,使其逐渐减少并最终戒除露阴行为。具体做法是,在左手腕上套一个橡皮圈,当患者有露阴冲动、欲望或想在陌生异性前显露外生殖器等隐私部位时,立即拉弹橡皮圈致痛,同时想象自己在露阴时当场被人捉住受辱而身败名裂的情景,从而把变态的性冲动强抑下来。

窥 阴 障 碍

窥阴障碍(voyeuristic disorder)也称窥阴症或窥阴癖,是表现为反复通过窥视毫不知情的异性裸体或他人性活动而引起性幻想、性兴奋和达到性满足的性欲倒错障碍。

一、临床表现

甘冒被扭送公安机关的危险而不择手段地窥视和偷看毫不知情的异性脱

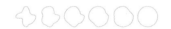

衣、裸体、沐浴、小便以及他人性生活过程,以此激起自己的性兴奋,往往同时伴有手淫或窥阴后进行手淫的行为。窥视和偷看时一般小心隐藏,力求不让被窥视者发觉,但很难不被他人发现。除窥视外,并不谋求与异性有身体上的接触,也无强迫性性行为。

患者感到痛苦,社会功能受损。

窥阴障碍患者均为男性。

二、诊断要点

一是想方设法寻找机会,企图神不知鬼不觉地偷看毫不知情的异性裸体,可以是陌生异性,也可以是熟悉异性。二是没有向异性暴露自身裸体的意向,也没有同被窥视者发生性关系的愿望。三是年龄至少已满 18 岁。四是窥阴障碍症状至少已持续 6 个月。五是窥阴障碍完全缓解的标准为至少 5 年没有窥阴障碍的临床表现,也没有痛苦和社会功能受损。六是观看淫秽音像制品获得性满足不属于窥阴障碍。

三、鉴别诊断

窥阴障碍主要应与不满 18 岁的青少年出于好奇以及流氓出于犯罪动机而偷看异性裸体或他人性生活的行为相鉴别。不满 18 岁的青少年出于好奇,其偶尔的窥阴行为常能被婚后自己直接的性经验所替代。尽管这种性质的窥阴同样也带有色情成分,但不能诊断为窥阴障碍。流氓出于犯罪动机窥阴则多为性犯罪者,经惩罚或判刑入狱通常能使之改正。窥阴障碍年龄至少已满 18 岁,且偏爱以窥视异性裸体或他人性生活作为引起性幻想、性兴奋和获得性满足的方式,积习成性,虽常被人发觉而屡遭惩罚乃至声名狼藉,仍难以自拔和改正。

四、矫治

第一,认真、耐心地倾听患者对其窥阴障碍发病史及其临床表现的诉述。

倾听时表情要自然,既不能太严肃导致患者紧张,也不能嘲笑或鄙视使患者难堪,只有平和、自然的表情才能解除患者的戒心,取得患者的信赖。在此基础上详细解答患者的各种问题,并解释窥阴障碍的性质、成因以及矫正的意义和方法,以消除患者的疑虑,引导并激起患者强烈的求治动机,建立积极配合的治疗信心。

第二,用厌恶疗法和系统脱敏疗法相结合的治疗技术抑制并消除窥阴的欲念和行为。具体做法是先用橡皮圈弹痛等厌恶刺激,破坏患者窥阴活动的动力定型,抑制其窥阴的欲念,在患者回忆自己以往窥阴情景或在现实生活中遇到窥阴机会而出现窥阴欲念时,立即拉弹预先套在手腕上的橡皮圈致痛,直至窥阴欲念消失。经过一段时间,在抑制窥阴欲念过程中,如果拉弹橡皮圈的次数明显减少且抑制时间明显缩短,则让患者观看异性彩色图片(最好是具有真实感的照片)。彩色图片呈现的顺序为:长衣裤图片—短衣裤图片—薄衣裤图片—半裸戴胸罩图片—普通泳装图片—比基尼泳装图片,当出现某种图片而患者产生透视性或联想性窥阴欲念时,便立即继续拉弹橡皮圈致痛,以抑制和消除这种窥阴欲念,直至能够适应比基尼泳装而不产生窥阴欲念。为了使治疗更有效,应让患者记治疗日记,以作为治疗监督和观察疗效的依据。日记内容主要为拉弹橡皮圈时间与次数,异性彩色图片与拉弹橡皮圈的关系,窥阴欲念产生的间隔时间与强度,以及窥阴欲念被抑制和消失后的心理反应,对正常性生活的理解与调节等。

摩 擦 障 碍

摩擦障碍(frotteuristic disorder)也称摩擦症或摩擦癖,是表现为反复通过触碰或摩擦陌生异性身体而引起性幻想、性兴奋和达到性满足的性欲倒错障碍。

一、临床表现

摩擦障碍患者通常用外生殖器触碰或摩擦陌生异性的身体,常常甘冒被扭

 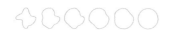

送公安机关的危险在商场、公交车等拥挤、热闹场所反复用外生殖器触碰或摩擦陌生异性的身体,以引起性幻想、性兴奋和达到性满足,有时也会偷偷暴露生殖器去触碰或摩擦陌生异性的身体,以强化性刺激和性冲动。摩擦障碍患者有时也会用手臂、大腿或者身体去触碰或摩擦陌生异性的身体以唤起性冲动。

摩擦障碍患者不会强迫摩擦对象发生性交行为。

患者感到痛苦,社会功能受损。

摩擦障碍患者几乎都是男性。

二、诊断要点

一是触碰或摩擦未征得同意的陌生异性的身体,以引起性幻想、性兴奋和达到性满足。二是摩擦障碍症状至少已持续 6 个月。三是摩擦障碍完全缓解的标准为至少 5 年没有摩擦障碍的临床表现,也没有痛苦和社会功能受损。

三、鉴别诊断

摩擦障碍主要应与露阴障碍相鉴别。露阴障碍是通过突然向毫无心理准备的陌生异性显露外生殖器等隐私部位以被对方注意、耻笑、厌恶或激起惊叫、昏倒而唤起性冲动。摩擦障碍虽然有时也会偷偷暴露生殖器去触碰或摩擦陌生异性的身体,但会设法遮蔽而不被发现。

四、矫治

第一,通过解释、引导和暗示等心理咨询技术,耐心地使患者明了摩擦障碍行为会给他人带来心理伤害,也会使自己心理扭曲并带来犯罪风险,以激发其自我改变的动机和自我控制的愿望和行为。

第二,引导患者尊重他人尤其是异性,同时鼓励其多参加各种有意义的活动,以转移兴奋点和注意力。

第三,当患者有摩擦欲望时,运用苦味剂厌恶法,口含黄连素片产生难忍的苦味刺激,抑制住摩擦欲望后才能吐出;同时运用内隐致敏法想象自己在触碰或摩擦陌生异性的身体时当场被人捉住受辱而身败名裂的情景,从而把触碰或摩擦异性身体的性冲动强抑下来。

强制性性施虐障碍

强制性性施虐障碍(coercive sexual sadism disorder)是表现为反复强制性地通过在受虐的异性身上造成屈辱、痛楚和伤害而引起性幻想、性兴奋和达到性满足的性欲倒错障碍。

一、临床表现

强制性性施虐障碍患者通过对未征得同意的异性鞭打、脚踢、牙咬、手拧、针扎、烟烫、刀割等手段,使受虐异性遭受躯体或心理上的痛苦,以唤起性冲动和达到性满足。在性施虐过程中通常会对受虐异性进行捆绑以控制受虐异性在性施虐过程中的挣扎、反抗或逃跑。如果强制性性施虐障碍患者采用要求受虐异性捂住口鼻等限制呼吸的施虐方法,则常会导致受虐异性窒息。

如果强制性性施虐障碍患者同时也是性别不一致患者或同性恋者,则性施虐障碍患者施虐时的受虐一方可为同性。

患者感到痛苦,社会功能受损。

强制性性施虐障碍患者大多数是男性。

二、诊断要点

一是通过强制性施虐引起性幻想、性兴奋和达到性满足。二是强制性性施虐障碍症状至少已持续 6 个月。三是强制性性施虐障碍完全缓解的标准为至少 5 年没有强制性性施虐障碍的临床表现,也没有痛苦和社会功能受损。

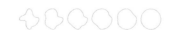

三、鉴别诊断

1. 与性受虐障碍的鉴别

性受虐障碍(sexual masochism disorder)是自愿反复通过施虐的异性所给予的屈辱和痛苦的体验引起性幻想、性兴奋和达到性满足。强制性性施虐障碍则是未征得具有独立自主行为的异性同意而通过鞭打、脚踢、牙咬等手段,使受虐异性遭受躯体或心理上的痛苦,以唤起性冲动和达到性满足。

2. 与正常夫妻性生活中的某些类似行为的鉴别

正常夫妻性生活中有时也会出现相互轻微牙咬、手拧等类似性施虐的行为,但这些行为通常是爱的表现或无意识的自然动作。强制性性施虐障碍则是强制性的、使受虐异性遭受躯体或心理上的痛苦的行为。

四、矫治

第一,晓之以理,使患者明了强制性性施虐行为无异于暴力性质的违法行为,以激发其主动要求改变的愿望。

第二,在激发患者求治动机的基础上,用内隐致敏法想象受虐方遭受的屈辱和痛苦甚至伤害,想象被他人发现后当作严重家暴报警被刑拘而身败名裂的情景,以抑制其强制性性施虐行为,并结合心理支持疗法淡化患者的施虐意识,改善夫妻关系,引导其向正常心理转化。

恋 童 障 碍

恋童障碍(pedophilic disorder)也称恋童症或性恋童癖,是表现为反复通过与青春前儿童的性活动而引起性幻想、性兴奋和达到性满足的性欲倒错障碍。恋童障碍是性兴趣方面的性欲倒错障碍,而非性取向障碍。

恋童障碍属于性犯罪行为。

一、临床表现

受害儿童通常为不超过 13 岁的儿童，与恋童障碍患者相比，可以是异性，也可以是同性。

恋童障碍患者至少已满 16 岁且比受害儿童至少年长 5 岁，通常对性发育成熟的异性不感兴趣。

患者通过窥视、拥抱、亲吻受害儿童或触摸受害儿童生殖器、鸡奸等方式获得性满足和心理满足。恋童障碍行为的对象可以只指向儿童，也可以除儿童外又与成人发生性关系；既可以仅仅是异性儿童，也可以仅仅是同性儿童，还可以两者皆有。

对儿童的心理和身体造成严重伤害。

患者感到痛苦，社会功能受损。

恋童障碍患者绝大多数是男性。

二、诊断要点

一是对不超过 13 岁的儿童通过窥视、拥抱、亲吻或触摸生殖器、鸡奸等方式获得性满足和心理满足。二是恋童障碍患者至少已满 16 岁且比受害儿童至少年长 5 岁。三是恋童障碍症状至少已持续 6 个月。

三、鉴别诊断

1. 与猥亵、强奸幼女的鉴别

猥亵、强奸幼女的罪犯主要是渴求性行为以发泄性欲，大多数是出于难以找到性满足对象，因见到年幼无知的儿童，有可乘之机而对儿童实施猥亵、强奸。恋童障碍患者大多数只以儿童为性欲满足对象，但未必渴求性行为，通常对性发育成熟的异性不感兴趣。

恋童障碍患者并不一定都追求性行为，时常不和儿童发生真正的性交，但明显存在猥亵行为。

 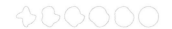

2. 与性早熟、早恋的鉴别

性早熟、早恋是双方均未成年的恋爱，或者一方处于青春发育期后期而与年龄 12 岁以上的少年恋爱。恋童障碍患者则多为中年男性。

四、矫治

第一，通过解释、引导等心理咨询技术，使患者认识到恋童障碍行为会给儿童的心理带来严重伤害，也会受到人们的谴责与唾骂，遭到社会的严惩和葬送自己的前程，从而使患者感到自责，激发其要求改变和治疗的动机。

第二，要坚持用厌恶疗法进行治疗。当患者想象和接触儿童或儿童模型时便给予能造成身心痛苦的刺激，例如用针刺或橡皮筋弹痛自己，或者口含有苦味的黄连素片，也可在医生指导下注射催吐药使自己呕吐等，以消除其病理性条件反射。只要坚持治疗，恋童障碍的行为模式就会逐渐改变。

第三，必要时可进行药物治疗，如给恋童障碍患者使用抗雄激素以限制患者的性欲等，但必须严遵医嘱。

恋 物 障 碍

恋物障碍（fetishistic disorder）也称恋物症或恋物癖，是表现为反复通过无生命物体或非隐私身体部位的刺激而引起性幻想、性兴奋和达到性满足的性欲倒错障碍。

世界卫生组织的《国际疾病分类（第十一版）》第六章"精神、行为或神经发育障碍"未将恋物障碍纳入性欲倒错障碍的亚型，美国的《精神障碍诊断与统计手册（第五版）》则将恋物障碍归属为性欲倒错障碍的亚型。

一、临床表现

通过无生命物体引起性幻想、性兴奋和达到性满足的方式是指抚弄或嗅咬内衣、内裤、乳罩、月经带、丝袜、头巾以及胭脂、唇膏等异性贴身用物,或用振动器等成人情趣用品刺激生殖器,常费很大精力不断地去偷捡、偷盗或购买所恋的"新鲜"物品,并将其累积、珍藏起来,以备不时之需;通过非隐私的身体部位刺激引起性幻想、性兴奋和达到性满足是指抚弄或舌舔异性头发、足等平时一般不会引起性联想的部位,而把正常的性行为置于次要地位或弃之不顾。

恋物障碍患者在玩弄内裤等异性物品或触摸异性非隐私的身体部位时,常伴有手淫。

患者感到痛苦,社会功能受损。

恋物障碍通常起始于青少年的青春发育期,患者多数为男性。

二、诊断要点

一是经常通过异性贴身物品、振动器等成人情趣用品或异性非性感部位的刺激引起性幻想、性兴奋和达到性满足。二是恋物障碍症状至少已持续 6 个月。三是患者感到痛苦,社会功能受损。四是恋物障碍完全缓解的标准为至少5 年没有恋物障碍的临床表现,也没有痛苦和社会功能受损。

三、鉴别诊断

1. 与异装障碍的鉴别

异装障碍也追求异性服饰,但异装障碍并不满足于抚弄和嗅闻异性服饰,只有穿戴异性服饰时才会引起性幻想、性兴奋和达到性满足。恋物障碍搜集异性物品的目的不在穿戴或佩带,而在于在抚弄和嗅闻中获得性幻想、性兴奋与性满足。

2. 与性别不一致的鉴别

性别不一致也喜欢穿戴和佩带异性物品,但其目的在于使自己更像异性和"适应"与自己生理性别相反的心理上的性别认同,而不是为了给自己性的刺激。恋物障碍则是为了寻求性刺激,以引起性幻想、性兴奋和达到性满足。

 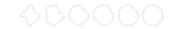

四、矫治

第一，通过解释和开导，使患者了解恋物障碍主要是由于正常的性发育受到阻碍以及某些无关的物品与性兴奋联系在一起形成条件反射而造成的，因而通过心理治疗能使性发育得以正常并消除非正常的条件反射，促使患者积极配合，树立和增强治疗的毅力和信心。

第二，让患者运用厌恶疗法中的内隐致敏法，通过厌恶想象自我控制搜集异性物品的欲望。当患者出现偷盗晾晒的异性物品的冲动时，立即闭上眼睛进行惩罚性想象，如想象自己当场被人抓获而羞辱难忍、身败名裂的情景，使想象产生的惩罚性刺激同偷盗异性物品的冲动结合起来，导致对这种冲动的惩罚性体验，从而抑制和消除这种异常的冲动。也可在运用厌恶疗法时，把恋物障碍行为与现实厌恶刺激结合起来建立新的厌恶性条件反射，以取代恋物障碍原有的行为条件反射，如在异性物品上涂上苦味、辣味等刺激性极强的物质，以使患者嗅咬这些物品等反常恋物障碍行为与厌恶体验结合起来而产生对恋物障碍行为的厌恶感。

第三，必要时也可让患者用负性实践疗法(negative practice therapy)产生负荷应激。即在玩弄搜集来的异性物品时，在自行规定的较长时间内不得停止玩弄，必须强迫自己不断重复这种随着欣赏时间的延长而变得越来越无聊的行为，使其产生精神负担和进行自我惩罚，从而使原先欣赏异性物品时伴有欣慰情绪的性兴奋逐渐内化为厌倦情绪，最终抑制恋物障碍行为。

异 装 障 碍

异装障碍(transvestic disorder)也称异装症或异装癖，是表现为反复通过穿戴与佩带异性服饰而引起性幻想、性兴奋和达到性满足的性欲倒错障碍。

世界卫生组织的《国际疾病分类(第十一版)》第六章"精神、行为或神经发育障碍"未将异装障碍纳入性欲倒错障碍的亚型，美国的《精神障碍诊断与统计手册(第五版)》则将异装障碍归属为性欲倒错障碍的亚型。

一、临床表现

刚开始时所穿内衣裤为异性服装，并且是偷偷穿戴，如男性戴胸罩、穿连袜裤等，外套仍为符合自己性别的服装；之后穿戴的异性服装逐渐增多，以致全身上下、内外都是异性服装；最后也有可能在公共场所穿戴异性服装并佩带异性饰物。穿戴异性服饰的目的在于体验异性角色以引起性幻想、性兴奋和达到性满足，在体验异性角色时通常伴有把自己想象成异性的性别幻想。

异装障碍患者在通过异性装扮并体验异性角色获得性满足后，通常会迅速脱去异性服装和异性饰物。

患者感到痛苦，社会功能受损。

异装障碍通常起始于青少年的青春发育期，患者男女均有，但多数为男性。

二、诊断要点

一是追求异性装扮的性刺激，经常通过穿戴异性服饰引起性幻想、性兴奋和达到性满足。二是穿戴异性服饰引起的性兴奋一旦达到高潮并通过自慰达到性满足后，就会立即脱去异性服饰。三是异装障碍症状至少已持续 6 个月。四是异装障碍完全缓解的标准为至少 5 年没有异装障碍的临床表现，也没有痛苦和社会功能受损。

三、鉴别诊断

1. 与恋物障碍的鉴别

恋物障碍搜集异性物品的目的不在于穿戴或佩带，而在于在抚弄和嗅闻中获得性幻想、性兴奋与性满足。异装障碍追求异性服饰并不满足于抚弄和嗅闻异性服饰，目的在于通过穿戴异性服饰引起性幻想、性兴奋和达到性满足。

2. 与性别不一致的鉴别

性别不一致也喜欢穿戴和佩带异性物品，但目的在于使自己更像异性，并坚信这种装饰包裹着的是一个真正的异性，以"适应"与生理性别相反的心理上

 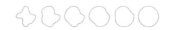

的性别认同,而不是为了给自己以性的刺激,也不会由此感受到色情刺激。异装障碍穿戴异性服饰后并不怀疑和否定自己固有的性别,没有性别认同障碍,其穿戴异性服饰的目的在于引起性幻想、性兴奋和达到性满足。

四、矫治

第一,在引发患者产生强烈的求治动机的基础上,用精神分析治疗加以矫正。其方法为先让患者舒适地斜靠在沙发上进行自由联想,不加选择地把潜意识内容自由地表达出来,想到什么就说什么,想到哪儿就说到哪儿,心理治疗师也不要轻易打断,但要特别留意患者不能流畅地叙述或突然避而不谈已涉及的问题,这往往是异装障碍的症结所在。让患者了解这种症结并予以消除,既是矫正异装障碍病态行为的关键,也是进行精神分析的突破口。然后,针对患者自由联想的内容,尤其是与异装障碍行为相关联的关键内容,进行分析和阐释,引导患者进一步体验当时的感受。通过启发使其意识到异装障碍行为与以前经历中的某个内容有关。这时患者可能会产生对心理治疗师的移情,或爱或恨,心理治疗师则应该巧妙地利用这种移情,把患者以往的情绪、态度引出潜意识,使其情感得到完全宣泄。同时,通过暗示和疏导,帮助患者了解自己的心境和人际关系,将患者的感情通过正常生活中的正常途径,而不是通过改穿异性服装升华或转移出去,从而使异装障碍行为得以控制。用精神分析疗法矫治异装障碍虽然难以短时间内奏效,但能使患者了解异装障碍行为的根源所在,对进一步激发患者的求治愿望和坚定求治信心,使其更好地发挥积极性、主动性有着十分重要的作用。

第二,用厌恶疗法中的橡圈弹痛法控制患者的异性装扮欲望和行为。即在出现异性装扮欲望和行为时,患者立即主动拉弹预先套在手腕上的橡皮圈,使手腕产生明显的疼痛刺激,直至抑制这种欲望和行为,并计算拉弹次数。如果在用此法纠正异性装扮欲望和行为的过程中,拉弹次数逐渐减少,则经过一段时间,这种欲望和行为可望得到控制,此时可将橡皮圈脱掉。这样,即使以后偶有轻微反复,也完全可以通过自我控制予以消除。

其他特定的性欲倒错障碍

其他特定的性欲倒错障碍(other specified paraphilic disorder)是指临床表现具备性欲倒错障碍的典型症状,并引起有临床意义的痛苦,社会功能受损,症状至少已持续6个月,但不符合上述性欲倒错障碍亚型中任何一种的诊断标准。诊断时应在性欲倒错障碍中加以标注,例如"性欲倒错障碍(恋粪障碍)"等。

世界卫生组织的《国际疾病分类(第十一版)》第六章"精神、行为或神经发育障碍"中的性欲倒错障碍没有"其他特定的性欲倒错障碍"这一归类,美国《精神障碍诊断与统计手册(第五版)》中性欲倒错障碍列有"其他特定的性欲倒错障碍"这一归类。

其他特定的性欲倒错障碍主要有:

1. **恋粪障碍**(coprophilic disorder)

恋粪障碍是表现为反复想到或注意到大便时的动作而引起性幻想、性兴奋和达到性满足的性欲倒错障碍。

2. **恋尿障碍**(urophilic disorder)

恋尿障碍是表现为反复想到或看到排尿动作而引起性幻想、性兴奋和达到性满足的性欲倒错障碍。

3. **自窥障碍**(scopophilic disorder)

自窥障碍是表现为反复窥视自己的肉体或性器官而引起性幻想、性兴奋和达到性满足的性欲倒错障碍。

4. **恋兽障碍**(bestiality disorder)

恋兽障碍是表现为反复以某种动物为性对象并与其发生性行为而引起性幻想、性兴奋和达到性满足的性欲倒错障碍。

 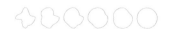

5. 恋尸障碍(necrophilic disorder)

恋尸障碍是表现为反复猥亵尸体或与尸体性交(奸尸)而引起性幻想、性兴奋和达到性满足的性欲倒错障碍。多在谋杀异性后进行,属于犯罪行为。

性功能障碍和性别不一致

世界卫生组织的《国际疾病分类(第十一版)》没有将性功能障碍和性别不一致纳入第六章"精神、行为或神经发育障碍",而将其归属于单列的第十七章"性健康相关情况"(conditions related to sexual health)。

性 功 能 障 碍

性功能障碍(sexual dysfunctions)是由精神(心理)因素导致的不能成功进行性活动或性活动体验不满意、无乐趣的非器质性性功能失调。不包括器质性躯体疾病、内分泌失调、药物、酒精、衰老以及其他精神障碍所导致的性功能失调。

一、临床表现

1. 男性勃起功能障碍(male erectile dysfunction)

阴茎在性活动时不能勃起,虽然膀胱胀满时在睡梦中和早晨醒来时能勃起,但性活动时不能勃起;勃起不充分,不足以进行性活动;虽能完全勃起,但勃起时间过短而不能维持到性活动完成。

男性勃起功能障碍在第一次性活动时就发生且持续存在,称为原发性男性勃起功能障碍,属于终身性;在有了一段时间正常性活动后发生,则称为继发性男性勃起功能障碍,属于获得性。临床上绝大多数为获得性的继发性男性勃起功能障碍,且多为中老年人。

男性勃起功能障碍在任何类型性刺激、任何性活动情景和环境、任何性伴侣中都存在,应标注"广泛性";勃起功能障碍仅出现在某些特定性刺激、性活动情景和环境、性伴侣中,则应标注"情境性"。

男性勃起功能障碍严重程度按患者痛苦程度分为轻度、中度和重度。

男性勃起功能障碍是男性最常见的性功能障碍,临床约占性功能障碍中的85%～90%。

2. 性欲低下功能障碍(hypoactive sexual desire dysfunction)

性兴趣、性幻想、性欲望和性活动持续缺乏和降低,性活动不易启动,但启动后仍可有性快感。

性欲低下功能障碍在第一次性活动时就出现且持续存在,称为原发性性欲低下功能障碍,属于终身性;在有了一段时间正常性活动后发生,则称为继发性性欲低下功能障碍,属于获得性。

性欲低下功能障碍在任何类型性刺激、任何性活动情景和环境、任何性伴侣中都存在,应标注"广泛性";性欲低下功能障碍仅出现在某些特定性刺激、性活动情景和环境、性伴侣中,则应标注"情境性"。

性欲低下功能障碍严重程度按患者痛苦程度分为轻度、中度和重度。

3. 男性早泄(male early ejaculation)

男性早泄也称男性早期射精,属于射精功能障碍(ejaculatory dysfunctions)。

阴茎尚未充分勃起进行性活动之前或已充分勃起刚进入阴道就射精,或者进入阴道后1分钟左右射精。继发于男性勃起功能障碍或因性活动时过分紧张、性行为节制等导致性活动时过度兴奋而出现射精过早等,均不能诊断为男性早泄。

男性早泄在第一次性活动时就出现且持续存在,称为原发性男性早泄,属于终身性;在有了一段时间正常性活动后发生,则称为继发性男性早泄,属于获得性。

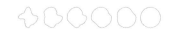

男性早泄在任何类型性刺激、任何性活动情景和环境、任何性伴侣中都存在,应标注"广泛性";男性早泄仅出现在某些特定性刺激、性活动情景和环境、性伴侣中,则应标注"情境性"。

男性早泄严重程度按早泄时间分为轻度、中度和重度。轻度:进入阴道后约30~60秒内射精。中度:进入阴道后约15~30秒内射精。重度:在进行性活动之前,或刚进入阴道,或进入阴道后15秒内射精。

4. 女性性唤起功能障碍(female sexual arousal dysfunction)

女性性唤起功能障碍是女性最常见的性功能障碍,美国《精神障碍诊断与统计手册(第五版)》将其称为女性性趣/性唤起障碍(female sexual interest/arousal disorder)。

其表现是性兴趣、性幻想持续地缺乏或减少,对任何类型的性刺激(包括生殖器刺激)都没有感觉,尽量减少或拒绝性活动,在性活动时缺乏性兴奋、性愉悦和性高潮的体验。

女性性唤起功能障碍在第一次性活动时就出现且持续存在,称为原发性女性性唤起功能障碍,属于终身性;在有了一段时间正常性活动后发生,则称为继发性女性性唤起功能障碍,属于获得性。

女性性唤起功能障碍在任何类型性刺激、任何性活动情景和环境、任何性伴侣中都存在,应标注"广泛性";女性性唤起功能障碍仅出现在某些特定性刺激、性活动情景和环境、性伴侣中,则应标注"情境性"。

女性性唤起功能障碍严重程度按患者痛苦程度分为轻度、中度和重度。

5. 性高潮功能障碍(female orgasmic dysfunctions)

在性活动时持续性明显地性高潮延迟、减少或缺乏性高潮的体验。

性高潮功能障碍在第一次性活动时就出现且持续存在,称为原发性性高潮功能障碍,属于终身性;在有了一段时间正常性活动后发生,则称为继发性性高潮功能障碍,属于获得性。

性高潮功能障碍在任何类型性刺激、任何性活动情景和环境、任何性伴侣中都存在，应标注"广泛性"；性高潮功能障碍出现在某些特定性刺激、性活动情景和环境、性伴侣中，则应标注"情境性"。

性高潮功能障碍严重程度按患者痛苦程度分为轻度、中度和重度。

6. 性疼痛障碍（sexual pain disorders）

性疼痛障碍主要是指性疼痛-插入障碍（sexual pain-penetration disorder），美国《精神障碍诊断与统计手册（第五版）》则称为生殖器-盆腔疼痛/插入障碍（genito-pelvic pain/penetration disorder）。

性活动时持续地出现男性阴茎进入女性阴道困难，生殖器或盆腔疼痛，在阴茎进入阴道前对疼痛害怕和焦虑，在阴茎进入女性阴道高度紧张，以及盆腔肌肉紧缩或阴道痉挛。

性疼痛障碍在第一次性活动时就出现且持续存在，称为原发性性疼痛障碍，属于终身性；在有了一段时间正常性活动后发生，则称为继发性性疼痛障碍，属于获得性。

性疼痛障碍严重程度按患者痛苦程度分为轻度、中度和重度。

二、诊断要点

一是在性活动时有男性勃起功能障碍、性欲低下功能障碍、男性早泄、女性性唤起功能障碍、性高潮功能障碍、性疼痛障碍等某项表现。二是症状至少已持续6个月。三是并非由躯体疾病、生殖器官器质性病变和使用某种物质或药物导致，也并非由其他精神障碍引起。

三、鉴别诊断

1. 与躯体疾病导致的性功能障碍的鉴别

许多躯体疾病和内外生殖器官病变也能导致性功能障碍，如糖尿病、甲状腺功能亢进、前列腺炎、心脑血管疾患、阴道炎、子宫内膜炎、盆腔炎症等均能导致性功能障碍，但这些躯体疾病和内外生殖器官病变等一般都能在检查时发

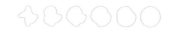

现,都有其特殊症状。由精神因素引起的性功能障碍不存在与之紧密相关的躯体疾病和内外生殖器官病变。

2. 与药物导致的性功能障碍的鉴别

药物也能导致性功能障碍,例如抗高血压药、抗精神病药、抗抑郁药、抗焦虑药以及抗胆碱能药等,都有可能抑制性功能而导致性功能障碍,但都有长期服用各类药物史。由精神因素引起的性功能障碍在服用各类药物前就已存在,停止各类药物后仍持续存在。

3. 与长期吸烟或饮酒导致的性功能障碍的鉴别

长期过量吸烟或饮酒都有可能导致男性勃起障碍等某些类型性功能障碍。就男性勃起障碍而言,其原因是长期过量吸烟能阻碍血液流入人体的末梢血管,使阴茎内部海绵体输入血液的血管阻塞;饮酒则不仅酒精成分会直接影响人体的神经调节功能与血液循环,而且血液中的雄激素睾酮水平会下降,使肝脏对男性体内存在的少量雌激素的处理能力减弱。鉴别时应充分考虑这一因素。

四、矫治

第一,与患者交谈。交谈应个别谈话与同夫妻双方谈话相结合,以了解双方有无婚姻纠葛和离异倾向,对夫妻性生活有无不正确的观念,以及在性活动时有无焦虑、紧张、恐惧、厌恶等消极的心理反应,并确定性功能障碍的性质和表现,排除躯体疾病、外生殖器官病变、药物和烟酒上的原因。

第二,有针对性地向患者及其配偶解释性反应的性别差异。男性的性冲动和性兴奋急剧、快速,很快便能达到高潮;女性的性冲动和性兴奋则要缓慢得多,需要在男性不断地爱抚下酝酿相当时间后才会出现,达到高潮也比较缓慢,并且不是每一次性活动都会达到高潮。同时,应该向患者解释女性的性欲变化周期,即月经前后与排卵期女性的性冲动比较强烈,性活动应该顺应这个周期。

第三,控制烟酒并尽量逐步解除烟瘾和酒瘾,以提高神经调节功能和改善血液循环。

第四，建议患者及其配偶用感觉聚焦疗法（sensate focus therapy）在完全放松的状态下无干扰地进行触觉感觉训练，以使双方体会到彼此都是积极参与者，消除对性活动的内心恐惧、紧张和压力，从而都能树立信心。感觉聚焦疗法对矫正男性勃起障碍和女性性唤起功能障碍有较好的效果。其方法为：夜间上床后互相拥抱、抚摸、接吻，开始时只可以触摸除乳房与外生殖器外的身体各个部位，以此来激发感觉器官的功能并彼此享受快感，同时讨论彼此拥抱、抚摸、接吻的感受和反应。然后互相触摸乳房和外生殖器，但不要急于要求对方有性冲动，一切顺乎自然。如果双方都有了强烈的性冲动和性兴奋，则可进行性活动；如果双方的性冲动和性兴奋都不强烈或一方强烈一方不强烈，则不应进行性活动。第二天夜间上床后继续用感觉聚焦疗法进行触觉感受训练……直至双方的性冲动和性兴奋都达到了非常强烈的程度。

第五，必要时可用壮阳滋阴类中药治疗，但应遵医嘱。需要注意的是，男性勃起障碍不宜使用男性性激素治疗，男性性激素治疗不可能治愈勃起障碍；女性性唤起功能障碍也不宜使用女性性激素治疗，女性性激素治疗对绝经以前的妇女常常无效。

性 别 不 一 致

性别不一致（gender incongruence）是个体自我体验或表达的自身性别与出生生理性别之间显著而持续的不一致，否认、厌恶自身的性生理特征，可持续存在转换自身生理性别使之与自我体验性别相匹配的强烈愿望的性健康相关疾病。美国《精神障碍诊断与统计手册（第五版）》将其称为性别烦躁症（gender dysphoria）。

世界卫生组织的《国际疾病分类（第十一版）》虽然没有将性别认同上的性别不一致纳入第六章"精神、行为或神经发育障碍"，而将其归属于单列的第十七章"性健康相关情况"，但这并不是取消这个性健康问题，只是将其与性功能

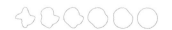

障碍一起归属于性健康的相关疾病。如果需要做激素治疗或做变性手术,通常仍需要作出"性别不一致"的诊断予以确认,世界跨性别健康专业协会(World Professional Association for Transgender Health,简称 WPATH)等跨性别倡导团体也支持在《国际疾病分类(第十一版)》中维持这种诊断。

一、临床表现

否认、厌恶自己外生殖器所表示的性别,有强烈的逆反心理。认为自己的性别是错的,坚信自己属于相反的性别,甚至强烈希望能改变自己的体型、外貌和外生殖器,变成一个完全的异性并被别人接受。

性别不一致可分为青春期或成年期的性别不一致(gender incongruence of adolescence or adulthood)和童年的性别不一致(gender incongruence of childhood)。

青春期或成年期和童年的性别不一致的具体临床表现有所不同。

青春期或成年期的性别不一致的临床表现主要为:自称或自我心理体验的性别与自身生理性别上的第一和第二性征显著不一致和矛盾(青春早期通常为第二性征),深信自己是与自身生理性别相反的性别;深信自己是与自身生理性别相反性别的典型感觉和反应强烈,在心理上以异性自居,男性逼尖嗓音,模仿女性姿态,甚至涂口红、画眉毛,喜欢选择女性的工种和业余爱好,女性则同样尽力在衣着、声音、动作、爱好和社交行为上装得像男性一样;强烈渴望被他人视为与自己生理性别相反的性别;强烈渴望成为与自身生理性别相反的性别;强烈渴望拥有与自身生理性别相反性别的第一和第二性征;强烈渴望通过手术改变自己的第一和第二性征(青少年早期通常为渴望防止或设法阻止第二性征向自身生理性别预期的方向发育),男性渴望切除阴茎,做人工阴道,注射雌激素以使乳房膨大,女性渴望切除乳房和子宫,做人造阴茎等。

童年的性别不一致的临床表现主要为:否认并强烈厌恶自身的生理性别;坚信自己属于自身生理性别相反的性别,或成为与自身生理性别相反性别的愿望强烈;男孩偏好穿女孩服装的愿望强烈或模仿穿女孩服装、女孩偏好,女孩只想穿或只穿男性服装,对穿女性服装强烈反感和抵抗;在想象的游戏中强烈偏好幻想扮演与自身生理性别相反性别的角色;强烈偏好和成为异性的玩伴;强烈偏好异性的玩具、游戏和活动;强烈反感和排斥典型的同性玩具、游戏和活动,男孩强烈反感和排斥典型的男性化玩具、游戏和活动,竭力回避拳打脚踢的打斗,女孩强烈反感和排斥典型的女性化玩具、游戏和活动;希望自己的生理性别与心理体验的性别相匹配的愿望强烈。

患者感到痛苦,也可有自杀意图,社会功能受损。

二、诊断要点

一是自称或自我心理体验坚信自己是与生理性别相反的性别,否认、厌恶自身生理解剖学所显示的性别,甚至持续存在转换自身性别的强烈愿望。青春期或成年期至少具有下列临床症状中的 2 项:自称或自我心理体验的性别与自身生理性别上的第一和第二性征显著不一致和矛盾,深信自己是相反的性别;深信自己是相反性别的典型感觉和反应强烈;强烈渴望被他人视为相反的性别;强烈渴望成为相反的性别;强烈渴望拥有相反性别的第一和第二性征;强烈渴望通过手术改变自己的第一和第二性征。童年的性别不一致则至少具有下列临床症状中的 6 项:否认并厌恶自身生理性别;坚信自己是相反性别或成为相反性别的愿望强烈;偏好穿异性服装或模仿穿异性服装;在想象的游戏中强烈幻想扮演相反性别角色;强烈偏好异性玩具、游戏和活动;强烈偏好和成为异性的玩伴;强烈反感和排斥典型的同性玩具、游戏和活动;希望自己的生理性别与心理体验的性别相匹配的愿望强烈。二是性别不一致症状至少已持续 6 个月。三是具备性别不一致的典型症状,患者感到痛苦和社会功能受损,但未能符合性别不一致的全部诊断标准。如果能标注原因的,例如症状持续少于 6 个月等,应诊断为"其他特定的性别不一致(病程少于 6 个月)"或"短暂性别不一致";难以标注原因的,则应诊断为"未特定的性别不一致"。

 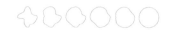

三、鉴别诊断

1. 与异装障碍的鉴别

异装障碍患者穿戴异性服饰是为了追求性刺激,以引起性幻想、性兴奋和获得性满足。性别不一致患者穿戴异性服饰是为了使自己更像异性,以满足自我心理体验上的性别认同感,不会引起性幻想、性兴奋和获得满足。

2. 与同性恋的鉴别

同性恋者有时也会穿戴异性服饰,其目的在于吸引其他同性恋者。同性恋者在对同性产生性爱的思想和感情时,并不否认自己在生理解剖上所表示的性别,没有性别认同问题。性别不一致患者虽然其性爱对象也指向同性,但其目的在于自己能作为异性找到一个分明是同性但主观意念上认为是异性的伴侣(性别不一致患者自视为异性,理所当然地把其他同性视作异性;在性别不一致患者眼中,所有的同性实际上都是"异性")。

3. 与精神分裂症中有时出现的自我性别否认现象的鉴别

精神分裂症患者有时因自我意识发生障碍,也会出现否定自己性别的现象,把自己说成异性,但具有思维、情感、行为等方面的多种精神病性症状,精神活动明显与现实环境相脱离。性别不一致患者只具有性别认同问题,并无精神分裂症的各种精神病性症状。

四、矫治

第一,在患者希望矫正自己性别不一致问题时,可用认知疗法改变性别不一致患者在心理上把自己看作解剖上所表示的另一种相反性别的不良认知。如果患者有作变性手术的愿望,则应清楚地告诉患者,除了个别具有性别改变生物学基础的人以外,对毫无性别改变生物学基础的性别不一致患者作变性手术,只能是模仿异性的第一和第二性征而已,不可能变成真正意义上的异性。用激素治疗副作用也很大,会引起恶心、头昏,还有可能形成血栓和肿瘤。从而使患者清醒地意识到否认固有性别的错误认知是不合理的,也是极其消极的。

而一旦作变性手术，其后果是不可逆的。

第二，在矫正上述不良认知的基础上，运用连续逼近疗法（successive approximation therapy），以性别不一致患者生理解剖上所表示的性别行为模式为目标，通过行为塑造的强化手段，循序渐进地建立新的符合生理性别的行为模式。例如，可以按"衣着—声音—姿势—社交行为—业余爱好"的顺序，循序渐进地重塑与性别不一致患者生理解剖上所表示的性别相一致的行为。而每达到一步，就用患者感兴趣的、有吸引力的强化物予以奖励，如准许参加某项喜爱的活动，或得到某种梦寐以求的物品等。当然，在此过程中也需要患者用意志力加以配合，否则会影响效果。运用连续逼近疗法重塑与生理解剖上所表示的性别相一致的行为，开始实施时年轻越小效果就会越好。

成瘾行为障碍

成瘾行为障碍（disorders due to addictive behaviours）和物质使用引起的障碍在《国际疾病分类（第十一版）》的第六章"精神、行为或神经发育障碍"中，隶属于物质使用或成瘾行为引起的障碍（disorders due to substance use or addictive behaviours）。成瘾行为障碍的主要亚型为游戏障碍和赌博障碍。

游 戏 障 碍

游戏障碍（gaming disorder）是一种具有持续或反复玩游戏行为模式的成瘾行为障碍，也常称为游戏成瘾（gaming addiction）。这里的游戏是指网络游戏和电子游戏，尤其是智能手机游戏和平板电脑游戏。

游戏障碍的特点是：

 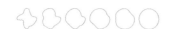

对游戏的控制受到损害,持续的失控性游戏行为,在玩游戏的起止时间、频率、强度、时长和情境等方面缺乏对自身行为的控制,完全被游戏所左右;

将游戏置于其他重要事项和日常活动之上,使游戏优先于其他兴趣和日常活动,甚至成为日常生活的主题;

在过度游戏已产生负面影响和后果之后,这种行为模式仍然持续,仍继续玩游戏,甚至进一步升级;

这种行为模式的严重程度足以导致个人、家庭、社会、教育、职业及其他重要领域的社会功能受到重大损害。

游戏障碍可分为主要是在线游戏的游戏障碍(gaming disorder, predominantly online)和主要是离线游戏的游戏障碍(gaming disorder, predominantly offline)。

一、临床表现

游戏障碍的临床表现主要为:

过度沉溺,即网络游戏和电子游戏成为日常生活中的主要活动,完全专注于游戏,惦记先前的游戏活动,或预期玩下一个游戏,游戏时兴奋甚至亢奋,注意力高度集中,对周围环境中发生的事不闻不问;

戒断反应,即停止或不能玩网络游戏和电子游戏时,会出现难受、焦虑、抑郁、烦躁、悲伤、易激惹等戒断症状(但无药物戒断的躯体体征),明显感到"离不开"游戏,无心思从事他事;

耐受性,即对网络游戏和电子游戏产生耐受性,游戏时间逐渐增多,严重时一天可连续玩十小时甚至更长时间,觉得在游戏时比在现实生活中更快乐或者更能实现自我;

失控性,即游戏在生活中占据的位置越来越重,无法减少游戏时间,也无法戒掉游戏;

失去其他兴趣,即除网络游戏和电子游戏外,对先前的爱好和娱乐失去兴趣,放弃其他活动,甚至放弃学业、工作;

持续性，即游戏行为是持续的，即使了解游戏对自己会造成或已造成了严重影响，也依然故我，继续玩游戏；

隐瞒，即常常欺骗家人、他人或心理咨询师和治疗师，隐瞒自己的游戏时间和参与网络游戏和电子游戏的程度，误导他人；

逃避消极情绪，即常通过游戏逃避或缓解负性心境，以此消愁，排除无助感、内疚感和焦虑等；

不惜失去机会，即由于参与网络游戏和电子游戏，导致损害或失去重要的人际关系或工作机会，但无动于衷，仍乐此不疲。

二、诊断要点

一是必须符合游戏障碍的特点，在"过度沉溺、戒断反应、耐受性、失控性、失去其他兴趣、持续性、隐瞒、逃避消极情绪、不惜失去机会"等游戏障碍临床表现症状中至少具有其中的 5 项症状。二是症状持续时间至少 12 个月，如果游戏障碍的特点明显和症状严重，症状持续时间不足 12 个月也可诊断。三是游戏行为模式已严重导致个人、家庭、社会、教育、职业及其他领域的社会功能受损。

三、鉴别诊断

游戏障碍主要应与正常玩网络游戏和电子游戏相鉴别。正常玩网络游戏和电子游戏不具有游戏障碍的特点和临床表现，即便有时游戏时间较长，也达不到游戏障碍的诊断标准；停止游戏时不会出现难受、焦虑、易激惹等戒断症状，也不会损害行为举止、家庭关系，以及社交能力、学习认知、职业表现等各项重要社会功能。

四、矫治

第一，关爱游戏障碍患者，多与其进行心灵沟通。不能一味地强制性禁止，

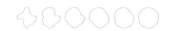

尤其是面对正值青春期这一叛逆阶段的游戏障碍患者;更不能强行通过没收手机、移走电脑等简单、粗暴手段予以禁止,否则会激发其逆反心理。如果家长和教师能以平等的心态与其沟通,晓之以理,告知游戏成瘾的危害,就可能使其有所触动而自觉地逐渐加以控制。

第二,导致游戏障碍的因素是综合性的,其中的主导因素不尽相同。有的主导因素是溺爱、放纵,或过分严苛,或对孩子漠不关心等家庭因素;有的主导因素是缺乏学习动机、不求上进,或性格孤僻、不合群,缺乏人际交往,或害怕艰辛,只想坐享其成,只想在网上的虚拟世界中得到替代性心理满足等个人因素;有的主导因素则是受到周边各种不良因素的诱惑,包括游戏障碍患者上网行为的诱惑、网络游戏内容的诱惑等社会因素。因而必须找出主导因素,弄清游戏成瘾的具体原因并加以分析,采取针对性措施,对因矫正,使相应的矫正措施能取得良好效果。

第三,引导和强化游戏障碍患者在生活、学习和工作中的良好表现。游戏障碍患者常常因在生活、学习和工作中得不到肯定和赞许,逐渐失去了成就感,但又自信心和自尊心过强而转向了网络游戏和电子游戏,并在游戏中得到满足(例如打游戏级别高的人会受到尊敬等),直至游戏成瘾。因此,家长、教师和职场负责人应该设法引导他们,多给游戏障碍患者表现自己才华的机会,并密切注意其进步和优点,及时通过鼓励、表扬、奖励等方式对其进行正强化,以减少游戏时间和降低沉迷程度。

第四,丰富游戏障碍患者的课余生活和业余生活,降低网络游戏和电子游戏的吸引力。如果能培养多方面的兴趣活动,尤其是集体性的兴趣活动,例如歌咏、舞蹈、绘画、书法、插花、航模制作、夏令营、郊游以及各种棋类、球类活动,并定期开展竞赛或评比,就会逐渐使这些健康的兴趣活动逐渐替代无节制的网络游戏和电子游戏。

第五,可用认知行为治疗予以矫正。

赌 博 障 碍

赌博障碍(gambling disorder)是表现为在个人生活中占主导地位而频繁、反复出现难以抵制的赌博冲动和赌博行为,对个人生活、职业、家庭义务与财产及社会均造成严重损害的成瘾行为障碍。赌博障碍患者除了传统的形式外,也越来越多地借助了网络平台进行赌博。

赌博障碍与躁狂发作存在相似的前额叶皮质功能异常;与酒精成瘾具有共同的遗传易感性,与抑郁障碍也共享某些遗传易感性因素。

一、临床表现

充满对赌博的渴求和冲动,参与赌博心切,高频次、长时间参赌,总是想方设法延长赌博时间,且常常不顾后果地增加赌资;赌博时感到满足、愉悦与亢奋,若不能参赌,则会心烦意乱、焦虑紧张、坐立不安、困倦乏力、情绪低落、失眠、食欲不振等;无视社会影响,不顾家庭和日常生活,放弃重要的人际关系与各种社会活动。

赌博障碍可分为主要是离线赌博的赌博障碍(gambling disorder, predominantly offline)和主要是在线赌博的赌博障碍(gambling disorder, predominantly online)。

二、诊断要点

一是以下症状中至少具有 5 项:总想赌博,常回忆赌博情景,老计划下次赌博地点和人员;赌注越大越过瘾;戒赌或减少赌博频次总是失败;控制赌瘾会心烦意乱或易激惹;常想通过赌博来回避应激性的实际问题和排除由此引起的焦虑、低落情绪;输钱后老想何时赢回来;常向家人或他人撒谎以隐瞒自己的赌博行为;为了赌博不惜欺骗、作假或偷窃;为了赌博可损害亲友关系,甚至失学或

 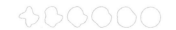

失业;因为赌博而债台高筑,甚至家破人亡。二是并非精神病性症状(例如妄想、幻觉等)反应的表现。

三、鉴别诊断

赌博障碍主要应与生活中为了钱财目的的赌博相鉴别。为了钱财目的去赌博,其目的是为了赢取钱财,甚至为了赢钱而在赌博中作弊;赌博障碍的赌博行为虽然也对输钱在意,且老想在下次赌博中赢回来,但主要不在于获得钱财,更在于自我的心理满足。

四、矫治

第一,通过解释、引导等方法改变患者迷恋赌博行为的错误认知,确立新的正常生活的认知模式,使患者真正看到病理性赌博行为的危害性,并时时提醒自己,用意志力控制内心的赌博冲动和约束自己的赌博行为。

第二,通过厌恶疗法抑制和消除赌博冲动和赌博行为。

第三,引导和培养患者参加有益于身心健康的兴趣活动和社交活动,以逐渐抑制赌博冲动和取代赌博行为。

第四,可用锂盐等进行药物治疗,但需严遵医嘱。

睡眠-觉醒障碍

世界卫生组织的《国际疾病分类(第十一版)》没有将睡眠-觉醒障碍(sleep-wake disorders)纳入第六章"精神、行为或神经发育障碍",而将其单列为第七章。

失 眠 障 碍

失眠障碍(insomnia disorder)也称失眠症,是表现为睡眠时间明显减少和睡眠质量显著降低的睡眠-觉醒障碍,属于原发性失眠(primary insomnia),常伴有极度关注失眠后果的焦虑情绪。

原发性失眠不同于继发性失眠(secondary insomnia),原发性失眠不能归因于(即并非继发于)某种躯体疾病、心理障碍(精神障碍)、滥用毒品、药物或睡眠前喝咖啡、浓茶等。

失眠障碍可分为慢性失眠症(chronic insomnia)和短期失眠症(short-term insomnia)。

一、临床表现

失眠障碍的临床表现主要为入睡困难、维持睡眠困难和早醒以及极度关注失眠带来严重后果的焦虑情绪。

入睡困难表现为辗转反侧、翻来覆去睡不着,各种睡姿都无助于入睡,即使头脑中什么都不想,也无法入睡,有时甚至会睁大眼睛等待天亮而深感痛苦、烦恼,但多数后半夜能在迷糊中不知不觉睡去。

维持睡眠困难表现为易醒,睡眠中极容易被细小的声音惊醒;有时虽无声音刺激,也会在睡眠过程中频频自动醒来,醒来后难以再入睡;有时醒来后虽过很长时间仍能迷糊入睡,但睡眠过浅,常为清醒样睡眠,即在睡眠中能模糊知晓周围动静,偶尔也能听到自己的鼾声,醒来后不知道自己是否又睡着过。

早醒表现为睡眠时间严重不足,早醒后再也无法入睡,睡眠时间通常只有四五个小时甚至更少。

此外,多梦和醒后不解乏也不少见。

多梦表现为睡眠过程中频繁做梦,一个梦接着一个梦,连绵不断、无穷无

 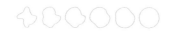

尽,醒来后常疲惫不堪。

醒后不解乏表现为睡醒后仍疲乏异常,即使睡了很长时间甚至超过了正常要求的睡眠时间,醒来后仍感到精神委顿、体力不支,有一种睡不够的感觉。

焦虑情绪是过分担心失眠会带来严重后果,表现为过分担忧失眠会严重影响躯体健康甚至威胁生命以及会严重影响生活质量和学习、工作效率,因而常常苦恼不堪。

二、诊断要点

一是至少具有下列临床症状中的 1 项:入睡困难、维持睡眠困难、早醒。二是每周至少 3 个晚上失眠,且至少持续 3 个月。三是失眠持续不足 3 个月,但至少已持续 1 个月,应诊断为阵发性失眠障碍;失眠障碍一年内已发作过至少 2 次,则应诊断为复发性失眠障碍。四是失眠不能归因于躯体疾病或心理障碍(精神障碍),滥用毒品、药物,或睡眠前喝咖啡、浓茶等,但可伴有上述状况;若伴有上述状况,则应在失眠障碍诊断时标注。

三、鉴别诊断

1. 与继发性失眠的鉴别

失眠作为一种症状相当普遍,大部分失眠都是继发性失眠,即由影响中枢神经系统的躯体疾病或焦虑障碍、抑郁障碍等心理障碍(精神障碍)以及酒、茶、咖啡和药物的作用等造成。失眠障碍属于原发性失眠或单纯性失眠(primary insomnia),没有上述这些导致失眠的明显原因。

2. 与偶尔失眠的鉴别

入睡前情绪波动或入睡时思虑过多均可导致失眠,这类失眠通常有明显的诱因,多是偶尔的;即使是找不到明显原因的失眠,只要不是持续性的,也不能诊断为失眠障碍。失眠障碍每周至少 3 个晚上失眠,且至少持续 3 个月。

四、矫治

第一,通过解释使患者明了睡眠时间可因人而异,有的人可能多些,有的人可能少些,不是非要睡足8～9小时才算睡眠充足。一般来说,只要睡眠时间不是过短,睡醒后精力充沛、精神饱满,睡眠时间都算充足,不必对睡眠时间长短过分敏感,睡眠时间的某些变化不是睡眠是否充足的最重要的指标。

第二,鼓励患者调整睡眠习惯,恢复正常的睡眠觉醒的生物节律。为此应重新安排生活作息时间,并严格执行,如每晚准时卧床睡眠,早晨准时起床,不要随便打破已定的作息制度。白天不要随意躺在床上休息,也不要在床上办事甚至玩手机、看电视,把床和睡眠联系起来并形成牢固的条件反射,久而久之,正常的睡眠觉醒节律就能重新建立,从而使失眠症状缓解或改善。

第三,用默数想象法进行自我催眠。方法为仰卧在床上,手脚自然伸直或弯曲,调整睡姿至最舒服状态,闭目并清除闯入头脑中的一切杂念,调整呼吸使之平缓;两手自然上举,不握拳,想象手和手臂沉重,几十秒后,将已有沉重感的两手随意放下置于身体两侧并体验全身无力感;想象自己站在深不可测的有台阶可下的黑洞边,从数字1开始默数呼吸,只数呼气,不数吸气,即每个呼吸周期只数一个数,同时每数一个数就想象自己下了一个台阶,这样有节奏地往下数数和下台阶,并体验自己的身体越来越沉重,意识也越来越模糊,直至最后步入深渊而入睡。

第四,必要时可遵医嘱服用镇静安眠药,使用最低有效剂量,且连续用药不超过3～4周,每周2～4次间断给药。但不能长期服用,以免影响白天精力以及产生耐受性或依赖性后一旦停药反而使失眠加重。

梦 魇 障 碍

梦魇障碍(nightmare disorder)是表现为反复在极端烦躁的梦境中觉醒的睡眠-觉醒障碍。梦魇障碍属于异睡障碍(parasomnia disorders)中与快速眼动

 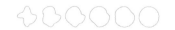

睡眠相关的睡眠障碍(parasomnias related to REM sleep)的亚型。

一、临床表现

反复从极端烦躁的梦境中觉醒,一般发生于夜间主要睡眠期的后半程;梦境内容通常对生存和生命安全具有威胁性,例如梦见被蛇咬、失足堕落河中等各种可怕的情景;觉醒后能迅速恢复定向功能和警觉性,但精神紧张、恐惧、心悸、出汗、脸色苍白,甚至全身不能动弹,能清晰和详细回忆梦中情景;情绪平复后又能很快入睡。

梦魇障碍根据症状持续时间分为急性、亚急性和持续性,症状持续时间1个月或更短为急性,持续时间超过1个月但少于6个月为亚急性,持续时间为6个月或更长为持续性。其严重程度可根据发作频率分为轻度、中度和重度,平均每周发作少于1次为轻度,超过1次但并非每晚发作为中度,每晚发作为重度。

患者感到痛苦,社会功能受损。也可见于儿童、青少年和成人。

二、诊断要点

一是反复从对生存和生命安全具有威胁性的极端烦躁梦境中觉醒,一般发生于夜间主要睡眠期的后半程,觉醒后能清晰和详细回忆梦中情景。二是不能归因于滥用毒品、药物等某些物质的生理效应,共存的精神障碍和躯体疾病不能合理或充分解释梦魇障碍的发作。

三、鉴别诊断

1. 与睡眠麻痹的鉴别

睡眠麻痹表现为将醒未醒时感到既发不出声音也不能动弹,因而十分焦急,但稍加刺激即可使麻痹消失。梦魇障碍则能自主从梦境中觉醒。

2. 与夜惊症的鉴别

夜惊症属于异睡障碍中非快速眼动睡眠觉醒障碍的亚型,通常发生于夜间入睡后主要睡眠期的前半程（通常为主要睡眠期的前三分之一时段），惊醒后不能回忆梦境或只能想起某个视觉场景。梦魇障碍则属于异睡障碍中与快速眼动睡眠相关的睡眠障碍的亚型，一般发生于夜间主要睡眠期的后半程，表现为反复从对生存和生命安全具有威胁性的极端烦躁梦境中觉醒，能清晰和详细回忆梦中情景，情绪平复后又能很快入睡。

3. 与梦游障碍的鉴别

梦游障碍一般发生于夜间入睡后主要睡眠期的前半程（通常为主要睡眠期的前三分之一时段），属于非快速眼动睡眠觉醒障碍，表现为夜间睡后莫名其妙地起床活动，意识恍惚，行动呆板，活动后又复睡眠，醒后不能回忆。梦魇障碍则属于与快速眼动睡眠相关的睡眠障碍，一般发生于夜间主要睡眠期的后半程，醒后出现精神紧张、恐惧、心悸、出冷汗等症状，能清晰和详细回忆梦中情景。

四、矫治

第一，养成良好的睡姿。例如不要俯卧睡觉，不要用被子蒙头睡觉，不要双手抱胸睡觉，孩子则不要抱着母亲睡觉等，以避免呼吸不畅，引起夜惊症与梦魇障碍发作。

第二，必要时可短期服用安定等镇静剂，但必须严遵医嘱。

梦 游 障 碍

梦游障碍（sleepwalking disorder）是表现为反复在睡眠中起身下床行走的睡眠-觉醒障碍。梦游障碍和夜惊症一般都发生于夜间入睡后主要睡眠期的前半程（通常为主要睡眠期的前三分之一时段），均属于非快速眼动睡眠觉醒障碍的亚型，但梦游障碍表现为夜间睡后莫名其妙地起床活动，意识恍惚，行动呆板，活动后又复睡眠。夜惊症醒后则出现表情惊恐，瞳孔散大，哭喊惊叫，手足乱动，

 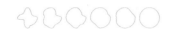

面色苍白,脉搏加快,呼吸急促,出汗等症状。梦游障碍属于异睡症(parasomnias)中的非快速眼动睡眠觉醒障碍。

梦游障碍常见于青少年和成人,也见于 10 岁前的儿童(男孩较女孩多见)。

一、临床表现

在熟睡中突然莫名其妙起床活动,一般发生于夜间入睡后主要睡眠期的前半程(通常为主要睡眠期的前三分之一时段),梦游时面容呆板,面无表情,目光呆滞,目不转睛,在室内外无目的走动,或者在桌上摸索,打开抽屉拿东西,甚至打开房门在走道上小便;对他人问话和沟通通常没有反应,有时也能回答他人问话,但口齿不清,常答非所问;有时会自言自语,但不知所云;唤醒非常困难。梦游时间短则数分钟,长则可达半小时,梦游结束后即自行上床睡觉,或迷迷糊糊就地躺下睡觉。

有时也可表现为不下床行走而仅在熟睡中坐起,在床上做些拉捏被子或手势等无目的的刻板动作,随后即躺下恢复正常睡眠。

次晨醒来后对梦游时的情景不能回忆。

二、诊断要点

一是反复在睡眠中起身下床行走,面容呆板,面无表情,目光呆滞,目不转睛,对他人问话通常没有反应。二是一般发生于夜间入睡后主要睡眠期的前半程(通常为主要睡眠期的前三分之一时段),下床行走时间约为数分钟至半小时。三是不能归因于滥用毒品、药物等某些物质的生理效应,共存的精神障碍和躯体疾病不能合理或充分解释梦游障碍的发作。

三、鉴别诊断

1. 与夜惊症的鉴别

夜惊症和梦游障碍一般都发生于夜间入睡后主要睡眠期的前半程(通常为

主要睡眠期的前三分之一时段），均属于异睡障碍中非快速眼动睡眠觉醒障碍的亚型，但夜惊症表现为反复在睡眠中突然自主惊醒，惊醒后表情惊恐，瞳孔散大，哭喊惊叫，手足乱动，面色苍白，脉搏加快，呼吸急促，出汗等。梦游障碍则表现为夜间睡后莫名其妙地起床活动，意识恍惚，行动呆板，活动后又复睡眠，次晨醒来后也都对昨夜发作的情景不能回忆。

2. 与梦魇障碍的鉴别

梦魇障碍属于异睡障碍中与快速眼动睡眠相关的睡眠障碍的亚型，一般发生于夜间主要睡眠期的后半程，表现为反复从对生存和生命安全具有威胁性的极端烦躁梦境中觉醒，醒后出现精神紧张、恐惧、心悸、出汗、脸色苍白，甚至全身不能动弹等症状，能清晰和详细回忆梦中情景，情绪平复后又能很快入睡。梦游障碍则属于异睡障碍中非快速眼动睡眠觉醒障碍的亚型，一般发生于夜间入睡后主要睡眠期的前半程（通常为主要睡眠期的前三分之一时段），表现为反复在夜间睡后起身下床行走，面容呆板，目光呆滞，行动呆板，对他人问话通常没有反应，活动后又复睡眠，没有梦魇障碍中的情绪反应和植物神经症状，次晨醒来后对梦游时的情景不能回忆。

四、矫治

第一，对发作次数不多者，一般无需治疗。主要是控制诱发因素，例如学习压力、家庭不和、白天过劳、连续几晚睡眠不足等；在梦游时将其护持到床上睡觉，防止梦游中发生意外。

第二，对发作频繁者可短期使用小剂量安定类药物治疗，但需严遵医嘱。

发 作 性 睡 病

发作性睡病（narcolepsy）是表现为难以抗拒的发作性睡眠的睡眠-觉醒障碍。发作性睡病具有高度遗传性，属于嗜睡障碍（hypersomnolence disorders）

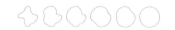

的亚型。

一、临床表现

白天随时随地难以克制地突然入睡,虽力求保持清醒也难以抗拒,且不择时间、地点,也不管是否正在活动,故有时会带来危险。突然入睡一般可持续10～15分钟,自行醒转后感到头脑清晰、精力充沛,但醒转后无所事事、不活动就可能再度突然入睡。如果强行阻止其入睡,可出现烦躁甚至易怒情绪。发作性睡病发作隐袭,具有阵发性特点。

临床症状为:

猝倒发作,即不由自主地垂头,长期患者会出现短暂发作性双侧肌张力丧失,但可保持清醒状态,或者自发地扮鬼脸、下颌脱落。

下丘脑分泌素缺乏,即脑脊液的下丘脑分泌素－1测试水平低,其免疫反应值小于或等于110皮克/毫升,或小于或等于健康人群的三分之一数值。

夜间快速眼动(rapid eye movement,简称 REM)睡眠潜伏期时间短,即多导睡眠图呈现快速眼动睡眠潜伏期时间小于或等于15分钟,或者多次测试显示平均睡眠潜伏期时间小于或等于8分钟,以及至少2次出现快速眼动睡眠期的发作性睡眠。

发作性睡病按严重程度可分为轻度、中度和重度。

轻度:猝倒每周少于1次,每天打盹1～2次,较少干扰夜间睡眠。

中度:猝倒每天或几天1次,每天打盹多次,干扰夜间睡眠。

重度:猝倒每天多次,每天持续存在睡意,干扰夜间睡眠。

二、诊断要点

一是难以抗拒的发作性睡眠,至少具有以下1项症状:猝倒发作;下丘脑分泌素缺乏;夜间快速眼动睡眠潜伏期时间短。二是症状至少每周出现3次,至少已持续3个月。三是发作性睡病由下丘脑分泌素神经元感染、创伤或肿瘤等破坏导致，则应标注"继发于其他躯体疾病的发作性睡病"。

三、鉴别诊断

1. 与躯体疾病引起的嗜睡现象的鉴别

某些躯体疾病，例如甲减、低血糖以及各种伴有脑水肿或颅高压的中枢神经系统疾病也常有嗜睡现象，但睡眠是自然的，持续时间也较长。发作性睡病是阵发的睡眠发作，睡眠时间短暂。

2. 与嗜睡障碍其他亚型的鉴别

嗜睡障碍除了发作性睡病外，还包括特发性嗜睡症（idiopathic hypersomnia）、克莱恩-莱文综合征（Kleine-Levin syndrome）和医疗条件状况导致的嗜睡症（hypersomnia due to a medical condition）等亚型，这些亚型的基本表现是每天主要的睡眠周期超过9小时，但觉醒后仍感到精力不足，经常需要反复睡眠，且突然从睡眠中觉醒后难以完全清醒。发作性睡病则表现为难以抗拒的发作性睡眠，不具有嗜睡障碍其他亚型的这些症状特征。

四、矫治

第一，对症治疗：向来访者解释疾病的性质；合理安排活动时间；避免参加各种具有危险性的活动和从事危险性的工种。

第二，药物治疗：使用利他林等有助于加强觉醒的药物或丙咪嗪等有助于抑制快速眼动睡眠的药物（通常认为发作性睡病的病理生理机制是快速眼动睡眠发动机制异常，使快速眼动睡眠不按"非快速眼动睡眠→快速眼动睡眠"一般顺序与规律出现，而由觉醒状态跃过非快速眼动睡眠阶段，直接进入快速眼动睡眠阶段）。如果医学检查发现下丘脑分泌素缺乏，也应使用药物予以调整，但必须严遵医嘱。

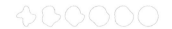

喂食或进食障碍

神经性厌食症

神经性厌食症(anorexia nervosa)简称厌食症,是表现为对发胖具有病理性恐惧,进食过少和体重明显低于正常健康标准的喂食或进食障碍。

一、临床表现

进食过少:进食量不足以维持生命的正常生理需要,其原因开始时多数不是因为食欲减退,而是害怕发胖。期间也有可能因太饿而暴饮暴食,但随即便用催吐、导泻或过度运动等消除食物可能导致的发胖作用。如果在家属压力下不得不进食稍多一些,同样会偷偷催吐、导泻或者过度运动。久而久之就会逐步适应而导致真正的食欲减退,以致吃极少量食物成为进食习惯而不能忍受必要数量的食物。此后即使吃得极少或者禁食,仍会具有在害怕发胖的强烈恐惧情绪控制下感到自己还在发胖的异乎寻常的超价观念。

体重过轻:体重过轻是进食过少的必然结果,可低于正常体重的最低值,儿童和青少年则可低于正常体重的最低预期值,常常显得皮包骨头、骨瘦如柴,但仍害怕体重增加或发胖,并伴有认为"自己还是肥胖的"的体像障碍,持续地缺乏目前低体重的严重性及其对健康带来不良后果的认知。

神经性厌食症的功能障碍部位为丘脑—垂体—性腺轴系的广泛内分泌紊乱。对女性而言,其突出表现是黄体生成素水平降低和对黄体生成素释放因子反应异常而导致闭经与性兴趣减退。此外,也可有生长激素升高、皮质醇浓度上升、外周甲状腺素代谢异常与胰岛素分泌异常等。

神经性厌食症还可以伴发一系列并发症,如怕冷、便秘、血压和体温过低、心动过速等,严重时还会出现贫血、脱水、白细胞减少等症状,甚至因心、肾功能衰竭而死亡。

神经性厌食症多起病于青少年期,女性发病率明显高于男性,其中盲目减肥是导致神经性厌食症的重要心理和社会原因。

严重的神经性厌食症可分为:

限制型,即"神经性厌食症,伴有体重危险性降低,限制型"(anorexia nervosa with dangerously low body weight, restricting pattern),符合神经性厌食症的诊断标准,在发病期间没有反复的暴食或通过催吐或服用泻药等方式清除食物的行为。

清除型,即"神经性厌食症,伴有体重危险性降低,清除型"(anorexia nervosa with dangerously low body weight, binge-purge pattern),符合神经性厌食症的诊断标准,在发病期间有反复的暴食或通过催吐或服用泻药等方式清除食物的行为。

神经性厌食症的严重程度按体重指数 BMI(body mass index,简称 BMI;体重千克数除以身高米数的平方,以 kg/m^2 标记)分为轻度、中度、重度和极重度。轻度,BMI≥17;中度,BMI 为 16～16.99;重度,BMI 为 15～15.99;极重度,BMI<15。

二、诊断要点

一是对发胖具有病理性恐惧,且伴有在害怕发胖的恐惧情绪控制下出现的仍在发胖的超价观念和即使已异常消瘦仍认为自己过于肥胖的体像障碍。二是进食过少和体重过轻,无法容忍正常数量的食物,极少饮食已成为习惯性行为,明显消瘦,甚至骨瘦如柴,已达到正常体重的最低值以下。三是病程至少已持续 3 个月。四是发病期间通常缺乏自知力,不愿治疗。

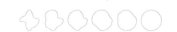

三、鉴别诊断

1. 与神经性贪食症的鉴别

神经性贪食症与清除型神经性厌食症非常相似,但神经性贪食症的反复暴食和暴食后通过催吐或服用泻药等方式清除食物的代偿行为同时出现,体重通常也在正常范围。清除型神经性厌食症虽也有反复暴食或通过催吐、服用泻药等方式清除食物的代偿行为,但反复暴食和清除食物的代偿行为未必同时出现,即催吐或服用泻药等行为未必出现在暴食后,体重也在正常体重的最低值以下。

2. 与躯体疾病引起的厌食的鉴别

躯体疾病如垂体性恶病质、恶性肿瘤和肾上腺皮质功能减退等也有厌食和消瘦现象,但都有其原发疾病的特有症状,如有阴毛、腋毛的稀疏或脱落,有肿瘤且与周围组织分界不清等症状;贾第虫(蓝氏贾第鞭毛虫)感染后(进食被贾第虫污染的水或食物)也可引起长期厌食,同时可引起呕吐、腹痛、腹泻、疲乏等症状,且用一般药物治疗不能奏效,只有服用对贾第虫有特效的药物——灭滴灵后症状才能完全控制。神经性厌食症没有这些躯体疾病的病因和相应症状。

3. 与抑郁障碍、强迫障碍引起的厌食的鉴别

抑郁障碍、强迫障碍也会引起厌食,但通常达不到神经性厌食症的严重程度。神经性厌食症则没有这些精神障碍。如抑郁障碍、强迫障碍引起的厌食达到了神经性厌食症的诊断标准,则可并列诊断。

四、矫治

第一,如有严重并发症,特别是低血压性虚脱、酸碱平衡失调等出现躯体危象的并发症,首先要治疗并发症。

第二,在患者家属的监督和协助下,逐渐增加食量并按时按量地进食,直到接近、恢复正常食量,正常食量每天食谱的能量应为3 000卡。同时要预防患者自发或诱发催吐,进食后也要有家属陪伴在旁。必要时可遵医嘱服用较高剂量的舒必利和氯丙嗪等药物,以减轻患者进食时的焦虑和恐惧,且可止吐并降低

代谢、增加体重(需严密监控血压以防止血压过低)。如果按时按量进食后体重每周能增加 0.5～1 千克,则 8～12 周后即可见效。

第三,让家属用代币制疗法对患者正常进食行为进行阳性强化,对达不到预期进食要求的行为进行阴性强化,即患者按时按量进食时给予奖券或加分奖励,未按时按量进食、拒食或按时按量进食后自行催吐就扣回奖券或分数,待奖券或分数积到一定数量后可换取患者孜孜以求的、感兴趣的物品,如高级化妆品等。代币制疗法取得效果后,还应该用自控疗法通过自我调整来确立新的认知模式和规定正常的行为模式,以巩固正常的进食行为。所谓确立新的认知模式,就是纠正"自认太胖"和"凡瘦必美"的错误认知,产生通过正常进食恢复标准体重的需要。让患者知道,只要不超过标准体重 10%,就属正常;即使超过标准体重 10%,而不到 20%,仍然只能算超重;只有超过标准体重 20% 才算肥胖,其中超过标准体重在 20%～30% 之间,属轻度肥胖,超过标准体重在 30%～50% 之间,属中度肥胖,超过标准体重在 50% 以上,属重度肥胖。所谓规定正常的行为模式,就是用意志力量控制自己以往不良的进食行为和进食习惯,与正常人一样进食。只有这样,才有可能彻底治愈神经性厌食症。

神经性贪食症

神经性贪食症(bulimia nervosa)简称贪食症,是表现为反复发作的暴食和暴食后清除食物的代偿行为,对发胖具有病理性恐惧的喂食或进食障碍。

神经性贪食症与神经性厌食症具有相似的病理心理机制,神经性贪食症通常是神经性厌食症的延续,即多数神经性贪食症患者病前都有神经性厌食症的发病史。神经性贪食症与神经性厌食症也可交替发作。

一、临床表现

暴饮暴食:暴食表现为周期性反复发作的、不可抗拒的进食欲望,无法控制暴食,可在短时间内吃进大量食物,狼吞虎咽,难以控制进食量,也不会挑选食物的品种和品质,直到有不舒服的腹胀感,进食量远大于多数人在相同时间和相似场合下的进食量,暴食后常悔恨交加。为了避免尴尬,希望和喜欢独自一个人进食。

代偿行为:暴食后通过自我催吐(手指挖咽喉部自我诱发呕吐)、滥用泻药、剧烈运动、间歇性禁食、服用利尿剂和食物抑制剂等极端措施消除暴食引起的发胖作用。由于反复呕吐,可导致低钾血症等机体电解质紊乱症状和手足抽搐、心律失常、肌无力等躯体并发症。

神经性贪食症的严重程度按代偿行为发作的频率分为轻度、中度、重度和极重度。轻度,每周平均 1~3 次;中度,每周平均 4~7 次;重度,每周平均 8~13 次;极重度,每周平均 14 次或更多。

二、诊断要点

一是持续存在难以克制的暴食和自我催吐、导泻等代偿行为,暴食和代偿行为必须同时出现。二是通常有神经性厌食症的既往史。三是暴食和代偿行为至少已持续 3 个月,且平均每周至少出现 1 次。四是暴食后没有代偿行为,则不能诊断为神经性贪食症,应诊断为暴食障碍(也称暴食症,binge eating disorder)。

三、鉴别诊断

1. 与清除型神经性厌食症的鉴别

清除型神经性厌食症也有神经性贪食症的暴食或催吐、服用泻药等类似代偿行为的清除行为,但清除型神经性厌食症的反复暴食和清除行为未必同时出现,即催吐或服用泻药等清除行为未必出现在暴食后,体重在正常体重的最低值以下。神经性贪食症的反复暴食和暴食后通过催吐或服用泻药等方式清除食物的代偿行为则同时出现,体重通常也在正常范围内。

2. 与精神分裂症、抑郁障碍等伴有暴食的鉴别

精神分裂症、抑郁障碍等精神障碍各自都有典型的症状表现，暴食只是这些精神障碍可能出现的临床表现，一般不难鉴别。如果神经性贪食症继发于抑郁障碍，同时抑郁障碍和神经性贪食症都很典型且符合各自的诊断标准，则应并列诊断。

四、矫治

第一，通过解释、疏泄、安慰和鼓励帮助患者了解神经性贪食症的相关知识，矫正患者对发胖和体重标准的错误认知。

第二，出现强烈进食欲望而难以克制和暴食行为时可用橡圈弹痛法、口含黄连素片等厌恶疗法予以抑制。

第三，及时纠正营养、水、电解质、酸碱平衡失调（呕吐明显者，可考虑应用胃复康等止吐剂）。

第四，必要时也可用小剂量氟哌啶醇治疗，但须严遵医嘱。

分 离 障 碍

分离障碍（dissociative disorders）也称解离障碍，是以记忆、思维、身份、情感、感觉、知觉等成分正常整合过程中出现非自主扰乱或中断为特征的精神障碍。

分离性神经症状障碍

分离性神经症状障碍（dissociative neurological symptom disorders）是表现为视觉、听觉或其他感觉紊乱，眩晕或头晕，癫痫样发作，言语紊乱，麻痹或虚

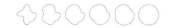

弱,运动紊乱等神经症状的分离障碍。

一、临床表现

视觉、听觉或其他感觉紊乱(visual,auditory or other sensory disturbance):分离性失明(dissociative blindness),突然失明,什么也看不见,但瞳孔对光反应、瞬目反射存在,既无视觉器官的病变,也无视觉传导神经的损害;分离性耳聋(dissociative deafness)或心因性耳聋(psychogenic deafness),听力突然丧失,什么也听不见,但听反射存在,既无听觉器官的病变,也无听觉传导神经的损害;分离性肤觉缺失(dissociative lack of skin sensation),以身体中线或关节为界,身体一侧或关节一端失去触压觉、温度觉和痛觉,但不符合神经解剖和生理规律等。

眩晕或头晕(vertigo or dizziness):分离性眩晕或头晕,突然发生,无心脑血管病变。

癫痫样发作(non-epileptic seizures):也称分离性抽搐(dissociative convulsions),突然跌倒,但倒地缓慢,呼吸急促,手足乱动,虽类似癫痫样的抽搐和挺直,但没有痉挛和强直的规律。发作时角膜反射良好,无伸性跖反射,也不会跌伤、咬破舌头和尿失禁;并无明显的意识障碍,能根据周围人的举动、言语等反应对发作症状作相应的调整。发作后可昏睡或双眼紧闭。每次发作约数十分钟,可一日多次。

言语紊乱(speech disturbance):自言自语、答非所问、发音含混、词不达意等。

麻痹或虚弱(paresis or weakness):分离性麻痹(dissociative paralysis),类似截瘫、单肢瘫、偏瘫以及双肢瘫、三肢瘫、四肢瘫、交叉瘫等肢体麻痹,但无神经系统受损的特征,也无器质性病变,不会出现病理反射和肌肉萎缩;分离性虚弱(dissociative weakness),给人一种身体衰弱到无法动弹的感觉。

步态紊乱(gait disturbance):步态不稳,跌跌撞撞,似乎随时会跌倒。

运动紊乱(movement disturbance):主要表现为舞蹈病(chorea)、肌阵挛

（myoclonus）、震颤（tremor）、肌张力障碍（dystonia）、面肌痉挛（facial spasm）、帕金森病（Parkinsonism）等。

此外，分离性神经症状障碍也可伴有认知症状（cognitive symptoms）。

二、诊断要点

一是起病急骤。二是必须具有临床表现中的某些症状，且症状缺乏相应的病理解剖学和病理生理学基础。三是症状可因暗示发生、加重或减轻、消失。四是症状的持续时间与"继发得益"有关。

三、鉴别诊断

1.与具有分离性神经症状障碍样症状的躯体疾病的鉴别

许多躯体疾病，如顶叶综合征、血卟啉症、脑器质性病变以及癫痫等，都会出现分离障碍样症状，一般只要在病史、体格检查或持续脑电图描记中找到病理生理解剖学的依据就足以鉴别。需要重视的是与癫痫的鉴别。癫痫发作时意识完全丧失，常会跌伤、咬破舌头和大小便失禁，对光反应暂时消失，分离性神经症状障碍的癫痫样发作不存在这些表现。

2.与各种精神病性障碍的鉴别

各种精神病性障碍尤其是精神分裂症、精神病性抑郁症都有可能出现分离障碍样的临床表现，但各种精神病性障碍各有其基本的、突出的特殊症状，如精神分裂症的精神活动与现实相分离等特征性症状，抑郁症的严重抑郁等情感症状，这些症状都很典型，都能相应诊断为精神分裂症或抑郁症。分离性神经症状障碍则不存在这些典型症状。

3.与诈病的鉴别

诈病是有明显动机的欺骗性行为，如为了逃避法律制裁等，因而不可能持久，当其感到无必要诈病时，可正常活动。分离性神经症状障碍则是无意识的，并非故意的，症状无法自我控制。

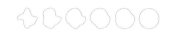

四、矫治

第一,疏泄。如果患者有诱发性因素,应引导其详细讲述与分离性神经症状障碍症状相关的诱发性生活事件的内容,以把握分离性神经症状障碍的心理诱因,这既有助于为解释、暗示等进一步的心理治疗作准备,又能使患者的痛苦情绪在尽情宣泄后得以减轻。

第二,解释。解释要达到的目的是使患者明了并相信,分离性神经症状障碍的症状并非由躯体疾病引起。解释的关键一是不要纠缠于症状本身,例如反复盘问症状发作时的特点和表现,以避免无意中产生不良暗示,而应该把注意力集中在促发症状的心理因素上;二是要慎重、机智,不能泛泛而谈分离性神经症状障碍的机理,更不能用怀疑的语气否定患者的分离性神经症状障碍的症状,以避免患者产生"治疗师认为我在装病"的错觉。

第三,暗示。暗示的作用是减轻和消除分离性神经症状障碍的症状。暗示可以是纯言语性暗示,通过解释使患者了解分离性神经症状障碍的症状与心理因素的关系,在言语的刺激和诱导下使患者更有效地把握和控制自己的心理状态,祛除导致分离性神经症状障碍症状的心理因素,从而使症状减轻和消失。暗示也可以是治疗性暗示,治疗性暗示可分为安慰剂暗示和辅助治疗暗示。安慰剂暗示是利用各种无实际药物效用的安全药物或各种非药物制剂对患者进行所谓的"治疗",并配合言语暗示使分离性神经症状障碍的症状减轻或消失。如静脉注射葡萄糖酸钙(必须缓慢推注)必定会引起微热感觉,可以在注射的同时暗示患者,只要患者全身有热的感觉,就意味着药物已起了作用,分离性神经症状障碍的症状就必定会随着这种"对症药物"的使用而逐渐减轻以至完全消除。利用淀粉、糖类、水等做成的片剂和口服制剂"药物"进行安慰剂暗示也可以达到同样的效果。辅助治疗暗示是利用常规的对症治疗作为辅助手段,结合言语暗示使分离性神经症状障碍的症状减轻或消失。如针刺"涌泉"穴结合言语暗示治疗分离性瘫痪就能取得非常明显而突出的效果。

第四,药物治疗。多数患者一般并不需要药物治疗。少数急性伴严重兴奋躁动或行为障碍的患者必要时可用苯巴比妥纳、氯丙嗪等镇静剂,但剂量一定要足够。药物治疗必须严遵医嘱。

分离性身份障碍

分离性身份障碍(dissociative identity disorder)是表现为瓦解性的多重人格的分离障碍。

分离性身份障碍的重要致病因素包括强烈的精神刺激,成长过程中防御能力的缺乏,童年期遭受伤害后得不到同情和抚慰,以及缺乏对伤害性刺激的自我保护能力等。

一、临床表现

通常在受到某种精神刺激后,原本的完整人格身份突然瓦解、破裂,以某个子人格的身份变为另一个人,把自己原本真实的身份排除在意识范围之外,完全以另一个人的新身份说话和行动,过些天在受到新的精神刺激后又以另一个子人格的身份变成了新的人。原本的完整人格可瓦解为两个或更多个子人格,瓦解为两个子人格称为双重人格。人格变换的每一个子人格,在性别、年龄、种族、心理活动和行为上都各不相同且稳定、完整。原本的人格在被子人格替代时段已经意识不到,也无法回忆起个人生活中的重要经历和相关信息。

分离性身份障碍也可伴有人格解体-现实解体障碍的症状,但人格解体-现实解体障碍更强调不真实感等感知觉表现。

患者常伴有严重的头疼和躯体疼痛、时间定向障碍、人格解体和现实解体、无法回忆童年期生活经历等症状。此外,也可伴有其他精神障碍的症状。患者感到痛苦,且常有自杀观念和自伤行为。

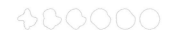

二、诊断要点

一是原本的完整人格瓦解为两个或更多个子人格，即瓦解为两个或更多个未充分整合的分离性身份，每种身份具有其特征性的经历、感知、思维、情感、构想等。二是至少有两种身份相对完整，每种身份均有一套独立的感觉、思维、记忆和行为。三是如果分离性身份的相对完整程度达不到要求，则应诊断为部分分离性身份障碍（partial dissociative identity disorder）。四是症状并非由酒精等物质产生的生理效应导致或可归因于癫痫等躯体疾病，也不能更好地由其他精神障碍所解释。五是患者感到痛苦，社会功能明显受损，症状严重时，个体、家庭、社会、教育、职业及其他领域的功能都会受到严重损害。

三、鉴别诊断

1. 与复杂性分离性闯入障碍的鉴别

复杂性分离性闯入障碍的不同身份间不会发生完全地转换，分离性身份障碍则可发生不同身份间的完全性转换。

2. 与服用酒精等精神活性物质和癫痫等躯体疾病导致的人格变换的鉴别

服用酒精等精神活性物质和癫痫等躯体疾病导致的人格变换都有服用某种精神活性物质和某种躯体疾病的客观依据。分离性身份障碍则不存在这种状况。

四、矫治

主要矫治手段为人格整合治疗，消除症状，促成人格统一，恢复正常功能。

人格整合治疗的第一阶段是鼓励患者坚强面对创伤性经验和人格瓦解问题，以稳定患者情绪，使其具有安全感。第二阶段是引导患者回忆创伤性痛苦经历并宣泄痛苦体验，有时也可以通过催眠发掘创伤性经历，以排除创伤性经历和痛苦体验的消极影响，并以积极思维替代消极思维，从而消除分离性身份障碍的症状。第三阶段是对患者的人格进行重新整合和修复，并与人际关系和社会功能联结起来，重新整合、修复和联结可以借助想象完成，也可以通过催眠了解各种人格的特征,促成彼此间的沟通,使其协调平稳。

人格整合完成后,还需要继续进行治疗,但治疗次数可以适当减少。

人格整合治疗整个治疗过程需要持续较长时间,通常每周至少两次,需持续几年,以获得理想的治疗效果。

分离性遗忘症

分离性遗忘症(dissociative amnesia)是表现为对重要特定事件局限型遗忘(选择性遗忘)或对自身经历普遍性遗忘(广泛型遗忘)的分离障碍。

分离性遗忘症常由应激导致,多发生于成年早期。

一、临床表现

局限型遗忘(选择性遗忘):局限型遗忘是对自己某一阶段的某些重要特定事件的遗忘,这些重要特定事件通常是印象深刻的创伤性或应激性事件,例如遭受遗弃、虐待、强奸,亲人过世,自然灾害,经济上受到重创,犯罪行为等。这类特定事件一般不太可能遗忘,因而与日常生活中人皆有之的偶然想不起来的普通遗忘不一致。患者通常知道自己记忆中有某个时段的空缺,但也有可能对自己的遗忘全然不知,只有在提示后才意识到自己的遗忘。被遗忘的重要特定事件在某个情景性刺激的激发下有可能恢复记忆,但这些记忆未必非常准确。有些患者在遗忘后会感到迷茫、焦虑甚至痛苦。

普遍性遗忘(广泛型遗忘):普遍性遗忘是对自己几年甚至一生中全部生活经历的遗忘。如果忘记了一生中所有发生的事情,则连自己的姓名、性别、年龄和职业身份等也无法想起,甚至目前刚发生的事情也会被遗忘。

分离性遗忘症的遗忘行为与其知识、能力之间,存在着明显的矛盾与分离。

局限型遗忘或普遍性遗忘可以是几分钟、几小时或几天,可以仅发生一次或发生多次。

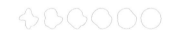

分离性遗忘症有时会伴有分离性漫游(dissociative fugue)。

二、诊断要点

一是遗忘印象深刻的重要特定事件或遗忘几年甚至一生中的全部生活经历。二是诊断分离性遗忘症时,须注明是否伴有漫游。三是必须排除由服用酒精、毒品和药物或由脑损伤、癫痫等躯体疾病导致的遗忘。四是患者感到痛苦,社会功能受损。

三、鉴别诊断

1. 与普通遗忘的鉴别

普通遗忘人皆有之,但遗忘行为与其知识、能力之间不矛盾,通常不会遗忘印象深刻的重要特定事件,更不会遗忘几年甚至一生中的全部生活经历。

2. 与服用酒精、毒品等精神活性物质和药物,或脑损伤、癫痫等躯体疾病引起的遗忘的鉴别

酒精、毒品等精神活性物质和药物引起的遗忘都有相关精神活性物质和药物的服用史;脑损伤或癫痫等躯体疾病引起的遗忘则有脑损伤史或有满足癫痫等相关躯体疾病诊断标准的医学检查依据和相应症状。

四、矫治

第一,尽量使患者避免各种应激性事件的刺激,并建立具有安全感的良好环境氛围的心理支持系统,逐渐平复患者与遗忘有关的内心冲突,提高其心理调节能力。大多数患者在这样的生活环境中都能逐步、自发地消除遗忘症状和恢复记忆。

第二,采用催眠治疗以恢复记忆,在催眠状态下通过正向诱导使患者恢复发病前的正常记忆能力。

人格解体-现实解体障碍

人格解体-现实解体障碍（depersonalization-derealization disorder）是表现为反复的人格解体或现实解体体验，或者兼有两者体验的分离障碍。人格解体-现实解体障碍症状也可见于分离性身份障碍，但人格解体-现实解体障碍更强调不真实感等感知觉表现。

一、临床表现

人格解体：表现为意识不到真实的自己，既意识不到自己真实的躯体，也意识不到自己真实的心理活动，有一种感到自身躯体或心理活动与行为表现是分离的、不真实的内心体验，完全丧失了真实的"自我"。这种内心体验有的感到自身是不真实的，似乎丧失了自我，丧失了对自己感觉或情感的体验，丧失了对自己躯体或行为的支配；有的感到时间是扭曲的，躯体或情感是麻木的；有的感到感觉、思维、情感等心理活动和动作行为是疏离自身的和陌生的，是别人的，自己像个机器人在演戏或者感觉自己是个旁观者；有的感到自己仿佛正处于梦境之中。

现实解体：表现为意识不到周围的现实环境和真实的人，既意识不到周围客观的现实环境，也意识不到周围现实环境中真实的人，有一种感到周围环境或他人是分离的、不真实的内心体验，仿佛在做梦。这种内心体验有的感到周围真实环境或他人是模糊、梦幻、毫无生气的，有的感到真实环境或他人是陌生、变形的，周围环境就像一个舞台，每个人都在这个舞台上演戏。

人格解体和现实解体也可兼而有之。

可伴有焦虑和担心自己会失去理智，间歇期则害怕这种症状再次出现。

患者现实检验能力完整，也有自知力，知道人格解体或现实解体体验是异常的，因持续或反复出现又无法消除而感到痛苦。

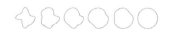

二、诊断要点

一是具有反复的人格解体或现实解体体验，或者兼有两者体验的临床表现。二是必须排除由服用毒品和药物或癫痫等躯体疾病导致的人格解体或现实解体体验，也不能用精神分裂症、惊恐障碍或其他分离障碍等精神障碍来加以解释。三是患者感到痛苦，社会功能受损。

三、鉴别诊断

1. 与癫痫等脑器质性疾病出现人格解体或现实解体症状的鉴别

癫痫、脑肿瘤等脑器质性疾病均可出现人格解体或现实解体症状，但通过病史和医学检查，可发现脑器质性原发疾病。

2. 与精神分裂症等出现人格解体或现实解体症状的鉴别

精神分裂症、惊恐障碍、重性抑郁症、急性应激障碍、创伤后应激障碍、疾病焦虑障碍以及解离障碍其他亚型等精神障碍，均可出现人格解体和现实解体症状，但都有符合诊断标准的相应原发性精神障碍的典型症状，人格解体和现实解体症状在这些原发性精神障碍的症状中往往不占突出位置。

四、矫治

第一，心理治疗。首先应该给予支持性心理治疗，通过解释使患者明了并相信，这种精神障碍属于心理功能性障碍，是心理因素所致，并非由躯体疾病引起，不必担心会产生严重后果，以缓解患者的焦虑情绪，减轻心理压力；同时可利用各种极低剂量、无实际药物效用的安全药物或各种非药物制剂对患者进行所谓"药物治疗"的暗示治疗，以诱导患者逐渐减轻或消除人格解体或现实解体症状。必要时也可通过催眠疗法和森田疗法使患者有效地把握和控制自己的心理状态，消除导致人格解体和现实解体症状的心理原因，并使症状减轻和消失。

第二，药物治疗。为了减轻患者的焦虑、抑郁情绪，可适当选用苯二氮类或三环类药物，对某些病例选用氯氮平也有一定效果。

其他分离障碍

分离障碍除了以上亚型，还有以下一些亚型：

出神障碍与附体出神障碍（trance disorder，possession trance disorder），表现为自主发生而不受个体控制的重复性、局限性运动或相对简单的姿势、发音等，这些行为并非为外界力量所控制；附体出神障碍患者则表现为由某些神灵或神秘力量等控制的一些更为复杂的行为。

复杂性分离性闯入障碍（complex dissociative intrusion disorder），表现为有两种及以上的分离性身份，每种身份均有其特有的经历、感知、构想等，在两种及以上的分离性身份中，占主导地位的身份（优势身份）会持续而频繁地闯入其他分离性身份的某些不愉快的症状。

复杂性分离性闯入障碍与分离性身份障碍的区别在于：复杂性分离性闯入障碍不同身份间不会发生完全地转换，分离性身份障碍则可发生不同身份间的完全性转换。

心 境 障 碍

心境障碍（mood disorders）是指一组以心境显著而持久的高涨或低落为基本临床表现，并伴有相应的思维和行为改变，具有高患病率、高复发率、高自杀率和高致残性等特点的精神障碍。

心境障碍的临床表现为心境发作（mood episode），包括躁狂发作（manic episode）、轻躁狂发作（hypomanic episode）、抑郁发作（depressive episode）和混合发作（mixed episode），其中躁狂发作和轻躁狂发作称为"躁狂相"，抑郁发作称为"抑郁相"。心境发作的次数和模式构成心境障碍的诊断,但心境发作本身不能作为诊断类别。

躁狂相以情绪高涨、易激惹、激越、自我夸大等症状为主,与所处的境遇不相称,严重时可发生意识障碍和出现幻觉、妄想等精神病性症状;抑郁相以情绪低落、对日常生活丧失兴趣和乐趣等症状为主,严重时悲痛欲绝,甚至发生木僵状态和出现幻觉、妄想等精神病性症状。躁狂相和抑郁相症状较轻则未必达到精神病性障碍的程度。

心境障碍经药物和心理治疗可达到临床康复,但有反复发作的倾向,间歇期症状基本缓解,少数病程迁延,经久不愈。

抑 郁 障 碍

抑郁障碍(depressive disorders)也称抑郁症,是表现为以与其处境不相称的心境抑郁,兴趣、愉悦感缺失等情感性症状群,以及认知-行为症状群为核心症状的抑郁发作(depressive episode)的心境障碍。

抑郁障碍是具有高患病率、高复发率、高自杀率和高致残性等特点的心境障碍的亚型。美国《精神障碍诊断与统计手册(第五版)》把"抑郁障碍"这个病名作为独立疾病单元名称,其与世界卫生组织《国际疾病分类(第十一版)》中"抑郁障碍"含义相当的亚型病名为"重性抑郁障碍"[单次和持续反复发作重性抑郁障碍(major depressive disorder,single and recurrent episodes persistent)]。

抑郁障碍在全球范围内被列为非致命健康损失的最大"贡献者"之一,据世界卫生组织报告,抑郁障碍影响着全世界近15%的成年人,但有约一半患者对药物和心理治疗反应良好。我国则有超过5 400万人患有抑郁障碍,占总人口的4.2%。

抑郁障碍的发病机制早期研究认为与5-羟色胺、去甲肾上腺素、多巴胺等神经递质代谢异常以及突触后膜受体功能异常等相关。2018年4月26日发表在英国期刊《自然遗传学》(*Nature Genetics*)上，由 200 多名科学家组成的全球联合研究团体对 13.5 万名重度抑郁障碍患者的基因组进行了分析，并将其与 35 万名非抑郁障碍患者的基因组进行对比的研究报告表明，有 44 种基因变体（即基因发生了微小变化）与抑郁障碍有关，每种基因都会较小影响患抑郁障碍的风险。其中 30 种基因变体是首次被鉴定出来，其中一些控制着多巴胺和肾上腺素等脑部神经递质，其他基因变体则与脑部神经递质完全无关。我国学者胡海岚等人的系列实验发现，大脑外侧缰核是参与抑郁症的关键脑区，外侧缰核神经元中"βCaMKⅡ"的增加，会造成缰核兴奋过度而出现快感缺失与行为绝望等核心抑郁症状。

抑郁障碍发病的年龄高峰为 20～60 岁，女性患病率是男性患病率的 2 倍。

一、临床表现

抑郁障碍的抑郁发作症状为情感性症状群、认知-行为症状群和植物神经系统症状群。

情感性症状群包括心境抑郁和兴趣、愉悦感缺失。

心境抑郁：几乎每天的大部分时间都郁郁寡欢，愁眉不展，精神活动的所有方面都蒙上了乌云或灰雾，感到悲伤、空虚、痛苦。心境抑郁通常有昼重夕轻（晨重晚轻）的节律，其表现是早醒（通常比患病前要早醒两三个小时或更早醒来），醒后常胡思乱想、迷迷糊糊、痛不欲生；上午工作、学习提不起精神，消沉郁闷；午后自感心境抑郁有所减轻；黄昏和傍晚开始感到稍有点轻松，有了一些与家人交流的欲望；晚上是一天中感觉最好的时段，与人交流也显得较为轻松，似乎找回了以往正常状态的感觉，家人也会认为患者已恢复正常；睡前心境又开始抑郁，常常难以入睡，复又进入次日抑郁的前兆时段。

兴趣、愉悦感缺失：几乎每天的大部分时间对聊天、约会、美味佳肴、旅游、阅读、财富、升职、成就等所有活动或几乎所有活动都缺乏兴趣或兴趣明显减少，完全没有兴趣上的动力；即使从事这些活动，在活动中也缺乏快感，不会有

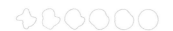

乐趣,似乎已看破了红尘,一切都变得毫无意义。

认知-行为症状群包括注意力难以集中,记忆力减退,思维迟缓(自感思考能力下降,联想困难);自我价值感低、过分自责或不适切的内疚感、无望感(患者常把心境抑郁归因于自己的无能、无助、无望);不配活着、活着是家庭和社会的累赘,无特定计划的自杀意念或企图,或者有特定实施计划的自杀、自伤行为等症状。

植物神经系统症状群包括失眠(难以入睡、早醒等)或睡眠过多;在未节食情况下体重减轻或增加(体重减轻或增加的幅度在 1 个月内超过原体重的5%);疲乏、精力不足以及精神运动性抑制或激越(言语少、声音低,经常独坐一处,不与他人交往;走路时行动缓慢,严重时出现呆坐、无言、不动,可达到对刺激没有反应或反应迟钝,对问话也只是微微点头或摇头作答的抑郁性木僵程度;或者唉声叹气、坐立不安和肢体活动过多等)。

患者感到痛苦,社会功能明显或严重受损,造成社交、学习、职业、生活等领域各项社会功能损害。

抑郁障碍可分为以下四种:

单次发作的抑郁障碍(single episode depressive disorder),单次抑郁发作,没有躁狂或轻躁狂发作史。

复发性抑郁障碍(recurrent depressive disorder),多次抑郁发作,每次复发前均有过至少 2 个月症状基本缓解或完全缓解,已达不到抑郁发作的诊断标准的间隙期;从未有过躁狂或轻躁狂发作史,复发性抑郁障碍可伴季节性模式。

恶劣心境障碍(dysthymic disorder),持续存在阈下的抑郁症状,常把日常的生活、学习、工作等当作难以承受的负担,但实际上患者都能应对。心境抑郁常导致食欲不振和进食过度、失眠或睡眠过多、精力不济和疲乏、难以集中注意和优柔寡断、自尊心低下甚至感到无望等,烦躁时常伴有动辄大发脾气和攻击行为。心境也有好转的时候,但好景不长,很快又复低落,通常是连续几个月心境抑郁后会有数天或数周心境好转的间隙期,一次心境好转从未有过持续 2 个月的心境正常间歇期。症状数量与严重程度没有达到抑郁发作的诊断阈值，即没有达到抑郁发作的诊断标准，也从未有过躁狂或轻躁狂发作。恶劣心境障碍诊断的要点是症状以心境抑郁为主，同时至少伴有以下症状中的2项：食欲不振和进食过度、失眠或睡眠过多、精力不济和疲乏、注意力难以集中和优柔寡断、自尊心低下、感到无望。病程至少已持续2年（儿童和青少年病程至少已持续1年）。明显缺乏抑郁障碍诊断标准中的兴趣缺乏和乐趣缺失、精神运动性抑制或激越、体重减轻或增加、反复出现自杀意念或行为等4项症状。如果在恶劣心境障碍持续存在的情况下，心境抑郁症状的数量及严重程度已达到抑郁发作的诊断标准，则应同时诊断为恶劣心境障碍和单次发作抑郁障碍，或恶劣心境障碍和复发性抑郁障碍。具体可分为：伴持续性抑郁发作的恶劣心境障碍，当前符合恶劣心境障碍的诊断标准，在心境恶劣障碍前2年内始终符合抑郁发作的诊断标准；伴间歇性抑郁发作（目前为发作状态）的恶劣心境障碍，当前为抑郁发作状态，符合抑郁障碍的诊断标准，但此前2年及以上的恶劣心境障碍时间内，至少有2个月不符合抑郁发作的诊断标准；伴间歇性抑郁发作（目前为未发作状态）的恶劣心境障碍，当前符合恶劣心境障碍的诊断标准而不符合抑郁发作的诊断标准，但此前2年及以上时间内，至少有过一次或多次符合诊断标准的抑郁发作；伴精神病性特征的恶劣心境障碍，符合恶劣心境障碍的诊断标准，并伴有心境协调或心境不协调的精神病性特征，最常见的是言语性幻听和各种妄想，社会功能明显受损。

混合性抑郁和焦虑障碍（mixed depressive and anxiety disorder），在2周及以上时期的大部分时间同时出现抑郁和焦虑症状，但抑郁症状的数量、严重程度没有达到抑郁发作的诊断标准，没有达到可以诊断为单次发作抑郁障碍或复发性抑郁障碍的诊断标准，焦虑症状的数量、严重程度或持续时间也不足以达到可以诊断为焦虑或恐惧相关障碍的诊断标准。

抑郁障碍按照目前抑郁发作的严重程度（轻、中、重）、社会功能受损程度和有无精神病性症状，分为：

轻度抑郁障碍,符合抑郁发作的诊断标准,社会功能轻度损害,不伴有幻觉、妄想等精神病性症状,通常是抑郁障碍首次发病初期或慢性期的表现。

中度抑郁障碍,符合抑郁发作的诊断标准,社会功能明显或严重受损,可无精神病性症状,也可伴有精神病性症状。

重度抑郁障碍,符合抑郁发作的诊断标准,社会功能严重受损,可伴有精神病性症状,也可不伴有精神病性症状。

不伴精神病性特征抑郁障碍,符合抑郁发作的诊断标准,社会功能明显或严重受损,给本人造成痛苦或不良后果,无幻觉、妄想等精神病性症状。

伴精神病性特征抑郁障碍,符合抑郁发作的诊断标准,社会功能严重受损,给本人造成痛苦或不良后果,伴有心境协调或心境不协调的精神病性特征,具有讥笑性、辱骂性或命令性等类幻听和自罪妄想、被害妄想等精神病性症状。

二、诊断要点

一是存在情感性症状群中的心境抑郁和兴趣、愉悦感缺失,至少2项症状存在其中1项症状(2项症状均不具备,则不能诊断为抑郁障碍),同时,认知-行为症状群和植物神经系统症状群中至少存在几项症状(美国《精神障碍诊断与统计手册(第五版)》的诊断标准则规定至少有5项症状)。二是符合抑郁障碍诊断标准的这些症状至少已持续2周(病程至少14天)。三是除轻度抑郁障碍(轻抑郁)社会功能轻微损害外,其他抑郁障碍社会功能受损明显或严重。四是从未有过躁狂或轻躁狂发作。五是抑郁障碍不能用分裂情感性障碍等其他精神障碍合理解释,也并非由物质/药物或其他躯体疾病所致。六是症状持续时间不足2周(14天)或认知-行为症状群和植物神经系统症状群的症状少于5项但不满足抑郁发作的诊断标准,则应诊断为其他特定的抑郁障碍,并标注其特定的原因(例如标注短暂性抑郁发作、症状不足的抑郁发作、反复发作的短期抑郁等),或者诊断为因无法标注其特定原因和因信息不足而无法作出特定诊断的"未特定的抑郁障碍"。

三、鉴别诊断

1. 与急性心因性抑郁状态(反应性抑郁状态)的鉴别

急性心因性抑郁状态(反应性抑郁状态)出现前有严重创伤性事件的精神刺激,主要表现为悲痛反应,有明显或强烈的丧失感和痛苦。虽然会伴有心境抑郁或不快乐,但痛苦和不快乐是一阵阵的,呈波浪形,且会随着时间的推延而减轻或增强,缺乏昼重夕轻(晨重晚轻)的变化,也无兴趣缺乏和乐趣缺失、思维缓慢和精神运动性抑制或激越等现象。患者愿意诉述自己的不幸遭遇和痛苦,疏泄后自觉心情好转,情感与行为多能为他人所理解。虽然也可能有轻生意念或自杀行为,但其诱因是难以承受和应对严重、强烈的精神刺激而痛不欲生。抑郁障碍的心境抑郁和痛苦则是持续的,具有明显的自己毫无价值而不配活着的感觉,厌世意念甚至自杀行为是因无力承受和应对抑郁的痛苦所致。但需要注意的是,由严重的、异乎寻常的创伤性事件引起的心因性抑郁状态,除表现为常见的悲痛反应外,也有可能出现抑郁发作。

2. 与适应障碍(抑郁型)的鉴别

适应障碍(抑郁型)有明显的生活事件为诱因,尤其是生活环境或社会地位的改变(但不是灾难性或异乎寻常的精神打击),抑郁症状不符合抑郁发作的诊断标准,没有昼重夕轻(晨重晚轻)的变化,也无思维缓慢和精神运动性抑制现象。

3. 与以阴性症状为主的精神分裂症的鉴别

以阴性症状为主的精神分裂症可伴有抑郁症状,但对周围刺激的反应以情感淡漠、思维贫乏、意志减退、缄默等临床表现为主,缺乏抑郁发作的心情沉重、郁郁寡欢、痛苦难熬、度日如年的真正的抑郁内心体验。

4. 与持续性悲痛反应的鉴别

持续性悲痛反应是指在亲人亡故后出现的悲伤和哀痛,但这种悲痛有失去和空虚的感觉,呈波浪形出现,即一阵阵悲痛,与想起或有人提起亡故者有关,通常数月或稍长一些时间即可康复。如果数年还沉浸在悲伤、哀痛之中,但不符合抑郁障碍的临床表现和诊断标准,则应考虑诊断为应激相关障碍中的亚型

 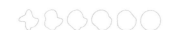

"延迟性哀痛障碍"（prolonged grief disorder）。

5. 与器质性精神障碍、精神活性物质和非成瘾物质所致抑郁的鉴别

器质性精神障碍所致抑郁有明显的脑部疾病或躯体疾病，并有躯体、神经系统和实验室检查的证据；精神活性物质所致抑郁有可影响精神活动的酒类、阿片类、大麻、催眠药、抗焦虑药、麻醉药、致幻剂和烟草等进入体内的证据；非成瘾物质所致抑郁有非成瘾药物（激素、抗躁狂药、缓泻药、阿司匹林等止痛药、制酸药和维生素类等）、一氧化碳、有机化合物（有机磷、苯等）、重金属和食物（蕈类等）进入体内的证据，或有理由足以推断为其所致。抑郁障碍则不存在这些状况。

四、矫治

根据 2015 年版《中国抑郁障碍防治指南》要求，抑郁障碍的治疗目标是彻底消除症状，恢复社会功能，实现临床治愈，减少病残率。因此，矫治必须兼顾情感性症状群和认知-行为症状群。

第一，药物治疗。药物治疗除了经典抗抑郁药阿米替林、氯丙咪嗪、丙咪嗪外，还有许多新型抗抑郁药，如氟西汀、帕罗西汀、舍曲林等选择性 5-羟色胺再摄取阻滞剂，瑞波西汀等选择性去甲肾上腺素再摄取阻滞剂，文拉法辛等去甲肾上腺素和 5-羟色胺再摄取阻滞剂，安非他酮等去甲肾上腺素和多巴胺再摄取阻滞剂，单胺氧化酶抑制剂等 5-羟色胺、去甲肾上腺素和多巴胺再摄取阻滞剂等。2017 年 11 月获得国家食品药品监督管理总局批准引进的由丹麦灵北公司研发的创新型抗抑郁药物心达悦（氢溴酸伏硫西汀片）目前已应用于临床，氢溴酸伏硫西汀片是一种多靶点的新型抗抑药，有助于全面改善情感性症状和认知-行为症状。服用抗抑郁药要严遵医嘱。

第二，心理治疗。一是认知治疗，调整患者对自己的认知歪曲，看到自己的长处与优点，相信自己的相应能力，矫正认为自己做什么事都会失败的非现实的病态推论；二是行为治疗，鼓励、支持患者通过反复训练矫正各种适应不良性

行为,以重新适应环境;三是家庭治疗,帮助患者妥善应对包括家庭问题在内的各种刺激事件,减少并控制负性生活事件对患者的不良精神刺激,减少患者的各种负性情绪。

第三,光照治疗。目前,美国与加拿大的一些医院或机构通过有治疗作用的专门灯箱进行人为光照治疗,患者每天在这种灯箱下照射30～90分钟,能获得很好的治疗效果。

第四,电脉冲治疗仪治疗。新近国外发明了头盔式电脉冲治疗仪,由于电脉冲能激活大脑中控制情绪的神经,并会影响脑部细小的毛细血管,继而激活相关神经,在脑部形成新的毛细血管,因而能有效治疗重性抑郁障碍。与电休克治疗的不同在于:电脉冲治疗仪治疗时向脑部传送的电脉冲极其微弱,患者完全感受不到;而电休克治疗传送的电脉冲非常强大,有可能给患者带来失忆等不良后果。最近在丹麦和新西兰的临床实验证明电脉冲治疗仪治疗疗效显著,仪器操作方便,可以在家里进行治疗。

第五,注重饮食质量。综合多项研究成果后发现,更健康的富含植物和抗炎性、抗氧化成分的饮食有助于预防和缓解心境抑郁,抗炎性与抗氧化成分的饮食可以直接作用于大脑,保护大脑不受氧化压力(一种有害的化学反应)和炎症的影响,例如蔬菜、水果、坚果和葡萄酒(适度饮用)等。饮食更接近富含 Ω -3、纤维、维生素、镁和多酚等的传统地中海饮食,也可降低抑郁风险和缓解心境抑郁,传统地中海饮食不含加工食品、高饱和脂肪食品和高糖食品。

第六,自我调节。充足睡眠、散步、晒晒太阳,心境好转时段同家人和朋友聊聊天、听听音乐、互相帮助等。同时,要学会欣赏、多接触新事物,远离噪声和强光。

双相或相关障碍

双相或相关障碍(bipolar or related disorders)是表现为躁狂或轻躁狂发作、

混合发作,或者表现为反复循环出现不符合躁狂或轻躁狂发作、抑郁发作诊断标准的心境高涨或心境抑郁症状的心境障碍。

混合发作是指同时具有符合躁狂或轻躁狂发作和抑郁发作标准的显著躁狂症状群和抑郁症状群的心境发作,是双相障碍的临床表现,包括双相Ⅰ型障碍和双相Ⅱ型障碍。单次躁狂或轻躁狂发作不能进行独立诊断,无论是躁狂或轻躁狂发作,或者是混合发作,都应诊断为双相障碍。混合发作至少在连续的2周内躁狂症状群和抑郁症状群同时并存,每天或1天之内快速转换。混合发作中抑郁症状占主导时,躁狂发作的症状表现常为易激惹、思维奔逸、语速增快以及精神运动性兴奋,而躁狂症状占主导时,抑郁发作的症状表现常为烦躁情绪、无价值感、无望感或无助感以及自杀观念。

不符合躁狂或轻躁狂发作、抑郁发作诊断标准的心境高涨或心境抑郁症状是指不符合双相障碍诊断标准的心境症状,是环性心境障碍的临床表现,环性心境障碍属于双相相关障碍。

一、临床表现

双相或相关障碍中躁狂或轻躁狂发作的临床表现主要为情感高涨或易激惹,以及与情绪高涨相一致的精力旺盛和活动增加。

1. 双相Ⅰ型障碍(bipolar Ⅰ disorder)

双相Ⅰ型障碍是躁狂发作与抑郁发作循环出现的双相障碍。躁狂发作症状主要为:

心境高涨或易激惹,多见心境高涨,几乎每一天的大部分时间里都显得兴高采烈、洋洋自得,从高兴愉快到欣喜若狂,具有明显的夸张色彩;也可仅表现为易激惹,蛮不讲理、发怒冲动甚至毁物。心境高涨与易激惹兼而有之也不少见。

精力旺盛和活动增加,几乎每一天的大部分时间里动作行为明显增多,心理活动(精神活动)普遍增强,自感精力充沛,有使不完的体力,整天忙碌,难以安静,兴趣虽广泛但无定性,行事鲁莽轻率而不顾后果。

同时,临床症状还有夸大观念或自尊心膨胀(自我评价过高或自尊心过强),失眠或睡眠时间明显减少(难以入睡或感到睡3~4小时就已足够),过分健谈或有持续说话的压力感,思维奔逸(思维活动量的异常增多、思维速度的异常加快或思维内容的异常变换),注意随境转移(注意力极易被外界不重要或无关的刺激所吸引),有目标的活动明显增多或精神运动性激越(社交等活动明显增多或进行无目的、无目标的活动),过度参与会导致痛苦的活动(疯狂购物,盲目投资、从事商业活动等),以及进食无度、性欲亢进,等等。

只有在几乎每一天的大部分时间里心境高涨或易激惹、精力旺盛和活动增加症状具备的条件下,同时至少伴有"夸大观念或自尊心膨胀,失眠或睡眠时间明显减少,过分健谈或有持续说话的压力感,思维奔逸,注意随境转移,有目标的活动明显增多或精神运动性激越,过度参与会导致痛苦的活动"等症状中的几项症状(美国《精神障碍诊断与统计手册(第五版)》的诊断标准则规定至少伴有其中3项症状,如果心境高涨或易激惹症状仅表现为易激惹,则至少伴有其中的4项症状),且症状持续时间至少1周,才能诊断为躁狂发作。

躁狂发作也可伴有精神病性特征(伴有幻觉、妄想等精神病性症状,例如语言性幻听和夸大妄想、被害妄想等)。

躁狂发作时通常自知力丧失,严重损害社会功能或给别人造成危险和不良后果。

抑郁发作的临床表现主要为情感性症状群中的心境抑郁和兴趣、愉悦感缺失;认知-行为症状群中的注意力难以集中,记忆力减退,思维迟缓,自我价值感低,过分自责或不适切的内疚感、无望感,活着是家庭和社会的累赘,无特定计划的自杀意念或企图或者有特定实施计划的自杀、自伤行为等;植物神经系统症状群中的失眠或睡眠过多、在未节食情况下体重减轻或增加、疲乏、精力不足以及精神运动性抑制或激越等。情感性症状群中的心境抑郁和兴趣、愉悦感缺失至少存在其中1项症状,认知-行为症状群和植物神经系统症状群中至少存

实用心理异常诊断矫治手册 第五版

在几项症状(美国《精神障碍诊断与统计手册(第五版)》的诊断标准规定至少有5项症状),才符合抑郁发作的诊断标准。

目前符合躁狂发作的诊断标准,以往至少有过1次符合诊断标准的抑郁发作,或者目前符合抑郁发作的诊断标准,以往至少有过1次符合诊断标准的躁狂发作,可诊断为双相Ⅰ型障碍。需要注意的是,双相Ⅰ型障碍在发病期间某段时段的临床表现也可为轻躁狂发作,就医时如果为轻躁狂发作,而发病史上有过符合诊断标准的躁狂发作,则应诊断为双相Ⅰ型障碍。

目前为躁狂发作的双相Ⅰ型障碍或目前为抑郁发作的双相Ⅰ型障碍,严重时都可伴有精神病性特征。

2. 双相Ⅱ型障碍(bipolar Ⅱ disorder)

双相Ⅱ型障碍是轻躁狂发作与抑郁发作循环出现的双相障碍。

轻躁狂发作同躁狂发作临床症状相同,但症状轻微。在几乎每一天的大部分时间里心境高涨或易激惹、精力旺盛和活动增加症状具备的条件下,同时至少伴有"夸大观念或自尊心膨胀,失眠或睡眠时间明显减少,过分健谈或有持续说话的压力感,思维奔逸,注意随境转移,有目标的活动明显增多或精神运动性激越,过度参与会导致痛苦的活动"等症状中的几项症状(美国《精神障碍诊断与统计手册(第五版)》的诊断标准则规定至少伴有其中3项症状,如果心境高涨或易激惹症状仅表现为易激惹,则至少伴有其中的4项症状),且症状持续时间至少4天(不足1周),才能诊断为轻躁狂发作。

轻躁狂发作不伴有精神病性特征,如果伴有精神病性特征,则应该诊断为躁狂发作。

轻躁狂发作有轻微的社会功能损害。

抑郁发作的临床表现主要为情感性症状群中的心境抑郁和兴趣、愉悦感缺失;认知-行为症状群中的注意力难以集中,记忆力减退,思维迟缓,自我价值感低,过分自责或不适切的内疚感、无望感,活着是家庭和社会的累赘,无特定计划的自杀意念或企图或者有特定实施计划的自杀、自伤行为等;植物神经系统症状群中的失眠或睡眠过多、在未节食情况下体重减轻或增加、疲乏、精力不足以及精神运动性抑制或激越等。情感性症状群中的心境抑郁和兴趣、愉悦感缺失至少存在其中1项症状，认知-行为症状群和植物神经系统症状群至少存在几项症状（美国《精神障碍诊断与统计手册（第五版）》的诊断标准则规定至少有5项症状），才符合抑郁发作的诊断标准。

目前符合轻躁狂发作的诊断标准，以往至少有过1次符合诊断标准的抑郁发作，或目前符合抑郁发作的诊断标准，以往至少有过1次符合诊断标准的轻躁狂发作，可诊断为双相Ⅱ型障碍。

双相Ⅱ型障碍严重时也可伴有精神病性特征，但精神病性症状出现在目前为抑郁发作的双相Ⅱ型障碍（即精神病性症状必须出现在抑郁发作中），并非出现在目前为轻躁狂发作的双相Ⅱ型障碍（轻躁狂发作不伴有精神病性症状，如果伴有精神病性症状，则应诊断为躁狂发作）。

3. 环性心境障碍(cyclothymic disorder)

环性心境障碍是至少在2年中的大多数时期内心境不稳，反复循环出现心境高涨或心境抑郁症状，但心境高涨症状不符合躁狂或轻躁狂发作的诊断标准，心境抑郁症状也不符合抑郁发作的诊断标准。临床表现为一次或几次心境高涨症状后，出现一次或几次心境抑郁症状，或者一次或几次心境抑郁症状后，出现一次或几次心境高涨症状，但均不符合双相Ⅰ型障碍或双相Ⅱ型障碍的诊断标准。病程至少已持续2年（儿童和青少年为1年），在2年内（儿童和青少年在1年内），病程一半以上时间出现心境高涨症状与心境抑郁症状，其间可有数周心境正常间歇期，但每次无心境高涨症状与心境抑郁症状的间歇期不会超过2个月。

环性心境障碍属于双相相关障碍。如果在病程过程中症状符合躁狂或轻躁狂发作的诊断标准，或符合了混合发作的诊断标准，则应更改诊断为双相Ⅰ型障碍或双相Ⅱ型障碍。

社会功能在一定程度上受损，患者感到痛苦。

 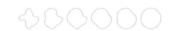

二、诊断要点

一是躁狂发作与抑郁发作的循环出现为双相Ⅰ型障碍;轻躁狂发作与抑郁发作的循环出现为双相Ⅱ型障碍;心境高涨症状与心境抑郁症状循环出现,但不符合躁狂或轻躁狂发作与抑郁发作诊断标准的为环性心境障碍。躁狂发作可伴有精神病性特征,轻躁狂发作不伴有精神病性特征,如果轻躁狂发作伴有精神病性特征,则应诊断为躁狂发作。环性心境障碍在病程过程中如果症状已符合了躁狂或轻躁狂发作的诊断标准,或已符合了混合发作的诊断标准,则应更改诊断为双相Ⅰ型或Ⅱ型障碍。二是躁狂发作和轻躁狂发作临床症状相同,但躁狂发作的症状至少须持续1周,轻躁狂发作的症状相对轻微,症状至少须持续4天,环性心境障碍症状至少已持续2年(儿童和青少年为1年)。三是双相Ⅰ型障碍也可出现轻躁狂发作,但轻躁狂发作不影响双相Ⅰ型障碍的诊断,双相Ⅰ型障碍的诊断不需要考虑轻躁狂发作这个因素。四是双相Ⅱ型障碍中的轻躁狂发作如果达到了躁狂发作的诊断标准,则应更改诊断为双相Ⅰ型障碍。五是症状及其持续时间不符合躁狂发作或轻躁狂发作的诊断标准,但先前有过的抑郁发作符合诊断标准,以及目前是轻躁狂发作但先前没有过符合诊断标准的抑郁发作,应诊断为其他特定的双相或相关障碍,并标注其特定的原因〔例如标注短暂性轻躁狂发作(2~3天)及抑郁发作、症状不足的轻躁狂发作及抑郁发作、先前无抑郁发作的轻躁狂发作等〕。如果双相或相关障碍因无法标注其特定原因和因信息不足而无法作出特定诊断,则应诊断为未特定的双相或相关障碍。

三、鉴别诊断

1. 与器质性精神障碍、精神活性物质和非成瘾物质所致躁狂的鉴别

器质性精神障碍所致躁狂有明显的脑部疾病或躯体疾病,并有躯体、神经系统和实验室检查的证据;精神活性物质所致躁狂有可影响精神活动的酒类、阿片类、大麻、麻醉药、兴奋剂、致幻剂和烟草等进入体内的证据;非成瘾物质所

致躁狂有非成瘾药物（激素、抗抑郁药、缓泻药、阿司匹林等止痛药、制酸药和维生素类等）、一氧化碳、有机化合物（有机磷、苯等）、重金属和特定食物（蕈类等）进入体内的证据，或有理由足以推断为其所致。双相或相关障碍中的躁狂发作或轻躁狂发作则不存在这些状况。

2. 与易激惹的鉴别

易激惹可由他人的讽刺、挑衅或挫折等各种心理、社会刺激直接引起，也可以是性格使然，不能因双相或相关障碍中的躁狂发作或轻躁狂发作可有易激惹表现但没有其他症状而诊断为躁狂发作或轻躁狂发作。

3. 环性心境障碍与双相Ⅰ型障碍和双相Ⅱ型障碍的鉴别

双相Ⅰ型障碍和双相Ⅱ型障碍是躁狂或轻躁狂发作与抑郁发作循环出现的双相障碍，环性心境障碍是反复循环出现不符合躁狂或轻躁狂发作诊断标准的心境高涨或不符合抑郁发作诊断标准的心境抑郁症状的双相相关障碍，双相障碍和双相相关障碍都属于双相或相关障碍的亚型。

四、矫治

第一，药物治疗。双相或相关障碍中的躁狂发作或轻躁狂发作，药物治疗的目的在于控制和缓解躁狂发作或轻躁狂发作的症状，降低躁狂发作或轻躁狂发作的频率，使患者逐渐恢复自知力，并增强间歇期的心理、社会功能。主要药物为锂盐等抗躁狂药，但锂盐的有效剂量与中毒剂量接近，在治疗过程中应进行血锂监测。锂盐治疗通常用药第2周方能收效，因而急性躁狂发作常需要同时合并使用抗精神病药，但要避免忽视配伍禁忌可能导致的不良后果（如氟哌啶醇不能与锂盐合并使用，否则可能产生中枢神经损害）。必要时也可用卡马西平、丙戊酸盐等心境稳定剂，但需严遵医嘱。

双相或相关障碍中抑郁发作的药物治疗，可参见抑郁障碍药物治疗的内容。

第二，心理治疗。双相或相关障碍中躁狂发作或轻躁狂发作的心理治疗，可引导患者参与喜爱的活动，并给予恰当的肯定与鼓励，使其所谓的"旺盛精

 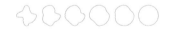

力"能得以自然疏泄。自知力恢复后可通过认知治疗改变患者的夸大观念等认知歪曲。

双相障碍中抑郁发作的心理治疗,可参见抑郁障碍心理治疗及相关治疗的内容。

第三,环性心境障碍可通过家庭治疗帮助患者缓解轻躁狂症状或抑郁症状,妥善应对各种生活问题引发的负性情绪,并给以心理支持。家庭人员通过与患者聊天或散步、听音乐、必要的购物等转移患者对轻躁狂症状与抑郁症状的注意,也是一种行之有效的矫治方法,可以逐渐恢复患者正常的情绪状态。环性心境障碍也可通过相互关系集体疗法(transactional group therapy)了解自己与他人的交往方式,并回忆和运用童年时期与父母和小朋友交往的良好方式来逐渐替代非适应性的人际交往方式,从而在集体活动和交往中分析、认识轻躁狂症状与抑郁症状的病态心境及其性质,学会正确处理人际关系,逐渐摆脱轻躁狂症状与抑郁症状反复、轮流出现的情绪表现。

应激相关障碍

应激相关障碍(disorders specifically associated with stress)是一组由创伤性事件或其他应激源直接引起的精神障碍,具有创伤性事件和其他应激源是导致应激相关障碍的直接原因的明显特点。应激相关障碍常与人格特点、教育程度、智力水平、生活态度以及社会文化背景等密切相关。

创伤后应激障碍

创伤后应激障碍(post-traumatic stress disorder,简称 PTSD)是表现为创伤

性事件发生后持续一段时间出现的闯入性(闪回)症状、持续性回避、持续性存在受到威胁的感受等症状满足诊断标准的应激相关障碍。

导致创伤后应激障碍的创伤性事件是异乎寻常的威胁性、灾难性的暴力性事件或严重事故等,更注重创伤性事件的灾难性和对生命的威胁性,更注重创伤性事件的严重性在引起创伤后应激障碍中的影响和作用。例如遭受强暴、被人霸凌虐待、身受酷刑、车祸、遭绑架、战争、恐怖袭击以及地震、海啸、泥石流、洪水、火灾等天灾人祸。创伤性事件可以是亲身经历的、亲眼看见的,也可以是反复接触其中细节的(如救灾时反复接触死亡人员等),甚至是获知亲朋好友遭遇这类创伤性事件的信息。

创伤后应激障碍的某些症状在创伤性事件发生后可能会即刻出现,但符合创伤后应激障碍诊断标准的全部症状通常要在创伤性事件发生后数天、数周甚至数月后,有的可能会延迟超过 6 个月才会满足。整个病程短则一年半载,长则可达数年而成为慢性病程,甚至导致持久的人格改变。如果患者有人格障碍,更会降低对创伤性事件的应对能力而加重疾病过程。

一、临床表现

临床表现为闯入性(闪回)症状、持续性回避、持续性存在受到威胁的感受以及认知与心境的负性改变、反应性敏感与警觉性增高。

闯入性(闪回)症状:非自愿、反复地在脑海中闪回和呈现创伤性事件的痛苦经历和体验;反复做相关的伴有痛苦情绪的梦;感觉与行为表现似乎创伤性事件又重现在眼前;对象征或类似创伤性事件的信息产生触景生情的、强烈的精神痛苦和脸色苍白、心悸、发抖等明显的生理反应。

持续性回避:持续性竭力回避有关痛苦体验的思绪、感受和记忆;竭力回避能够想起创伤性事件及其痛苦体验的相关的人、对话、物体、场所、情景和活动等。

持续性存在受到威胁的感受:当前仍有遭受威胁性、灾难性创伤性事件的感觉和体验,创伤性事件的影响持续地存在。

 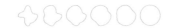

认知与心境的负性改变：不能回忆创伤性事件的重要过程和细节；他人不可信任、自己很坏和社会现实绝对危险等持续的、夸大的负性信念；对创伤性事件的原因与结果的持续性的认知歪曲，导致不断地自责或指责他人；紧张、担心、忧虑、恐惧、内疚、羞愧和愤怒等持续的负性情绪；对重要活动的兴趣和参与度降低，甚至不感兴趣也不参与；疏远或脱离人际交往，喜欢独处，对亲人冷淡，也不愿与人交往；持续地无法感受和体验到愉悦、满足、爱与被爱等积极的正性情绪。

反应性敏感与警觉性增高：易激惹，无缘无故发怒，对他人进行言语和身体攻击，毁物等；冲动，行为不计后果，常出现自伤、自残等自我毁灭行为；警觉性过高，过分担惊受怕；过度的惊跳反应，轻微的感觉刺激都可使其吓一跳；注意力集中困难和难以稳定；失眠障碍，难以入睡、易醒、醒后不解乏等。

此外，也可伴有分离症状，出现人格解体和现实解体，意识不到真实的自身和真实的现实环境，神情恍惚，仿佛自己是个旁观者或者处在梦境中，周围环境都是虚幻的、扭曲的。

《国际疾病分类(第十一版)》对创伤后应激障碍的诊断强调闯入性(闪回)、持续性回避、持续性存在受到威胁的感受等三项核心症状。如果患者长期受到创伤性事件和创伤性体验的影响，症状符合创伤后应激障碍的三项核心症状，还具有认知与心境的负性改变、反应性敏感与警觉性增高等症状以及冲突的人际关系，且人格发生了病理性改变，则应诊断为《国际疾病分类(第十一版)》新纳入应激相关障碍中的亚型复杂性创伤后应激障碍(complex post traumatic stress disorder)。美国《精神障碍诊断与统计手册(第五版)》应激相关障碍中没有列入这种亚型。

患者感到痛苦，社会功能受损。

二、诊断要点

一是由异乎寻常的威胁性、灾难性的暴力性事件或严重事故等创伤性事件直接引起。二是必须具有闯入性(闪回)、持续性回避、持续性存在受到威胁的感受等三项核心症状。美国《精神障碍诊断与统计手册(第五版)》对创伤后应激障碍的诊断则强调以下症状的具体症状条目:闯入性(闪回)症状至少 1 项,持续性回避症状至少 1 项,认知与心境的负性改变症状至少 2 项,反应性敏感与警觉性增高症状至少 2 项。三是症状持续时间至少超过 1 个月。四是如果超过 6 个月才发病,则应标注"伴延迟性表达"。五是如果患者长期受到创伤性事件和创伤性体验的影响,除具有创伤后应激障碍的三项核心症状外,还具有上述临床表现中的其他症状以及冲突的人际关系,且人格发生了病理性改变,则应诊断为复杂性创伤后应激障碍。六是患者感到痛苦,社会功能受损。七是不能归因于酒精、药物等物质引起的生理效应或其他躯体疾病。

三、鉴别诊断

1. 与急性短暂性精神病性障碍的鉴别

急性短暂性精神病性障碍伴有幻觉、妄想等精神病性症状,可由异乎寻常的威胁性、灾难性的暴力性事件或严重事故等创伤性事件引起,但也可不伴有创伤性事件或其他应激源。创伤后应激障碍则没有幻觉、妄想等精神病性症状,且由严重的创伤性事件引起。

2. 与急性应激障碍的鉴别

急性应激障碍是美国《精神障碍诊断与统计手册(第五版)》仍保留的病名,由于对症状需要持续 3 天到 1 个月才符合急性应激障碍的诊断标准等持有异议,世界卫生组织的《国际疾病分类(第十一版)》删除了"急性应激障碍"这一病名和诊断。虽然急性应激障碍和创伤后应激障碍非常相似,都由创伤性事件引起和具有类似的症状,但创伤后应激障碍症状更为复杂和严重,整个病程延续时间常可达数月、数年甚至更长。

3. 与复杂性创伤后应激障碍的鉴别

复杂性创伤后应激障碍和创伤后应激障碍的主要区别在于前者长期受到创伤性事件和创伤性体验的影响,且人格已发生了病理性改变,后者则不具有

这个特点。

四、矫治

矫治应以心理咨询和心理治疗为主,但精神症状需同时给予药物治疗。

第一,心理咨询和心理治疗。通过心理咨询和认知治疗能有效地促使患者认知偏误和负性信念的转变,尤其是可以明显转变患者对创伤性事件的原因与结果的认知歪曲,以及他人不可信任、自己很坏和社会现实绝对危险等夸大的负性信念,继而引起患者情绪与行为反应的转变,促使患者更好地适应社会生活,正视和面对现实,从而缓解病情。同时,可以运用支持疗法(supportive therapy),通过适当的解释、鼓励、保证、指导和改善患者的环境等使患者恢复信心,以缓解其精神症状,使其顺利度过心理上的难关。但解释不能过于详细,更不能术语连篇,以免患者无法辨别反而疑虑重重;鼓励不能含糊笼统,要结合患者的具体问题,患者也做得到,以增强患者的自尊和自信;保证既要有事实根据,又要适度,不能轻易许诺;指导要明确、肯定,具有可行性,以增强患者对治疗疾病的信心和能力;改善环境既可以换一个生活环境,以避免在引起精神创伤的旧环境中触景生情而使病情迁延,也可以在原生活环境中增加新的有利因素,如多与家人、同伴聊天,让患者参加感兴趣的活动等。

第二,药物治疗。对令人痛苦又明显损害社会功能的精神症状常常也需要对症用药。例如针对焦虑症状或抑郁症状,需要对症使用抗焦虑药或抗抑郁药,但疗程不宜太长,以防产生依赖性。药物治疗必须严格遵从医嘱。

适 应 障 碍

适应障碍(adjustment disorders)是表现为应激源直接引起情绪或行为变化的应激相关障碍。

应激源是指生活环境或社会地位改变等各种生活事件或困难处境,例如丧偶、家庭成员不和睦、异地或异国求学、职场或职务变动、事业不顺或挫折、人际矛盾、离退休等。但生活事件或困难处境等应激源的存在并不是导致适应障碍的唯一因素，患者的人格问题或人格缺陷也与之有着密切的关系，即适应障碍由生活事件或困难处境等应激源与患者一定的人格问题或人格缺陷共同起作用导致，两者几乎在适应障碍的起病上起着同样重要的作用。

适应障碍通常在生活事件或困难处境等应激源出现后 1 个月内发生。

患者明显感到痛苦，痛苦程度与应激源的严重程度或强度明显不相称，社会功能受损。

一、临床表现

临床症状以抑郁心境、焦虑或行为紊乱症状为主，分为抑郁心境型、焦虑型、行为紊乱型和混合型。

抑郁心境型：心境低落、忧伤易哭、无能为力、无望甚至绝望等。

焦虑型：烦恼、担心、紧张、害怕、躁动不安、神经过敏、惶惶不知所措、分离焦虑等。

行为紊乱型：行为过分或冲动、杂乱或目的不明，常令人诧异，甚至出现斗殴、破坏公物、偷盗、目无法纪等破坏规章制度、侵犯他人权利和社会公德等行为。

混合型：可以表现为抑郁心境、焦虑的混合型，也可以表现为抑郁心境、焦虑、行为紊乱的混合型。

其中抑郁心境型、焦虑型以及抑郁心境和焦虑混合型通常也伴有适应不良的行为问题，但行为问题主要表现为不与人交往、不参加社会活动等自我封闭的退缩行为和不注意卫生、生活无规律等，或者伴有躯体症状，例如睡眠不佳、食欲不振、疲乏无力、头痛头晕等躯体不适。

需要注意的是，适应障碍症状并非丧痛所致，不代表丧痛。如果配偶、父母、子女或其他亲近的人等去世后导致的哀丧反应具有对已故者的渴望和深切关注并伴有强烈痛苦的特点，且哀丧反应是持续的、广泛的，至少持续 6 个月以

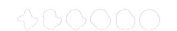

上甚至数年还沉浸在悲伤、哀痛之中,明显超过个体社会文化或宗教背景下的预期,社会功能明显受损(一般人的丧痛情绪通常持续数月,但不足 6 个月即可康复),则应考虑世界卫生组织《国际疾病分类(第十一版)》在应激相关障碍中新增加的亚型"延迟性哀痛障碍"(prolonged grief disorder)的诊断(美国《精神障碍诊断与统计手册(第五版)》的应激相关障碍中没有这个亚型)。

二、诊断要点

一是有确定的生活事件或困难处境(生活环境或社会地位改变等)应激源,但并非创伤性事件。二是患者有一定的人格问题或人格缺陷。三是症状至少已持续 3 个月。四是应激源消除后,症状持续不会超过 6 个月。五是患者明显痛苦,痛苦程度与应激源的严重程度或强度明显不相称,社会功能明显受损。六是症状不符合其他精神障碍的诊断标准。

三、鉴别诊断

1. 与创伤后应激障碍的鉴别

创伤后应激障碍由强烈的严重创伤性事件引起,适应障碍则由大多数人都能应对和处置的生活事件或困难处境等心理社会刺激引起。创伤后应激障碍和适应障碍在临床表现、诊断的病程标准、严重程度等方面也各不相同。

2. 与抑郁障碍的鉴别

抑郁障碍通常并非由明确的应激源引起,多会归因于自我,心境抑郁也常有昼重夕轻的节律变化。适应障碍则由明确的应激源直接引起,会归因于生活事件或困难处境,其抑郁型适应障碍的症状远没有抑郁障碍的症状严重,且在应激源消除后症状完全缓解通常不会超过 6 个月。

四、矫治

矫治应以心理咨询和心理治疗为主,但精神症状明显、突出,需同时给予药物治疗。

第一，心理咨询和心理治疗。运用心理咨询的认知调整技术和认知行为治疗，使患者明了适应社会生活环境的变化是自我成长和自我发展的个体必经的社会化过程，是个体心理功能成熟、社会适应性能力逐渐提升的必由之路，从而使其勇于面对和自信地处理导致适应障碍的应激源，像大多数人一样去面对和处理生活环境或社会地位的改变。在认知调整的基础上，鼓励和指导患者结合自己的具体症状采取相应的情绪控制和行为矫正的技术和方法，例如放松技术、自我控制技术和自信训练技术等，以逐渐缓解和消除症状。同时，在作为应激源的生活环境中增加新的有利因素，如多与他人互动、多参加感兴趣的活动等，也会有助于获得新的社会适应。

第二，药物治疗。抑郁、焦虑症状突出，则应对症使用抗焦虑药或抗抑郁药，症状缓解后可继续服药数周再停药，但疗程不宜太长，以防产生依赖性。药物治疗必须严格遵从医嘱。

精神分裂症及其他原发性精神病性障碍

精 神 分 裂 症

精神分裂症(schizophrenia)是表现为幻觉、妄想、思维紊乱、被影响/被动/被控制和行为紊乱等阳性症状，思维贫乏、情感淡漠、意志减退等阴性症状，以及精神运动性症状等的严重精神病性障碍。

精神分裂症发作期的症状称为活动期症状，包括阳性症状和阴性症状。阳性症状是指精神功能亢进的精神病性症状，阴性症状则是指精神功能衰退的症状。临床中发现，刚发病的精神分裂症病例都有阳性症状，只是有的病例阳性

 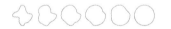

症状没有暴露或患者不肯承认,有的病例可能是心理治疗师或精神科医生因临床经验不足而没能发现阳性症状,有的持续型病例则可能是阴性症状比较突出而阳性症状被"淡化",导致只看到阴性症状而忽略了阳性症状。因而阳性症状是精神分裂症诊断时的必需症状,只有阴性症状而没有阳性症状,不能诊断为精神分裂症。

精神分裂症是原发性精神病性障碍中患病率最高的一种,城市患病率明显高于农村。精神分裂症多起病于青壮年,其中15～35岁发病最为常见。

精神分裂症的病因迄今未明,一般认为遗传是精神分裂症的主要病因。近期国外也有学者通过实验研究发现各种原因导致的基因突变,以及母亲在怀孕初期感染病毒可能使胎儿大脑神经细胞错位,这些也是精神分裂症的重要病因。

一、临床表现

阳性症状的临床表现主要是幻觉、妄想、思维紊乱、被影响/被动/被控制和行为紊乱等。

幻觉:主要是言语性幻听,反复、多次听到报道性、评论性或命令性等性质的人语声,例如听到有人对自己的行为作实况转播式的报道,听到有两人一褒一贬地对自己品头论足,听到有人命令自己做这做那,等等。这些听到的人语声是真切的,不是"好像听到",也不是想象;是坚信的,不是怀疑的。此外也可有幻视、幻嗅、幻味、幻触等。其中言语性幻听最有诊断价值,其他幻觉通常只有伴随妄想一起出现时才有诊断价值。

妄想:最常见的有被害妄想、关系妄想和控制妄想。被害妄想是坚信自己被人以某种方法迫害或伤害,例如荒诞地坚信所有人都在迫害或伤害自己等;关系妄想是坚信与自己毫无关系的事情都是针对自己的,都在刺激自己,例如坚信被人跟踪、到处有人议论自己等;控制妄想是坚信自己的思想、行动和感情都受到外力影响或由外力支配,例如自己的一颦一笑、一举一动都被他人或仪器、鬼神等控制,自己完全不能自主。此外,也可有坚信自己的配偶不忠而跟踪盯梢、偷看微信私聊等以获取证据,即使不能证实也依然坚信如故的嫉妒妄想等。

思维紊乱:最常见的有思维散漫、思维中断、象征性思维。思维散漫的表现是思维松弛、内容散乱。如果用言语叙述思维内容,则言语散乱,看似侃侃而谈,但言语结构松弛,段与段之间散漫无序,句与句之间互不相关,词与词或字与字之间不能组成完整句子,语无伦次、离题、不连贯,使人无法听懂或理解。思维中断的表现是谈话时思路突然中断,不能再接下去谈原来的问题,或者接下去谈的是另一个问题,感到自己的思维内容突然消失,为外力所夺。正常人在谈话时虽也有类似的思路中断现象,但有原因可寻,或经提醒后仍能按原来的问题谈下去。思维中断则毫无原因,也不能接谈原题。象征性思维的表现是把象征和现实混淆起来,把象征当作现实,把毫无逻辑关系的具体做法和抽象的概念生硬地联系起来,违反常人思维的习惯,不经患者解释别人无法理解。例如用一只眼睛看人可以"一目了然"。

被影响/被动/被控制:感到被动,自己的内心体验、冲动、思维过程和内容等受外界力量影响或被外界力量所控制。

行为紊乱:行为奇特,举动怪异,无指向性和目的性。例如傻笑,莫名其妙地手舞足蹈,津津有味地吃各种脏东西,把枕头当作自己孩子喂水和喂食,漫无目的地乱走,等等。

阴性症状的临床表现主要是思维贫乏、情感淡漠、意志减退以及快感缺乏、礼仪缺乏和社会性减退等。

思维贫乏:思维内容空洞、联想贫乏,对问话常不作答或回答说不知道,如回答也只是表面上的应付,例如问"老虎头上拍苍蝇是何意思?",则答"消灭苍蝇,搞好卫生"。

情感淡漠:脸面呆板、语言单调,对任何刺激都缺乏必要的情感反应,例如对与其切身利益紧密相关的事物漠不关心,对欢乐、愤怒、恐惧等情境刺激无动于衷,似乎已达到了"哀莫大于心死"的"心死"程度。

意志减退:意志行动明显减少甚至丧失,凡事犹豫不决、左右为难,或思想、

 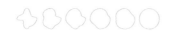

行为易受他人暗示而不加思考,甚至终日呆坐或卧床睡觉,或者闲逛。

快感缺乏:对什么都不感兴趣,对原先的爱好也兴趣索然,参加任何活动都毫无快感。

礼仪缺乏:完全不讲究起码的礼仪,或者旁若无人地对人不理不睬,或者不顾场合地乱叫乱嚷,或者当众脱裤弃衣。

社会性减退:尽量回避或不参加任何人际交往活动,喜欢独居斗室、闭门不出。

精神运动性症状的临床表现是精神运动性兴奋和精神运动性抑制。

精神运动性兴奋:精神活动(心理活动)普遍增强,动作行为明显增加。例如坐立不安、乱动、机械地来回徘徊、动作无目的、做鬼脸等。

精神运动性抑制:精神活动(心理活动)普遍减弱或阻滞,动作行为明显减少或丧失,意志行动与随意行动之间的关系受到破坏。例如姿势紧张、紧张性木僵、肌肉僵直、蜡样屈曲、缄默等。

此外,也伴有抑郁症状、躁狂症状和认知症状(注意、分析、归纳、判断、区分、记忆和定向等方面的症状)。精神分裂症根据病程可分为:精神分裂症,首次发作;精神分裂症,多次发作;精神分裂症,持续发作。根据症状状况可分为:精神分裂症,当前存在症状;精神分裂症,部分缓解;精神分裂症,完全缓解。

精神分裂症发作期自知力缺失,不能识别精神病性的病态行为,不承认自己患有精神病性障碍,也不愿意接受治疗,缓解期自知力可恢复。

患者社会功能严重受损。

二、诊断要点

一是阳性症状、阴性症状、精神运动性症状、抑制症状、躁狂症状和认知症状中至少要有 2 项症状,其中 1 项必须是幻觉、妄想、思维紊乱、被影响/被动/被控制等 4 项阳性症状中的 1 项,另 1 项症状可以是其他阳性症状或阴性症状或精神运动性症状等。如果没有阳性症状,则不能诊断为精神分裂症。二是活动期症状至少已持续 6 个月,其中符合精神分裂症诊断标准的活动期症状至少已持续 1 个月(如已经过有效治疗,时间可较短),6 个月中可包括前驱期或残留期症状,前驱期或残留期症状是指仅有阴性症状或轻微的符合精神分裂诊断标准的活动期症状。三是伴有紧张症行为中紧张性木僵、肌肉僵直、蜡样屈曲、缄默、违拗、摆弄姿势、矫揉造作、刻板动作、无故激越、扮演鬼脸、模仿言语和模仿行为等 3 项及以上症状,应标注“精神分裂症(伴紧张症)”或“与精神分裂症有关的紧张症”,表明存在合并的紧张症。四是符合精神分裂症诊断标准的活动期症状持续不足 1 个月,应诊断为其他特定的原发性精神病性障碍。五是仅有妄想(同时也可伴有与该妄想内容相关的幻觉且相关幻觉的持续时间较长),持续时间至少已 3 个月,但不符合精神分裂症的诊断标准,应诊断为妄想障碍(delusional disorder)。六是不能归因于酒精、药物等物质引起的生理效应或其他躯体疾病。七是社会功能严重受损,发作期自知力缺失,缓解期自知力可恢复。

三、鉴别诊断

1. 与器质性精神病性障碍的鉴别

器质性精神病性障碍无论是躯体疾病伴发的、感染引起的、中毒所致的,还是由脑变性、感染、损伤、脑血管疾病等脑器质性病变引起的,都有器质性病变的阳性指标,且都有程度不同的意识障碍或智能障碍。精神分裂症没有器质性病变的阳性指标,通常也不存在意识障碍或智能障碍。

2. 与抑郁障碍或双相障碍的鉴别

抑郁障碍或双相障碍的情感症状突出,也未必伴有精神病性症状。精神分裂症可伴有抑郁症状或躁狂症状,但阳性症状、阴性症状、精神运动性症状更为突出。如果同时满足精神分裂症和抑郁障碍或双相障碍的诊断标准,应诊断为分裂情感精神障碍;但期间情感症状如果又逐渐减轻到已不能满足抑郁发作或躁狂发作诊断标准,仍然继续只满足精神分裂症诊断标准且符合精神分裂症诊断标准的活动期症状持续 1 个月以上,则仍应诊断为精神分裂症。

3. 与分裂型人格障碍的鉴别

分裂型人格障碍虽有类似精神分裂症样的症状表现，但符合人格障碍的诊断标准，临床症状也不属于精神分裂症的精神病性症状。精神分裂症则有明显的精神病性症状，如幻觉、妄想等。如果精神分裂症隐潜发病，则需要对患者进行长期观察，不能贸然诊断为分裂型人格障碍。

四、矫治

精神分裂症的预后（结局）是否良好，往往受制于许多因素。一般地讲，急性起病、发作短暂、无其他精神病性障碍既往史、有明显情感症状、中年以后起病、已婚、性心理正常、病前个性正常、工作以及社交关系良好，精神分裂症的预后就较好；相反，隐渐起病、发病期长、有其他精神病性障碍既往史、情感平淡、青少年期起病、独身、分居、守寡、离婚、性心理适应不良、工作不好以及社交隔离，精神分裂症的预后则不良。

精神分裂症的矫治包括药物治疗和心理治疗。

第一，药物治疗。药物治疗是关键性治疗，应尽早使用。其中抗精神病药物对具有幻觉、妄想等阳性症状的急性起病的精神分裂症疗效较为明显，例如氯丙嗪、氯氮平、氟哌啶醇或利培酮、奥氮平等；对具有情感淡漠等阴性症状的慢性起病的精神分裂症，药物治疗就比较复杂。一般地讲，阳性症状同时伴有阴性症状的精神分裂症，可用抗精神病药物治疗，前者症状可用氟哌啶醇、氯氮平，后者症状可用舒必利，而伴发于心境抑郁的阴性症状和由于脑胺不足导致的阴性症状，就需要用抗抑郁药物治疗，其中帕利哌酮缓释片对各种阴性症状都有明显疗效，能明显改善社会功能。药物治疗必须严格遵照医嘱。

第二，心理治疗。对于急性起病的精神分裂症，不论是首次发病还是急性复发，都应该及时住院治疗。对于慢性起病的精神分裂症，可入住医院的康复病区，与急性病例隔开，以避免过度刺激，但住院一般也不宜过长，否则容易衰退。除少数无法适应院外社会生活的慢性起病患者外，都应尽早出院，逐步过渡到正常社会生活。在此期间可用代币疗法(token economies therapy)矫正其异常行为,即凡是患者作出符合治疗要求的、与原先异常行为相悖的良好行为,便奖以代币(赋予一定经济意义或精神满足的奖券或符号等),待代币积累到一定程度,便可换取患者向往的物品或向往的"特权"(如看演出、在家人陪伴下旅游等)。对精神功能衰退严重、某些适应性行为缺损的精神分裂症患者,可在药物治疗的前提下,用塑造疗法使其逐渐恢复缺损的适应性行为,即把某种需要恢复形成(重新塑造)的缺损的适应性行为作为目标行为,制订一个由从易到难连续的子行为组成,最后能达到目标行为的治疗计划,当某个较易恢复形成的子行为出现后便给予物质或精神奖励,最终逐渐达到目标行为,重新恢复形成缺损的适应性行为。此外,还可以根据患者的特长和兴趣爱好,通过阅读书报、看电视、听歌曲、绘画、书法等活动进行娱疗,但内容要多样,交替进行,避免单调乏味,每次娱疗时间不宜过长。

妄 想 障 碍

妄想障碍(delusional disorder)也称妄想症,是表现为具有相对稳定的妄想症状,在不涉及妄想时,无明显其他精神病性症状的精神病性障碍。

一、临床表现

主要是钟情妄想、嫉妒妄想、夸大妄想、被害妄想、疑病妄想和混合妄想等,其中钟情妄想和嫉妒妄想最为常见。出现某一内容妄想时也可伴有与此妄想内容紧密联系的其他妄想,例如嫉妒妄想可伴有配偶企图迫害或杀害自己的被害妄想等。

钟情妄想:坚信自己被人所爱,且只爱自己一人,对方通常有一定社会地位或知名度,虽已婚,但坚信对方真正爱的是自己,只是因种种原因无法向自己表示爱意而已。其实对方并不相识,即使相识对方也毫无此意,但对方常常会被纠缠得十分尴尬,甚至诉诸患者的工作机构管理层或家属,最后直至公安部门。即使如此,仍坚持自己的被爱信念,有的则可能转为怨愤,甚至到处造谣惑众,极力诋毁对方。

嫉妒妄想:坚信配偶有外遇或恋人另有所爱而想方设法寻找证据,为此不是监视观察、跟踪盯梢、偷看配偶微信聊天或电子邮件,就是直截了当责问配偶,让其坦白招认,如不如愿,便吵骂甚至拷打,有时还会以死相胁。患者常常伴有焦虑、痛心、愤怒等强烈情绪和动武毁物等失控行为,因而容易酿成惨祸。但对于"插足"的第三者究竟是何人,往往不加细究。

此外,夸大妄想、被害妄想、疑病妄想和混合妄想等在临床上也不少见。

夸大妄想:坚信自己能力超群、聪明绝顶、天赋非凡,甚至坚信自己已经取得了重大的成果等。

被害妄想:坚信自己被人欺骗、骚扰、诽谤或迫害,甚至坚信有人想投毒、下药或使用利刃、枪械杀害自己等。

疑病妄想:坚信自己患有某种或几种严重的躯体疾病甚至不治之症,心急如焚。

混合妄想:有多种妄想,但无一种妄想占主导地位。

妄想障碍有时也可伴有与某种妄想内容相关且一致的幻觉,例如出现被害妄想时,有时也会伴有听到有人要杀死自己的人语声(言语性幻听)等,且持续时间较长,该妄想出现期间,内容相关的幻觉可持续存在;妄想障碍在发病全程中也可能出现抑郁症状,或者出现躁狂或轻躁狂症状,但这些症状对妄想症状而言,在发病全程中持续时间短暂。

妄想障碍可分为:妄想障碍,当前存在症状;妄想障碍,部分缓解;妄想障碍,完全缓解。

患者在出现妄想期间自知力缺乏和社会功能受损,无妄想期间犹如常人,也无明显社会功能损害。

二、诊断要点

一是至少出现一种妄想或一系列妄想且妄想内容较为固定和持久。二是妄想持续时间至少3个月。三是出现妄想期间患者自知力缺乏和社会功能受损，无妄想期间犹如常人，也无明显社会功能损害。四是妄想不能归因于酒精、药物等物质引起的生理效应或其他躯体疾病，也不能用其他精神障碍来合理解释。

三、鉴别诊断

1. 与精神分裂症的鉴别

精神分裂症至少具有阳性症状、阴性症状、精神运动性症状、抑郁症状、躁狂症状和认知症状中的2项症状，且符合精神分裂症诊断标准的活动期症状至少已持续1个月，而包括仅有阴性症状或轻微符合精神分裂症症状标准在内的活动期症状的病程持续时间至少已有6个月，虽然也可伴有与某种妄想内容相关且一致的幻觉，但持续时间短暂，不具有该妄想出现期间内容相关的幻觉长期持续存在的情况。妄想障碍则通常只有妄想症状，伴有与妄想内容相关的幻觉持续时间也较长，该妄想出现期间内容相关的幻觉可持续存在。

2. 与酒精、药物等物质或其他躯体疾病引起以及其他精神病性障碍中妄想症状的鉴别

酒精、药物等物质引起的妄想症状都有酒精、药物等物质的使用史，其他躯体疾病引起以及其他精神病性障碍中的妄想症状都有符合各自诊断标准的相应躯体症状（器质性病变症状）或精神症状（情感症状等）。妄想障碍则没有这些特点。

四、矫治

第一，心理治疗。心理治疗有相当难度，原因是患者对谁都不信任，难以取得患者的真正合作。如果患者伴有焦虑和失眠等症状，则可先说服患者治疗这些症状，使患者感到这些症状确实需要矫正，从而取得患者的信任和配合。然

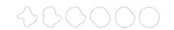

后在此基础上认真听取患者对妄想内容的诉述,一则使其伴有的消极情绪进一步得到疏泄,二则搞清妄想的内容和细节,以便对症施治。在倾听时要有共感,以拉近心理距离,消除其顾虑和紧张,使其和盘托出并得到慰藉,但不能支持妄想内容,以避免进一步强化其妄想观念,同时也不能与患者争论,不要轻易反驳,以免患者存有戒心。在取得患者进一步的信任和合作后,可机智、婉转地对患者的妄想诉述进行合情合理的分析,心平气和地让患者通过分析了解自己的荒谬。分析时不能站在对立的立场上,只能站在不偏不倚的公正立场上,站在为患者着想的立场上,否则同样会失去患者的信任和合作而前功尽弃。当然,这种分析应该在不出现妄想的间隙期进行,或者在患者接受药物治疗使妄想症状缓解后进行,但即使这样,常常也难以立时奏效,然而只要有耐心,以朋友之心与之坦诚相待,久而久之,便会慢慢淡化患者的妄想观念。有可能的话,嫉妒妄想和钟情妄想指向的人也要积极配合,嫉妒妄想患者的配偶除必要的工作时间外,要尽量陪伴患者;钟情妄想患者的对象则尽量用行动证明自己无意于患者,既不要对患者热情有加,使患者形成错觉,也不要怒目相向甚至动辄指责患者、挖苦患者。

第二,药物治疗。药物治疗通常只有在心理治疗取得一定疗效后患者才会接受,或只有在患者出现暴力行为而危及他人生命被强迫住院时才能使患者被迫接受。药物只能试用,如可试用氯丙嗪等抗精神病药。用药后要进行观察。一般地讲,有些患者可有良好的疗效,有些患者则疗效不佳甚至毫无疗效。如用药物治疗,必须严遵医嘱。

急性短暂性精神病性障碍

急性短暂性精神病性障碍(acute and transient psychotic disorder)是表现为以突然起病、性质和强度波动变化剧烈的精神病性症状为特征而持续时间短暂的精神病性障碍。

急性短暂性精神病性障碍可由包括创伤性事件在内的强烈精神刺激直接引起，也可没有强烈精神刺激应激源，症状可迅速缓解。

一、临床表现

症状变化，具有"多形性"是急性短暂性精神病性障碍临床表现的基本特点，但类似于精神分裂症，主要症状为幻觉、妄想、思维紊乱、行为紊乱等。

幻觉：幻听中最有诊断价值的是言语性幻听，反复、多次听到报道性、评论性或命令性等性质的人语声，听到的人语声是真切的，不是"好像听到"，也不是想象；是坚信的，不是怀疑的。例如听到有人对自己的行为作实况转播式的报道，听到有两人一褒一贬地对自己品头论足，听到有人命令自己做这做那，等等。此外也可有幻视、幻嗅、幻味、幻触等，但这些幻觉通常只有伴随妄想一起出现时才有诊断价值。

妄想：最常见的是被害妄想和关系妄想。被害妄想是坚信自己被人以某种方法迫害或伤害，例如荒诞地坚信所有人都在迫害或伤害自己等；关系妄想是坚信与自己毫无关系的事情都是针对自己的，都在刺激自己，例如坚信被人跟踪、坚信周围人都在指手画脚议论自己等。此外，坚信自己的思想、行动和感情都受到外力影响或由外力支配的控制妄想，坚信自己配偶不忠而跟踪盯梢、偷看微信私聊的嫉妒妄想等也不少见。

思维紊乱：思维散漫，思维活动松弛且内容散乱无序，用言语表达时看似侃侃而谈，但言语结构散乱；段与段之间散漫无序，句与句之间互不相关，甚至词与词或字与字之间不能组成完整句子，语无伦次、离题、不连贯，使人无法听懂和理解。

行为紊乱：行为奇特、举动怪异。例如傻笑，莫名其妙地手舞足蹈，津津有味地吃各种脏东西，把枕头当作自己孩子喂水、喂食，等等。

如果急性短暂性精神病性障碍由强烈的精神刺激应激源引起，还会伴有反应性症状，这些反应性症状主要为抑郁、躁狂等情感症状，但易为人理解。

抑郁症状：心境低落、沮丧、悔恨、绝望，但愿意向人倾诉，倾诉后自己感觉心境有所好转，严重时也可出现自杀行为。

躁狂症状：情绪亢奋、欣快，言语增多并有夸大特点，也可出现伤人、毁物行为。

急性暂时性精神病性障碍根据病程可分为：急性暂时性精神病性障碍，首次发作；急性暂时性精神病性障碍，多次发作。根据症状状况可分为：急性暂时性精神病性障碍，当前存在症状；急性暂时性精神病性障碍，部分缓解；急性暂时性精神病性障碍，完全缓解。

急性暂时性精神病性障碍发病期间社会功能受损，治疗康复后社会功能可恢复达到原有的水平，预后良好，一般不会有导致人格缺陷的后遗症，通常也不会复发。

二、诊断要点

一是至少具有幻觉、妄想、思维紊乱、行为紊乱等4项症状中的1项症状，如果有更多症状，则其中1项症状必须是幻觉、妄想、思维紊乱等3项症状中的1项。二是症状持续时间至少1天，少于1个月，但症状必须在两周内迅速发生变化。三是伴有至少3项紧张症行为（紧张性木僵、肌肉僵直、蜡样屈曲、缄默、违拗、摆弄姿势、矫揉造作、刻板动作、无故激越、扮演鬼脸、模仿言语和模仿行为等），应标注"短暂精神病性障碍（伴紧张症）"或"与短暂精神病性障碍有关的紧张症"，表明存在合并的紧张症。四是发病期间社会功能受损，治疗康复后社会功能可恢复达到原有的水平，预后良好。五是不能归因于酒精、药物等物质引起的生理效应或其他躯体疾病，也不能用其他精神障碍合理解释。

三、鉴别诊断

1. 与精神分裂症的鉴别

精神分裂症至少具有阳性症状、阴性症状、精神运动性症状、抑郁症状、躁狂症状和认知症状中的 2 项症状,且符合精神分裂症诊断标准的活动期症状至少已持续 1 个月,包括仅有阴性症状或轻微符合精神分裂症症状标准在内的活动期症状的病程持续时间则至少已 6 个月。急性短暂性精神病性障碍不符合精神分裂症症状和病程的诊断标准,临床症状也存在变化,具有"多形性"的特点。

2. 与抑郁发作或躁狂发作的鉴别

抑郁发作或躁狂发作虽可伴有幻觉、妄想等精神病性症状,但其临床症状符合抑郁障碍中抑郁发作或双相障碍中躁狂发作、轻躁狂发作的诊断标准。急性短暂性精神病性障碍具有的抑郁症状或躁狂症状,不符合抑郁障碍或双相障碍的诊断标准。

四、矫治

第一,心理咨询和心理治疗。认真听取患者对精神刺激应激源出现的看法和性质以及对症状表现的诉述,倾听一定要专注、耐心,要有共感,以拉近心理距离,消除患者的紧张和顾虑,使其伴有的消极情绪得以疏泄并得到心理慰藉,搞清发病细节和可能存在的认知偏误。然后运用心理咨询的认知调整技术和认知行为治疗调整患者认知上可能存在的偏误,使其重新恢复正常的认知模式,重新评估精神刺激应激源以及症状表现,从而重新建立正常的心理活动和行为。

第二,药物治疗。使用抗精神病药,如果伴有抑郁或躁狂症状,则可使用抗抑郁药或抗躁狂药。药物治疗必须严遵医嘱。

分裂情感性障碍

分裂情感性障碍(schizoaffective disorder)是表现为分裂症状和情感症状同时存在又同样突出,且多为反复发作的精神病性障碍。

分裂情感性精神病急性或亚急性起病,发病前多有精神刺激诱因。发病多为青壮年,女性发病比例高于男性。

 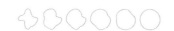

一、临床表现

分裂情感性障碍的临床表现为分裂症状和情感症状。

分裂症状是指符合精神分裂症诊断标准的活动期症状：幻觉、妄想、言语散乱、行为紊乱或紧张症行为和阴性症状等。

情感症状则是指符合抑郁障碍发作或者符合双相障碍中躁狂或轻躁狂发作时诊断标准的症状。抑郁障碍发作症状：心境抑郁、兴趣缺乏和乐趣缺失、精神运动性抑制或激越、疲惫和精力不足、内疚和毫无价值感、思维和注意能力减退、失眠或睡眠过多、体重减轻或增加、反复出现自杀意念或自杀行为等。躁狂或轻躁狂发作症状：心境高涨或易激惹、精力旺盛或活动增加、夸大观念或自尊心膨胀、失眠或睡眠时间明显减少、过分健谈或有持续说话的压力感、思维奔逸、注意随境转移、有目标的活动明显增多或精神运动性激越、过度参与会导致痛苦的活动等。

分裂症状伴有躁狂或轻躁狂发作症状为双相型分裂情感性障碍；分裂症状伴有抑郁发作症状则为抑郁型分裂情感性障碍。

分裂情感性障碍通常分裂症状占优势，且发病全程大部分时间伴有情感症状；如果发病全程一段时间缺少情感症状，则必须存在至少持续 2 周的幻觉或妄想症状。

分裂情感性障碍可分为：分裂情感性障碍，首次发作；分裂情感性障碍，多次发作；分裂情感性障碍，持续发作。根据症状状况可分为：分裂情感性障碍，当前存在症状；分裂情感性障碍，部分缓解；分裂情感性障碍，完全缓解。

患者社会功能严重受损，自知力不全或缺失。预后介于精神分裂症与抑郁障碍或双相障碍之间。

二、诊断要点

一是必须同时符合精神分裂症症状和抑郁障碍发作症状（其中必须包含心境抑郁症状），或者躁狂或轻躁狂发作症状的诊断标准。二是伴有紧张症行为中紧张性木僵、肌肉僵直、蜡样屈曲、缄默、违拗、摆弄姿势、矫揉造作、刻板动作、无故激越、扮演鬼脸、模仿言语和模仿行为等至少 3 项症状，应标注"分裂情感性障碍（伴紧张症）"或"与分裂情感性障碍有关的紧张症"，表明存在合并的紧张症。三是不能归因于酒精、药物等物质引起的生理效应或其他躯体疾病。

三、鉴别诊断

1. 与在不同时间段有时表现为精神分裂症，有时又表现为抑郁障碍，或者表现为躁狂或轻躁狂发作的鉴别

在不同时间段有时表现为精神分裂症，有时又表现为抑郁障碍，或者表现为躁狂或轻躁狂发作，应按每个时间段的临床表现分别作出精神分裂症、抑郁障碍或双相Ⅰ型障碍、双相Ⅱ型障碍的诊断，不应诊断为分裂情感性障碍。分裂情感性障碍则应同时符合精神分裂症和抑郁障碍，或者符合双相Ⅰ型障碍中躁狂发作或双相Ⅱ型障碍中轻躁狂发作的诊断标准，且分裂症状和情感症状出现和消失的时间比较接近。

2. 与分裂症状伴有情感症状或情感症状伴有分裂症状的鉴别

分裂症状伴有情感症状或情感症状伴有分裂症状，只要不同时符合精神分裂症和抑郁障碍或躁狂发作或轻躁狂发作的诊断标准，就不能诊断为分裂情感性障碍。分裂情感性障碍则同时符合精神分裂症和抑郁障碍或躁狂发作或轻躁狂发作的诊断标准。

四、矫治

主要为药物治疗。可用锂盐或锂盐合并抗精神病药物进行治疗，对抑郁型分裂情感性障碍患者，可阿米替林与氯丙嗪联合用药，但均需严遵医嘱。

 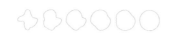

神经认知障碍

痴　呆

痴呆(dementia)是表现为渐进性特征的全面性认知损害的慢性神经认知障碍。

痴呆起病缓慢,起病前脑内有脑组织变性的退行性病变、脑血管性疾病病变等。

一、临床表现

痴呆导致的认知损害是渐进性的,开始表现为近事记忆能力减退而出现的近事遗忘,思维能力减弱,尤其是分析综合能力降低、判断能力减退、联想减少,继之出现注意困难、兴趣缺乏,言语单调、刻板和重复甚至缄默不语,最后可导致思维贫乏、情感淡漠、人格改变,定向力和自知力丧失。在痴呆的严重化过程中,也可引起暂时的妄想观念,例如被害妄想、嫉妒妄想等,同时会出现幼稚、愚蠢行为甚至犯罪行为。

痴呆可分为：阿尔茨海默病痴呆(dementia due to Alzheimer disease)、血管性痴呆(vascular dementia)、路易体病痴呆(dementia due to lewy body disease)、额颞叶性痴呆(frontotemporal dementia)、精神活性物质引起的痴呆(dementia due to psychoactive substances)和帕金森病痴呆 (dementia due to Parkinson disease)、亨廷顿病痴呆(dementia due to Huntington disease)、暴露于重金属和其他毒素引起的痴呆(dementia due to exposure to heavy metals and other toxins)、人类免疫缺陷病毒引起的痴呆 (dementia due to human immunodeficiency virus)、多发性硬化症痴呆(dementia due to multiple sclerosis)、朊病毒病痴呆(dementia due to prion disease)、正常压力脑积水引起的痴呆(dementia due to normal pressure hydrocephalus)、头部损伤引起的痴呆(dementia due to injury to the head)、糙皮病(烟酸缺乏症)痴呆(dementia due to pellagra)、唐氏综合征痴呆(dementia due to Down syndrome)等。

二、诊断要点

一是由脑内退行性病变或脑血管性病变等引起,例如正常压力脑积水、肝豆状核变性、脑血管意外、蛛网膜下腔出血、硬膜下血肿、脑肿瘤等。二是表现为慢性或进行性认知损害的病程特点,最后导致全面性痴呆,但意识清晰。三是社会功能受损严重。

三、鉴别诊断

1. 与抑郁障碍的鉴别

抑郁障碍也可有认知损害的某些表现,如注意困难、思维缓慢等,但具有明显的波动性,有时注意可暂时集中,思维也可暂时灵活,既可以详细自诉症状,也可以完成较为复杂的任务,且有自罪、自责观念等。即使某些抑郁障碍有类似痴呆的症状,也是一种假性痴呆,称为"抑郁性假性痴呆"(depressive pseudodementia),这种假性痴呆是抑郁症状出现在先,假性痴呆出现在后,是可逆的。痴呆的认知损害具有波动性,不能完成复杂的工作,常哭笑无常,连日常生活也不能自理,以目前的医学水平痴呆基本上是不可逆的。

2. 与木僵状态的鉴别

木僵状态轻则表现为动作缓慢、笨拙,问之不答,唤之不动,表情呆滞,反应迟钝,重则表现为长时间保持一种固定姿势,不言不动,不食不饮,表情僵硬,大小便潴留。痴呆是全面性的认知损害,没有木僵状态的表现,还会有愚蠢性欣快和行为,显得幼稚可笑。

 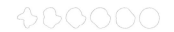

四、矫治

第一，心理治疗。关键在于适当安排痴呆患者的生活，以纠正其无所事事、无所作为的消极状态。家属要多与其交往，让其参加适当活动并与其交谈，让患者做一些力所能及的家务劳动或带有重复性的简单手工作业，逐步缓解其心理紧张和恢复其自信，并减少其消极情绪和各种偏执反应。不断激起和培养患者对周围环境尤其是社会环境的兴奋性，不断丰富患者的精神活动，不仅可延缓其精神衰退过程，也能在一定程度上改善某些认知功能。

第二，药物治疗。药物治疗的重点在于设法治愈或改善某些引起痴呆的脑内病变，例如正常压力脑积水、黏液性水肿等。至于痴呆症状，必要时虽可选用抗精神病药，例如骚动不安可用氟哌啶醇，有妄想可用奋乃静，但药物治疗应十分小心谨慎，不仅剂量宜小，而且不宜服药过久。一旦发生明显的药物副作用，应立即停药。药物治疗要严格按照医嘱执行，切不可麻痹大意。

遗 忘 障 碍

遗忘障碍（amnesic disorders）是表现为近事遗忘等认知障碍并常伴有定向障碍和虚构的慢性神经认知障碍。

遗忘障碍的认知功能相对保持完整，属于选择性或局灶性轻度神经认知障碍。

一、临床表现

近事遗忘：对新近发生的事情转瞬即忘，即对刚刚做过的或刚刚感知过的本应记忆犹新的事情立即遗忘，即使有人提及也想不起来。对远事记忆良好，即能清晰地回忆起久远的事情，仿佛历历在目。近事遗忘最容易遗忘的是人名、地点、数字等需要机械识记的内容，难以通过联想回忆起来的或比较抽象、不易理解的内容也很容易遗忘。

定向障碍：对时间、地点和人物的识别和判断错误，其中以时间定向障碍最为突出，常把上午当作下午，把白天认作晚上。

虚构：将真实的记忆内容与幻想的内容、一个场合的记忆内容与其他场合的记忆内容相混淆，且把它们搅和在一起构成新的但却是虚构的内容来回忆、诉述，并坚信自己的回忆、诉述是绝对真实的，或者表现为把过去从未经历过的、纯属幻想的事件当作亲身经历来回忆，并坚信确有其事。如果给患者以某种暗示，患者就会根据暗示编造出许多新的虚构内容，并坚信不疑。例如暗示患者可能去过北京，患者就会虚构出几天前去北京的生动情景：游故宫、逛长城、登景山……说得栩栩如生。虚构实际上是填补记忆空白的一种表现。

遗忘障碍患者也并非一定存在定向障碍和虚构等症状，即使没有这些症状也不影响诊断。

除此之外，患者也可伴有自知力缺乏（意识不到自己有记忆障碍）、意志减退（意志行动减少、行为缺乏主动性）等症状，但也不是诊断必需的症状。

遗忘障碍可由脑损伤或脑部疾病引起，也可由包括药物等精神活性物质引起。

二、诊断要点

一是认知障碍为选择性或局灶性，主要表现为记忆障碍，且多为近事遗忘，严重时才会兼有近事遗忘和远事遗忘；无意识障碍和注意障碍，认知功能相对保持完好，虽然有时也可损及思维，但不会达到完全性痴呆的严重程度。二是医学检查可发现脑损伤或脑部疾病史。三是社会功能受损。

三、鉴别诊断

1. 与急性意识障碍引起的遗忘的鉴别

急性意识障碍引起的遗忘通常表现为顺行性遗忘或逆行性遗忘，即意识清醒后对意识障碍时及以后一段时间内的经历一无所知，或意识清醒后对意识障

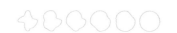

碍前一段时间内的经历一无所知。遗忘障碍虽也可出现顺行性或逆行性遗忘，但主要是记忆新事物和新知识的能力明显下降，且无意识障碍。

2. 与分离性遗忘症的鉴别

分离性遗忘症可以表现为遗忘生活中某一阶段的特定事件或经历的界限性遗忘，也可以表现为把以往生活史全部遗忘的普遍性遗忘（全面性遗忘），遗忘是突然发生的，医学检查没有脑损伤或脑部疾病。遗忘障碍则没有这些特点，主要表现为近事遗忘，遗忘症状出现较为缓慢，医学检查可发现脑损伤或脑部疾病。

四、矫治

第一，心理治疗。主要是记忆力训练。记忆力训练可以先从记忆日常生活事件做起。开始时在让患者去做某件事前先告诉其将要做某事，并叮嘱患者做完后必须记住这件事。如让患者把报纸放到抽屉里，过几分钟后再问报纸放到哪里了。如果记不起来，则必须启发诱导："我事先不是告诉你要记住吗？你刚才不是拿着报纸走到写字台那里了吗？你打开过抽屉没有？……"以此逐渐唤起患者的记忆，取得效果后再让患者做某件事而事前不作必须记住的要求，如果做完事后记不住则启发诱导，直至回忆起来。在患者记忆日常生活事件有了进步后，则可让患者继续训练抽象记忆能力。如让患者学一个陌生的汉字并记住，可先让其记住读音，再记住字形，最后记住字义。如果记不住，同样需要启发诱导，直至逐渐回忆起来。这样由具体到抽象、由简单到复杂的记忆力训练，有助于患者改善记忆功能，尤其有助于改善患者的近事遗忘记忆障碍。

第二，药物治疗。药物治疗的前提是必须控制病因，其主要目的是改善记忆功能。如石杉碱甲等乙酰胆碱酯酶抑制剂，百路达、天保宁、舒血宁等银杏叶提取物制剂等，都可增强记忆和改善认知功能，但必须遵从医嘱。

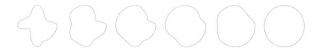

Diagnostic,
Corrective and
Therapeutic Manual of
Mental Deviants

第三篇

各群体心理障碍(精神障碍)

第五章

儿童心理障碍(精神障碍)

儿童心理的基本特征

儿童是指新生儿(零至一个月)、乳儿(一个月至一岁)、婴儿(一岁至三岁)、幼儿(三岁至六七岁)和学龄初期小学阶段儿童(六七岁至十一二岁)等年龄阶段的儿童。

新生儿已从胎儿的寄居生活转变为生理上的独立生活,是心理现象的发生时期和个体心理活动的起点。

乳儿已从躺卧状态发展到开始直立行走,开始产生了最初的言语活动,出现了各种基本的心理过程。

婴儿已能操作物体、进行言语交际和从事初步的游戏活动,从而发展了各种心理过程,特别是出现了有词参与的思维过程——直觉行动思维,同时能逐步意识到自己是一个与客体相区别的主体,这是人的意识和自我意识的开端。

幼儿已能跑、跳、攀登和书写、画画,能自由地进行言语交际,并且能初步掌握书面言语,同时概括性和随意性逐步发展,个性倾向开始形成,能按成人的要求逐步掌握社会行为规范,从而为进入学校从事正规学习准备了必要的条件,因而幼儿阶段也称为学龄前期。

学龄初期小学阶段儿童已能把学习作为自己的主导活动,逐渐完成了从口头言语向书面言语过渡,从具体形象思维向抽象逻辑思维过渡。同时情感内容不断丰富,出现了道德感、理智感、美感等高级情感,克服困难能力不断完善,主动性、坚持性、自制力等意志品质不断发展。此外,独立地评价自己言行的自我意识、理解社会道德原则的实质并以此作为评价自己和别人行为的依据的道德意识也开始得到发展。

儿童常见的心理障碍(精神障碍)

智力发育障碍

智力发育障碍(disorders of intellectual development)是表现为发育阶段发生的智力和适应功能缺陷的神经发育障碍。神经发育障碍是指在发育阶段出现行为和认知障碍,在获得和执行特定智能、运动或社会能力方面存在显著困难。

一、临床表现

智力缺陷:根据韦克斯勒智力测验量表测得的智商(intelligence quotient,简称IQ)确认。智力测验以智商90~110为中等智力水平,110以上为高智商,70~86为边缘智力(临界智力),智商低于70(不包括智商70)则为符合智力发育障碍诊断要求的智商标准。

适应功能缺陷:根据临床评估确认。临床评估着重于概念理解和掌握方面的概念化技能、社交互动方面的口语交流与社交行为、生活自理和复杂任务方面的自我照料能力,以及完成复杂任务时所需要的帮助等适应功能的评估,这些适应功能缺陷的评估也是在临床上确定智力发育障碍严重程度的关键指标。

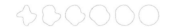

当智商缺陷和适应功能缺陷的严重程度不完全一致时,必须进行全面的临床评估及判断,必要时应进行适应性行为的功能水平测试,可使用 ICD-11 智力功能的行为指标表来协助判断智力与适应行为功能水平,其中测试适应性行为功能的"瓦恩兰适应行为量表"(Vineland Adaptive Behavior Scales)是基于对几千例患者测试的因子分析数据编制而成的。

智力发育障碍严重程度分为四级。

轻度(智商为 50～69):在概念理解和掌握方面,学龄前儿童没有明显区分概念的能力,学龄期儿童、青少年和成人则学习能力受损,阅读困难,抽象思维能力缺乏,概括水平低下,记忆内容常片刻即忘,执行任务时计划、灵活性差等;在社交互动方面,无明显的言语障碍,言语的理解能力和使用能力有不同程度的延迟,能表达自己的意愿和感受,但情绪和行为调节能力差,社交判断力不成熟,容易上当受骗;在生活自理和复杂任务方面,生活自我照料能力能与年龄匹配,但成人阶段在使用交通工具、财务管理、照顾儿童等复杂的日常任务上需要他人帮助。

中度(智商为 35～49):在概念理解和掌握方面,概念化技能显著落后于同龄人,学龄前儿童言语和正规学业前的学习技能发育缓慢,言语的理解能力和使用能力发展明显迟缓,学龄期儿童和青少年在阅读、书写、计算等方面的技能明显受损,成人阶段的学业技能发展通常仅处于小学生水平,需要他人持续帮助甚至需要由他人来完成任务;在社交互动方面,会话时口语过于简单,成人阶段有时虽可建立朋友关系,但常难以理解和解释朋友互动中的信息,发展友谊经常受到口语交流和社交局限的影响;在生活自理和复杂任务方面,经过长期教育训练,成人阶段在吃饭、穿衣、大小便等方面可以自理,但常需要提醒,在他人经常性的帮助和支持下,能使用交通工具、管理财务、掌握某些娱乐技能等。

重度(智商为 20～34):在概念理解和掌握方面,概念化技能极其有限,几乎不能理解语言、数字、时间、金钱等概念,需要他人终生帮助,为其解决问题提供大量的支持;在社交互动方面,能学会一些有限的简单言语或简单语词,也能理解他人简单的言语和手势;在生活自理和复杂任务方面,吃饭、穿衣、大小便和洗澡等所有日常活动都需要他人的支持和帮助,少数可有自残行为。

极重度(智商为 20 以下):在概念理解和掌握方面,能使用床、碗等目标导向的物体完成上床睡眠、吃饭等行为,进行自我照料,也能根据玻璃杯、瓷杯等或大碗、小碗、碟子等物体特征进行分类或匹配,但难以根据这些物体的功能合理使用它们;在社交互动方面,只能理解极简单的指令或手势,也只能通过非言语性交流表达自己的需求和情绪、情感,社交活动严重受限;在生活自理和复杂任务方面,生活、健康和安全等所有方面都依赖他人,虽能观看电视节目、聆听音乐和外出散步,但需他人帮助。

此外,轻度智力发育障碍还可有门齿切面不齐或诸齿排列不齐,皮肤松弛、干燥等特征,但无明显阳性神经系统体征;中度、重度和极重度智力发育障碍,尤其是后两者,多有躯体和神经系统体征,如病态肥胖、头颅或指趾畸形、掌跖皮纹异常、两眼距增宽、耳郭畸形,以及运动麻痹、肌张力亢进、共济失调、聋哑等。

二、诊断要点

一是智力缺陷和适应功能缺陷在发育阶段发生。二是社会功能明显或严重受损,明显影响正常的生活、学习、工作和社交活动。

三、鉴别诊断

1. 与暂时性智力发育障碍的鉴别

暂时性智力发育障碍(disorders of intellectual development, provisional)是指 5 岁以下儿童智力功能若干方面不符合与其年龄相匹配的预期发育进程,但又无法接受标准化测试和评估,有待以后进行诊断性评估的神经发育障碍。智力发育障碍则是在发育阶段已出现智力和适应功能缺陷并达到诊断标准的神经发育障碍。

2. 与痴呆的鉴别

痴呆(dementia)是指由脑损伤(脑外伤、脑部疾病、脑萎缩等脑器质性病变)

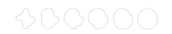

引起的具有渐进性且不可逆的严重的神经认知障碍。智力发育障碍则是在发育阶段大脑发育因遗传缺陷、孕期病毒感染、分娩窒息等导致智力和适应功能缺陷的神经发育障碍。

四、矫治

第一，重视孕妇保健工作。个体的发育与成长是从胎儿期开始的，孕妇要防止感染、中毒、外伤、营养不良及致畸药物的服用；加强产前检查，采用科学、先进的接生方法，健全助产工作，防止产伤；哺乳期要注意科学喂养，防止婴幼儿感染性疾病。

第二，教育训练。尽早开展，持之以恒，创造条件做到个体化训练，按照智力发育障碍的缺陷状况制定有针对性的特殊教育、训练的具体目标和计划，由简单内容开始，逐渐提高复杂性，尽量培养患者独立生活和适应周围环境的能力。对于轻度患者，应以教育为主，并形成良好的生活习惯，学会一些劳动技巧，能独立生活；对于中度、重度和极重度患者，应以护理为主，防止意外，避免伤残，预防感染。

第三，对症治疗。如对伴有兴奋、躁动、幻觉、妄想者给予抗精神病药处理；对伴有焦虑、烦躁不安者可给予抗焦虑药治疗；对抽搐发作者可给予抗癫痫治疗。此外，使用脑活素(cerebrolysin)对促进患儿言语与运动功能发育也有一定疗效。

注意缺陷多动障碍

注意缺陷多动障碍(attention deficit hyperactivity disorder)是表现为注意缺陷、多动-冲动的神经发育障碍。

注意缺陷多动障碍多见于12岁前儿童和青少年，也可见于成人。

一、临床表现

注意缺陷：注意集中困难，持续时间短暂。具体表现有：经常忽视或遗漏细节,学习、工作因粗心大意而出错;经常难以稳定和维持注意力,在学习、工作等各种活动中注意力分散,即便在游戏时也是如此;经常在同其讲话时感到患者明显心不在焉,似听非听;经常在做作业、执行工作任务时不按照要求或指令,极易分神;经常难以组织活动和管控任务,活动、学习、工作没有条理和头绪,显得极其凌乱,缺乏时间观念,做事拖拉,难以如期完成各项任务;经常回避、厌恶、拒绝需要持续注意和坚持的任务,不愿连续背外语单词,不想阅读冗长的课文和文章等;经常丢失必需的物品,丢失铅笔、课本、资料、文件、钥匙、钱包、手机等;经常受外界的细微干扰而走神,极易受外界的影响;经常在活动中忘事,忘了做作业、外出办事、聚会、回电话(或回短信、微信、电子邮件)、付账单等。

多动-冲动:活动过多和行为任性,具体表现有:经常在座位上扭来扭去,不断做小动作或不停地敲打桌面;经常无缘无故地离开座位甚至离开教室、办公室和其他活动场所;经常坐立不安,在不适当的场合随处跑动、爬上爬下,在危险场合行事鲁莽;经常不能安心地游戏,不能专心地操弄平板电脑和智能手机;经常动个不停,无法在教室、会议室、餐厅等场所长时间不乱动;经常喋喋不休,说个不停,甚至大声叫喊;经常抢话或他人问话尚未说完就急不可耐地抢着回答;经常难以按顺序活动,难以耐心地排队,等待轮换;经常干扰他人活动,破坏活动规则,喜欢招惹他人,无故推搡他人,不经同意就擅自使用他人东西,等等。

注意缺陷多动障碍可分为:

注意缺陷多动障碍,注意缺陷为主型(attention deficit hyperactivity disorder, predominantly inattentive presentation);

注意缺陷多动障碍,多动-冲动为主型(attention deficit hyperactivity disorder, predominantly hyperactive-impulsive presentation);

注意缺陷多动障碍,组合型(attention deficit hyperactivity disorder, combined presentation)。

注意缺陷多动障碍严重程度可分为:

轻度,存在非常少的超出诊断所需的症状,社会功能损害轻微;

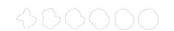

中度,症状和社会功能损害介于轻度和重度之间;

重度,存在非常多的超出诊断所需的症状,或存在若干特别严重的症状,或社会功能损害明显甚至严重。

二、诊断要点

一是在家里、学校、职场和其他活动场合至少有 2 个场合存在注意缺陷多动障碍症状。二是注意缺陷症状和多动-冲动症状在上述临床表现的症状描述中至少各具有 6 项症状,17 岁及以上青少年和成人则至少各具有 5 项症状。三是注意缺陷症状符合症状诊断标准,多动-冲动症状不符合症状诊断标准为注意缺陷为主型(包括无多动-冲动症状的注意缺陷型);多动-冲动症状符合症状诊断标准,注意缺陷症状不符合症状诊断标准为多动-冲动为主型;注意缺陷症状和多动-冲动症状均符合症状诊断标准为组合型。如果临床表现以注意缺陷多动障碍的特征症状为主,且已引起有临床意义的痛苦和社会功能损害,但不符合注意缺陷多动障碍任何一种类型的诊断标准,也不符合神经发育障碍其他任何一种亚型的诊断标准,则应诊断为其他特定的注意缺陷多动障碍(attention deficit hyperactivity disorder, other specified presentation),并标注特定的原因,例如标注"有不充足的注意缺陷症状""有不充足的多动-冲动症状"等。四是多起病于 12 岁前,症状至少已持续 6 个月。五是症状不能用其他精神障碍合理解释。六是社交、学业或职业等领域的社会功能受到损害。

三、鉴别诊断

1. 与儿童好动的鉴别

儿童本性好动,在允许活动的场合(如下课或放学后),即使活动得再厉害,也属正常。注意缺陷多动障碍尤其是多动-冲动为主型,儿童即使在陌生的或严肃的场合甚至在看有兴趣的电影、电视时也难以控制地多动,在需要相对安静的环境中尤其明显。

2. 与某些心理障碍(精神障碍)引起的多动的鉴别

智力发育障碍、孤独症谱系障碍、抑郁障碍、抽动障碍、精神分裂症及其他精神病性障碍等心理障碍(精神障碍)也可能伴有多动,但都各有其特征性的心理症状(精神症状):智力发育障碍智力明显低于正常水平且伴有适应性行为缺损;孤独症谱系障碍有严重的人际交往和互动障碍以及刻板、重复行为;抑郁障碍有持久的心境抑郁和兴趣缺乏表现;抽动障碍有频繁的肌肉抽动或发声抽动;精神分裂症及其他精神病性障碍有幻觉、妄想等精神病性症状。注意缺陷多动障碍则不存在以上这些特征性的心理症状(精神症状)。

四、矫治

第一,理解。父母、教师和同事对注意缺陷多动障碍患者,尤其是对儿童患者的理解至关重要,要理解注意缺陷与多动是一种病态表现而不是故意为之,不要过于敏感,也不要歧视。可适当给予他们可以尽情活动的机会,也要为其提供安静的生活、学习和职业环境,尽可能避免分散其注意力的刺激,对生活、学习和职业上的工作或作业,不要苛求其一次性完成,应允许其分阶段完成。

第二,躯体训练。躯体训练应单独进行,但必须由父母、教师和教练指导。如打球、游泳、跑步等,按指导进行躯体训练有助于提高注意缺陷/多动障碍患者的自我控制能力和自尊心,从而达到自律。对于儿童患者,有条件的话可以进行感觉统合训练。

第三,促进社会化。让注意缺陷多动障碍患者多与具有良好自控能力的同学、伙伴和同事接触和交往,让他们一起游戏、活动、学习、工作,目的在于为其提供良好社会化的榜样和环境,一旦有所进步,就及时予以肯定、鼓励和表扬。对于注意缺陷多动障碍患者本来就有的优点和长处,则应该注意发现,并积极鼓励和创造机会使其得以发挥。

第四,药物治疗。托莫西汀、利他林(哌甲酯)为一线治疗药物,从小剂量开

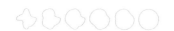

始进行治疗。也可用可乐定、安非他酮及 5－羟色胺再摄取抑制剂等药物，但必须严遵医嘱。

抽 动 障 碍

抽动障碍（tic disorders）是表现为突然的、快速的、反复的、无节律性的运动抽动或发声抽动的神经系统疾病。

世界卫生组织的《国际疾病分类（第十一版）》没有将抽动障碍纳入第六章"精神、行为或神经发育障碍"，而将其归属于第八章"神经系统疾病"（disease of the nervous system），美国《精神障碍诊断与统计手册（第五版）》则将其归属于神经发育障碍中的运动障碍（motor disorders）。

抽动障碍起病于 18 岁前，多数起病于 4～7 岁的学龄前期。

一、临床表现

运动抽动：首发部位常为面部肌群的简单运动抽动，例如挤眼、皱眉、噘嘴、龇牙、咬唇、擤鼻等，如果逐渐向颈项、肩部、上下肢、躯干等肌群延伸，则可出现引颈、耸肩、触物、拍打、踢脚、弯膝、走路旋转等复杂运动抽动。

发声抽动：开始时也仅表现为简单发声抽动，例如清嗓、无故喊叫、轻微哼哼声，以后则可能出现动物般吼叫、重复言语（即不断重复每句话的最后一个字或词，例如"我想喝水水水水水水……""天上有个太阳太阳太阳太阳太阳太阳……"）、污言秽语等复杂发声抽动。

运动抽动和发声抽动不一定同时存在，但严重时可同时出现，症状轻者可自控，但也仅能克制数分钟至数小时，入睡时可消失；重者常与冲动性动作同时存在，可产生严重自伤的后果。

抽动障碍包括原发性抽动或抽动障碍（primary tics or tic disorders）和继发性抽动（secondary tics）。

原发性抽动或抽动障碍可分为：

1. Tourette 综合征(Tourette syndrome)

Tourette 综合征也称多种运动与发声联合抽动综合征。

表现为多种运动抽动与单一或多种发声抽动并存的联合抽动，多数为大幅度扭动肢体、躯干等复杂的运动抽动与重复言语等复杂的发声抽动，但联合抽动的运动抽动和发声抽动多为同时出现，也可交替出现。可伴有强迫计数、洗涤等强迫行为和污言秽语，以及咬舌、挖破皮肤甚至毁容等自伤行为，近一半患儿可伴有注意缺陷多动障碍。症状已持续超过 1 年，在症状持续的 1 年中不会出现持续 2 个月及以上没有抽动症状的缓解期，患儿极其痛苦，社会功能受损。18 岁之前起病，但通常起病于学龄初期的小学阶段。

2. 慢性运动抽动障碍(chronic motor tic disorder)

表现为单一或多种的复杂运动抽动，但常局限于脖子伸直或扭动、耸肩等，抽动症状与强度固定不变，但频率可高可低，且症状至少已持续 1 年，在症状持续的 1 年中不会出现持续 2 个月及以上没有抽动症状的缓解期。临床表现不符合 Tourette 综合征、慢性发声抽动障碍的诊断标准。患儿感到痛苦，社会功能受损。18 岁之前起病。

3. 慢性发声抽动障碍(chronic phonic tic disorder)

表现为简单发声抽动或复杂发声抽动，症状至少已持续 1 年，在症状持续的 1 年中不会出现持续 2 个月及以上没有抽动症状的缓解期。临床表现不符合 Tourette 综合征和慢性运动抽动障碍的诊断标准。患儿感到痛苦，社会功能受损。18 岁之前起病。

4. 短暂性运动抽动(transient motor tics)

表现为单一或多种的运动抽动，临床表现不符合 Tourette 综合征和慢性运动抽动障碍、慢性发声抽动障碍的诊断标准，第一次出现起症状持续少于 1 年。18 岁之前起病。

继发性抽动则可分为传染病或传染病后抽动(infectious or postinfectious

 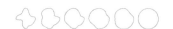

tics)以及与发育障碍相关的抽动(tics associated with developmental disorders)。

美国《精神障碍诊断与统计手册(第五版)》将抽动障碍分为 Tourette's 障碍 (Tourette's disorder)、持续性(慢性)运动或发声抽动障碍[persistent(chronic) motor or vocal tic disorder]和暂时性抽动障碍(provisional tic disorder)。

二、诊断要点

一是具有运动抽动或发声抽动症状,一天内出现多次,也可间歇出现。二是 18 岁前起病,如果 18 岁后起病,则应诊断为其他特定的抽动障碍,并标注起病年龄。三是抽动症状不能归因于可卡因等物质的生理效应或舞蹈病等躯体疾病。四是患儿感到痛苦,社会功能受损。

三、鉴别诊断

1. 与癫痫发作时自动症的鉴别

自动症(automatism)是癫痫发作时的症状表现,如伸舌、舐唇、咂嘴、吞咽、奔跑、点头、旋转、脱衣、系带、搬物等,虽也频繁且重复,但患者面色苍白、目光呆滞、意识模糊,事后完全遗忘。抽动障碍不存在这些特点。

2. 与分离性神经症状障碍伴有运动紊乱的鉴别

分离性神经症状障碍伴有运动紊乱(dissociative neurological symptom disorder,with movement disturbance)表现为舞蹈病、肌阵挛、震颤、肌张力障碍、面肌痉挛、帕金森病等,多数起病于青年期,发病急骤,发病前通常有一定的心理社会刺激,通过暗示可使症状减轻、加重或消失。抽动障碍不存在这些特点。

3. 与强迫障碍中的强迫行为的鉴别

强迫障碍中的强迫行为具有明知不合情理或毫无意义,虽努力克制但仍频繁出现的强迫障碍的特征。抽动障碍的运动抽动没有明显的强迫障碍的特征,即使抽动障碍有时也会伴有某些强迫症状,但基本症状仍是运动抽动和发声抽动,强迫症状通常不会长期持续。

四、矫治

第一,抽动障碍症状轻微者一般无需特殊治疗,常常可以自行缓解。

第二,症状突出的可用行为疗法的各种手段进行矫治,以减轻或改善患儿的运动抽动和发声抽动。其中以厌恶疗法和代币制法最为有效。厌恶疗法是把抽动症状与痛苦刺激结合起来,使两者建立条件性联系,如把抽动症状与主动拉弹橡皮圈致痛结合起来,以遏制抽动症状;代币制法是把克制抽动症状与奖励结合起来,以逐步建立良好的适应性行为,如抽动症状能克制就给予有价值的代币或标记予以强化,当代币或标记累积到一定数量时兑现对患儿有强烈吸引力的物品(或旅游等满足其精神需求的活动),代币或标记累积的过程就是逐渐巩固不出现抽动症状的过程,也是强化累积的过程,这个过程能逐渐消除患儿的抽动症状,使患儿不出现抽动症状成为习惯,从而矫正抽动障碍。

第三,抽动障碍到了青年期后虽可缓解,症状会明显减轻,但较为严重的抽动障碍还是应该及早进行药物治疗,并从小剂量开始,采用最小的有效剂量。如服用氟哌啶醇(应与安坦并用)、泰必利、可乐定等,其中可乐定可作为幼小患儿病例的首选药物。药物治疗需遵医嘱。

第四,必要时也可实施中西药结合生物多维干预治疗,通过确定导致抽动的神经元路径位点进行靶向治疗。

孤独症谱系障碍

孤独症谱系障碍(autism spectrum disorder)是表现为持续性社会交往和互动缺陷以及兴趣、活动受限和重复的行为模式的神经发育障碍。孤独症谱系障碍也称为自闭症谱系障碍。

孤独症谱系障碍中的"谱系障碍",既包括孤独症,也包括原有的 Asperger 综

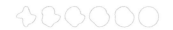

合征、童年瓦解性障碍等,这些病名不再单独诊断,而统一诊断为孤独症谱系障碍。

孤独症谱系障碍的致病原因:目前虽已发现 MECP2 基因异常为明确的致病基因,但导致这种神经发育障碍的其他诸多复杂的因素还有待进一步深入研究。

孤独症谱系障碍症状出现于儿童发育早期,男孩明显多于女孩。

一、临床表现

持续性社会交往和互动缺陷:社会交往和互动异常,不能与他人进行正常的对话,对亲人的呼唤没有反应,仿佛与己无关,对他人的话语缺乏反应,常沉默不语,但可不管他人的感受自顾自地说话,语调平淡,缺乏节奏,用错词汇,常使人感到不知所云,言语和非言语交流整合困难,缺乏肢体语言和面部表情,无法进行正常的对话性交流;不能与他人进行正常的情绪交流,不能与他人目光接触,尽量避免被人注视,不喜欢被抚抱、亲吻,对父母的爱抚行为不产生微笑或欢跃的反应,对待父母的情感反应就像对待陌生人一样,不会体察别人的喜怒哀乐,也不会主动去寻求别人的关爱和安抚;理解和维持人际关系困难,难以调整自己的行为以适应各种情境,不懂得如何与他人建立友谊关系,对同伴缺乏兴趣,不会与他人分享兴趣和游戏活动,显得极度孤独。

兴趣、活动受限和重复的行为模式:兴趣狭窄、固定和持续,如吃同样的食物、穿同样的衣服等,对不寻常的物品、气味等有不寻常的兴趣,会非常专注和过度凝视、嗅闻和触摸,显得极其依恋,而对疼痛、温度等刺激却反应不足或感觉麻木;活动缺乏弹性,玩同样的游戏、走同样的路线,仪式化的问候,对微小的变化表现出痛苦、拒绝;动作刻板重复,显得非常奇特,常机械地翻转物体和摆放玩具,经常刻板地摇摆身体或不断地旋转自己的身体,反复绕动自己的手指,言语表达脱离常规,常出现模仿言语和特殊短语等。

孤独症谱系障碍的严重程度取决于持续性的社会交往和互动缺陷以及兴趣、活动受限和重复的行为模式临床表现的严重程度,以及是否伴有智力发育障碍和语言功能是否损害及其程度。具体可分为:

孤独症谱系障碍,无智力发育障碍,语言功能轻度或无损害(autism spectrum disorder without disorder of intellectual development and with mind or no impairment of functional language);

孤独症谱系障碍,伴有智力发育障碍,语言功能轻度或无损害(autism spectrum disorder with disorder of intellectual development and with mind or no impairment of functional language);

孤独症谱系障碍,无智力发育障碍,语言功能损害(autism spectrum disorder without disorder of intellectual development and with impaired functional language);

孤独症谱系障碍,伴有智力发育障碍,语言功能损害(autism spectrum disorder with disorder of intellectual development and with impairment of functional language);

孤独症谱系障碍,无智力发育障碍,语言功能缺失(autism spectrum disorder without disorder of intellectual development and with absence of functional language);

孤独症谱系障碍,伴有智力发育障碍,语言功能缺失(autism spectrum disorder with disorder of intellectual development and with absence of functional language)。

美国《精神障碍诊断与统计手册(第五版)》根据孤独症谱系障碍患者需要他人在生活等方面照顾、帮助等支持的程度,依次分为"需要他人非常多的支持""需要他人多的支持"和"需要他人支持"。

孤独症谱系障碍患者多数伴有明显的智力发育障碍,社会功能严重受损。

二、诊断要点

一是具有持续性社会交往和互动缺陷以及兴趣、活动受限和重复的行为模式症状。二是症状必须出现于儿童发育早期。三是伴有紧张症行为中紧张性木僵、

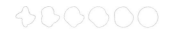

肌肉僵直、蜡样屈曲、缄默、违拗、摆弄姿势、矫揉造作、刻板动作、无故激越、扮演鬼脸、模仿言语和模仿行为等至少 3 项症状,应标注"孤独症谱系障碍(伴紧张症)"或"与孤独症谱系障碍有关的紧张症",表明存在合并的紧张症。四是不能归因于智力发育障碍,但可与智力发育障碍合并诊断。五是社会功能严重受损。

三、鉴别诊断

1. 与智力发育障碍的鉴别

智力发育障碍在智力以及概念理解与掌握、社会交往和生活自理等社会适应两个方面都存在明显缺陷。孤独症谱系障碍可伴有但未必伴有智力发育障碍,适应缺陷也没有智力发育障碍广泛和严重。

2. 与儿童精神分裂症的鉴别

儿童精神分裂症是发病于儿童期的精神分裂症,大多数发病于 10 岁以后,5 岁以后发病已属罕见,不可能在儿童发育早期发病,且具有幻觉、妄想等精神病性症状和其他精神分裂症特征性症状。孤独症谱系障碍则不存在幻觉和妄想。

四、矫治

第一,教育训练。目的在于教会患者有用的社会技能。为此,在制定教育训练计划时一定要从患者能力的基线开始,并将每一种预期的能力分解成许多小的技能,循序渐进,长期坚持。对于学龄前的幼小患儿,可先指导父母,然后由父母进行教育训练。学龄期或成年的患者则可进入特殊学校或特殊工厂(福利工厂)接受教育训练,如病情较轻,尽可能按照主流化原则在普通学校和一般单位进行教育训练,这样容易使患者获得许多正常的榜样,使他们有达到正常水平的动力。当然,父母的配合协助仍然是十分必要的。

第二,药物治疗。传统的药物治疗的目的在于改善孤独症谱系障碍症状和提高环境适应的能力。如控制刻板动作、过度活动和冲动行为可同时服用氟哌啶醇和安坦;改善孤僻退缩、安定情绪和提高言语水平可服用舒必利等。我国台湾学者薛一苹及其团队在孤独症谱系障碍与基因 TBR1 突变的相关研究中发现,治疗肺结核的抗生素"D-环丝胺酸"可提升离子通道的活性,从而改善孤独症谱系障碍患者的病情。实验研究中,患类似孤独症谱系障碍的小鼠注射"D-环丝胺酸"后,其行为变得与正常小鼠差不多。

发育性学习障碍

发育性学习障碍(developmental learning disorder)是表现为发育性阅读能力、发育性书面表达能力、发育性数学能力和发育性其他特定学习能力等损害的学习和使用这些学业能力困难的神经发育障碍。

一、临床表现

发育性阅读能力损害主要表现为:

文字朗读困难。遗漏字,如把"她唱歌唱得非常好"读成"她歌唱非常好";加字,如把"兔子钻进洞里不见了"读成"兔子一钻进洞里就看不见了";念错字,如把"衷"读成"哀",把"不朽"读成"不巧";替换字,如把"揍了一下"读成"咬了一下";以及朗读速度过慢、长时间犹豫停顿和频繁地猜测如何读某字,甚至因言语构音障碍导致别人难以听清和听懂等。

阅读内容理解困难。不能理解所阅读的内容,不能从所阅读的材料中得出显而易见的结论,如阅读"龟兔赛跑"后得不出也不理解"骄傲使人失败"的道理;不利用所阅读材料中的信息回答针对阅读材料提出的问题,只能用一般常识来回答,如阅读"守株待兔"故事后问"为什么逮不到兔子?",则答"这里没有兔子"等。

发育性书面表达能力损害主要表现为:

文字拼写困难。不能正常拼出音节,拼错和拼不完整单词的音节等。

文字表达困难。组织文字和写作能力受损,语法错误,文字表达不清晰或内容凌乱、段与段之间不连贯等。

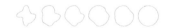

标点符号错误。标点符号不准确或乱用标点符号等。

语用语言困难。难以用肢体语言、姿势、韵律等表达社交时的语言交流内容，也难以用动作和表情来表达在某种社交背景下的特定含义或意义等。

发育性数学能力损害主要表现为：

数字理解困难。不能区分数字大小和数字之间的关系，难以将数字正确排序，不能进行简单的心算，只能用手指加个位数，或虽能心算但计算速度极慢，半天才算出来且常常出错等。

数学推理困难。不能理解某种特殊运算的基本概念，难以掌握加减乘除等基本计算技能，难以用标准数学运算方式通过逻辑推理解决简单的数学问题等。

发育性学习障碍按严重程度可分为轻度、中度和重度。轻度：1～2个学科存在学习困难，如果能得到照顾、帮助等支持，则能发挥学习功能。中度：1个或多个学科存在学习困难，如果能进行强化性的特殊教育和得到照顾、帮助等支持，则能有效地完成学习活动。重度：多个学科存在学习困难，大部分时间里如果没有持续和强化性的特殊教育，就不可能学会学习技能；即使得到照顾、帮助等支持，也有可能无法有效地完成学习活动。

二、诊断要点

一是在至少文字朗读、阅读内容理解、文字拼写、书面表达、数字理解和数学推理等症状中存在1项症状，症状较多则可作出多类型发育性学习障碍的诊断。二是症状至少已持续6个月。三是症状始于学龄期的小学阶段初期。四是并非由智力发育障碍、不充分教育或不当教育、视听觉障碍、神经系统障碍和其他精神障碍所致。

三、鉴别诊断

1. 与儿童精神分裂症的鉴别

儿童精神分裂症大多数发病于学龄期的小学阶段的中高年级及以后，婴幼儿期发病极为罕见。虽有言语发育病史,但伴有思维内容简单、幻想丰富等思维障碍,具有病情缓解和复发等特点。发育性学习障碍在小学初期阶段起病,症状持续,智力水平正常。

2. 与孤独症(自闭症)谱系障碍的鉴别

孤独症(自闭症)谱系障碍发病于儿童发育早期,虽也有阅读和言语障碍,但表现为持续性社会交往和互动缺陷以及兴趣、活动受限和重复的行为模式。发育性学习障碍多在小学初期阶段起病,不存在持续性社会交往和互动缺陷以及兴趣、活动受限和重复的行为模式。

3. 与智力发育障碍的鉴别

智力发育障碍有因智力明显低于平均水平导致的明显的特定功能障碍,患者智商至少低于70,阅读成绩虽也低于一般水平,但与其智力和受教育所决定的预期水平相符合。发育性学习障碍则智力正常,标准化个体测验所获得的成绩明显低于其智力和受教育所决定的预期水平(可用回归差异法评定)。

四、矫治

第一,树立患者治疗的信心,使其明白只要有坚强的信心并配合治疗,就能发挥学习功能,有效地完成学习活动。

第二,及早有针对性、有计划地进行相应缺损的学习技能训练,不求速效,但求渐进。当有进步时应给予赞扬或奖赏,中途退缩或遇到困难时应给予鼓励和激励。

第三,必要时可试用促大脑代谢药物以提高认知方面的信息处理水平,但需遵医嘱。

分离焦虑障碍

分离焦虑障碍(separation anxiety disorder)是表现为预期与依恋对象离别或离

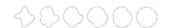

别时产生与其发育阶段不相称的、过度的恐惧或焦虑的焦虑或恐惧相关障碍。依恋对象可以是父母或朝夕相处的祖父母、外祖父母等亲人,也可以是整个家庭。

多见于儿童,也可见于青少年和成人。

一、临床表现

分离焦虑障碍临床表现的特点是害怕与依恋对象离别的预期性焦虑,具体表现有:

预期会与依恋对象离别或离别时感到过度痛苦,对独处有着不现实的、过度的恐惧或焦虑;过度担心会失去依恋对象,害怕依恋对象会遇到伤害、死亡、一去不复返等;过度担心发生迷路、走失、生病、遭绑架等不幸事件而与依恋对象离别;害怕与依恋对象离别而不愿独自外出和拒绝去幼儿园、上学等;无论在何种场所都不愿独处,不愿与依恋对象不在一起;不愿在家以外场所睡觉,依恋对象不在身边时在家也不愿上床睡觉;夜间反复出现与离别有关的噩梦并惊醒;预期与依恋对象离别或在离别时反复抱怨或出现头痛、胃痛、恶心、呕吐等躯体症状。

患者感到痛苦,社会功能受损。

二、诊断要点

一是具有害怕与依恋对象离别的预期性焦虑的特点,并至少符合上述临床具体表现中 3 项症状。二是分离焦虑障碍发生于儿童或青少年期,症状至少已持续 4 周(发生于成人阶段,症状至少已持续 6 个月)。三是担心与依恋对象分离或分离时产生过度的恐惧和焦虑不能用其他精神障碍合理地解释。四是患者感到痛苦,社会功能受损。

三、鉴别诊断

1. 与正常分离焦虑的鉴别

正常分离焦虑也会在分离后出现焦虑、害怕和痛苦,但程度不严重,持续时间也较短,在分离前通常没有担心和害怕的预期性焦虑。分离焦虑障碍则是预期性焦虑,其临床表现、焦虑严重程度、持续时间也是异乎寻常的,社会功能明显受损。

2. 与广泛性焦虑障碍的鉴别

广泛性焦虑障碍是对生活中诸多事件或活动过度的恐惧与焦虑,并不局限于与依恋对象的分离。分离焦虑障碍是对与依恋对象分离的恐惧与焦虑,不是对生活中诸多事件或活动的恐惧与焦虑。

四、矫治

第一,心理治疗。对年幼的儿童主要采用支持性心理治疗,如耐心地听取患儿对与依恋对象离别的担心、紧张、恐惧或焦虑的诉说,并予以抚慰,逐渐消除其顾虑和恐惧感;要慢慢让患儿适应与依恋对象的离别,家长可以带领患儿多作户外活动,尤其是独自的体育锻炼和游戏活动,让患儿有足够时间去逐步适应。对青少年期或成人阶段患者则可以进行肌肉和精神的松弛训练(必要时可借助生物反馈仪进行)。

第二,药物治疗。必要时可遵医嘱适当服用抗焦虑药。

儿童学校恐惧障碍

儿童学校恐惧障碍(school phobic anxiety disorder of childhood)也称儿童学校恐惧症,是表现为对学校环境或到学校上学产生恐惧、焦虑情绪和回避行为,而在非学校环境或不去学校上学时表现正常的焦虑或恐惧相关障碍。

儿童学校恐惧障碍可发生于任何年龄,但多见于学龄初期的小学儿童,如发生在青少年期,情况多较为严重。

儿童学校恐惧障碍的直接诱因常常是学习困难或失败、在学校遭到某些挫折和侮辱、师生关系或伙伴关系紧张、家庭发生某些变故等。

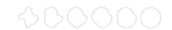

一、临床表现

儿童临床表现的特点是对到学校上学存在持久的恐惧、焦虑和回避行为，以及在学校环境里出现痛苦、哭闹或不语、躯体不适、退出等反应。具体表现为：

该去上学时不去上学，或者提出苛刻的条件，或者诉说并出现头痛、头晕、腹痛、腹泻、恶心、呕吐等躯体不适症状（医学检查相应器官系统无阳性指标）以拒绝上学。如果强制患儿上学，则会出现焦虑不安、痛苦、喊叫、吵闹、反抗等情绪反应。任何保证、安抚或许以物质奖励均不能吸引患儿去上学，甚至宁愿在家受皮肉之苦也不愿去学校。

在学校环境里，焦虑、痛苦等情绪反应会更为强烈，头痛、头晕、腹痛、腹泻、恶心、呕吐等躯体不适症状也更为严重（医学检查相应器官系统无阳性指标），并千方百计吵着要离开学校回家。

不去上学或不在学校环境中，一切表现正常。

患儿社会功能受损，明显影响学业。

二、诊断要点

一是具有到学校上学恐惧、焦虑和回避行为，以及在学校环境里出现痛苦、哭闹或不语、躯体不适、退出等反应。二是在家里等非学校环境或不去上学时可表现正常。三是症状至少已持续4周（但不包括最初入学的第一个月，因有可能对学校不适应）。四是社会功能受损，明显影响学业。

三、鉴别诊断

主要应与逃学进行鉴别。逃学通常无明显儿童学校恐惧障碍的类似表现，学习上往往有长期困难，常伴有其他违纪行为，父母也常常不知道儿童不去上学或从学校逃出在外游戏或游荡。儿童学校恐惧障碍则有对到学校上学和在学校环境里出现过度的恐惧、焦虑和痛苦等情绪症状，学业上虽有时也会出现困难或失败，但总体上学业问题不大甚至品学兼优，也没有其他违纪行为，父母也知道患儿拒绝上学而留在家中。

四、矫治

第一，心理咨询和心理治疗。与患儿建立自然、亲和的良好关系，耐心倾听患儿诉说以了解患儿产生学校恐惧的原因，尤其要了解患儿在学校的处境和困难以及恐惧、焦虑和痛苦的程度，并进行安慰患儿等心理支持，通过深呼吸等方法进行放松治疗。同时，针对具体诱因与其父母协商后进行适当的应对和处理，必要时可考虑换班或转学。如果父母对患儿的学业期望过高或存在患儿对父母过分依赖，父母教养方式对患儿产生不良影响等情况，则应帮助父母适当调整学业期望值，启发父母分析自己的个性特征和调整家庭生活中的行为方式。

第二，药物治疗。为了减轻患儿的症状，达到综合矫治的目的，对情绪症状严重的患儿可用阿普唑仑等抗焦虑药或 5－羟色胺再摄取抑制剂等抗抑郁药进行治疗，但需严遵医嘱。

儿童强迫障碍

儿童强迫障碍（obsessive-compulsive disorder of childhood）也称儿童强迫症，是表现为强迫症状相对较为简单且时轻时重，具有儿童期特点的强迫障碍。

儿童强迫障碍大多数起病缓慢，病程相对较长。

一、临床表现

临床表现的特点是与成人强迫障碍有相似性，但症状相对较为简单，有强迫症状出自内心又违背自己意愿两者冲突引起的克制愿望和焦虑、痛苦等情绪反应，在青春期前也不十分明显，青春期后才日益突出，如果忽视这个特点，在临床中很容易漏诊。

强迫症状主要有强迫观念和强迫行为。

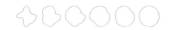

强迫观念主要有强迫怀疑、强迫回忆和强迫对立观念。

强迫怀疑：对自己刚做过的事产生怀疑，例如老怀疑写错字，老怀疑别人说话时唾沫、痰、鼻涕会飞溅到自己身上，等等，因而会不断反复检查写的字是否有错而使做作业速度大大减慢，不断反复擦脸以擦去别人的唾沫、痰、鼻涕。

强迫回忆：对经历过的事件反复回想，头脑中老是回想别人说过的话、看到过的情景或听过的事情等，回想时常表情呆滞，若被外界刺激打断或者自以为想得不对，还得从头再想。

强迫对立观念：头脑中经常出现与现实相对立的不良的观念，例如想骂粗话、想捉弄老师等，由于常有违反道德准则的内容，因而感到紧张、不安和恐惧。

此外，到了青少年时期，还会出现强迫性穷思竭虑症状，例如"头为什么要长在肩膀上，而不长在其他部位"等强迫性思考。

强迫行为主要有强迫洗涤和强迫仪式动作。

强迫洗涤：反复洗手，即使把手洗破了还会认为没有洗干净，仍然长时间地不断洗手。此外还表现为反复洗衣、捵衣，反复洗脸、刷牙，等等。

强迫仪式动作：程式化地重复某种有先后次序的动作，例如起床时必先穿左袜，再穿右袜；起床后洗脸必先洗额头，再洗脸颊，等等。这些次序一旦弄反或中间被打断，则必重新开始。

患儿感到苦恼，社会功能受损，影响正常学习和生活。

二、诊断要点

一是有强迫观念或强迫行为症状。二是常要求其家庭成员参与并表现出与其相同的强迫症状，否则会烦躁、焦虑。三是自觉克制强迫症状在青春期前常不明显，青春期开始后则越来越明显，克制强度通常低于成人强迫障碍患者。四是强迫症状时轻时重，但几乎天天出现，持续时间较长。五是感到焦虑和苦恼，社会功能受损，影响正常学习和生活。

必须注意的是，如果儿童在正常发育的不同年龄阶段出现类似的表现，例如走路经常数脚步,睡觉时要把鞋子摆得非常整齐,触碰某物体自己规定要触碰几次,等等,持续一段时间后能自然消失,且不伴有焦虑和苦恼等情绪反应,也不影响正常学习和生活,就不应诊断为儿童强迫障碍。

三、鉴别诊断

1. 与儿童精神分裂症的鉴别

强迫症状有可能是儿童精神分裂症早期阶段的主要表现形式,但儿童精神分裂症随着病情的发展,强迫症状会逐渐被幻觉、妄想等精神病性阳性症状和情感淡漠等阴性症状所替换,并达到儿童精神分裂症的症状诊断标准,强迫症状则不能满足儿童强迫障碍的症状诊断标准。儿童强迫症没有这种特点和这些精神病性症状。

2. 与孤独症(自闭症)谱系障碍的鉴别

孤独症(自闭症)谱系障碍也有刻板、重复的动作或姿势,但同时伴有人际交往和互动等方面的损害,且多数存在明显的智力障碍(智力发育障碍)。儿童强迫障碍不伴有或不存在人际交往和互动等方面的损害,也不存在智力障碍(智力发育障碍)。

3. 与 Tourette 综合征(发声与多种运动联合抽动障碍)的鉴别

Tourette 综合征也可伴有强迫计数、强迫检查、强迫清洗等强迫行为,但极少同时有强迫观念,且其主要症状是不随意、突发、快速、重复、非节律性、刻板的多部位运动和发声联合抽动。儿童强迫障碍不存在多部位运动和发声联合抽动症状。

四、矫治

第一,心理治疗。主要指导患儿在出现强迫症状时迅速转移注意力去从事感兴趣的、无暇思索强迫观念和表现强迫动作的活动,例如与家长或小伙伴打乒乓球、赛跑、捉迷藏以及让患儿复述童话故事等,也可以让患儿通过自我训练

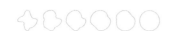

学会出现强迫症状时主动自我控制,只要持之以恒,强迫症状的频率和强度就会逐日降低,直至完全控制。

第二,药物治疗。必要时可用氟西汀、氟伏草胺、舍曲林等5-羟色胺再摄取抑制剂类药物治疗,均有较好疗效,但需严遵医嘱。

破坏性心境失调障碍

破坏性心境失调障碍(disruptive mood dysregulation disorder)是表现为与其发育阶段和所处场景不相称的、持续的脾气爆发的心境障碍。

美国《精神障碍诊断与统计手册(第五版)》将破坏性心境失调障碍列入抑郁障碍亚型,原因是担忧双相障碍可能在儿童中被过度诊断和治疗,相关研究也发现具有破坏性心境失调障碍症状的儿童到青春期和成人期,通常会发展成抑郁障碍或焦虑障碍,而并非发展成双相障碍。世界卫生组织《国际疾病分类(第十一版)》则将其作为对立违抗性障碍的一种亚型,称为"对立违抗性障碍,伴有慢性易激惹-愤怒"。

破坏性心境失调障碍初始发病年龄多在6~10岁。

一、临床表现

破坏性心境失调障碍的基本症状为频繁、持续、反复的脾气爆发,表现为谩骂等言语暴力和攻击他人、毁坏物品等行为,这种言语暴力和攻击行为明显是过分的、使人难以理解和接受的,与发育阶段不一致,也与所处的场景或者所受到的言语或行为上的挑衅等刺激完全不相称。言语暴力和攻击他人可在家里、学校和与小伙伴交往时等三种场景中都存在(至少在两种场景中存在),且至少在其中一种场景中脾气爆发是严重的。同时,几乎每天或每天的大部分时间,脾气爆发之间的心境处于持续的易激惹状态,给人一种随时都有可能小题大做地怒火冲天,甚至莫名其妙地大发无名火,谩骂、打人、毁物的感觉。

破坏性心境失调障碍可与抑郁障碍、注意缺陷/多动障碍、反社会性品行障碍等其他精神障碍并存。

二、诊断要点

一是表现为言语暴力和攻击行为的脾气爆发是频繁、持续、反复、过分的，与所处的场景或所受到的挑衅刺激完全不相称，也与发育阶段不一致。二是脾气爆发在家里、学校和与小伙伴交往时等场景中都存在（至少在两种场景中存在），且至少在其中一种场景中脾气爆发是严重的。三是几乎每天或每天的大部分时间，无明显的脾气爆发期间都处于持续的易激惹状态。四是脾气爆发平均每周 3 次及以上，并已持续存 12 个月及以上，在此期间没有症状的间隙期不会达到或超过 3 个月。五是从未有过超过 1 天症状符合躁狂或轻躁狂发作的诊断标准。六是初始发病年龄多在 6～10 岁之间，6 岁前和 18 岁后不适合首次作此诊断。

三、鉴别诊断

1. 与对立违抗障碍的鉴别

破坏性心境失调障碍是美国《精神障碍诊断统计手册（第五版）》中的一个独立的精神障碍病名，世界卫生组织的《国际疾病分类（第十一版）》则将其作为对立违抗性障碍的一种亚型，称为"对立违抗性障碍，伴有慢性易激惹-愤怒"。

2. 与躁狂或轻躁狂发作的鉴别

躁狂或轻躁狂发作的临床症状相同，核心症状都是心境高涨或易激惹、精力旺盛或活动增加，同时伴有夸大观念或自尊心膨胀、失眠或睡眠时间明显减少、过分健谈或有持续说话的压力感、思维奔逸、注意随境转移、有目标的活动明显增多或精神运动性激越、过度参与会导致痛苦的活动等症状。破坏性心境失调障碍的临床表现在症状上不符合躁狂或轻躁狂发作的诊断标准，如果以往曾有过符合诊断标准的躁狂或轻躁狂发作，则不能再诊断为破坏性心境失调障碍。

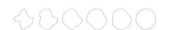

四、矫治

第一,通过家庭治疗帮助患者妥善应对各种刺激引发的负性情绪,尽量控制脾气爆发,并给以心理支持;同时家庭其他人员可通过与患者聊天或散步、听音乐、必要的购物等活动转移患者对各种刺激的注意,从而逐渐恢复正常的情绪状态。

第二,在家里等和父母同在一起的场所,可通过标记奖励疗法逐渐减少脾气的爆发,久而久之形成不随便大发脾气的生活习惯。

夜 惊 症

夜惊症(sleep terrors)是表现为反复在梦境中惊醒的睡眠-觉醒障碍。

夜惊症属于异睡障碍(parasomnia disorders)中非快速眼动睡眠觉醒障碍(disorders of arousal from non-REM sleep)的亚型,也称睡眠恐惧症。

一、临床表现

反复在睡眠中突然自主惊醒,一般发生于夜间入睡后主要睡眠期的前半程(通常为主要睡眠期的前三分之一时段),惊醒后表情惊恐,瞳孔散大,哭喊惊叫,手足乱动,面色苍白,脉搏加快,呼吸急促,出汗,紧紧抱住父母或抓住被褥、枕头不放,但对父母的哄抚与安慰听而不闻,常无反应,可持续数分钟(1~10分钟),不能回忆梦境或只能想起某个视觉场景。然后又入睡,次晨醒来后对夜惊发作时的情景不能回忆。

患者感到痛苦,社会功能受损。多见于儿童,也可见于青少年和成人。

二、诊断要点

一是反复在睡眠中突然自主惊醒,通常发生于夜间入睡后主要睡眠期的前半程(通常为主要睡眠期的前三分之一时段),惊醒后不能回忆梦境或只能想起某个视觉场景。二是不能归因于滥用毒品、药物等某些物质的生理效应，共存的精神障碍和躯体疾病不能合理或充分解释夜惊症的发作。

三、鉴别诊断

1. 与睡眠麻痹的鉴别

睡眠麻痹表现为将醒未醒时感到既发不出声音也不能动弹，因而十分焦急，但稍加刺激即可使麻痹消失。夜惊症则能自主惊醒。

2. 与梦游障碍的鉴别

梦游障碍和夜惊症一般都发生于夜间入睡后主要睡眠期的前半程（通常为主要睡眠期的前三分之一时段），均属于非快速眼动睡眠觉醒障碍的亚型，但梦游障碍表现为夜间睡后莫名其妙地起床活动，意识恍惚，行动呆板，活动后又入睡。夜惊症醒后则出现表情惊恐、瞳孔散大、哭喊惊叫、手足乱动、面色苍白、脉搏加快、呼吸急促、出汗等症状。

3. 与梦魇障碍的鉴别

梦魇障碍属于异睡障碍中与快速眼动睡眠相关的睡眠障碍的亚型，一般发生于夜间主要睡眠期的后半程，表现为反复从对生存和生命安全具有威胁性的极端烦躁梦境中觉醒，能清晰和详细地回忆梦中情景，情绪平复后又能很快入睡。夜惊症则属于异睡障碍中非快速眼动睡眠觉醒障碍的亚型，通常发生于夜间入睡后主要睡眠期的前半程（通常为主要睡眠期的前三分之一时段），惊醒后不能回忆梦境或只能想起某个视觉场景。

四、矫治

第一，睡前避免参与各种容易引起情绪波动尤其是容易引起过度兴奋和紧张的活动。例如听恐怖的故事或看恐怖的电视，玩过于消耗体力的激烈的游戏，也不要用妖魔鬼怪或大狼狗等去吓哄孩子睡觉，平时要注意生活中的应激事件对心理造成的不良刺激并尽量避免，父母也不要在孩子面前吵架，不要与

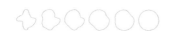

孩子长期分离,等等。

第二,培养情绪调节能力,提高心理适应水平。例如引导和鼓励儿童跌痛了不哭,在动物园里看到狮子、老虎等凶猛动物不怕,父母不在身边能高兴地自己玩耍,等等。

第三,必要时可短期服用安定等镇静剂,但必须严遵医嘱。

儿童精神分裂症

儿童精神分裂症(schizophrenia of childhood)是表现为与成人类似症状而发病于童年期的精神分裂症。

儿童精神分裂症大多数发病于10岁以后的童年后期,通常发病年龄越早预后越差,但由于儿童身心的继续生长发育对病程有良好影响,因而对预后不应过分悲观。病前多有孤僻、寡言、胆小、敏感、不喜交际等人格特征。一般没有意识和智能障碍,但因发病后与外界接触与接受教育机会减少,可出现继发性智力低下现象。

一、临床表现

儿童精神分裂症同样表现为阳性症状、阴性症状、精神运动性症状、抑郁症状、躁狂症状和认知症状。

阳性症状的临床表现主要是幻觉、妄想、思维紊乱、被影响/被动/被控制、行为紊乱等。

幻觉:幻听多为陌生人或熟人与患儿对话,或者评论患儿等人语声,内容主要是嘲笑、指责、恫吓、辱骂且固定不变,持续时间也较长。但幻视更为常见并最具特色,这在成人精神分裂症中较少见,且年龄越小越多见,内容多为看见奇特的不完整人形、鬼怪或老虎等动物扑向自己等恐怖性幻视。

妄想:通常在青春期开始后出现,多为坚信父母或他人要害自己的被害妄想,坚信别人咳嗽是针对自己的关系妄想等。

思维紊乱:最常见的有思维散漫。思维散漫的表现是思维松弛、内容散乱,如果用言语叙述思维内容,则言语散乱。青春期前主要表现为刻板言语与模仿言语,刻板言语为机械、单调重复毫无意义的语句,模仿言语为莫名其妙地重复他人的语句;青春期开始后,则可出现言语结构松弛,段与段或句与句毫无关联甚至构不成语句,语无伦次、离题、不连贯,使人无法听懂或理解,有时也会自造使人无法理解的新词,编造使人无法听懂的语句,等等。

被影响/被动/被控制:感到被动,自己的内心体验、冲动、思维过程和内容等受外界力量影响或被外界力量所控制。

行为紊乱:行为奇特、举动怪异、无指向性和目的性,常令人难以理解和诧异。例如傻笑、莫名其妙地手舞足蹈、津津有味地吃各种脏东西、把枕头当作自己孩子喂水和喂食、漫无目的地乱走等。

阴性症状的临床表现主要是情感淡漠、兴趣缺乏等。

情感淡漠:对任何刺激均无反应,对亲人冷淡。

兴趣缺乏:对任何事物都不感兴趣,连钟爱的游戏也失去了乐趣。

精神运动性症状的临床表现是精神运动性兴奋和精神运动性抑制。

精神运动性兴奋:动作行为明显增加。例如坐立不安、乱动、机械地徘徊、做鬼脸等。

精神运动性抑制:动作行为明显减少。例如姿势紧张、肌肉僵直、缄默等。

抑郁症状、躁狂症状和注意、分析、归纳、判断、区分、记忆等认知症状也较为明显。

此外,有时也会出现紧张症行为,例如动作刻板(机械重复某种单调动作)、缄默、违拗、摆弄姿势、激越(乱叫奔跑等)、扮鬼脸、模仿行为和紧张性恐惧(睡前明显)等。

患儿社会功能明显受损。

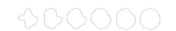

二、诊断要点

一是阳性症状、阴性症状、精神运动性症状、抑郁症状、躁狂症状和认知症状中至少要有 2 项症状，其中 1 项必须是幻觉、妄想、思维紊乱、被影响/被动/被控制等 4 项阳性症状中的 1 项，如果没有阳性症状，则不能诊断为儿童精神分裂症。二是活动期症状至少已持续 6 个月，其中符合儿童精神分裂症诊断标准的活动期症状至少已持续 1 个月，6 个月中可包括前驱期或残留期症状，前驱期或残留期症状是指仅有阴性症状或轻微的符合儿童精神分裂症诊断标准的活动期症状。三是伴有至少 3 项紧张症行为，应标注"儿童精神分裂症（伴紧张症）"或"与儿童精神分裂症有关的紧张症"，表明存在合并的紧张症。四是活动期症状持续不足 6 个月，应诊断为精神分裂症样障碍（schizophreniform disorder）。五是仅有妄想（同时也可能伴有与该妄想内容相关的幻觉，但不突出），且持续时间至少已 1 个月，但不符合儿童精神分裂症的诊断标准，应诊断为妄想障碍（delusional disorder）。六是如果有孤独症（自闭症）谱系障碍病史，则必须具有至少 1 个月的幻觉或妄想症状，才可诊断为儿童精神分裂症，即才可与孤独症（自闭症）谱系障碍并列诊断。七是不能归因于药物滥用等物质引起的生理效应或其他躯体疾病。八是社会功能明显受损，发作期自知力缺失，缓解期自知力可恢复。

三、鉴别诊断

1. 与孤独症（自闭症）谱系障碍的鉴别

孤独症（自闭症）谱系障碍起病于儿童精神发育早期，无幻觉、妄想。儿童精神分裂症大多数起病于 10 岁后，有明显的幻觉、妄想等精神病性症状。

2. 与智力发育障碍的鉴别

智力发育障碍患儿智力明显低于平均水平，病程也不呈进行性。儿童精神分裂症患儿智力正常，如出现智力低下也是继发于儿童精神分裂症，是患儿与外界接触和接受教育机会减少且未经治疗导致的结果，病程常呈进行性。

四、矫治

第一，创设舒适生活环境，与患儿建立良好关系，帮助和鼓励患儿参加游戏、学习活动，激发和培养患儿的各种兴趣，努力转移患儿对各种症状的注意，逐渐增强患儿对环境的适应能力，并进行必要行为的重塑训练。学龄期儿童应进入特殊学校学习。

第二，必要时可选用抗精神病药进行治疗，但需严遵医嘱。

遗 尿 症

遗尿症（enuresis）是表现为自觉或不自觉、有意或无意地反复在床上或衣裤上排尿的排泄障碍。

3岁以前儿童遗尿属于正常生理现象，5岁以后儿童已能控制大小便，如果因非躯体疾病和精神障碍原因仍遗尿，则属于排泄障碍。

遗尿症的病因未明，其中既有遗传因素，也有心理因素。遗传因素的机理可能是控制遗尿的神经机制成熟推迟，心理因素则可能源于精神刺激，遗尿在精神刺激后出现和恶化。

多见于儿童，但也可见于青少年和成人。

一、临床表现

遗尿症可分为夜间遗尿症（nocturnal enuresis）、白天遗尿症（diurnal enuresis）和昼夜遗尿症（nocturnal and diurnal enuresis）。

其中夜间遗尿症最为常见，且以男孩为多，常常在睡眠中自觉或不自觉、有意或无意地排尿，如处于熟睡状态，有时会在遗尿过程中惊醒，有时则在遗尿后仍不自知，夜间遗尿俗称尿床。白天遗尿症较为少见，且多为女孩，遗尿时能自知。昼夜遗尿症最为严重，但极少见。

遗尿症患儿因怕受到父母责骂常伴有恐惧和紧张情绪，或因不能自控而伴

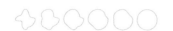

有焦虑、痛苦情绪。学业、职业、社交等社会功能受损。

二、诊断要点

一是具有在夜间、白天或昼夜,自觉或不自觉、有意或无意地反复在床上或衣裤上排尿的症状。二是发病年龄至少5岁,在此之前遗尿通常不作遗尿症诊断。三是每月至少遗尿2次,至少已持续3个月,偶尔遗尿不能视为遗尿症。四是不能归因于利尿剂等某些物质的生理效应和其他躯体疾病。

三、鉴别诊断

1. 与躯体疾病引起的遗尿现象的鉴别

膀胱炎、龟头炎、阴唇炎等泌尿道感染,蛲虫症等传染病,以及糖尿病、癫痫等,均能出现遗尿症状,但同时必有相应躯体疾病的各自特征性症状。遗尿症则不存在相应躯体疾病的各种症状。

2. 与严重精神障碍引起的遗尿现象的鉴别

婴儿痴呆、儿童精神分裂症等严重精神障碍也会出现遗尿现象,但这些严重精神障碍有痴呆或幻觉、妄想等临床症状。遗尿症则不存在严重精神障碍和相应的各种特征性临床表现。

四、矫治

第一,可让家长用膀胱扩张法和排尿中断锻炼法训练儿童增大膀胱容量和提高膀胱括约肌的控制能力。具体方法是让儿童白天多喝水,尿多就能使膀胱变大。同时让孩子在白天适当熬尿,尽可能延长排尿间隔时间。待膀胱容量增大后,让儿童在排尿到膀胱排空一半时中断排尿,然后令其从"1"数到"10",再把另一半排光。膀胱扩张法和排尿中断锻炼法应坚持3～6个月。

第二,晚饭时让儿童吃干食,饭时和饭后限制饮水,睡前两小时则要禁止饮水,并养成睡前将小便排光的习惯。

第三,可在既往夜间经常发生尿床的时间,用闹钟使儿童及时清醒并排尿,之后便采取逐渐延迟闹钟唤醒儿童的时间使其睡眠时间逐渐延长的办法,以达到增加睡眠时的膀胱容量和最后痊愈的目的。

第四,在儿童逐步改变遗尿行为的过程中,对其每一个进步都应予以鼓励。鼓励的方法可以是表扬、赞许,也可用代币制疗法以分数或奖券对其进行奖励性正性强化,待积到一定分数或奖券即换取儿童喜爱的物品。但遗尿反复时不进行代币制疗法中的扣除分数或奖券的负性惩罚,也不要批评或嘲讽。

第五,必要时可用中药治疗。对肾气不足者,可温肾固涩;对脾肺气虚者,应益气培元。丙咪嗪等三环类抗抑郁制剂小剂量用于治疗遗尿虽也有较显著疗效,但多数儿童停药后容易复发,且副作用较多,故在应用上受到一定限制。药物治疗必须遵从医嘱。

遗　粪　症

遗粪症(encopresis)是表现为自觉或不自觉、有意或无意地反复在衣服或地板等不适当地方排粪的排泄障碍。

3～4岁儿童已具有肛门括约肌的控制能力,如果4岁以后在非躯体疾病和精神障碍原因的情况下仍出现遗粪现象,则属于排泄障碍。

遗粪症的原因可以是因从小受到溺爱未得到控制大小便的充分训练而发生,也可以是虽已学会控制大小便但却因情绪等心理因素而发生。后者是遗粪症的主要原因。

一、临床表现

因从小控制大小便未能得到充分训练而出现遗粪,表现为随时随地都有可能把大便解在衣服或地板上,事后伴有恐惧情绪,害怕父母责骂,随年龄增大在遗粪间隙期也会出现焦虑和羞耻情绪。

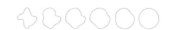

因情绪等心理因素出现遗粪现象,其表现则可分为退化型遗粪(regressive encopresis)和攻击型遗粪(agressive encopresis)。退化型遗粪常发生于出现不利于儿童的消极刺激之后,这种消极刺激常令儿童担忧、恐惧、焦虑和忧郁,例如父母外出而把自己关在家里或托付给邻里照看,或者父母强行把自己送入托儿所或幼儿园,或者父母生病,等等,这些情况下都有可能出现类似于3岁以前还不能很好控制大小便阶段的遗粪现象,似乎肛门括约肌的控制能力已经退化;攻击型遗粪常发生于儿童与父母关系不良的情景之中,尤其是父母管教过严,对其大小便控制和干涉过多,这种情况下的遗粪实际上是儿童对父母管教、控制过严和干涉过多的"反抗",是儿童对父母不满的一种"宣泄"。这类儿童性格一般比较内向,感情不太外露,即使大便已解在衣服或地板上也不愿说,甚至掩盖和否认。

遗粪症可伴有便秘或溢流性尿失禁(encopresis with constipation or overflow incontinence),也可无便秘或溢流性尿失禁(encopresis without constipation or overflow incontinence)。

二、诊断要点

一是具有遗粪现象。二是发病年龄至少4岁,每月至少有1次遗粪,且至少已持续3个月,4岁之前出现遗粪不能视为遗粪症。三是不能归因于泻药等物质的生理效应和其他躯体疾病。四是遗粪现象通常不会延续至青春期,如果青春期仍出现遗粪现象,则常为躯体疾病和精神障碍的继发遗粪现象。

三、鉴别诊断

1. 与溃疡性结肠炎、缺血性结肠炎等躯体疾病所致遗粪的鉴别

溃疡性结肠炎、缺血性结肠炎等由于腹泻症状突出,有时也会出现遗粪现象,但这类疾病均伴有腹痛以及在结肠镜检查时可见病变部位黏膜充血、出血、水肿和溃疡等组织学改变。遗粪症则不存在结肠炎的特有症状。

2. 与儿童精神分裂症所致遗粪的鉴别

儿童精神分裂症也可出现遗粪现象,但儿童精神分裂症有阳性症状、阴性症状、精神运动性症状、抑郁症状、躁狂症状和认知症状等。遗粪症则没有这些精神症状。

四、矫治

第一,训练控制大小便,逐渐养成定时大便的习惯。

第二,避免和解除引起儿童担忧、恐惧、焦虑和忧郁等消极情绪的不良刺激,以恢复和重建儿童无忧无虑的积极心境。

第三,对儿童管教、控制不要太严和干涉过多,要尊重孩子的自尊心。

第四,发现儿童有消极情绪,应鼓励其通过诉说等方法宣泄出来,即使儿童有不敢启齿的要求,也应鼓励其提出来,合理的应予以满足,不合理的应予以解释,使其在心理上能够接受。

第五,必要时可服用谷维素等调节植物神经的药物以控制遗粪,但必须严遵医嘱。

 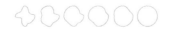

第六章

青少年心理障碍(精神障碍)

青少年心理的基本特征

青少年分为少年期和青年期。少年期是指十一二岁至十四五岁,属于学龄中期;青年期则是指十四五岁至二十七八岁,其中十四五岁至十七八岁为青年初期,属于学龄晚期,十七八岁至二十七八岁为青年中晚期。习惯上常把少年期和青年初期(十一二岁至十七八岁)合称为青少年。

少年期是儿童期(幼稚期)向青年期(成熟期)发展的一个过渡时期,是一个半幼稚、半成熟的时期,是独立性和顺从性、自觉性和依赖性错综矛盾的时期,也是一个人一生中朝气蓬勃的青春期的开始。这个时期生理上出现了巨大的变化,性开始成熟;心理上也发生着巨大的变化,社会化任务更加复杂,谋求获得独立、确定自我、获得性别角色和适应成人社会,对人的内部世界、内心品质发生兴趣,了解别人和自己的个性特点,主动评价别人和自己的个性品质等自我意识的特点更加具体,道德信念和道德理想也开始形成并以此来指导自己的行为,人生观、价值观和世界观开始萌芽。

青年初期是个体身心发展的成熟期。这个时期生理上接近成熟,骨化完成,性机能发育成熟,皮质机能也发育完成;心理上也日趋成熟,开始形成辩证逻辑思维,独立思考能力得到高度发展,社会化任务虽然是少年期社会化任务的延续,但已包含了新的内容,能够提高到具有概括性的个性品质上来分析自己,提高到价值观甚至思想政治品质上来分析自己;道德意识在道德行为中的作用也日益加强,尤其是道德理想更富有现实性,道德意识和道德行为脱节的现象已不像少年时期那样突出,人生观、价值观和世界观已初步形成,开始探索人生的意义。

青年中晚期身心发展的各个方面都已经成熟而进入成人阶段。

青少年常见的心理障碍(精神障碍)

考 试 焦 虑 症

考试焦虑症(examination anxiety)是表现为因考试引起各种精神症状和躯体症状的焦虑或恐惧相关障碍。

考试焦虑症的核心症状是焦虑,这种焦虑常因无意识地受到过去多次考试挫折体验的强化而难以控制和无力摆脱,以致越来越严重并逐渐固定化。

一、临床表现

精神症状:情绪紧张、慌乱、烦躁、忧虑、不安、担心、恐惧和神经过敏。这些情绪表现在考试前的复习阶段就已经十分明显和突出,通常也难以控制,企图逃避但苦于难以逃避而整日惶惶不安、双眉紧锁、忧心忡忡。在考试时,由于不能自制的过度紧张,会出现以下症状:感受性降低,看错试题要求;注意力难以集中,常常看漏题或符号;记忆困难,无法回忆出熟悉的知识内容;思维迟钝、混乱,不能正常分析、归纳、判断、推理,连本来完全能做出的题目也一下子"卡住"

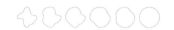

做不出来,严重时甚至头脑里一片空白,看着试卷发呆。

躯体症状:口干、腹胀、胸闷、呼吸困难、心悸、早搏、耳鸣、头晕、尿频、尿急等植物神经功能紊乱症状,可涉及神经、消化、呼吸、心血管和泌尿等多种系统。同时,在考试复习阶段还会出现因紧张而引起的坐立不安、搓手顿足、唉声叹气、来回徘徊等精神活动激越症状。

二、诊断要点

一是与考试相关联,发作于考试前复习阶段并持续至考试期间。二是具有焦虑、恐惧、烦躁等精神症状和心悸、胸闷、出汗等躯体症状,强烈程度和持续时间难以用考试刺激作出合理解释,难以控制、无力摆脱。三是考试焦虑症症状局限于某一门学科(课程),考试结束后症状可缓解至该门学科(课程)再次考试的复习阶段前,然后又发作于再次考试前的复习阶段并持续至考试期间;若考试焦虑症症状涉及所有学科(课程),就没有明显的缓解期而只有短暂的间隙期。

三、鉴别诊断

1. 与考试紧张反应的鉴别

适度的考试紧张反应可以理解,这种正常的紧张反应常能使人精力旺盛、注意更加集中、思维更加灵活、记忆更加清晰,从而顺利地完成考试任务;过度的考试紧张反应则会使人注意范围缩小、记忆减退、思维迟钝等,有时也会出现心慌、手心出汗等,从而无法考出应有的水平,但这种过度紧张反应仅出现在考场上,在考试前夕的复习阶段不明显。考试焦虑症的过度紧张反应已经固定化、习惯化,并已扩展到整个考试与复习阶段,精神症状和躯体症状突出、强烈,难以摆脱,常有一种失控的感觉。当然,如果考试过度紧张反应持续出现且愈演愈烈,并逐渐扩展到考试前的复习阶段,出现了突出、强烈的精神症状和躯体症状,就会演变成考试焦虑症。

2. 与考试焦虑的鉴别

考试焦虑通常由明确的、与考试直接相关的原因诱发，如学习基础差，父母或自己对考试期望过高，担心考试成绩不理想被家长指责或被同学取笑，以及临时抱佛脚导致复习时间不够，等等。焦虑通常表现为焦急、紧张、担心和心神不宁，虽然会影响复习效率和考试临场发挥，但主要发生在考试前的复习阶段，焦虑反应一般不严重，通常没有明显的躯体症状，考试结束后一切恢复正常。考试焦虑症则通常因无意识地受到过去多次考试失败经验的强化而难以控制和无力摆脱造成，有突出、强烈的精神症状和由植物神经功能紊乱导致的躯体症状。

四、矫治

第一，要有充分的自信心。自信心是考试取得成功的心理条件，考试在某种意义上说就是一种自信心的竞争，缺乏自信，势必会诱发和强化考试焦虑心理。但自信心一定要建立在对自己的学习基础和学习能力的客观估计之上，建立在适当的期望上。自我贬低，只能导致信心不足；考试成绩期望过高，只会诱发和强化考试恐惧和焦虑。因此，要缓解考试焦虑症，一定要逐步培养自信心，使自己逐渐对考试充满信心，并实事求是、正视现实地对自己的知识水平和能力作出客观评价，把考试成绩的追求标准定位在正确的自我评价上。

第二，要有充沛的精力。精力是考试取得成功的生理条件。如果考试前夕因复习过于疲劳，精神势必会萎靡不振，从而导致复习效率下降而畏惧考试。为此要合理地安排作息时间，定出复习计划，尤其要保证有充足的睡眠，同时也应该加强营养，多吃些富含蛋白质的食品以及蔬菜、水果，这样才能有足够的精力应付考试而逐渐缓解考试焦虑症的严重焦虑反应。

第三，控制考试焦虑。考试前夕的焦虑可用系统脱敏疗法予以消除。平时可将引起考试焦虑的考试情景刺激强度由弱到强依次做好卡片并编好号码：① 宣布考试时间和考试课程安排，复习各门功课，开始出现焦虑反应；② 离考试时间越来越近,焦虑反应增强;③ 考试前 3 天;④ 考试前 1 天;⑤ 考试当天走出家门;⑥ 跨进校门,走进教室入座;⑦ 考试铃响;⑧ 拿到考试试卷。然后练习放松肌肉和精神,具体方法可以是闭合双眼,要求自己放松,并体验全身松弛的感觉,也可以微闭双目做三四次深呼吸,呼吸要绵长、缓慢、深沉等。这些准备工作完成后可先拿出第一张卡片,想象当时相应的情景,如果心理紧张、焦虑,就做松弛练习,放松全身肌肉乃至放松精神。如果紧张消除,就拿出第二张卡片,进行类似练习。以此类推,直到完成第八张卡片的练习,考试前夕和考试时的焦虑慢慢消除。但这个过程不是一天就能完成的,一般一天练习对一二张卡片的反应,不可心急。拿出后面卡片时一定要重新拿出前面的卡片进行练习,不能割裂开来。焦虑情绪缓解和控制后,如果考试时仍有焦虑反应,则可用自我暗示法把自己的信心通过暗示激发出来,如"我一定能考出水平""这道题我不会做,别人也不一定会做"等;也可停止答卷,做一些与答题无关的事,如用纸巾擦擦嘴和鼻子,想一些平时最感兴趣的事情,等等,这样就能转移注意和思维方向,缓解焦虑。

第四,要掌握考试的技巧。掌握考试时答题的技巧,有利于发挥主观能动性,从而减轻和消除焦虑。如调控答题顺序,一般应按试题顺序答题,依次往后,以防止漏题,这样做有利于注意力的集中,缓解和消除紧张心理。在此前提下,遇到难题可放一下,先做容易做的试题,有利于增强信心。又如审题要稳,切忌不审明题意就匆忙下笔,审题一定要抓住关键词,把握突破口,找准答题要点,可边读题边打腹稿,切不要用过去熟悉的题型去简单套用,代替审题,等等。

青少年抑郁障碍

青少年抑郁障碍(depressive disorder of teenagers)是青少年阶段表现为以与其处境不相称的心境抑郁、兴趣/愉悦感缺失等情感性症状群为核心症状的抑郁发作的心境障碍。青少年抑郁障碍也称青少年抑郁症。

一、临床表现

青少年抑郁障碍的临床表现与成人的抑郁发作症状相似,抑郁发作的症状同样为情感性症状群、认知-行为症状群和植物神经系统症状群。

情感性症状群:包括心境抑郁和兴趣/愉悦感缺失。心境抑郁也是以抑郁情绪为主,几乎每天的大部分时间都心境低落,无愉快感,在心境抑郁影响下,自我评价低,自认为笨、丑,自暴自弃,心境抑郁可有晨重晚轻的节律变化。但与成人抑郁发作不同的是,青少年抑郁障碍也可表现为心境抑郁伴有易激惹,或仅表现为易激惹而心境抑郁症状不明显。易激惹的临床表现是易怒倾向明显,动辄发脾气,也会出现反抗、不守纪律、捣乱、打架、逃学等行为问题(年龄越大,行为问题越突出)。兴趣/愉悦感缺失则表现为对学习甚至电子游戏、美味、旅游等日常活动均毫无兴趣,没有兴趣上的动力,即使从事这些活动,在活动中也缺失快感,不会有乐趣,似乎已看破了红尘,一切都变得毫无意义。

认知-行为症状群:包括注意力难以集中、记忆力减退、自感思考能力下降;自我价值感低,过分自责;认为活着是家庭的累赘,反复出现自杀意念或自伤、自杀行为等。

植物神经系统症状群:包括失眠或睡眠过多;在未节食情况下体重减轻或增加(体重减轻或增加幅度为在1个月内变化超过原体重的5%);疲乏、精力不足和头痛、头昏、胃痛、胸闷、气促、食欲下降等躯体症状(年龄越小,躯体症状越多),以及言语少、声音低,经常独坐一处,不与他人交往,走路时行动缓慢,严重时出现呆坐、无言、不动或者唉声叹气、坐立不安和肢体活动过多等精神运动性抑制或激越症状。

患者感到痛苦,社会功能明显受损。

二、诊断要点

一是存在情感性症状群中的心境抑郁(心境抑郁或易激惹,或心境抑郁伴有易激惹)和兴趣/愉悦感缺失,2项症状中至少存在其中1项症状(2项症状均

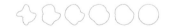

不具备,不能诊断为抑郁障碍),同时,认知-行为症状群和植物神经系统症状群中至少存在 5 项症状。二是症状至少已持续 2 周(病程至少 14 天)。三是易激惹症状如果初始发病年龄在 6～10 岁,表现为反复的脾气爆发,并频繁、持续地出现语言暴力和攻击行为,明显与发育阶段不一致以及和所受的刺激不相称,在家里、学校和与小伙伴交往等三种场景中都存在(至少在两种场景中存在),在其中一种场景中脾气爆发严重,平均每周 3 次及以上,几乎每天或每天的大部分时间里除了脾气爆发外都处于持续的易激惹状态,且脾气爆发已持续存 12 个月及以上,则应诊断为"破坏性心境失调障碍"(6 岁前和 18 岁后不适合首次作此诊断)。患有破坏性心境失调障碍的儿童到青春期和成人期,极有可能会发展成抑郁障碍。四是少年期可能存在用言语描述抑郁情绪体验的能力较差等现象,可通过观察表情、动作、姿势、音调、语速和语量、日常活动的综合表现加以判断。

三、鉴别诊断

1. 与不良刺激引起抑郁情绪反应的鉴别

青少年遭受不良刺激,例如失去友谊、遭受家长或老师的批评或责备、目标受挫等,常会引起抑郁情绪,甚至会导致食欲减退和失眠,但无快感缺失、自我评价低下和自责自弃等症状,抑郁情绪也不会长时期持续存在。青少年抑郁障碍则不具有这些特点。当然,如果遭受严重的不良刺激,由不良刺激引起的抑郁情绪又长期未消除,也有可能演变为青少年抑郁障碍。

2. 与器质性躯体疾病所致抑郁情绪的鉴别

许多器质性躯体疾病,例如肿瘤、癫痫、肝豆状核变性,甚至感冒、发烧等也会出现抑郁情绪,但通过了解病史以及进行神经系统检查(脑电图、CT 等检查)可帮助鉴别。

3. 与分离焦虑障碍的鉴别

分离焦虑障碍也会出现继发性抑郁情绪,但焦虑情绪先于抑郁情绪出现,有严重而持久的紧张不安。青少年抑郁障碍的心境抑郁是原发性的，抑郁严重而持久。

4. 与反社会性品行障碍的鉴别

反社会性品行障碍也可有抑郁情绪，但抑郁情绪多发生于反社会性品行障碍之后，且反社会性品行障碍的行为问题较为严重。青少年抑郁障碍的行为问题则与心境抑郁、易激惹同时或之后出现，行为问题也较为轻微。

四、矫治

第一，心理治疗。通过认知治疗调整患者的认知歪曲，引导其看到自己的长处与优点，相信自己的相应能力，矫正自我贬低或自我否定的错误观念，建立并逐步提高自信心；通过行为治疗反复训练以矫正各种适应不良性行为，以重新适应环境；通过家庭治疗妥善应对包括家庭问题在内的各种刺激事件，减少并控制负性生活事件的不良精神刺激，降低患者的各种负性情绪，父母也要尽量创设一个良好的康复环境，多关心、照顾，给予更多的温暖。

第二，药物治疗。必要时可选用丙咪嗪等抗抑郁药治疗，从小剂量开始逐渐增加到有效剂量，但要密切注意药物的副作用，治疗过程中应定期作心电图检查。药物治疗要严遵医嘱。如有明显的自杀观念，则应当住院治疗。

信息技术沉迷综合征

信息技术沉迷综合征（information technology addiction syndrome）是一组因科技进步和互联网普及而表现为沉迷于智能手机、平板电脑等电子产品的心理功能失调症候群。心理"综合征"是指一组反映心理障碍（精神障碍）特征的疾病症状，但还未独立成为心理疾病的心理（精神）症候群。其中，在线游戏综合征作为游戏障碍的临床表现，已被世界卫生组织的《国际疾病分类（第十一版）》以"游戏障碍"的病名正式列入成瘾行为障碍的亚型。

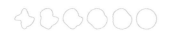

一、临床表现

信息技术沉迷综合征的临床表现主要有以下几种类型：

1. 无手机恐惧综合征

无手机恐惧综合征国际上称为"无手机恐惧症"（nomophobia），"nomophobia"是"no-mobile phone-phobia"（无－移动电话－恐惧症）的缩写，该词最早使用于2008年的英国，是信息技术沉迷综合征最常见的类型。无手机恐惧综合征表现为手机一直开着且始终不离手，担心出门时忘带手机、手机没电、手机丢失、余额不足、不在服务区或不适当的时候手机没有信号，不时查看手机是否有微信、短信等信息和未接电话，手机不在身边或手机联系不畅时产生担忧、不安和恐惧，在其他活动中注意力难以稳定和集中，等等。

2. 社交错失焦虑综合征

过于沉迷社交网络，社交网络互动体验失败时产生挫败感和焦虑感，常伴有心境抑郁。

3. 来电幻觉综合征

手机没有声响或振动，但似乎时不时听到手机响或感觉手机在振动，大脑将所接收到的任何信息都与手机联系在一起。

4. 微信、短信梦游综合征

夜里入睡后在意识朦胧的半醒半梦中，动作呆板地用入睡时放在床头的手机收发微信、微博或短信，第二天醒后不能回忆。

5. 网络眩晕综合征

与网络数字等环境互动时发生眩晕感和失去方向感。

6. 网络疑病综合征

在互联网上浏览躯体疾病信息时，会把某种躯体疾病的症状对号入座地与自身的躯体感觉联系起来而疑心自己也患有该种躯体疾病，因而忧心忡忡、心烦意乱。

7. 搜索引擎效应综合征

过于依赖搜索引擎查找信息的便利，不再去记忆该记忆的信息而导致大脑储存信息的功能明显下降。

8. 在线游戏综合征

连续长时间、无节制地沉迷于网络游戏且伴有亢奋而产生过分紧张和极度疲劳。

9. 视觉紧张综合征

长时间紧盯各种电子设备屏幕,导致眨眼频率减少而产生视觉疲劳、模糊和眼睛干涩。

二、诊断要点

一是几乎每天都沉迷于手机、平板电脑等各种电子设备,紧张感和疲劳感明显,其中在线游戏综合征还未达到游戏障碍的诊断标准。二是脱离这些电子设备会感到焦虑、恐惧,并有失落感,三是社会功能受损,明显影响和严重干扰了日常生活、学习、工作以及现实的人际交往。

三、鉴别诊断

信息技术沉迷综合征主要应与因生活、学习、工作和人际交往需要正常使用手机、平板电脑等各种电子设备相鉴别,正常使用这些电子设备不会明显影响和严重干扰日常生活、学习、工作和现实的人际交往,脱离这些电子设备也不会感到焦虑和产生失落感。

四、矫治

第一,认知调整。让来访者明了手机等电子设备只是日常生活和工作、学习的一种重要但不唯一的工具和媒介,不应把时不时地盯着屏幕当作消磨时间的手段并成为习惯,更不应因为使用电子设备可轻易查阅和获取各种信息资料而替代需要艰苦的学习才能掌握知识的过程,否则就会冲击正常的生活,扰乱工作和学习的思绪、心态,以至造成不良后果。即使是医院急症室医生、警察、

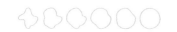

企业高管、记者等特殊人群需要保持一直开机状态,也应该将手机等电子设备作为随时待命的联络手段,不要习惯性地把手指滑动智能手机或平板电脑当作打发无聊时间的方式。

第二,注意移位。尽管日常生活尤其是工作、学习中经常离不开手机、电脑等电子设备,但不能把注意力始终集中在电子设备上。日常生活是丰富多彩的,不是任何活动都必须与电子设备为伴,工作、学习时电子设备也只是工具。为此,可以培养多方面的兴趣,把注意力从平时对手机、平板电脑等的过分关注转移到兴趣活动上,也可以通过阅读富有知识性或趣味性的纸质书刊或聊天、散步等活动,淡化对手机、平板电脑等的过分关注,使注意力逐渐转移至其他活动上。

第三,意志控制。在日常生活和工作、学习中,除了应该使用手机等电子设备的活动,平时尽量减少或不用这些电子设备,不要在办公、开会或众人聊天、聚餐以及其他各种社交式群体活动中独自习惯性地玩弄手机和平板电脑,否则会影响工作或对他人不尊重。即使在坐地铁、公交车或排队等待时,也尽量用其他方式排遣无聊感,但这需要意志努力,用自制力加以控制,这样才能逐渐消除信息技术沉迷综合征的各种症状。

第七章

老年心理障碍(精神障碍)

老年心理的基本特征

老年是指 60 岁以上的年龄阶段,其基本特征是老化。这种老化在生理上表现为头发灰白、视力减退、牙齿松动和脱落、身高下降和体重减轻等身体外形改变,以及大脑萎缩、呼吸功能衰退、血管硬化、造血功能减退、肾小球滤过率下降和免疫功能降低等各系统器官的改变;心理上的老化则与脑的老化密切相关,尤其是脑重量降低(30~70 岁约降低 5%,到 80 岁降低 10%,到 90 岁降低 20%)、大脑萎缩、某种程度的神经元缺失、神经突触数量减少以及脑部出现老年斑(80%的 70 岁以上的老年人都有脑部老年斑)等,对心理上的老化影响最为重要,知觉功能减退、近事遗忘、分析综合能力衰退、动作缓慢以及性格改变(谨小慎微、保守固执、僵硬死板)等极为明显,因而容易产生各种社会适应问题和心理问题。

老年常见的心理障碍(精神障碍)

老年抑郁障碍

老年抑郁障碍(senile depressive disorder)也称老年抑郁症。

老年抑郁障碍是老年阶段表现为以与其处境不相称的心境抑郁和兴趣、愉悦感缺失等情感性症状群和认知-行为症状群为核心症状的抑郁发作,且症状更为显著、病程持续时间更长的心境障碍。

空巢独居老年人更易发病,社会功能明显受损。

一、临床表现

老年抑郁障碍症状与青少年抑郁障碍症状基本相似,临床表现中的情感性症状群也包括心境抑郁和兴趣、愉悦感缺失;认知-行为症状群也包括注意力难以集中、记忆力减退、思维迟缓,自我价值感低、过分自责或内疚,认为活着是家庭和社会的累赘;植物神经系统症状群同样包括失眠、疲乏、精力不足,经常独坐一处、无言、不动、反应迟钝或者唉声叹气、坐立不安和肢体活动过多等精神运动性抑制或激越症状。但老年抑郁障碍通常伴有妄想等精神病性症状,躯体症状也更有特点,假性痴呆比较突出。

妄想:常见的有贫穷妄想、疑病妄想、罪恶妄想、被害妄想和虚无妄想等。贫穷妄想表现为坚信自己很穷,常被儿孙盘剥,以至日常生活发生困难,故常常在他人面前哭穷;疑病妄想表现为坚信自己患有癌症等严重的不治之症,抱怨家人不体谅、不关心,任其病情恶化;罪恶妄想表现为坚信自己曾犯有贪污(如把曾用公用电脑给朋友发私人邮件视作贪污)、强奸(如把与妻子性交视作强奸)等罪行,理应受到他人鄙视和惩罚;被害妄想常继发于罪恶妄想,表现为坚信自己有罪,势必要受到他人惩罚、迫害;虚无妄想表现为坚信自己身体变空而不复存在于世,或已成为丧失一切功能的行尸走肉。

躯体症状:常见的有失眠、无力、头沉、口渴、便秘和食欲不振。其中便秘最为突出,因而时刻为此紧张,惶惶不可终日,大便稍有不畅便喋喋不休、纠缠不清,反复向别人诉述自己只吃不大便。

假性痴呆:主要表现为类似痴呆样的注意集中困难和记忆障碍,但检查未能发现有注意和记忆功能的缺损。

老年期抑郁障碍容易导致自杀,且自杀率有随年龄上升的趋势。

二、诊断要点

一是存在情感性症状群中的心境抑郁和兴趣/愉悦感缺失,2 项症状中至少存在其中 1 项症状(2 项症状均不具备不能诊断为抑郁障碍),同时,前述的抑郁障碍临床表现中的认知-行为症状群和植物神经系统症状群中至少存在 5 项症状。二是通常伴有妄想等精神病性症状,也常伴有假性痴呆症状。三是症状至少已持续 2 周(病程至少 14 天)。四是社会功能明显受损。

三、鉴别诊断

1. 与老年抑郁的鉴别

老年抑郁也有明显的心境抑郁表现,但常因失落感、空虚感、孤独感等原因导致,不符合老年抑郁障碍的诊断标准,也不伴有妄想和假性痴呆等症状。老年抑郁障碍则常伴有妄想和假性痴呆等症状,符合老年抑郁障碍的诊断标准。

2. 与阿尔茨海默病的鉴别

阿尔茨海默病是认知能力下降呈慢性进展的原发性脑变性疾病,常伴有痴呆症状。老年抑郁障碍的临床症状则以心境抑郁为主,采用抗抑郁药物治疗后

 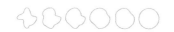

病情可好转和缓解，其临床表现中的痴呆属于假性痴呆，假性痴呆中表现出来的记忆障碍常常不是不能回忆和回答，而是不愿回忆和回答。

四、矫治

第一，随时观察患者的情绪表现，但不能流露出同情，以免强化患者的悲情愁绪，鼓励患者诉述各种感受，把心中的消极体验表达出来。

第二，让患者从事一些力所能及的活动，以转移视线并淡化心中的愁绪。

第三，加强饮食调控和护理，以改善患者由于食欲缺乏和精神反应迟钝而出现的营养不足状况。

第四，加强对患者的监护，警惕和防止患者自杀。

第五，对症治疗躯体症状，尤其要提高患者的睡眠质量和治愈便秘。

第六，选用抗抑郁药进行药物治疗，用药既要小心谨慎，也要避免用药量的不足。具体用药要严遵医嘱。

第七，国外研究（美国纽约韦尔·康奈尔医学院神经心理学家萨拉·森本志津子等人）发现，电脑游戏在改善老年重性抑郁障碍患者的包括计划和组织行为所需要的思维技能在内的执行功能受损等方面的作用甚至优于药物，而执行功能的改善有助于老年重性抑郁障碍患者的康复，因而老年重性抑郁障碍患者可通过电脑游戏缓解症状。

阿尔茨海默病痴呆

阿尔茨海默病痴呆（dementia due to Alzheimer disease）是由阿尔茨海默病引起的表现为渐进性特征的全面性认知损害的慢性神经认知障碍。多起病于老年期，常称为老年痴呆或老年痴呆症（senile dementia）。

阿尔茨海默病痴呆的病理改变为弥漫性脑萎缩、神经原纤维缠结、老年斑和颗粒空泡变性。研究表明，发病原因在于蛋白酶复合物 γ 分泌酶复合物异常切断淀粉样前体蛋白 APP 而产生过量 Aβ42 肽段,致使大脑里形成了淀粉样斑块。脑电图检查可见额叶、颞叶中 θ 及 δ 波轻度增高,α 波背景活动变慢,计算机断层扫描与核磁共振可见大脑皮层有弥散性萎缩、脑室增大、脑沟变宽,正电子发射计算机断层扫描及单光子发射计算机断层扫描测定可发现脑血流量及脑血糖代谢率低下,并与痴呆程度有关。

研究发现,位于 19 号染色体的载脂蛋白 E(APOE)基因与阿尔茨海默病痴呆关系密切,2015 版《中国痴呆与认知障碍指南》将 APOE 中的 E4 等位基因提示为晚发性阿兹海默病痴呆最大已知遗传风险因素,携带 1 个 E4 等位基因的人群比普通人患阿尔茨海默病痴呆的风险高 3～4 倍,携带 2 个 E4 等位基因的风险则高达 8～12 倍。

由英国埃克塞特大学医学院大卫·卢埃林领衔的多国研究小组曾对 1 658 名 65 岁以上无痴呆症状、无心脑血管病史且能独立行走的老年人进行了长达 6 年的追踪研究,并运用认知测试、脑扫描、诊疗记录等手段统计患阿尔茨海默病痴呆和其他类型痴呆的人数,实验发现维生素 D 中度缺乏的成年人患阿尔茨海默病痴呆的风险会升高 69%(患某种类型痴呆的平均风险升高 53%),重度缺乏患阿尔茨海默病痴呆的风险则会提升 122%(患某种类型痴呆的平均风险升高 125%),显示维生素 D 或许有助于细胞摆脱 β 淀粉样蛋白的困扰[美国《神经学》(Neurology)周刊,2014 年 8 月 6 日]。

《2015 年世界阿尔茨海默病报告》指出,全球约有 4 680 万阿尔兹海默病患者,预计 2050 年全球患者将突破 1.3 亿。我国目前阿尔茨海默病患者也已超过 800 万。由于阿尔茨海默病病因复杂,早期临床症状隐蔽,本人和家属对该病认知与重视度不够,目前诊断率仍非常低。

阿尔茨海默病多起病于 60～69 岁,如 65 岁以前发病,多有同病家族史,病变发展较快;65 岁以后发病,则潜隐起病,病变进展相对较慢。无论发病年龄早晚,均呈进行性发展,最终将导致全面性智能损害而痴呆。

一、临床表现

阿尔茨海默病痴呆发病初期主要表现为记忆障碍和人格改变,随后逐渐出现智能障碍、定向障碍和其他精神功能障碍,最后出现严重的痴呆症状。

记忆障碍:早期表现为近事遗忘,不能回忆新近发生的、理应记忆犹新的事情,例如经常失落物品,说过的话、做过的事转身即忘等,晚期则出现远事遗忘,将以往的经历忘得一干二净。

人格改变:主观、任性、顽固迁执、自私狭隘,行为与身份、修养不相称。例如常因琐事与人争吵,与孙辈争吃东西,等等。

智能损害:理解、判断、综合分析以及计算等能力全面衰退。

定向障碍:不知什么季节,不知身处何地,不能正确回答自己的姓名和年龄,记不住常见之人的姓名,外出迷路,等等。

其他精神功能障碍:进食不知饥饱,把垃圾倒在锅里,在痰盂里洗手,把裤子套在头上,收集废纸、杂物并视作珍宝,情感抑郁、欣快、焦虑、淡漠和不稳,动作刻板、单调、笨拙,严重时可出现被害妄想、疑病妄想等多种妄想和痴呆症状。

阿尔茨海默病痴呆随着病情的加重,可终日卧床不起,生活不能自理,大小便失禁,发音含糊,言语杂乱。

阿尔茨海默病痴呆可分为:早发性阿尔茨海默病痴呆(dementia due to Alzheimer disease with early onset);迟发性阿尔茨海默病痴呆(dementia due to Alzheimer disease with late onset);混合型阿尔茨海默病痴呆,伴有脑血管疾病(Alzheimer disease dementia, mixed type, with cerebrovascular disease);混合型阿尔茨海默病痴呆,伴有其他非血管性病因(Alzheimer disease dementia, mixed type, with other nonvascular aetiologies)。

二、诊断要点

一是具有记忆能力等认知能力下降和痴呆的明显临床症状或来自神经心理测评的明确证据,且呈逐渐进展性损害。二是认知能力进展性损害不能归因于脑血管疾病、其他神经退行性疾病或其他精神障碍。三是社会功能严重受损。

三、鉴别诊断

1. 与老年抑郁障碍的鉴别

老年抑郁障碍因思维困难、对答缓慢、音调低沉、动作减少等临床表现,常易给人一种"痴呆"印象,但老年抑郁障碍的临床症状以心境抑郁为主,起病界限明确,病前智能和人格完好,抗抑郁药物治疗后病情可好转和缓解。阿尔茨海默病则是一种慢性进展的、伴有痴呆症状的原发性退行性脑变性疾病。

2. 与其他疾病等原因引起的痴呆的鉴别

其他疾病等原因也可引起痴呆,例如血管性痴呆、路易体病痴呆、额颞叶性痴呆、帕金森病痴呆、亨廷顿病痴呆、多发性硬化症痴呆、朊病毒病痴呆、正常压力脑积水引起的痴呆、头部损伤引起的痴呆、糙皮病(烟酸缺乏症)痴呆、唐氏综合征痴呆以及精神活性物质引起的痴呆、人类免疫缺陷病毒引起的痴呆、暴露于重金属和其他毒素引起的痴呆等,但这些疾病等引起的痴呆都可以结合病史、体检和实验室检查予以鉴别,其中有些疾病治疗后痴呆症状可以改善和得到控制,甚至恢复正常。阿尔茨海默病痴呆则发病于老年,潜隐起病,伴发缓慢、不可逆的原发性退行性脑变性疾病阿尔茨海默病。

四、矫治

本病预后不良,病程约为 10 年,多死于躯体疾病。目前基因检测技术已经能够通过一个简单的抽血检验,了解自己的 APOE 基因类型,从而在医生指导下采取预防、干预措施,也能够在治疗时优化治疗方案。

第一,生活上的照顾和护理。生活上的照顾和护理对延缓病程发展有值得肯定的积极作用,包括饮食健康,多吃蔬菜、水果、鱼类、豆类、谷类、坚果类食品和少量乳类、肉类食品,保证足够的睡眠时间和睡眠质量,保持大便通畅;鼓励

 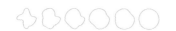

参加散步等力所能及的活动,使患者与环境保持一定接触,以减慢其精神衰退进程;不要让患者单独外出,以免迷路、走失或发生意外。

第二,药物治疗。及时进行药物治疗能够改善患者的生活质量,目前国内外在临床上使用并有疗效的是胆碱酯酶抑制剂和谷氨酸受体拮抗剂两大类药物。具体可根据病情选用氧化麦角碱类药物、舒血宁、百路达等银杏叶提取物制剂和脑复康等吡咯烷酮类药物,来促进脑代谢、改善脑循环以推迟痴呆发展,但必须严遵医嘱。同时可选用丝氨酸蛋白酶抑制剂和天冬氨酸蛋白酶抑制剂以抑制相关酶的活性,阻断异常淀粉样蛋白的产生,防止中枢神经系统胆碱能神经元退行性的病变和死亡,选用辅酶 A 等延缓衰老的药物作为细胞膜稳定剂,以防止细胞衰老,延缓认知功能衰退。

近些年我国著名结构生物学家施一公及其带领的研究组已经揭示了与阿尔茨海默病发病直接相关的分辨率高达 4.5 埃的人源 γ 分泌酶复合物的精细三维结构,如果人源 γ 分泌酶复合物的分辨率提高到 3 埃甚至更高,就可以根据结构设计药物分子,从而有效地治疗阿尔茨海默病痴呆。

血管性神经认知障碍

血管性神经认知障碍(vascular neurocognitive disorder)是表现为由脑血管病引起的认知功能呈阶梯性衰退而导致较长时间局限性痴呆,最终可发展为全面性痴呆的神经认知障碍。美国《精神障碍诊断与统计手册(第五版)》将其称为"重度或轻度血管性神经认知障碍"(major or mild vascular neurocognitive disorder)。

脑血管病为颅外动脉栓子引起大小不等的脑多发性梗死,通常是颈动脉内膜粥样硬化导致微栓子脱落而引起脑内动脉小分支的梗死,多在 50～60 岁起病,起病缓慢,病情进展也较缓慢,常继发于一系列短暂性脑缺血发作,但也可在一次短暂脑缺血性脑血管意外后急速发病。

一、临床表现

缓慢起病的血管性神经认知障碍,初期常以情绪症状为主,继而发生注意、记忆等方面的神经认知障碍,病情具有波动性,且可在相当长一段时期内保持稳定。早期仅表现为头痛、头晕、失眠、手足发麻、抑郁、焦虑等躯体与情绪症状。然后出现注意难以稳定、复杂注意困难、近事遗忘(对刚做过所以理应记忆犹新的事情不能回忆,越是新近的事情遗忘得越彻底,对人名和数字的记忆缺损尤为严重)、社交认知减退等神经认知症状,但尚有自知力,会设法掩饰和弥补,并主动要求治疗。晚期可出现强制性哭笑、情感淡漠和失落物品却坚信为他人所偷等继发性妄想等症状,并可出现多疑、烦躁、易激惹(常因细微小事暴怒)、情感脆弱等人格改变。尽管神经认知损害较长时期具有局限性,但最终可发展为全面痴呆。

急性起病的血管性神经认知障碍常较慢性起病症状更为突出,不仅会出现意识障碍、行为紊乱,发作时和发作后会出现偏瘫、眼球震颤、失语、失用、共济失调、阳性锥索综合征等神经系统损害体征,而且会出现明显的人格障碍和严重的神经认知损害。

血管性神经认知障碍按严重程度可分为轻度和重度。轻度:认知功能经标准化的神经心理测评被评为轻度(轻度损害),不影响独立的日常生活,能独立进行复杂的重要活动。重度:认知功能经标准化的神经心理测评被评为重度(重度损害),影响独立的日常生活,复杂的重要活动需要他人帮助。

二、诊断要点

一是经神经影像学检查具有脑血管病证据或以往具有脑血管病病史。二是早期以情绪不稳和近事遗忘等神经认知局限性损害为主要临床表现。三是病程具有跳跃性加剧和不完全性缓解相交替的所谓阶梯样进行性特点,通常在6个月内出现痴呆症状。四是症状不能归因于其他脑部疾病或其他精神障碍。五是社会功能严重受损。

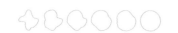

三、鉴别诊断

1. 与脑动脉硬化症的鉴别

脑动脉硬化症是脑动脉高度硬化造成的脑循环障碍,可出现头痛、眩晕、恶心、一侧面部与肢体麻木、无力、流涎、视力障碍和嗜睡等各种临床症状,但没有脑部实质的器质性病变,没有痴呆症状。血管性神经认知障碍则有脑部实质的器质性病变,有明显的痴呆症状。

2. 与阿尔茨海默病痴呆的鉴别

阿尔茨海默病痴呆起病早期即出现人格改变与自知力缺损,与胆碱乙酰转移酶浓度相关,病程呈渐进性恶化,较少出现神经系统局灶性损害体症。血管性神经认知障碍的人格改变和自知力缺损发生于晚期,且与胆碱乙酰转移酶浓度无关,病程呈阶梯形进展,有明显的神经系统局灶性损害体症。

四、矫治

第一,控制高血压和动脉硬化。如合理安排饮食和营养,限止过量进食胆固醇含量高和含糖量高的食物,防止肥胖,禁烟酒;性格要开朗,要善于调节自己的情绪,等等。如出现高血压病和动脉硬化症症状,要及时进行内科处理。

第二,对于急性缺血发作,可肌肉注射丹参注射液或服用脑复康片剂,但须遵医嘱。

第三,其他矫治手段可参阅阿尔茨海默病痴呆的矫治内容。

第八章

女性心理障碍(精神障碍)

女性心理的基本特征

女性作为一个性别概念,包括幼女、少女、青年女子、中年妇女和老年妇女等几个年龄阶段。根据我国通常惯例,一般把 12 岁以前视作幼女阶段,把 12～18 岁视作少女阶段,把 18～35 岁视作青年女子阶段,把 35～55 岁视作中年妇女阶段,把 55 岁以后视作老年妇女阶段。

幼女晚期和整个少女阶段是女性的青春发育期,一般从 10 岁开始即进入发育突增阶段。形态发育方面,身高年增长值平均为 5.9 厘米,体重年增长值平均为 4.4 千克,至 14～15 岁发育才渐趋缓慢;机能发育方面,脉搏平均每年减少 0.8 次/分,血压平均每年增高 1～2 毫米汞柱,肺活量平均每年增加 147 毫升,至 18 岁左右趋于稳定;性器官和性机能发育方面,卵巢和子宫发育从 10 岁开始加快,13～14 岁月经初潮,阴道分泌物由碱性变为酸性,生殖器官由原来的幼稚状态逐渐发育成为具有生殖功能的成熟状态,乳房逐渐增大,乳头突出,同时阴毛、腋毛开始长出,骨盆变大,全身皮下脂肪增多,形成女性丰满体态。

随着生理发育的日趋成熟,少女的心理也发生了显著的变化,开始产生了

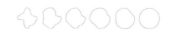

成人感，强烈要求独立，希望受到别人的尊重，情绪虽然动荡不稳和容易变化，具有明显的两极性，常会为一件小事激动、兴奋或灰心丧气，但已出现了理智感、道德感、审美感等高级的社会情感，同时开始倾慕异性，注意自己的容貌和衣着打扮，喜欢在异性面前表现自己，但又不愿轻易吐露内心的真情，爱遮遮掩掩，个性发展具有明显的闭锁性特点。

青年女子已进入成年期和人生发展的高原期，身心两方面都已达到成熟水平。就生理成熟而言，身体素质的各项指标在 19～25 岁出现了第二次高峰，并趋于稳定，脑发育和第二性征的发育也达成熟水平。就心理成熟而言，理论型的抽象思维能力已形成，情绪持续时间更长也更稳定，也有了更强的自制力和坚持精神，性意识更为深刻、成熟，开始择偶、恋爱或已结婚成家。

中年妇女由于面临外表体态、生理功能等生理上的一系列变化以及家庭角色、社会工作角色等社会角色的变化，常感到紧张和焦虑，同时由于不能很好地适应更年期的变化以及已经感受到了衰老的威胁，因而常常会出现心理不平衡，这种心情被紧张和焦虑所笼罩和导致心理平衡失调，被称为中年危机。老年妇女则已进入衰退期。从生理上看，各系统的机能都走向衰退，如脑细胞数目减少、心肌细胞变小、性腺萎缩等。从心理上看，各种感觉能力和记忆能力下降，整个智力活动状况呈衰退趋势，此外，由于活动范围相对变小，交往对象相对变少，容易产生孤独、寂寞之感。

女性特殊的心理障碍(精神障碍)

经前期烦躁障碍

经前期烦躁障碍(premenstrual dysphoric disorder)是反复在月经周期中出

现情绪症状并伴有其他相关症状的精神障碍。经前期烦躁障碍在美国《精神障碍诊断与统计手册(第五版)》中属于抑郁障碍的亚型。

通常认为经前期烦躁障碍与应激有关,应激能使 α-MSH(促黑激素)及 β-内啡肽释放异常或对其过敏,而这两种神经肽在黄体期可引发神经内分泌变化。

一、临床表现

经前期烦躁障碍症状通常在每个月经周期中月经开始前一周出现,月经开始后几天内症状逐渐改善,月经一周后症状基本缓解或完全缓解。

经前期烦躁障碍的基本症状:明显的情绪不稳定,情绪波动,可突然感到悲伤和流泪,对拒绝等负性刺激非常敏感;明显的易激惹,易怒,经常大发脾气,常与他人发生冲突,人际关系紧张;明显的心境抑郁,自责和自我贬低,感到前途无望;明显的焦虑,紧张、烦躁、不安和恐惧。

经前期焦躁障碍的其他相关症状:正常活动兴趣下降,对学业活动、职业活动、人际交往和平时的兴趣活动都兴趣索然;注意力不稳定,难以集中,容易分神;疲劳,疲乏,精力不济,老想睡觉;食欲旺盛,进食过多,渴求某种以往并不会渴求的特定食物;睡眠时间过多或失眠;明显的被压垮感、失去自控感;躯体不适,乳房肿胀或肌肉、关节疼痛等。

二、诊断要点

一是症状与月经周期密切相关。二是月经周期中具有基本症状和其他相关症状两类症状群中的至少 5 项具体症状,其中基本症状中至少有 1 项症状,其他相关症状中也至少有 1 项症状。三是在至少 1 年的绝大多数月经周期中出现的症状都符合诊断标准。四是抑郁障碍等精神障碍可加重经前期烦躁障碍症状,但不能归因于这些精神障碍,也不能归因于滥用毒品、药物等物质的生理效应或甲亢等其他躯体疾病。

三、鉴别诊断

1. 与具有类似症状的躯体疾病和其他心理障碍(精神障碍)的鉴别

躯体疾病和其他心理障碍(精神障碍)常有与经前期烦躁障碍类似的各种症状,但都有原发疾病的各自病因、特定症状和实验检查的阳性指标,与月经周期无关。经前期烦躁障碍不存在导致这些症状的躯体疾病和其他心理障碍(精神障碍),且与月经周期有关。

2. 与闭经、功能性子宫出血等月经异常及绝经期综合征的鉴别

月经异常或绝经期综合征也会出现类似经前期烦躁障碍的某些症状,且都与月经有关,但月经异常可有闭经现象或过量出血期明显延长现象;绝经期综合征则有月经逐渐停止、生殖器官趋于萎缩和退化的现象。经前期烦躁障碍不存在上述各种现象,月经正常,生殖能力完好。

四、矫治

第一,避免各种精神刺激,保持精神愉快。

第二,限制盐的摄入,防止便秘。

第三,松弛紧张情绪。方法为:吸气—屏气—呼气,吸气时舌抵上腭,同时默念数字"1",屏气时舌不动,默念数字"2,3,4,5,6,7,8,9",呼气时舌落下,同时默念数字"10";也可吸气—呼气—屏气,吸气时舌抵上腭,同时默念数字"1"(吸气要深),呼气时舌落下(呼气要慢),同时默念数字"2"到"9",屏气时舌不动,默念数字"10"。

第四,必要时可用镇静剂和性激素治疗,但要严遵医嘱。

产后抑郁障碍

产后抑郁障碍(postpartum depressive disorder)也称产后抑郁症。

产后抑郁障碍是产妇分娩后表现为以与其处境不相称的心境抑郁、兴趣/

愉悦感缺失等情感性症状群为核心症状的抑郁发作的心境障碍。

产妇分娩后导致产后抑郁障碍的原因比较复杂,与其相关的因素主要有:孕期睡眠时间不足,分娩后体内雌激素、黄体酮和孕激素水平迅速降低,对分娩方式和分娩疼痛的恐惧,对母亲角色缺乏认同或害怕不懂照顾婴儿及担心婴儿健康,缺乏丈夫和其他家庭人员的抚慰和心理支持,无法克服同时做母亲和完成工作任务的双重压力,产妇产前有抑郁障碍病史或家族有抑郁障碍发病史,等等。

产后抑郁障碍通常在分娩后4周内发病,如果发病于分娩前的孕期并持续到分娩后,或者难以确定发病是在分娩前还是分娩后,则称为围产期抑郁障碍(perinatal depressive disorder)。

产后抑郁障碍患者大多数可于1年内自愈。

一、临床表现

产后抑郁障碍的症状与抑郁障碍的发作相似,症状几乎每天都反复出现。

情感性症状群:心境抑郁症状中的郁闷、凄凉、空虚、孤独、压抑、常因小事大发脾气等更为突出,且早晚较之白天更为严重;对美味、看电视、丈夫的抚慰等毫无兴趣,甚至对哺育孩子也没有兴趣,没有乐趣,一切都变得毫无意义。

认知-行为症状群:疲惫(可疲惫到认为自己患了躯体疾病)、精力不足、自感思考能力下降、注意力难以集中、记忆力减退、对刺激反应迟钝、自感毫无价值且人生没有意思;有时会出现自杀意念甚至举动等。

植物神经系统症状群:失眠或睡眠过多、疲乏、精力不足;头痛、头昏、胃痛、胸闷、气促、食欲下降;言语少、声音低、呆坐、无言、不动或者唉声叹气等。

产后抑郁障碍患者感到痛苦,社会功能明显受损。

二、诊断要点

一是抑郁发作症状出现在分娩后4周内,如果出现在分娩前的孕期并持续

 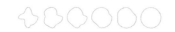

到分娩后,或者难以确定发病是在分娩前还是分娩后,则应诊断为围产期抑郁障碍。二是存在情感性症状群中的心境抑郁(心境抑郁或易激惹,或心境抑郁伴有易激惹)和兴趣/愉悦感缺失,2项症状至少存在其中1项症状(2项症状均不具备,不能诊断为产后抑郁障碍),同时,认知-行为症状群和植物神经系统症状群中至少存在5项症状。三是症状至少已持续2周(病程至少14天)。四是感到痛苦,社会功能明显受损。

三、鉴别诊断

1. 与产后抑郁的鉴别

产后抑郁主要表现为分娩后两三天开始出现忧郁情绪,感到疲惫、紧张、忧虑,既担心宝宝,也担心自己,常常想哭,通常在短时间内就会缓解和消失,症状达不到重性抑郁障碍的诊断标准。产后抑郁障碍则不是单纯的产后忧郁,症状符合重性抑郁障碍的诊断标准,病程持续时间也相对较长。

2. 与抑郁障碍的鉴别

产后抑郁障碍是抑郁障碍的亚型,在分娩后出现抑郁发作,也可在抑郁障碍中标注"产后发生"(围产期抑郁障碍则可标注"围产期发生"),两者诊断标准一致。

四、矫治

第一,孕期学习乳儿生长发育规律、常见病痛防治、安全防范以及喂奶、洗澡、换尿布、抱婴儿等必要的育儿知识和技能,以防产后不知所措而出现抑郁等情绪。

第二,给产妇创造一个良好、和谐的家庭环境,丈夫应尽量陪伴在产妇身边,谅解产妇的异常情绪,协助产妇护理婴儿,不能因孩子哭闹,怕影响自己而夜里独自到其他房间睡眠,否则会使产妇觉得委屈,不利于康复。

第三,产前与产后避免各种强烈的、持续的精神刺激,凡事看得开一些,想得远一些,已产生的消极情绪要通过与闺密谈心、向丈夫倾诉等渠道予以疏泄,以保持心理平衡。

第四,产后要充分睡眠和休息,减少不必要的打扰,尽量婉拒亲朋好友的探视。

第五,用注意换位法(notice transposition therapy)转移对自身症状的过度关注,把注意力主动转移到各种积极的、感兴趣的活动上,以切断症状给心理带来的消极影响,但所有用来转移注意力的活动都应是患者感兴趣和具有吸引力的,也应该是力所能及和适度的,否则难以起到转移注意力的作用。

第六,必要时可用抗抑郁药物治疗,但必须慎重,要严遵医嘱,以避免药物给产妇和乳儿可能带来的消极影响。

更年期综合征

更年期综合征(climacteric syndrome)又称绝经期综合征(menopausal syndrome)。

更年期综合征是指妇女在从中年向老年过渡的时期因月经逐渐停止,生殖器官趋于萎缩、退化,生殖能力丧失而出现精神和躯体症状的症候群。

更年期综合征的生理基础是性腺功能减退引起月经紊乱与绝经等变化,影响与大脑皮层、下丘脑活动有密切关系的垂体前叶、肾上腺、甲状腺等内分泌系统的功能,从而使神经系统活动不稳定,对外界的适应能力降低并导致交感神经的应激性增加;心理基础则是生活危机、事业失败、安全威胁、家庭矛盾等精神刺激以及患者沉默寡言、敏感拘谨、爱生闷气、心胸狭窄、紧张多疑、犹豫不决等性格特征。

一、临床表现

更年期综合征的临床表现主要为精神症状和躯体症状。

 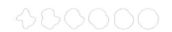

精神症状：精神紧张、心烦易怒、忧郁失望、注意涣散、健忘失眠等。这些症状既与当时的处境无关，也难以控制，情绪显得极不稳定。

躯体症状：心悸、盗汗、头痛、头晕、耳鸣、口干、面部潮红、腹部胀痛、食欲不振、血压波动和体虚乏力等。

二、诊断要点

一是发生于妇女从中年向老年过渡的更年期，多在47～52岁开始，至绝经后2～3年。二是情绪不稳等精神症状和面部潮热等躯体症状明显而集中，常给人一种性格大变或躯体有病的感觉。三是症状不能归因于其他精神障碍或其他躯体疾病。

三、鉴别诊断

1. 与心血管与心理障碍(精神障碍)所致类似更年期综合征症状的鉴别

各种心血管疾病和心理障碍(精神障碍)也会出现类似更年期综合征的各种症状，但这些症状即使出现在更年期，也能经检查发现原发疾病。更年期综合征出现的各种症状则与心血管疾病和心理障碍(精神障碍)无关联，体检可发现血促卵泡生长激素水平明显升高，血雌二醇则处于低水平。

2. 与卵巢切除或放射线治疗后所致类似更年期综合征症状的鉴别

卵巢切除或放射线治疗后也可出现类似更年期综合征的各种症状，但即使因病切除卵巢或用放射线治疗某些躯体疾病发生在妇女更年期，一般也可根据是否进行过卵巢切除手术或用放射线治疗过某种疾病予以鉴别，同时卵巢切除或放射线治疗后出现的类似症状明显比更年期的症状更严重。

四、矫治

第一，让患者理解更年期是妇女生命的必然过程，是不以人的意志为转移的自然规律，每个妇女在更年期都会有相应的反应和症状，只具有程度轻重、时间长短的差别。这些反应及其症状是功能性变化的表现,而不是器质性病变,经过一段时间,这些反应和症状可逐步消失。

第二,要正确对待更年期综合征的症状,泰然处之。努力提高自我控制能力,有意识地控制各种症状;对于症状带来的苦恼,要善于自我宽解,适当调适,切忌过分担忧和疑虑,甚至无休止地寻找和探求自己身上出现的任何不适,以免食不甘味,睡不安席。心烦意乱、抑郁沮丧只能削弱机体的免疫机能和器官的整体机能,从而使症状更为严重,并对心理健康造成不良后果。

第三,如症状比较严重,除适当给予安定等镇静剂外,也可用 E3 醚等雌激素类药来缓解症状。也可用中药进行辨证施治,以滋阴益肾原则来治疗出现头晕耳鸣、腰酸膝软、潮红汗出、烦躁易怒、失眠多梦、口干唇燥、苔薄少质红、脉细数等症状的肾阴不足、心肝偏旺型更年期综合征;以补肾温阳原则来治疗出现畏寒怕冷、手足不温、间而潮热汗出、头晕腰酸、舌淡、脉沉细等症状的肾阴肾阳两虚型更年期综合征。药物治疗应严遵医嘱。

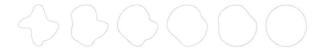

Diagnostic,
Corrective and
Therapeutic Manual of
Mental Deviants

第四篇

心理测评、心理应对、
心理咨询与心理治疗

第九章

心理测评

心理测评是指运用专门的心理学方法和技术,对来访者的心理状态与行为特征等进行评估和鉴定,以初步确定其是否存在心理异常以及心理异常的性质与程度,是心理咨询和心理治疗的重要依据。但心理测评不能完全代替按照诊断标准(症状标准、病程标准、严重程度标准)对某个具体心理障碍(精神障碍)的诊断,对某个具体心理障碍(精神障碍)的诊断还是要结合心理测评,根据严格的诊断标准进行诊断。

神经心理测验

神经心理测验的目的在于测量不同性质、不同部位的脑部病损所引起的心理变化的特点,能为心理诊断与评估矫治效果提供有效依据。神经心理测验可分为单一神经心理测验和成套神经心理测验。心理诊断多用成套神经心理测验。

霍尔斯特德-里坦神经心理成套测验

"霍尔斯特德-里坦神经心理成套测验"(Halstead-Reitan Neuropsychological

Battery)由美国著名学者霍尔斯特德（W. C. Helstead）与其学生里坦（R. M. Reitan）于 1955 年正式创立。我国于 20 世纪 80 年代引进此测验后，由龚耀先与解亚宁等于 1985 年与 1986 年分别主持完成了成人版与幼儿版的修订工作。

成人版适用于 15 岁以上成人。整个测验包括 6 个分测验和 4 个检查。

一、成人版分测验的内容

1. 范畴测验（测量概念形成、抽象和综合能力）

由 156 张幻灯片分成 7 组，用投射装置逐张显示。每张卡片上有 1～4 个成分，要求被试找出与其中三个不同的一个例外成分，然后在 1～4 个按键中选择按压与例外成分对应的键。如按压正确，则能听到悦耳铃声，此为阳性强化；如按压不正确，则能听到蜂鸣声，此为阴性强化。

2. 触觉操作测验（测量触觉分辨、运动觉、上肢协调能力、手的动作以及空间记忆能力）

由若干块木板制成的几何图形和刻有相应形状的木板槽组成形板。测验时让被试蒙住眼睛，分别用右手、左手或双手同时将木块放入相应图形的木槽内，然后回忆所有木块的形状和位置，并计算作业完成的时间和记录回忆的成绩。

3. 音乐节律测验（测量警觉性、持久注意、分辨非言语的听知觉和不同节律顺序的能力）

用磁带播放"西肖尔音乐才能测试"（Seashore Measures of Musical Talents）中的音律，要求被试辨别两组节律之间的异同。

4. 词语声音知觉测验（测量持久注意、听与视觉综合、听分辨能力）

用磁带播放一个词音后，要求被试从类似的 4 个词音中选出与之相符合的词音。

5. 手指敲击测验（测量双手的精细动作和速度）

要求被试在敲击器等机械装置上用双手食指先后敲击，以比较双手食指的

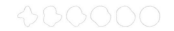

敲击速度。

6. 连线测验（测量运动速度、视扫描、视觉运动综合、精神灵活性、字与数系统的综合、从一个系列向另一个系列转换的能力）

分 A，B 两式。A 式为 1～25 个数，散乱分布，要求被试按 1～25 的顺序用铅笔画线连接起来，有错时立即提醒并纠正，成绩以完成时间计算；B 式为 1～13 个数和 A～L 共 12 个英文字母，混合散布，要求按两个系列的顺序交替连接，如 1—A—2—B—3—C……成绩计算同 A 式。

二、成人版检查的内容

1. 握力检查（测量握力，区别两手的偏利）

用握力计分别测量左右手握力。

2. 感知觉检查（测量有无感知觉缺失）

可单侧和双侧同时对被试进行刺激，包括触觉刺激（有无肤觉缺失）、听觉刺激（左右听力有无缺失）、手指认识（有无手指失认）、指尖识数（有无指尖识别、书写数字的能力）、触觉辨认（有无触知觉能力）。

3. 失语甄别检查（检测有无失语及其性质）

包括命名、阅读、听辨、书写、计算、临摹、指点身体各部位等。如指着筷子让其说出名称，如果做不到，则为命名不能等。

4. 侧性优势检查（测定大脑优势半球）

包括手、眼、肩、足等。如要求被试一手持锤敲钉或写姓名，用一眼看房门猫眼，用一肩扛物，用一足踢球，等等。

将以上分测验与检查的有意义结果列出，用损伤指数来表示：

$$损伤指数 = 属于病理的测验数/总测验数$$

如果损伤指数已大到划界分的异常一侧，则有诊断意义。

然后可作病损的定侧分析，以确定可能与脑的何部位有关，以及评估属于何种程度的损害。具体为：

脑左半球损害，智力表现为言语智力（verbal intelligence quotient，简称VIQ）＜操作智力（performance intelligence quotient，简称PIQ）；语言记忆能力特别低；心算、相似性能力特别低；敲击、触摸时间、握力方面，右手成绩明显低于左手成绩；感知觉、右手、右侧有阳性发现；言语困难，言语知觉成绩低。

脑右半球损害，PIQ＜VIQ；记忆测验记位特别低，木块图、图片排列成绩特别低；左手明显低于右手，定型性运动能力低；左手、左侧有阳性发现，节奏性、感知觉降低；有结构性失用。

弥漫性脑损害，智力普遍降低；记忆普遍降低；范畴、领悟、相似性成绩减低；连线 B 式成绩低。

三、幼儿版的修改

幼儿版适用于 5～8 岁儿童。只是将成人版的分测验作部分修改，同时增加了某些特有测验。

例如范畴测验不采用数字，而用红、蓝、黄、绿等颜色代替四个数字；用色形和渐进图形测验代替连线测验，色形测验要求儿童把不同颜色和形状的几何图形先按相同颜色匹配，后按形状匹配，渐进图形测验则要求儿童按大图形中的小图形（如大菱形中的小正方形）在众多的大图形套小图形的各种图形中，寻找一个与小图形相同的大图形（如大正方形中有小圆形）并画出来与之相匹配，这两种测验相当于连线测验中的 B 式。

增加的幼儿特有测验有：图形配对测验（测定分析、综合能力），按外形、意义等的相似性将卡片上的上下两排图画一一配对；靶测验（测量视觉-空间形象的再生能力），按主试在刺激图上的指点顺序，再生于回答纸上等。

幼儿版的常模采用正常组儿童及各脑病组患儿各项分测验的均数与标准差。

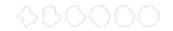

鲁利亚-内布拉斯加神经心理成套测验

"鲁利亚-内布拉斯加神经心理成套测验"(Luria-Nebraska Neuropsychological Battery)由美国学者戈尔登(C. J. Golden)及其在内布拉斯加大学的同事根据苏联神经心理学家鲁利亚编制的用于临床的检查方法修改而成,发表于 1980 年。中国于 1986 年由徐云和龚耀先进行修订,并制定了地方性常模。

整个测验包括 11 个分测验,共 269 个项目。

11 个分测验的内容如下:

1. 运动测验

共 51 个项目。要求被试按示范或指定完成手、口和舌等器官的一系列运动,包括左右手各自的运动速度和双手的运动速度及协调能力,动作的模仿,言语指导下的动作完成,口和舌的简单及系列动作,简单画图作业,等等。

2. 节律测验

共 11 个项目。包括音调辨别、节律形式判断、变化音调组合及唱歌等。

3. 触觉测验

共 22 个项目。包括轻重尖钝及运动方位的触觉定位,触觉辨认数字、文字及物体形状等。

4. 视觉测验

共 14 个项目。包括实物及实物图片的命名,说出图片中轮廓相互重叠的物体名称,读出没有数字标记的钟面上的时间,等等。

5. 感知言语测验

共 33 个项目。包括基本音素辨别,简单的字、口语理解以及各种语法结构理解等。

6. 表达性言语测验

共 42 个项目。包括跟读字、词、句和物体名称,句子填充、造句,描述故事,等等。

7. 书写测验

共 13 个项目。包括听写字、词、句。

8. 阅读测验

共 13 个项目。包括将词分解成字母，用字母组成词，诵读字母、词和短句、短文。

9. 算术测验

共 22 个项目。包括辨认阿拉伯数字，计数、计算，等等。

10. 记忆测验

共 13 个项目。包括图片记忆、语词记忆、手势记忆、无关词与句的记忆等。

11. 智力测验

共 34 个项目。包括词汇解释、短文的主题理解、物体分类、类比推理等。

将以上各分测验的每一项目，根据正确性、流畅性、时间、速度、质量等指标，按 0，1，2 三级计原始分，其中"0"表示正常，"1"表示边缘状态，"2"表示异常，然后将各项目的原始分相加成为各分测验的原始分。得分越高，表明脑损伤可能越严重，如换算成标准分，则可了解各分测验之间的关系，进行临床比较分析。

同时，还可从 269 个项目中挑选出相应的项目，分别派生出"病征定性量表""左半球定侧量表"和"右半球定侧量表"等三个附加量表，可将其作为测验工具。

临床评定量表

临床评定量表是心理障碍（精神障碍）标准化的临床检查，主要用于各种症状程度的描述，以协助诊断和观察疗效，也可用于心理障碍（精神障碍）的初步筛查。但某种具体心理障碍（精神障碍）的诊断，必须符合该心理障碍（精神障

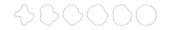

碍)相应的临床表现和诊断标准。

临床评定量表一般条目简单,回答方便(通常采用"是"或"否",或者"很好、比较好、一般、较差、很差"等5级或若干等级评分),因而结果的总结和分析也较容易。

90项症状清单(SCL‑90)

"90项症状清单"(Symptom Check List 90,简称 SCL‑90)又名"症状自评量表"(Self-Reporting Inventory)。由迪洛加替(L. R. Derogatis)编制于1973年,20世纪80年代引入中国,通常以王征宇(1984)的译稿为准。

本量表共90个项目,涉及的精神症状内容较为广泛(表9‑1)。

表9‑1 90项症状清单(SCL‑90)*

	没有1	很轻2	中等3	偏重4	严重5
1. 头痛	☐	☐	☐	☐	☐
2. 神经过敏,心中不踏实	☐	☐	☐	☐	☐
3. 脑中有不必要的想法或字句盘旋	☐	☐	☐	☐	☐
4. 头昏或昏倒	☐	☐	☐	☐	☐
5. 对异性的兴趣减退	☐	☐	☐	☐	☐
6. 对旁人责备求全	☐	☐	☐	☐	☐
7. 感到别人能控制您的思想	☐	☐	☐	☐	☐
8. 责怪别人制造麻烦	☐	☐	☐	☐	☐
9. 忘性大	☐	☐	☐	☐	☐
10. 担心自己的衣饰整齐及仪态的端正	☐	☐	☐	☐	☐
11. 容易烦恼和激动	☐	☐	☐	☐	☐
12. 胸痛	☐	☐	☐	☐	☐
13. 害怕空旷的场所或街道	☐	☐	☐	☐	☐
14. 感到自己的精力下降,活动减慢	☐	☐	☐	☐	☐
15. 想结束自己的生命	☐	☐	☐	☐	☐
16. 听到旁人听不到的声音	☐	☐	☐	☐	☐
17. 发抖	☐	☐	☐	☐	☐

	没有 1	很轻 2	中等 3	偏重 4	严重 5
18. 感到大多数人都不可信任	☐	☐	☐	☐	☐
19. 胃口不好	☐	☐	☐	☐	☐
20. 容易哭泣	☐	☐	☐	☐	☐
21. 同异性相处时感到害羞、不自在	☐	☐	☐	☐	☐
22. 感到受骗、中了圈套或有人想抓住您	☐	☐	☐	☐	☐
23. 无缘无故地突然感到害怕	☐	☐	☐	☐	☐
24. 自己不能控制地发脾气	☐	☐	☐	☐	☐
25. 怕单独出门	☐	☐	☐	☐	☐
26. 经常责怪自己	☐	☐	☐	☐	☐
27. 腰痛	☐	☐	☐	☐	☐
28. 感到难以完成任务	☐	☐	☐	☐	☐
29. 感到孤独	☐	☐	☐	☐	☐
30. 感到苦闷	☐	☐	☐	☐	☐
31. 过分担忧	☐	☐	☐	☐	☐
32. 对事物不感兴趣	☐	☐	☐	☐	☐
33. 感到害怕	☐	☐	☐	☐	☐
34. 感情容易受到伤害	☐	☐	☐	☐	☐
35. 旁人能知道您的私下想法	☐	☐	☐	☐	☐
36. 感到别人不理解您、不同情您	☐	☐	☐	☐	☐
37. 感到人们对您不友好，不喜欢您	☐	☐	☐	☐	☐
38. 做事必须做得很慢以保证做得正确	☐	☐	☐	☐	☐
39. 心跳得很厉害	☐	☐	☐	☐	☐
40. 恶心或胃部不舒服	☐	☐	☐	☐	☐
41. 感到比不上他人	☐	☐	☐	☐	☐
42. 肌肉酸痛	☐	☐	☐	☐	☐
43. 感到有人在监视您、谈论您	☐	☐	☐	☐	☐
44. 难以入睡	☐	☐	☐	☐	☐
45. 做事必须反复检查	☐	☐	☐	☐	☐
46. 难以作出决定	☐	☐	☐	☐	☐
47. 怕乘电车、公共汽车、地铁或火车	☐	☐	☐	☐	☐
48. 呼吸有困难	☐	☐	☐	☐	☐
49. 一阵阵发冷或发热	☐	☐	☐	☐	☐
50. 因为感到害怕而避开某些东西、场合或活动	☐	☐	☐	☐	☐

	没有 1	很轻 2	中等 3	偏重 4	严重 5
51. 脑子变空了	☐	☐	☐	☐	☐
52. 身体发麻或刺痛	☐	☐	☐	☐	☐
53. 喉咙有梗塞感	☐	☐	☐	☐	☐
54. 感到没有前途，没有希望	☐	☐	☐	☐	☐
55. 不能集中注意	☐	☐	☐	☐	☐
56. 感到身体的某一部分软弱无力	☐	☐	☐	☐	☐
57. 感到紧张或容易紧张	☐	☐	☐	☐	☐
58. 感到手或脚发重	☐	☐	☐	☐	☐
59. 想到死亡的事	☐	☐	☐	☐	☐
60. 吃得太多	☐	☐	☐	☐	☐
61. 当别人看着您或谈论您时感到不自在	☐	☐	☐	☐	☐
62. 有一些不属于您自己的想法	☐	☐	☐	☐	☐
63. 有想打人或伤害他人的冲动	☐	☐	☐	☐	☐
64. 醒得太早	☐	☐	☐	☐	☐
65. 必须反复洗手、点数目或触摸某些东西	☐	☐	☐	☐	☐
66. 睡得不稳、不深	☐	☐	☐	☐	☐
67. 有想摔坏或破坏东西的冲动	☐	☐	☐	☐	☐
68. 有一些别人没有的想法或念头	☐	☐	☐	☐	☐
69. 感到对别人神经过敏	☐	☐	☐	☐	☐
70. 在商店或电影院等人多的地方感到不自在	☐	☐	☐	☐	☐
71. 感到任何事情都很困难	☐	☐	☐	☐	☐
72. 一阵阵恐惧或惊恐	☐	☐	☐	☐	☐
73. 感到在公共场合吃东西很不舒服	☐	☐	☐	☐	☐
74. 经常与人争论	☐	☐	☐	☐	☐
75. 单独一人时神经很紧张	☐	☐	☐	☐	☐
76. 别人对您的成绩没有作出恰当的评价	☐	☐	☐	☐	☐
77. 即使和别人在一起也感到孤独	☐	☐	☐	☐	☐
78. 感到坐立不安、心神不定	☐	☐	☐	☐	☐
79. 感到自己没有什么价值	☐	☐	☐	☐	☐
80. 感到熟悉的东西变得陌生或不像是真的	☐	☐	☐	☐	☐
81. 大叫或摔东西	☐	☐	☐	☐	☐
82. 害怕会在公共场合昏倒	☐	☐	☐	☐	☐

	没有 1	很轻 2	中等 3	偏重 4	严重 5
83. 感到别人想占您的便宜	☐	☐	☐	☐	☐
84. 为一些有关"性"的想法而很苦恼	☐	☐	☐	☐	☐
85. 您认为应该因为自己的过错而受到惩罚	☐	☐	☐	☐	☐
86. 感到要赶快把事情做完	☐	☐	☐	☐	☐
87. 感到自己的身体有严重问题	☐	☐	☐	☐	☐
88. 从未感到和其他人很亲近	☐	☐	☐	☐	☐
89. 感到自己有罪	☐	☐	☐	☐	☐
90. 感到自己的脑子有毛病	☐	☐	☐	☐	☐

* 注意：以上表格中列出了有些人可能会有的问题，请仔细地阅读每一条，然后根据最近一星期以内下述情况影响您的实际感觉，在 5 个方格中选择一格，画一个"√"。

总均分：阳性症状均分。

因子分：(1) 躯体化；(2) 强迫；(3) 人际关系；(4) 抑郁；(5) 焦虑；(6) 敌对；(7) 恐怖；(8) 偏执；(9) 精神病性；(10) 其他。

在评定前要把评定标准和评定时间范围向受检者讲清楚。

评定标准：

没有，自觉无该项症状和问题。

很轻，自觉有该项症状和问题，但对受检者无实际影响，或影响轻微。

中等，自觉有该项症状和问题，对受检者有一定影响。

偏重，自觉常有该项症状和问题，对受检者有相当程度的影响。

严重，自觉该项症状和问题的频度和强度都十分高，对受检者的影响严重。

以上所说的"影响"，是指症状和问题所致的痛苦、烦恼以及社会功能的损害。

评定时间范围：指受检人评定时或最近一个星期有无该项症状和问题及其程度。

"90 项症状清单"主要用于评定各种轻性心理疾病。一次评定一般为 20 分钟。

统计指标为：

单项分，即 90 个项目的各个评分值——没有为 1 分，很轻为 2 分，中等为 3

分,偏重为 4 分,严重为 5 分。

总分,即 90 个单项分相加之和。

总均分,即总分/90。

阳性项目数,即单项分≥2 的项目数。

阴性项目数,即单项分=1 的项目数,也即 90 减去阳性项目数。

阳性症状均分,即阳性项目总分/阳性项目数。

因子分,计 9 个因子。因子名称及所包含项目为:躯体化,1,4,12,27,40,42,48,49,52,53,56,58,计 12 项;强迫症状,3,9,10,28,38,45,46,51,55,65,计 10 项;人际关系,6,21,34,36,37,41,61,69,73,计 9 项;抑郁,5,14,15,20,22,26,29,30,31,32,54,71,79,计 13 项;焦虑,2,17,23,33,39,57,72,78,80,86,计 10 项;敌对,11,24,63,67,74,81,计 6 项;恐怖,13,25,47,50,70,75,82,计 7 项;偏执,8,18,43,68,76,83,计 6 项;精神病性,7,16,35,62,77,84,85,87,88,90,计 10 项;其他,19,44,59,60,64,66,89,计 7 项,其他主要反映睡眠、饮食情况。

评定分析:中国量表协作组曾对全国 13 个地区的 1 388 名正常成人进行了分析,可以此作为常模(表 9 - 2)。

表 9 - 2　1 388 名中国正常成人 SCL - 90 统计指标结果

统计指标	均分±标准差	因子分	均分±标准差
总　分	129.96±38.76	躯体化	1.37±0.48
总均分	1.44±0.43	强迫症状	1.62±0.58
阳性项目数	24.92±18.41	人际关系	1.65±0.51
阴性项目数	65.08±18.33	抑　郁	1.50±0.59
阳性症状均分	2.60±0.59	焦　虑	1.39±0.43
		敌　对	1.48±0.56
		恐　怖	1.23±0.41
		偏　执	1.43±0.57
		精神病性	1.29±0.42

根据以上常模,总分超过 160 分,阳性项目数超过 43 项,任何一个因子分超过 2 分,均可被认为有心理异常表现,需作进一步检查。

抑郁自评量表(SDS)

"抑郁自评量表"(Self-Rating Depression Scale,简称 SDS)由扎格(W. K. Zung)编制于 1965 年。

本量表共有 20 个项目(表 9 - 3)。

表 9 - 3　抑郁自评量表(SDS)*

	没有或很少时间	小部分时间	相当多时间	绝大部分或全部时间		工作人员评定
1. 我觉得闷闷不乐,情绪低沉	☐	☐	☐	☐	1	☐
2. 我觉得一天之中早晨最好	☐	☐	☐	☐	2	☐
3. 我一阵阵哭出来或觉得想哭	☐	☐	☐	☐	3	☐
4. 我晚上睡眠不好	☐	☐	☐	☐	4	☐
5. 我吃得跟平常一样多	☐	☐	☐	☐	5	☐
6. 我与异性密切接触时和以往一样感到愉快	☐	☐	☐	☐	6	☐
7. 我发觉我的体重在下降	☐	☐	☐	☐	7	☐
8. 我有便秘的苦恼	☐	☐	☐	☐	8	☐
9. 我心跳比平时快	☐	☐	☐	☐	9	☐
10. 我无缘无故地感到疲乏	☐	☐	☐	☐	10	☐
11. 我的头脑跟平常一样清楚	☐	☐	☐	☐	11	☐
12. 我觉得经常做的事情并没有困难	☐	☐	☐	☐	12	☐
13. 我觉得不安而平静不下来	☐	☐	☐	☐	13	☐
14. 我对将来抱有希望	☐	☐	☐	☐	14	☐
15. 我比平常容易生气、激动	☐	☐	☐	☐	15	☐
16. 我觉得作出决定是容易的	☐	☐	☐	☐	16	☐
17. 我觉得自己是个有用的人,有人需要我	☐	☐	☐	☐	17	☐
18. 我的生活过得很有意思	☐	☐	☐	☐	18	☐

	没有或很少时间	小部分时间	相当多时间	绝大部分或全部时间		工作人员评定
19. 我认为如果我死了别人会生活得好些	☐	☐	☐	☐	19	☐
20. 常感兴趣的事我仍然感兴趣	☐	☐	☐	☐	20	☐

总粗分☐☐
标准分☐☐

* 填表注意事项：上面有20条文字，请仔细阅读每一条，把意思弄明白。然后根据您最近一星期的实际情况在适当的方格里画一个"√"，每一条文字后有四个格，表示：没有或很少时间；小部分时间；相当多时间；绝大部分或全部时间。

其中1,3,4,7,8,9,10,13,15,19为正向评分题,2,5,6,11,12,14,16,17,18,20为反向评分题。

评分标准：症状按出现频度分为四个等级，即没有或很少时间、小部分时间、相当多时间、绝大部分或全部时间。其中正向评分题依次评为1,2,3,4分，反向评分题依次评为4,3,2,1分。此分均为粗分。

统计指标：把20个项目中的各项分数相加，以此作为总粗分，然后按粗分标准分换算表(表9-4)换算成标准总分。

表9-4 粗分标准分换算表

粗　分	标准分	粗　分	标准分	粗　分	标准分
20	25	30	38	40	50
21	26	31	39	41	51
22	28	32	40	42	53
23	29	33	41	43	54
24	30	34	43	44	55
25	31	35	44	45	56
26	33	36	45	46	58
27	34	37	46	47	59
28	35	38	48	48	60
29	36	39	49	49	61

粗　分	标准分	粗　分	标准分	粗　分	标准分
50	63	61	76	72	90
51	64	62	78	73	91
52	65	63	79	74	92
53	66	64	80	75	94
54	68	65	81	76	95
55	69	66	83	77	96
56	70	67	84	78	98
57	71	68	85	79	99
58	73	69	86	80	100
59	74	70	88		
60	75	71	89		

评定分析：中国量表协作组曾对 1 340 名正常人进行了评定，以此得出的常模总粗分为 33.46±8.55，标准总分为 41.88±10.57，因而总粗分的分界值可定为 41 分，标准总分的分界值则可定为 53 分（基本接近国外总粗分 40 分和标准总分 50 分的分界值）。如果自评总粗分超过 41 分，标准总分超过 53 分，则被认为有抑郁症状；超过越多，抑郁状态越严重。

焦虑自评量表(SAS)

"焦虑自评量表"(Self-Rating Anxiety Scale，简称 SAS)由扎格于 1971 年编制。本量表共有 20 个项目（表 9-5）。

表 9-5　焦虑自评量表(SAS)*

	没有或很少时间	小部分时间	相当多时间	绝大部分或全部时间		工作人员评定
1. 我觉得比平常容易紧张和着急	☐	☐	☐	☐	1	☐
2. 我无缘无故地感到害怕	☐	☐	☐	☐	2	☐

	没有或很少时间	小部分时间	相当多时间	绝大部分或全部时间		工作人员评定
3. 我容易心里烦乱或惊恐	☐	☐	☐	☐	3	☐
4. 我觉得我可能将要发疯	☐	☐	☐	☐	4	☐
5. 我觉得一切都好,也不会发生什么不幸	☐	☐	☐	☐	5	☐
6. 我手脚发抖、打战	☐	☐	☐	☐	6	☐
7. 我因为头痛、头颈痛和背痛而烦恼	☐	☐	☐	☐	7	☐
8. 我感觉容易衰弱和疲乏	☐	☐	☐	☐	8	☐
9. 我觉得心平气和,并且容易安静坐着	☐	☐	☐	☐	9	☐
10. 我觉得心跳得很快	☐	☐	☐	☐	10	☐
11. 我因为一阵阵头晕而苦恼	☐	☐	☐	☐	11	☐
12. 我有晕倒发作,或觉得要晕倒似的	☐	☐	☐	☐	12	☐
13. 我吸气、呼气都感到很容易	☐	☐	☐	☐	13	☐
14. 我的手脚麻木和刺痛	☐	☐	☐	☐	14	☐
15. 我因为胃痛和消化不良而苦恼	☐	☐	☐	☐	15	☐
16. 我常常要小便	☐	☐	☐	☐	16	☐
17. 我的手常常是干燥、温暖的	☐	☐	☐	☐	17	☐
18. 我脸红发热	☐	☐	☐	☐	18	☐
19. 我容易入睡并且一夜睡得很好	☐	☐	☐	☐	19	☐
20. 我做噩梦	☐	☐	☐	☐	20	☐

总粗分☐☐

标准总分☐☐

＊填表注意事项：上面有 20 条文字,请仔细阅读每一条,把意思弄明白,然后根据您最近一星期的实际感觉,在适当的方格里画一个"√",每一条文字后面有四个方格,表示：没有或很少时间；小部分时间；相当多时间；绝大部分或全部时间。

其中 1,2,3,4,6,7,8,10,11,12,14,15,16,18,20 为正向评分题,5,9,13,17,19 为反向评分题。

评定标准：症状按出现的频度分为四个等级,即没有或很少时间、小部分时间、相当多时间、绝大部分或全部时间。其中正向评分题依次评为 1,2,3,4 分,反向评分题依次评为 4,3,2,1 分。此分均为粗分。

统计指标：将 20 个项目的粗分相加得出总粗分，然后按粗分标准分换算表（表 11－4）换算成标准总分。

评定分析：中国量表协作组对 1 158 名正常人施测，其 20 项总粗分均值为 29.78±10.07。总粗分的正常上限为 40 分（高于国外的 30 分），标准总分为 50 分（高于国外的 38 分）。如自评总粗分超过 40 分，标准总分超过 50 分，则可被判定为有焦虑症状。

贝克-拉斐尔森躁狂量表(BRMS)

"贝克-拉斐尔森躁狂量表"（Bech-Rafaelsen Mania Scale，简称 BRMS）由贝克（P. Bech）和拉斐尔森（O. J. Rafaelsen）于 1978 年编制。

本量表共有 11 个项目。同时还增加了幻觉和妄想这两个项目，在评定分析时作为参考（表 9－6）。

表 9－6　贝克-拉斐尔森躁狂量表(BRMS)

		圈出最适合病人情况的分数				
1. 动作		0	1	2	3	4
2. 言语		0	1	2	3	4
3. 意念飘忽		0	1	2	3	4
4. 语音/喧闹程度		0	1	2	3	4
5. 敌意/破坏行为		0	1	2	3	4
6. 情绪		0	1	2	3	4
7. 自我批评		0	1	2	3	4
8. 接触		0	1	2	3	4
9. 睡眠		0	1	2	3	4
10. 性兴趣		0	1	2	3	4
11. 工作	初评	0	1	2	3	4
	再评	0	1	2	3	4
新加项目						

实用心理异常诊断矫治手册 第五版

	圈出最适合病人情况的分数
X1 幻觉	0　1　2　3　4
X2 妄想	0　1　2　3　4

备注：总分□□
0＝无症状　1＝轻微　2＝中等　3＝较重　4＝严重

评定要求：一次评定时间需 20 分钟左右；评定时会采用会谈与观察的方式，其中第 5 项敌意/破坏行为、第 8 项接触、第 10 项性兴趣和第 11 项工作，还需同时向家属和病房工作人员询问才能正确评定；第 9 项睡眠则以过去 3 天内的平均睡眠时间估计。

评分标准：每个项目均采用 0～4 分的五级评分法。标准为：0 分，无该项症状或与患者正常时的水平相仿；1 分，症状轻微；2 分，中度症状；3 分，症状明显；4 分，症状严重。

具体到每个项目，1～4 分的评分标准为：

（1）动作。1 分，动作稍多，表情活跃；2 分，动作多，姿势活跃；3 分，动作极多，会谈时曾起立活动；4 分，动个不停，虽予劝说仍坐不安宁。

（2）言语。1 分，话较多；2 分，话多，几乎无自动停顿；3 分，很难打断；4 分，无法打断。

（3）意念飘忽。1 分，描述、修饰或解释的语句过多；2 分，内容稍散漫或离题，有意联、音联或双关语；3 分，思维散漫无序；4 分，思维不连贯，内容无法理解。

（4）言语/喧闹程度。1 分，说话声音高；2 分，大声说话，隔开一段距离仍能听到；3 分，语音极高，夹带歌声或噪声；4 分，呼喊或尖叫。

（5）敌意/破坏行为。1 分，稍急躁或易惹怒，能控制；2 分，明显急躁，易激怒或易怒；3 分，有威胁性行为，但能被安抚；4 分，狂暴，冲动和破坏行为。

（6）情绪。1 分，略高涨，乐观；2 分，高涨，爱开玩笑，易笑；3 分，明显高涨，洋洋自得；4 分，极高涨，和环境不协调。

（7）自我评价。1分，略高；2分，高，常自诩自夸；3分，有不合实际的夸大观念；4分，有难以纠正的夸大妄想。

（8）接触。1分，稍有爱管闲事或指手画脚倾向；2分，爱管闲事，好争辩；3分，爱发号施令，指挥他人；4分，专横，与环境不协调。

（9）睡眠。1分，睡眠时间减少25%；2分，睡眠时间减少50%；3分，睡眠时间减少75%；4分，整夜不眠。

（10）性兴趣。1分，性兴趣稍增强，有些轻浮言行；2分，性兴趣增强，有明显轻浮言行；3分，性兴趣显著增强，有严重调戏异性或卖弄风情等言行；4分，整日专注于性活动。

（11）工作。可分为初次评定和再次评定。初次评定标准为：1分，工作质量略有下降；2分，工作质量明显下降，工作时间争吵；3分，无法继续工作；4分，日常活动不能自理。再次评定标准为：1分，工作质量差或减轻工作；2分，工作质量明显低下或在监护下工作；3分，住院或病休，每天活动数小时；4分，不能生活自理，或不能参加任何活动。

（12）X1幻觉。1分，偶有或可疑；2分，肯定存在，每天≥3次；3分，经常出现；4分，行为受幻觉支配。

（13）X2妄想。1分，偶有或可疑（不包括夸大妄想，下同）；2分，妄想肯定，可用情绪解释；3分，妄想肯定，难以用情绪解释；4分，出现幻觉的妄想。

统计指标与评定分析：统计指标为总分。0～5分为无明显躁狂症状；6～10分为有肯定躁狂症状；22分以上为严重躁狂症状。总分越高，病情越重。治疗前后差值越大疗效越好。

马克斯恐怖强迫量表(MSCPOR)

"马克斯恐怖强迫量表"(Marks Scale for Compulsions, Phobias, Obsessions and Rituals，简称 MSCPOR)由马克斯(I. M. Marks)编写于 1977 年。

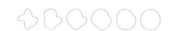

本量表共 43 个项目。可分为四个分量表,1～29 项为强迫行为量表;30～39 项为恐怖量表;40～41 项为总体适应量表;42～43 项为靶症状量表(表 9-7)。其中靶症状量表应在全面检查后使用,并根据患者自认为最主要和最重的症状确定相应的靶症状,同时指明靶症状的具体种类(例如强迫观念、强迫动作或广场恐怖、社交恐怖等)。

本量表也可用于自评。

表 9-7 马克斯恐怖强迫量表(MSCPOR)

说明:除 42,43 项外,(1) 无;(2) 轻微,偶然;(3) 中等,经常;(4) 严重,频繁;(5) 极重,一直有

1. 洗澡	1 2 3 4 5	25. 做工作	1 2 3 4 5
2. 洗脸,洗手	1 2 3 4 5	26. 书写	1 2 3 4 5
3. 洗发,梳头	1 2 3 4 5	27. 填表	1 2 3 4 5
4. 刷牙	1 2 3 4 5	28. 寄信	1 2 3 4 5
5. 穿,脱衣服	1 2 3 4 5	29. 阅读	1 2 3 4 5
6. 上厕所小便	1 2 3 4 5	30. 上街	1 2 3 4 5
7. 上厕所大便	1 2 3 4 5	31. 乘车	1 2 3 4 5
8. 触摸他人或玻璃	1 2 3 4 5	32. 照顾小孩	1 2 3 4 5
9. 拿垃圾或垃圾筒	1 2 3 4 5	33. 在饭店吃饭	1 2 3 4 5
10. 洗衣	1 2 3 4 5	34. 去电影院或剧场	1 2 3 4 5
11. 洗碗碟	1 2 3 4 5	35. 去公共厕所	1 2 3 4 5
12. 拿/煮食物	1 2 3 4 5	36. 约会	1 2 3 4 5
13. 打扫房间	1 2 3 4 5	37. 望着他人或与人交谈	1 2 3 4 5
14. 保持物品清洁	1 2 3 4 5	38. 把东西丢掉	1 2 3 4 5
15. 铺床	1 2 3 4 5	39. 去商店购物	1 2 3 4 5
16. 擦鞋	1 2 3 4 5	40. 工作适应能力下降	1 2 3 4 5
17. 握门把	1 2 3 4 5	41. 家庭职能下降	1 2 3 4 5
18. 触摸生殖器,性交	1 2 3 4 5	42. 恐怖靶症状( )	
19. 去医院	1 2 3 4 5	42a. 痛苦	1 2 3 4 5 6 7 8 9
20. 开/关灯	1 2 3 4 5	42b. 频度/时间	1 2 3 4 5 6 7 8 9
21. 关锁门窗	1 2 3 4 5	43. 强迫靶症状( )	
22. 使用电器	1 2 3 4 5	43a. 痛苦	1 2 3 4 5 6 7 8 9
23. 计算,记账	1 2 3 4 5	43b. 频度/时间	1 2 3 4 5 6 7 8 9
24. 上班	1 2 3 4 5		

　　总分(1～39 项)□□　　备注:

评定标准：

强迫行为量表(1～29项)按症状的严重程度或持续时间评定。标准为：1分，无;2分，轻，偶然有;3分，中等严重，经常有;4分，严重，频繁出现;5分，非常严重，几乎一直存在。

恐怖量表(30～39项)按症状严重程度评定。标准为：1分，遇到恐怖的物体或境遇时，无任何不舒服感觉;2分，有不舒服感，但不回避;3分，有恐惧感，并试图回避;4分，有强烈恐惧感，并尽力回避;5分，非常强烈的恐惧感，不可能回避时呈惊恐发作。

总体适应量表(40～41项)分别评估患者的工作适应能力和家庭职能受损程度。标准为：1分，无;2分，轻;3分，中等;4分，重度;5分，极重。

靶症状量表(42～43项)分别评估患者的恐怖和强迫症状中的核心症状，各分a,b两个亚项。a项为该核心症状造成的主观痛苦，分为9级。标准为：1分，无;2分，似有，稍;3分，肯定有;4分，明显;5分，偏重，有些干扰生活;6分，重，且干扰生活;7分，很重，且明显干扰生活;8分，严重，无法正常生活;9分，极重，已无法忍受。b项为该核心症状的持续时间、花费时间或出现频繁程度，同样也分为9级。标准为：1分，无;2分，偶尔有，如每周一次;3分，很少有，如每几天一次;4分，少有，如每天一次;5分，有时有，如一天多次;6分，常有，每天症状呈现几个小时;7分，经常有，如有症状持续时间占白天的一半;8分，几乎一直有;9分，一直有。

结果分析：本量表主要统计1～39项总分以及40～43项的单项分。前者主要用于强迫症和恐怖症的诊断和治疗效果评价，后者则主要用于药理学研究。作者虽未提供分界值，但可根据总分与单项分及其变化作出基本评估。

康纳氏多动指数(CIH)

"康纳氏多动指数"(Conners Index of Hyperactivity,简称CIH)是在康纳氏

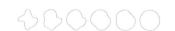

(C. K. Conners)教师用简明问卷的基础上于1978年修订而成。主要用于儿童多动症的筛查与评定，国内有徐韬园的译本。

本量表共有10个项目(表9－8)。适合3～17岁的儿童和少年，由教师评定。

表9－8　康纳氏多动指数

	无	稍有	相当多	很多
1. 扭动不停	0	1	2	3
2. 暴怒，不可预料的行为	0	1	2	3
3. 成为问题的易分心或注意力不集中	0	1	2	3
4. 妨碍其他儿童	0	1	2	3
5. 噘嘴和生气	0	1	2	3
6. 情绪变化迅速、剧烈	0	1	2	3
7. 坐立不定，经常"忙碌"	0	1	2	3
8. 容易兴奋、冲动	0	1	2	3
9. 做事有始无终	0	1	2	3
10. 努力中易灰心丧气	0	1	2	3

总分□□　　备注：

评定标准：每项分为四级评分。标准为：0分，无；1分，稍有；2分，相当多；3分，很多。均以症状出现的频度评定。

统计标准：主要结果为总分，如总分超过分界值可考虑多动症(表9－9)。但单项分可显示靶症状的严重程度。本量表也可用于父母评定，但因与教师评定分界值不同，故需注明。

表9－9　康纳氏多动指数的分界值

年龄排列(岁)	教师用		父母用	
	男	女	男	女
3～5	18	15	12	13
6～8	12	9	12	10
9～11	13	9	11	9
12～14	9	5	11	9
15～17	10	10	10	8

阿亨巴赫儿童行为量表(CBCL)

由阿亨巴赫(T. M. Achenbach)编制的"阿亨巴赫儿童行为量表"(Child Behavior Checklist,简称CBCL)主要用于筛查儿童的社会能力和行为问题。其中社会能力和行为问题共8大项(表9–10)。三个部分中的重点是第三部分(行为问题),按最近6个月的情况评定。本量表使用的年龄范围为4~16岁的儿童和少年,由与儿童朝夕相处的家长填写。

表9–10 阿亨巴赫儿童行为量表(CBCL)

第一部分:一般项目

儿童姓名:

性别:男□　　女□

年龄:

出生年月:　　年　　月　　日

年级:

种族:

父亲职业:

母亲职业:

填表者:父□　　母□　　其他人□

填表日期:　　年　　月　　日

第二部分:社会能力

Ⅰ.(1) 请列出你孩子最爱好的体育运动项目(例如游泳、棒球等):

　　　无爱好□

　　　爱好:a.

　　　　　b.

　　　　　c.

(2) 与同龄儿童相比,他(她)在这些项目上花去的时间有多少?

　　　不知道　　较少　　一般　　较多

　　　　□　　　　□　　　　□　　　　□

(3) 与同龄儿童相比,他(她)的运动水平如何?

　　　不知道　　较少　　一般　　较多

　　　　□　　　　□　　　　□　　　　□

Ⅱ.（1）请列出你孩子在体育运动以外的爱好（例如集邮、看书、弹琴等，不包括看电视）

无爱好□

爱好：a.

b.

c.

（2）与同龄儿童相比，他（她）花在这些爱好上的时间有多少？

不知道	较少	一般	较多
□	□	□	□

（3）与同龄儿童相比，他（她）的爱好水平如何？

不知道	较低	一般	较高
□	□	□	□

Ⅲ.（1）请列出你孩子参加的组织、俱乐部、团队或小组的名称

未参加□

参加：a.

b.

c.

（2）与同龄的参加者相比，他（她）在这些组织中的活跃程度如何？

不知道	较低	一般	较高
□	□	□	□

Ⅳ.（1）请列出你孩子有无干活或打零工的情况（例如送报、帮人照顾小孩、帮人搞卫生等）

没有□

有：a.

b.

c.

（2）与同龄儿童相比，他（她）工作质量如何？

不知道	较低	一般	较高
□	□	□	□

Ⅴ.（1）你孩子有几个要好的朋友？

无	1个	2～3个	4个及以上
□	□	□	□

（2）你孩子与这些朋友每星期大概在一起几次？

不到一次	1～2次	3次及以上
□	□	□

Ⅵ. 与同龄儿童相比，你孩子在下列方面表现如何？

	较差	差不多	较好
a. 与兄弟姐妹相处	☐	☐	☐
b. 与其他儿童相处	☐	☐	☐
c. 对父母的行为举止	☐	☐	☐
d. 自己工作和游戏	☐	☐	☐

Ⅶ.（1）当前学习成绩（对 6 岁以上儿童而言）未上学☐

	不及格	中等以下	中等	中等以上
a. 阅读课	☐	☐	☐	☐
b. 写作课	☐	☐	☐	☐
c. 算术课	☐	☐	☐	☐
d. 拼音课	☐	☐	☐	☐
其他课（如历史、地理、常识、外语等）				
e. _____	☐	☐	☐	☐
f. _____	☐	☐	☐	☐
g. _____	☐	☐	☐	☐

（2）你孩子是否在特殊班级？

不是　　☐

是　　☐，什么性质？

（3）你孩子是否留过级？

没有　　☐

留过　　☐，几年级留级？

　　　　　留级理由：

（4）你孩子在学校里有无学习或其他问题（不包括上面三个问题）？

没有　　☐

有问题　☐　问题内容：

问题何时开始：

问题是否已解决？

未解决　☐

已解决　☐，何时解决：

第三部分：行为问题

Ⅷ. 以下是描述你孩子的项目。只根据最近半年内的情况描述。每一项目后面都有三个数字（0，1，2），如你孩子明显或经常有此项表现，圈 2；如轻度有或有时有此项表现，圈1；如无此项表现圈 0。

1. 行为幼稚，与其年龄不符　　　　　　　　　　　　　　　　0　1　2

2. 过敏性症状（填具体表现）　　　　　　　　　　　　　　　0　1　2

3. 喜欢争论	0	1	2
4. 哮喘病	0	1	2
5. 举动像异性	0	1	2
6. 随地大便	0	1	2
7. 喜欢吹牛或自夸	0	1	2
8. 精神不能集中，注意力不能持久	0	1	2
9. 老是要想某些事情不能摆脱，强迫观念（说明内容）	0	1	2
10. 坐立不安或活动过多	0	1	2
11. 喜欢缠着大人或过分依赖	0	1	2
12. 常说感到寂寞	0	1	2
13. 糊里糊涂，如在云里雾里	0	1	2
14. 常常哭叫	0	1	2
15. 虐待动物	0	1	2
16. 虐待、欺负别人或吝啬	0	1	2
17. 好做白日梦或呆想	0	1	2
18. 故意伤害自己或企图自杀	0	1	2
19. 需要别人经常注意自己	0	1	2
20. 破坏自己的东西	0	1	2
21. 破坏家里或其他儿童的东西	0	1	2
22. 在家不听话	0	1	2
23. 在校不听话	0	1	2
24. 不肯好好吃饭	0	1	2
25. 不与其他儿童相处	0	1	2
26. 有不良行为后不感到内疚	0	1	2
27. 易嫉妒	0	1	2
28. 吃喝不能作为食物的东西（说明内容）	0	1	2
29. 除怕上学外，害怕某些动物、处境或地方（说明内容）	0	1	2
30. 怕上学	0	1	2
31. 怕自己想坏念头或做坏事	0	1	2
32. 觉得自己必须十全十美	0	1	2
33. 觉得或抱怨没有人喜欢自己	0	1	2
34. 觉得别人存心捉弄自己	0	1	2
35. 觉得自己无用或有自卑感	0	1	2
36. 身体经常弄伤，容易出事故	0	1	2
37. 经常打架	0	1	2
38. 常被人戏弄	0	1	2
39. 爱和惹事的儿童在一起	0	1	2

40. 听到某些实际上没有的声音（说明内容）   0 1 2

41. 冲动或行为粗鲁   0 1 2

42. 喜欢孤独   0 1 2

43. 撒谎或欺骗   0 1 2

44. 咬指甲   0 1 2

45. 神经过敏，容易激动或紧张   0 1 2

46. 动作紧张或带有抽动性（说明内容）   0 1 2

47. 做噩梦   0 1 2

48. 不被其他儿童喜欢   0 1 2

49. 便秘   0 1 2

50. 过度恐惧或担心   0 1 2

51. 感到头昏   0 1 2

52. 过分内疚   0 1 2

53. 吃得过多   0 1 2

54. 过分疲劳   0 1 2

55. 身体过重   0 1 2

56. 找不出原因的躯体症状：

    a. 疼痛

    b. 头痛

    c. 恶心想吐

    d. 眼睛有问题（说明内容。译注：不包括近视及器质性眼病）

    e. 发疹或其他皮肤病

    f. 腹部疼痛或绞痛

    g. 呕吐

    h. 其他（说明内容）

57. 对别人身体进行攻击   0 1 2

58. 挖鼻孔、皮肤或身体其他部分（说明内容）   0 1 2

59. 公开玩弄自己的生殖器   0 1 2

60. 过多地玩弄自己的生殖器   0 1 2

61. 功课差   0 1 2

62. 动作不灵活   0 1 2

63. 喜欢和年龄较大的儿童在一起   0 1 2

64. 喜欢和年龄较小的儿童在一起   0 1 2

65. 不肯说话   0 1 2

66. 不断重复某些动作，强迫行为（说明内容）   0 1 2

67. 离家出走   0 1 2

68. 经常尖叫   0 1 2

69. 守口如瓶,有事不说出来	0	1	2
70. 看到某些实际上没有的东西(说明内容)	0	1	2
71. 感到不自然或容易发窘	0	1	2
72. 玩火(包括玩火柴或打火机等)	0	1	2
73. 性方面的问题(说明内容)	0	1	2
74. 夸耀自己或胡闹	0	1	2
75. 害羞或胆小	0	1	2
76. 比大多数孩子睡得少	0	1	2
77. 比大多数孩子睡得多(说明多多少。译注:不包括赖床)	0	1	2
78. 玩弄粪便	0	1	2
79. 言语问题(说明内容。译注:如口齿不清)	0	1	2
80. 茫然凝视	0	1	2
81. 在家偷东西	0	1	2
82. 在外偷东西	0	1	2
83. 收藏自己不需要的东西(说明内容。译注:不包括集邮等爱好)	0	1	2
84. 怪异行为(说明内容。译注:不包括其他条已提及者)	0	1	2
85. 怪异想法(说明内容。译注:不包括其他条已提及者)	0	1	2
86. 固执、绷着脸或容易激怒	0	1	2
87. 情绪突然变化	0	1	2
88. 常常生气	0	1	2
89. 多疑	0	1	2
90. 咒骂或讲粗话	0	1	2
91. 声言要自杀	0	1	2
92. 说梦话或有梦游(说明内容)	0	1	2
93. 话太多	0	1	2
94. 常戏弄他人	0	1	2
95. 乱发脾气或脾气暴躁	0	1	2
96. 对性的问题想得太多	0	1	2
97. 威胁他人	0	1	2
98. 吸吮大拇指	0	1	2
99. 过分要求整齐清洁	0	1	2
100. 睡眠不好(说明内容)	0	1	2
101. 逃学	0	1	2
102. 不够活跃,动作迟钝或精力不足	0	1	2
103. 闷闷不乐,悲伤或抑郁	0	1	2
104. 说话声音特别大	0	1	2
105. 喝酒或使用成瘾药(说明内容)	0	1	2

106. 损坏公物	0	1	2
107. 白天遗尿	0	1	2
108. 夜间遗尿	0	1	2
109. 爱哭诉	0	1	2
110. 希望成为异性	0	1	2
111. 孤独、不合作	0	1	2
112. 忧虑重重	0	1	2
113. 其他问题(说明内容)	0	1	2

评定标准：

第一部分项目不计分。

第二部分项目计分方法：

Ⅰ(1)、Ⅱ(1)、Ⅲ(1)和Ⅳ(1)，无爱好(未参加、没有)或一种爱好(参加一个、干一种活)记0分，两种记1分，三种及以上记2分。

Ⅰ(2)(3)、Ⅱ(2)(3)、Ⅲ(2)和Ⅳ(2)，不知道不记分，较少(较低)记0分，一般记1分，较多(较高)记2分。然后求出(2)和(3)的平均数作为该项的分数。

Ⅴ(1)，无或一个记0分，两三个记1分，四个以上级2分；Ⅴ(2)：不到一次记0分，一两次记1分，三次及以上记2分。

Ⅵ，较差记0分，差不多记1分，较好记2分。将a,b,c的三个分数加起来求出平均分，作为一个分数。d的计分法同上，另作一个分数(Ⅵ有两个分数)。

Ⅶ(1)，不及格记0分，中等以下记1分，中等记2分，中等以上记3分，把各项分数加起来求出平均数，作为Ⅶ(1)的分数。Ⅶ(2)，不是记1分，是记0分；Ⅶ(3)，没有记1分，留过记0分；Ⅶ(4)，没有记1分，有问题记0分，问题开始以及解决情况不计分。

第三部分计分评定如下：

无，0分；轻度或有时有，1分；明显或经常有，2分。

结果分析：第二部分的社会能力归纳成三个因子——活动能力(Ⅰ,Ⅱ,Ⅳ

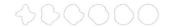

的总分)、社交能力(Ⅳ,Ⅴ,Ⅵ)与学校情况(Ⅶ)。得分越高,社会能力就越强;低于2百分位数的分界值,即为可疑异常(表9-11)。

表9-11 社会能力因子分的分界值(美国常模)

因子名称	6~11岁		12~16岁	
	男	女	男	女
活动能力	3~3.5	2.5~3	3.5	3
社交能力	3~3.5	3.5	3.5~4	3
学校能力	2~2.5	3~3.5	2~2.5	3

第三部分行为问题共有113项,把各项分数相加得出总粗分。分数越高,行为问题就越大;分数越低,行为问题就越小。国外的分界值为:男孩,4~5岁为42,6~11岁为40~42,12~16岁为38;女孩,4~5岁为42~45,6~11岁为37~41,12~16岁为37。超过分界值则可认定为有行为问题,需进一步作因子分析。

行为问题可概括为8~9个因子,把每个因子所包括的项目的分数相加得出该因子的总粗分,超过该因子分的分界值,则该因子表示的行为可能有异常表现(表9-12、表9-13、表9-14、表9-15)。

表9-12 6~11岁男孩行为问题因子分正常范围(n=4 653)

因子名称	分裂样	抑郁	交往不良	强迫性	体诉	社交退缩	多动	攻击性	违纪
分界值	5~6	9~10	5~6	8~9	6~7	5~6	10~11	19~20	7~8
包括条目	11 29 30 40 47 50 59 70 75	12 14 18 31 32 33 34 35 45 50 52 71 88 89 91 103 112	13 65 69 71 75 80 86 103	9 13 17 46 47 50 54 66 76 80 83 84 85 92 93 100	49 51 54 56a 56b 56c 56f 56g 77	25 34 38 42 48 64 102 111	1 8 10 13 17 20 41 61 62 64 79	3 7 16 19 22 23 25 27 37 43 48 57 68 74 86 87 88 90 93 94 95 97 104	20 21 23 39 43 67 72 81 82 90 101 106

表 9 - 13　6～11 岁女孩行为问题因子分正常范围($n=4\,685$)

因子名称	抑郁	社交退缩	体诉	分裂强迫	多动	性问题	违纪	攻击性	残忍
分界值	3～4	8～9	8～9	3～4	10～11	3～4	2～3	18～19	3～4
包括条目	11 12 30 31 32 33 34 35 38 45 50 52 71 75 88 103 111 112	13 42 65 69 75 80 87 88 102 103 111	2 47 51 54 56a - g 77 92	9 18 40 66 67 70 76 84 85 91 100	1 8 10 13 17 23 38 41 48 61 62 64 79 80	52 60 63 73 93 96	39 43 67 81 82 90	3 7 14 16 19 21 22 23 25 27 33 37 41 48 68 74 86 93 94 95 97 104 109	5 15 16 20 21 37 57

表 9 - 14　12～16 岁男孩行为问题因子分正常范围($n=3\,962$)

因子名称	体诉	分裂样	交往不良	不成熟	强迫性	敌意性	违纪	攻击性	多动
分界值	10～11	7～8	14～15	5～6	5～6	10～11	8～9	18～19	9～10
包括条目	36 49 50 51 54 56a - g 80 102 112	5 11 30 31 32 40 51 52 99 102	13 42 65 69 71 75 80 86 87 88 89 102 103 111 112	1 11 14 19 64 84 85 104	7 9 17 31 63 66 84 85 104	1 12 20 21 25 33 34 35 37 38 49 62 64 111	20 21 23 39 43 61 67 72 81 82 101 105 106	3 10 16 19 22 27 34 37 41 45 57 68 86 87 88 89 90 93 94 95 97 104	1 8 10 23 41 44 45 61 62 74

表9‑15　12～16岁女孩行为问题因子分正常范围(*n*=4 005)

因子名称	焦虑强迫	体诉	分裂样	抑郁退缩	不成熟	违纪	攻击性	残忍
分界值	17～18	7～8	3～4	12～13	11～12	11～12	17～18	4～5
包括条目	9 12 14 27 29 30 31 32 33 34 35 45 47 50 52 71 76 100 112	30 51 56a 56b 56c 56d 56f 56g	17 29 40 47 70 80 84 85 96	42 54 65 69 71 75 77 80 86 88 102 103 111	1 8 10 11 13 17 25 38 48 58 62 64 80 83 98	8 22 23 26 39 41 43 61 63 67 69 81 82 90 101 105	3 7 16 19 22 27 33 34 37 57 68 74 86 87 88 89 90 93 94 95 97 104	15 16 20 21 25 34 37 48 57 81 97 106

简易智力状态检查(MMSE)

"简易智力状态检查"(Mini-Mental State Examination,简称 MMSE)由福斯腾(M. F. Folstein)编制于 1975 年。主要用于老年人认知缺损的检查。这里介绍的是张明园的中文修订版本。

本量表共 19 个项目。其中 1～5 项是时间定向,6～10 项是地点定向,11 项是语言即刻记忆,12 项是注意和计算能力,13 项是短程记忆,14 项是物体命名,15 项是语言复述,16 项是阅读理解,17 项是语言理解,18 项是言语表达,19 项是图形描画(表9‑16)。

评定方法在量表的各个项目中都已写明,但还需特别注意以下评定事项。

11 项:只允许主试者讲一遍,不要求被试者按物品次序回答,次序颠倒也被允许。如第一遍回答中有错误,则先记分,并以此记分为准。然后可告诉被试者错在何处,并再请其回忆,直至正确。但最多只能"学习"5 次。

12 项:不得用笔算,主试也不要重复被试的答案。

表 9 - 16　简易智力状态检查(MMSE)

	正　确	错　误
1. 今年的年份? 年_____	1	5
2. 现在是什么季节? 季节_____	1	5
3. 今天是几号? 日_____	1	5
4. 今天是星期几? 星期_____	1	5
5. 现在是几月份? 月_____	1	5
6. 你能告诉我现在我们在哪里?	1	5
例如:现在我们在哪个省、市? 省(市)_____		
7. 你住在什么区(县)? 区(县)_____	1	5
8. 你住在什么街道? 街道(乡)_____	1	5
9. 我们现在是第几楼? 层楼_____	1	5
10. 这儿是什么地方? 地址(名称)_____	1	5

11. 现在我要说三样东西的名称,在我讲完之后,请你重复说一遍,请你好好记住这三样东
　　西,因为等一下要再问你的(请仔细说清楚,每一样东西一秒钟)。
　　"皮球""国旗""树木"
　　请你把这三样东西说一遍(以第一次答案记分)。

	对	错	拒绝回答
皮球_____	1	5	9
国旗_____	1	5	9
树木_____	1	5	9

12. 现在请你从 100 减去 7,然后从所得的数目再减去 7,如此一直计算下去,把每一个答
　　案都告诉我,直到我说"停"。
　　(若错了,但下一个答案都是对的,那么只记一次错误。)

	对	错	说不会做	其他原因不做
93_____	1	5	7	9
86_____	1	5	7	9
79_____	1	5	7	9
72_____	1	5	7	9
65_____	1	5	7	9

　　停止!

13. 现在,请你告诉我,刚才我要你记住的三样东西是什么?

	对	错	说不会做	拒绝
皮球_____	1	5	7	9
国旗_____	1	5	7	9
树木_____	1	5	7	9

实用心理异常诊断矫治手册　第五版

14. （访问员：拿出你的手表）
请问这是什么？

	对	错	拒绝
手表_____	1	5	9

（拿出你的铅笔）
请问这是什么？

	对	错	拒绝
铅笔_____	1	5	9

15. 现在我要说一句话，请清楚地重复一遍，这句话是："四十四只石狮子"。
（只许说一遍，只有正确、咬字清楚的才记 1 分）

	正确	不清楚	拒绝
四十四只石狮子_____	1	5	9

16. （访问员：把写有"闭上您的眼睛"大字的卡片交给受访者）请照着这张卡片所写的去做。
（如果他闭上眼睛，记 1 分）

	有	没有	说不会做	拒绝	文盲
闭眼睛_____	1	5	7	9	8

17. （访问员：说下面一段话，并给他一张空白纸，不要重复说明，也不要示范）
请用右手拿这张纸，再用双手把纸对折，然后将纸放在你的大腿上。

	对	错	说不会做	拒绝
用右手拿纸_____	1	5	7	9
把纸对折_____	1	5	7	9
放在大腿上_____	1	5	7	9

18. 请你说一句完整的、有意义的句子（句子必须有主语、动词）
记下所说句子的全文：_____

句子合乎标准	句子不合乎标准	不会做	拒绝
1	5	7	9

19. （访问员：把卡片交给受访者）
这是一张图，请你在同一张纸上照样把它画出来（要求：两个五边形的图案，交叉处形成个小四边形）。

对	不对	说不会做	拒绝
1	5	7	9

17 项：要求操作次序准确。

评定标准：回答或操作正确记 1，错误记 5，说不会做记 7，拒绝或不做记 9，文盲记 8。

结果分析：把所有记 1 的小项目(共 30 个小项目)加起来得出总分。

检查的分界值分别为：文盲(未受教育)17 分，小学(教育年限≤6 年)20 分，中学或以上(教育年限＞6 年)24 分。凡不同教育程度的被试的总分等于或小于相应教育年限的分界值，则说明有认知功能缺损。

日常生活能力量表(ADL)

"日常生活能力量表"(Activity of Daily Living Scale,简称 ADL)由美国的劳顿(M. P. Lawton)和布罗迪(E. M. Brody)制定于 1969 年,主要用于评定被试的日常生活能力,有助于痴呆诊断,适合于老年人。

本量表共有 14 个项目,主要检查躯体生活自理能力和工具性日常生活能力(表 9-17)。评定时如被试因故(如痴呆、失语等)不能回答或不能正确回答,则可根据家属或护理人员的观察评定。

表 9-17　日常生活能力量表(ADL)

圈上最合适的情况			
1. 使用公共车辆	1 2 3 4	8. 梳头、刷牙等	1 2 3 4
2. 行走	1 2 3 4	9. 洗衣	1 2 3 4
3. 做饭菜	1 2 3 4	10. 洗澡	1 2 3 4
4. 做家务	1 2 3 4	11. 购物	1 2 3 4
5. 吃药	1 2 3 4	12. 定时上厕所	1 2 3 4
6. 吃饭	1 2 3 4	13. 打电话	1 2 3 4
7. 穿衣	1 2 3 4	14. 处理自己的钱财	1 2 3 4

评定标准：评定分为四级。1 分,自己完全可以做;2 分,有些困难;3 分,需要帮助;4 分,根本没有办法做。如果有些项目无法了解实情或从未做过,则记 9 分。

结果分析：评定结果主要计算总分和单项分。总分为各个项目的分数相加。总分＞16,单项分 2～4 分,有不同程度的功能下降;总分≥22 或单项分有

　　　　　　　　　　　　　　　　　　　　　　　　实用心理异常诊断矫治手册　第五版

2 项或 2 项以上≥3,则功能有明显障碍。

儿童孤独症评定量表(CARS)

"儿童孤独症评定量表"(Childhood Autism Rating Scale,简称 CARS)由叔普伦(E. Schoplen)于 1980 年编制,由专业检测人员使用。该评定量表共有 15 项内容(表9‐18)。

表 9‐18　儿童孤独症评定量表(CARS)

项　　　　目

一、人际关系

1分,与年龄相当:与年龄相符的害羞、自卫及表示不同意。

2分,轻度异常:缺乏一些眼光接触,不愿意,回避,过分害羞,对检查者的反应有轻度缺陷。

3分,中度异常:回避人,要使劲打扰他才能得到反应。

4分,严重异常:强烈地回避,儿童对检查者很少反应,只有检查者强烈地干扰,才能产生反应。

二、模仿(词和动作)

1分,与年龄相当:与年龄相符的模仿。

2分,轻度异常:大部分时间都模仿,有时激动,有时延缓。

3分,中度异常:在检查者极大的要求下才有时模仿。

4分,重度异常:很少用语言或运动模仿别人。

三、情感反应

1分,与年龄相当:与年龄、情境相适应的情感反应——愉快和不愉快——以及兴趣,通过面部表情、姿势的变化来表达。

2分,轻度异常:对不同的情感刺激有些缺乏相应的反应,情感可能受限或过分。

3分,中度异常:不适当的情感的示意,反应相当受限或过分,或往往与刺激无关。

4分,严重异常:极刻板的情感反应,对检查者坚持改变的情境很少产生适当的反应。

四、躯体运用能力

1分,与年龄相当:与年龄相适应的利用和意识。

2分,轻度异常:躯体运用方面有点特殊——某些刻板运动,笨拙,缺乏协调性。

3分,中度异常:有中度特殊的手指或身体姿势功能失调的征象,摇动旋转,手指摆动,脚尖走。

4分,重度异常:如上述所描述的现象严重而广泛地发生。

项　　目

　　五、与非生命物体的关系

　　1分，与年龄相当：适合年龄的兴趣、运用和探索。

　　2分，轻度异常：轻度地对东西缺乏兴趣或不适当地使用物体，像婴儿一样咬东西，猛敲东西，或者迷恋于物体发出的吱吱叫声，或不停地开灯、关灯。

　　3分，中度异常：对多数物体缺乏兴趣或表现有点特别，如重复转动某件物体，反复用手指尖捏起东西，旋转轮子或对某部分着迷。

　　4分，严重异常：严重的对物体的不适当的兴趣、使用和探究，如上边发生的情况频繁地发生，很难使儿童分心。

　　六、对环境变化的适应

　　1分，与年龄相当：对环境改变产生与年龄相适应的反应。

　　2分，轻度异常：对环境改变产生某些反应，倾向维持某一物体活动或坚持相同的反应形式。

　　3分，中度异常：对环境改变出现烦躁、沮丧的征象，干扰他时很难被吸引。

　　4分，严重异常：对环境改变产生严重的反应，假如坚持把环境的变化强加给他，儿童可能逃跑。

　　七、视觉反应

　　1分，与年龄相当：适合年龄的视觉反应，与其他感觉系统是整合方式。

　　2分，轻度异常：有时必须提醒儿童去注意物体，有时全神贯注于"镜象"，有的回避眼光接触，有的凝视空间，有的着迷于灯光。

　　3分，中度异常：经常要提醒他们正在干什么，喜欢观看光亮的物体，即使强迫他，也只有很少的眼光接触，盯着看人，或凝视空间。

　　4分，重度异常：对物体和人的广泛、严重的视觉回避，着迷于使用"余光"。

　　八、听觉反应

　　1分，与年龄相当：适合年龄的听觉反应。

　　2分，轻度异常：对听觉刺激或某些特殊声音缺乏某些反应，反应可能延迟，有时必须重复声音刺激，有时对大的声音敏感，或对此声音分心。

　　3分，中度异常：对听觉不构成反应，或必须重复数次刺激才产生反应，或对某些声音敏感（如很容易受惊、捂上耳朵等）。

　　4分，重度异常：对声音全面回避，对声音类型不加注意或极度敏感。

　　九、近处感觉反应

　　1分，与年龄相当：对疼痛产生适当强度的反应，正常触觉和嗅觉。

　　2分，轻度异常：对疼痛或轻度触碰、气味、味道等有点缺乏适当的反应，有时出现一些婴儿吸吮物体的表现。

　　3分，中度异常：对疼痛或意外伤害缺乏反应，比较集中于触觉、嗅觉、味觉。

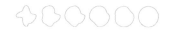

项　目

4分，严重异常：过度地集中于触觉的探究感觉而不是功能的作用（吸吮、舔或摩擦），完全忽视疼痛或过分地作出反应。

十、焦虑反应

1分，与年龄相当：对情境产生与年龄相适应的反应，并且反应无延长。

2分，轻度异常：轻度焦虑反应。

3分，中度异常：中度焦虑反应。

4分，严重异常：严重的焦虑反应，儿童可能在会见的一段时间内不能坐下，或很害怕，或退缩，等等。

十一、语言交流

1分，与年龄相当：适合年龄的语言。

2分，轻度异常：语言迟钝，多数语言有意义，但有一点模仿语言。

3分，中度异常：缺乏语言或有意义的语言与不适当的语言相混淆（模仿言语或莫名其妙的话）。

4分，严重异常：严重的不正常言语，实质上缺乏可理解的语言或运用特殊的、离奇的语言。

十二、非语言交流

1分，与年龄相当：与年龄相符的非语言性交流。

2分，轻度异常：非语言交流迟钝，交往仅为简单的或含糊的反应，如指出或去取他想要的东西。

3分，中度异常：缺乏非语言交往，儿童不会利用或对非语言的交往作出反应。

4分，严重异常：特别古怪的和不可理解的非语言的交往。

十三、活动水平

1分，与年龄相当：正常活动水平——不多动，亦不少动。

2分，轻度异常：轻度不安静或有轻度活动缓慢，但一般可控制。

3分，中度异常：活动相当多，并且控制其活动量有困难，或相当不活动或活动缓慢，检查者很频繁地控制或以极大努力才能得到反应。

4分，严重异常：极不正常的活动水平，要么不停，要么很冷淡，很难得到儿童对任何事件的反应，差不多不断地需要大人控制。

十四、智力功能

1分，与年龄相当：正常智力功能——无迟钝的证据。

2分，轻度异常：轻度智力低下——技能低下表现在各个领域。

3分，中度异常：中度智力低下——某些技能明显迟钝，其他的接近年龄水平。

4分，严重异常：智力功能严重障碍——某些技能表现迟钝，另外一些在年龄水平以上或不寻常。

项　　目
十五、总的印象 1分,与年龄相当:不是孤独症。 2分,轻度异常:轻微的或轻度孤独症。 3分,中度异常:孤独症的中度征象。 4分,严重异常:非常多的孤独症征象。

　　评定标准:每项内容按1~4级评分,其中严重异常为4分,中度异常为3分,轻度异常为2分,与年龄相当为1分。

　　结果分析:15项评定内容总分≥30分可诊断为孤独症。在总分≥30分的情况下,如总分<36分,则为轻度或中度孤独症;总分≥36分,为严重孤独症。

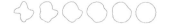

第十章

心理应对

心理应对是人们在面对各种心理冲突和挫折时，在其内部心理活动中具有的有意识或无意识地、自觉或不自觉地摆脱烦恼、消除紧张、降低焦虑、减轻痛苦，以恢复情绪稳定和保持心理平衡的适应性倾向。这种自我心理保护的适应性倾向可以是被动的、消极的，也可以是主动的、积极的。前者通常是无意识地、不自觉地出现的，后者则通常是有意识地、自觉地产生的。但即使是被动的、消极的适应性倾向，至少也能起到缓和的作用，使失衡的心理得到暂时的调整，从而为心理平衡赢得宝贵的时间。

心理防御机制

心理防御机制（psychological defense mechanism）是维持心理平衡、防止精神崩溃的重要措施，可分为积极的和消极的两大类。积极的心理防御机制强调个人自觉的理解和有意识的参与，通过主动调整自身价值系统，改变自己对困境和挫折的认识及情绪反应，借以减少烦恼、焦虑、紧张和痛苦，保持心理平衡，通常是有意识的、自觉的、主动的，但有时也可以是无意识的、不自觉的、被动的；消极的心理防御机制则歪曲、否认和掩盖事实，由于可以在某种程度上暂时维持心理平衡而不致使人精神崩溃，因而也具有一定的积极作用，通常是无意识的、不自觉的、被动的，但有时也可以是有意识的、自觉的、主动的。消极的心理防御机制过度运用或运用失当也有可能导致社会适应不良甚至心理异常。

心理防御机制的具体心理防御方法主要有以下几种：

1. 投射（projection）

投射也称推诿，是指把自己具有的为他人所不容的性格、观念、欲望和行为等转移到他人身上，以此来保持心理安宁，或者把自己遭受的困境、挫折和错误推诿和归咎于他人和客观原因，以维护自尊，减轻自身的焦虑和不安。前者例如自己性格偏执，就说他人性格才偏执，自己考试作弊，就说别人也在作弊，作弊的手段也更为多样和老练，只是未被人发现而已等；后者例如考试成绩不佳，就归因于题目太难、复习时间不足、批卷太严格等。

2. 否认（denial）

否认是指否定已经发生的但又难以接受的事实，当作根本没发生，以逃避心理打击，减轻痛苦。例如对亲人突然亡故、事业上出乎意料地遭到失败等事实不愿承认，不肯相信，以缓冲精神刺激，使心理上更有准备的在日后慢慢接受业已发生的痛苦事实。所谓的眼不见为净、掩耳盗铃等就是否定的典型表现。

3. 象征（symbolization）

象征是指以自己已经拥有的或能够接受的事物来象征性地代表自己尚未拥有或不能接受的事物，以获得心理满足和保持心理平衡。例如数学成绩虽不理想，但语文成绩良好，因而认为自己学习能力还是不错的，数学成绩也一定能赶上去，以缓解数学成绩不理想的失落感。

4. 退行（regression）

退行是指遇到困难和挫折时放弃成熟态度和成人行为模式，表现出早期幼稚的、与年龄不相称的行为反应，去应对困难和挫折处境，以获得别人的同情和照顾，从而减轻心理负荷和痛苦。例如晋级受阻就号啕大哭，甚至吵闹、耍赖，或满地打滚等。

 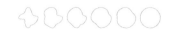

5. 内向 (introjection)

内向是指把遭受困境、挫折和错误的原因完全归咎于不可抗拒的因素，以使自己能够"心安理得"地忍受。例如高考落榜就认为是命运使然；身患重病是天意等。

6. 幻想 (phantasy)

幻想是指在遇到无力解决的问题时，通过想象来满足成功的欲求。例如学习成绩落后，想象自己将来一定能成绩优秀甚至名列前茅，目前的困境只是一种暂时的现象；现在穷困潦倒，将来一定会大富大贵等。

7. 合理化 (rationalization)

合理化是指在遇到挫折和失败或者自己的行为不被社会接受时，用某种似乎合理的理由加以解释，以文饰自己的窘境或开脱自己的责任，减少焦虑、内疚和痛苦，保持个人的自尊。例如行为怪僻，别人敬而远之，就对人说别人不懂自己，自己不为别人理解；无能力从事某种工作，则对人说自己不喜欢该工作，等等。合理化中把得不到的东西说成是不好的，称为酸葡萄机制（酸葡萄心理），例如没有考上梦寐以求的名牌大学，就说名牌大学学业竞争太激烈，不读也罢，等等；将得不到好东西因而只能得到次等东西，就说次等东西也是好东西，称为甜柠檬机制（甜柠檬心理），例如没有考上梦寐以求的名牌大学，只考上了普通大学，就说普通大学各种条件也很好，在普通大学学习反而游刃有余，等等。

8. 反向 (reaction formation)

反向是指夸张性地用与自己真实的观念、情感、欲望相反的外在态度或行为掩盖不为社会相容的或有损自尊和安全的真实的内在动机，以减轻焦虑与不安。例如用过分的奉迎献媚来掩盖自己的敌意或某种企图，用故意回避或傲慢来掩盖对某个异性的爱慕，用到处宣扬反对追求名誉地位来掩盖自己的追名逐利，等等。所谓的"此地无银三百两"就是反向的典型表现。

9. 移置 (displacement)

移置是指通过转移对象来间接满足在原有对象身上无法或不便直接满足

的欲念,以使心理获得平衡。例如在外面受气就把气发泄在妻儿身上;被自己相爱的有妇之夫抛弃就强烈憎恨有妇之夫的妻子,等等。

10. 隔离(isolation)

隔离是指故意把不愉快的事实、情感等与意识分隔,使自己意识不到,以免引起心理上的尴尬、不安或焦虑,或者故意回避曾使自己感到痛苦和不安的人和物,以避免触景生情,重新引起痛苦和不安。前者例如人死了叫"人没了",以避免痛苦、不祥或过分悲哀等;后者例如回避失恋的旧情人,调离曾经犯过严重错误的就业机构,等等。

11. 压抑(repression)

压抑是指把不被人所接受的或令人痛苦的欲念和经历不知不觉压制与潜抑到潜意识中去,以至个体对压抑的内容不能察觉或回忆,以避免痛苦、焦虑,减轻心理压力。例如忘却失恋的痛苦,忘掉当众被羞辱的怨恨与愤懑,等等。但压抑在潜意识中的内容并未消失,常常会无意识的影响个体的行为。与因时间久而自然忘却不同,压抑是不自觉的、选择性的动机性遗忘(motivated forgetting)。

12. 升华(sublimation)

升华是指把不能实现的欲念或痛苦体验导向积极的、能够实现的行为表现,以使自己的内心得到满足。例如根据自己的爱好和条件,化痛苦为动力,或写诗作赋,或谱曲绘画,以抒发难以倾泻之情感。

13. 幽默(humor)

幽默是指以诙谐、含蓄、给人以启迪的言语和动作化解尴尬,摆脱困境,以缓解由此引起的紧张、焦虑、难堪和不安。例如歌德路遇一地痞,地痞不让路,还说"我不给傻子让路",歌德退让在路边说:"我正好相反。"

14. 补偿(compensation)

补偿是指选择其他能获得成功的活动来弥补因目标受挫而产生的沮丧和痛苦,在体验成功的满足中获得心理平衡。例如身躯残缺就在学问上下功夫;其貌不扬就努力培养良好的气质、风度等。

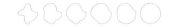

15. 认同(identification)

认同是指在幻想中把自己比拟成成功的人物或在现实中到处宣扬自己与成功人物的直接、间接关系,以获得象征性成功的满足感,减轻内心的焦虑和痛苦。例如想当演员而不得志,就模仿演员的装饰打扮、言行举止;自己难以成才,就逢人便讲自己是某成功人物的同学、朋友或某名牌大学的毕业生等。

16. 抵消(offset)

抵消是指用象征性的言语或行为来补救、减轻或消除不愉快事情引起的不安、焦虑和痛苦,似乎不愉快事情没有发生过,以使心理获得平衡。例如新年打碎碗,就说"岁岁(碎碎)平安";被石子绊了一下,就使劲把石子踢得很远;工作繁忙,无暇陪伴孩子,就尽量满足孩子物质上的需求,以消除心中的愧疚感;孩子犯了过错,就刻意在父母面前表现得很乖巧;求神拜佛,以求得保佑和摆脱厄运等。

17. 解离(dissociation)

解离是指在不同的环境中表现出不协调、矛盾甚至相反的行为,在某些环境中隐藏某些方面的真实的自己,以避免影响或损害这些环境中的人际关系,减轻、消除焦虑心理。例如在家中强势,在职场则本分、懦弱,或者相反等。

心 理 调 节

心理调节(psychological adjustment)是对心理活动进行主动的自我调节,是自我意识发展的重要标志,也是保持心理健康的重要手段。从心理应对的角度讲,心理调节主要是对情绪的调节,在面临挫折或困境时,能及时地消化心理冲突,并能迅速地消除由此而产生的消极情绪。

心理调节方法繁多,常用的心理调节方法有以下几种:

1. 宣泄（catharsis）

宣泄是指利用或创造某种情境,把消极情绪发泄出来,使其得到适当表现,以减轻心理压力。宣泄可以是直接宣泄,例如亲人亡故时的号啕大哭等;也可以是间接宣泄,例如烦恼时在知己面前诉诉委屈、发发牢骚等。但宣泄一定要适度,情绪表现一定要适当。过度的宣泄,例如无休止地哭泣、没完没了地诉委屈和发牢骚等,不仅会强化消极情绪,而且会遭人误解,得不到同情,因而增加新的心理压力。

2. 控制（control）

控制是指自我克制以缓解消极情绪,从而使心理平衡。克制不同于压制,压制是强行压抑消极情绪,由于内心冲突依然存在,压制有时还会使消极情绪变得更为强烈。例如因误解遭到教师严厉批评,出于畏惧教师权威而强行压抑自己的反感情绪,由于不服气有时反而会越想越气。克制则是在理性的基础上抑制自己的消极情绪,提醒自己不要意气用事,凡事都要三思。例如因误解遭到教师严厉批评而产生反感情绪时,就要想到如果任其滋长就有可能转化为对立情绪,倘若克制反感情绪,内心的消极体验就会淡化,从而为通过解释消除误解创造有利条件。

3. 韬晦（conceal one's true feature）

韬晦即韬光养晦,是指收敛锋芒、隐藏行迹以摆脱困境,消除烦恼和紧张情绪。例如与上司格格不入而难以相处,为避免可能带来的麻烦,缓解烦恼和紧张情绪,就故意表现出顺从听话、唯命是从的假象,以避免因与上司不必要的冲突而使自己更加烦恼和紧张。

4. 佯作糊涂（feigned muddiness）

佯作糊涂是指假装头脑糊涂以排除各种可能的心理打击,使自己在不利处境中出现的消极情绪不至于过于强烈。例如身处逆境,为了缓解不满、压抑、厌烦等消极情绪,使心理得到平衡,就佯作糊涂,百事不问。

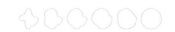

5. 延迟(postpone)

延迟是指推迟和延缓消极情绪的发作,使其随着时间的间隔降低强度甚至消弭。例如遭到营业员奚落后气愤难平,不当场发作而延迟到回到家后再发作,回家后由于时过境迁,气愤的强度就会减弱,甚至感到无聊而一笑置之。

6. 美化(prettify)

美化是指故意抬高自己的心理层次以缓解消极情绪。例如遭人非议而感到苦恼、焦虑和痛苦时,就在内心抬升自己,以"何必与这些人一般见识"等来使心理得到平衡。

7. 转移(shift)

转移是指通过改变话题或从事其他活动来分散注意力,使消极情绪得以缓解。例如因话不投机而起争执时,立即改变话题内容或借故离开去看书、逛街、打球,使争执时的消极情绪得以缓解。

8. 遗忘(forget)

遗忘是指忘掉引起消极情绪的不愉快事件,以免"触景生情"。例如不去回忆不愉快的往事,过去的就让它过去;不去发生不愉快往事的场所;把容易引起不愉快往事回忆的物品收藏起来,等等。

9. 理智(intellectuality)

理智是指冷静、客观地分析引起消极情绪的原因以缓解消极情绪。例如受到批评后认真分析批评是否有道理;忧愁是否有理由,等等。

第十一章

心理咨询

　　心理咨询(mental counseling)是指心理咨询师就来访者生长发育和自我发展方面的心理问题或心理异常问题,在自如进行心理交流的亲和气氛中,运用专门的心理学方法,引导、指导、解释并提供解决心理问题的可行思路,启发来访者通过自助调整和提高心理机能,使心理问题得以合理处理和解决的活动过程。

　　生长发育和自我发展方面的心理问题是指在生长发育和自我发展过程中出现的与生长发育和自我发展密切相关的心理问题,通常称为发展性问题。这些心理问题虽不属于心理异常问题的范畴,但若得以合理调整、处理和解决,会有助于心理机能的提升、完善,使心理生长发育和自我发展更为顺利。对生长发育和自我发展方面的心理问题进行心理咨询,称为发展性心理咨询。

　　心理异常问题是指个体某个时段或长期内部心理活动失调和外部社会适应不良且已影响或损害社会功能的心理问题,包括一般心理问题和心理障碍(精神障碍),对心理异常问题进行心理咨询,称为临床心理咨询或调适性心理咨询。在临床心理咨询或调适性心理咨询中,一般心理问题是需要引起重视并合理处理的主要心理问题,是没有达到心理疾病或精神疾病程度的心理异常问题,不符合世界卫生组织《国际疾病分类(第十一版)》对心理疾病或精神疾病的定义和诊断标准,却是心理咨询需要处理和调整的主要心理问题。心理障碍(精神障碍)虽然也常需要通过心理咨询进行处理,但通常是在心理治疗和药物治疗的基础上进行，不能仅依赖心理咨询。对大多数心理障碍（精神障碍）而言，心理咨询、心理治疗和药物治疗相结合，是提高疗效的重要处理模式。

心理咨询虽然包括发展性心理咨询与临床心理咨询（调适性心理咨询），例如中小学的心理辅导机构，由于学生正处于成长发育期，这两类问题一般都需要进行辅导和处理，但通常意义上讲的心理咨询是指临床心理咨询（调适性心理咨询）。

心理咨询的特点、类型与形式

心理咨询的特点

心理咨询具有以下一些特点。

1. 帮助性

心理咨询的双方，即来访者（counselee）和心理咨询师（counselor）的咨询动机是不一样的。来访者的动机是求助，心理咨询师的动机是帮助。心理咨询不是简单的商讨，而是心理咨询师通过商讨等手段帮助来访者解决求助的发展性问题或心理异常问题。帮助的含义是：缓解来访者心理压力；改变来访者错误的认知观念；指导来访者掌握自我调控方法；协助来访者重新建立社会适应性行为；促使来访者更好地认识自我；鼓励来访者挖掘和利用潜在的积极因素等。

2. 互动性

心理咨询的来访者和心理咨询师是一种双向交流、彼此影响的互动关系，是心理咨询过程中来访者发出信息"刺激"，心理咨询师作出言语和行为"反应"，同时又将这种反应作为反馈信息"刺激"作用于来访者，使其再次发出信息"刺激"而进一步作出"反应"的心理活动过程。这就需要双方建立自然、亲和、信任的良性互动关系,使来访者毫无顾虑地坦陈心迹,和盘托出求助问题的相关信息。如果咨访双方互存疑虑和戒心,势必难以达到心理咨询的目标。

3. 心理性

心理咨询求助和帮助的范围局限于心理问题,解决心理问题的手段是运用专门的心理学方法和相应的心理咨询技术。心理问题,尤其是一般心理问题,虽然大多由生活事件直接引起,但如果求助和帮助的重点集中在如何解决具体的生活事件上,就必然会背离心理咨询的初衷;如果处理心理问题的手段脱离心理学方法和相应的心理咨询技术,同样也不是真正的心理咨询。

4. 渐进性

无论是发展性问题还是心理异常问题,试图通过一次心理咨询就彻底解决是不太现实的。这些问题,尤其是心理异常问题,是长期受到复杂的心理社会因素影响的结果。虽然来访者求助的心情非常迫切,希望一下子就能解决问题,但心理咨询师不能寄希望于一劳永逸,而应该一步一步地启发,循序渐进地应对来访者提出的要求,使其在心理咨询师有计划、有针对性的引导、指导和建议下,从较低层次调适开始,循序渐进地获取成功,最终解决所期望解决的心理问题。

5. 自助性

在心理咨询中,心理问题的解决并不能单方面依赖心理咨询师的能力和努力,心理咨询的本质就是通过来访者求助和自助来解决其心理问题。如果来访者只是满足于把自己的心理问题交给心理咨询师处理,自己既不配合,也不根据心理咨询师的引导、指导和建议作出自助性努力;既不想换个视角改变明显的认知偏误,也不努力调整适应不良的行为等,那么这样的心理咨询也只是不断循环、重复的无意义活动。因此,在心理咨询过程中,心理咨询师不仅自己要懂得来访者心理问题的解决并不完全取决于自己的心理咨询水平和勤业精神,而且一定要让来访者懂得解决心理问题过程中自助的必要性和重要性,只有这样,心理问题的解决才能真正取得成效。

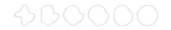

心理咨询的类型

心理咨询的类型通常根据心理咨询的范围和内容划分为发展性心理咨询和临床心理咨询(调适性心理咨询)两大类。

1. 发展性心理咨询(developmental mental counseling)

发展性心理咨询的目的在于帮助来访者解决在生长发育和自我发展过程中出现的与生长发育和自我发展密切相关的心理问题,即发展性问题,是预防在成长发育和自我发展过程中可能会出现的能影响心理发育和发展的心理问题,或解决在心理发育和发展过程中已经出现的心理发育和发展相对滞后于相应年龄阶段应有水平,但并未达到心理异常的程度,并未明显影响社会功能的各种心理问题,从而使心理发育和发展进一步提升、完善、健全。发展性心理咨询是通过心理辅导帮助来访者了解心理发育和发展的规律,使其更好地认识自我,鼓励来访者最大限度地发挥自己已经具有的各种现实能力,充分挖掘潜在能力,更好地适应环境,更健全地发展自我,并有针对性地向来访者提供适当处理发展性问题的思路和具体方法。

发展性心理咨询的范围和内容主要有:不同年龄、不同性别、不同群体心理发展的特点与规律;早期智力开发的价值与手段;个性结构与健全人格的关系与措施;学习困难及其影响因素;依赖性与独立性的矛盾及其处理方法;性心理困惑;人际冲突的控制与社交能力的培养;个人与群体的关系及其矛盾处理;直接和间接兴趣的培养;重大转折时期的环境适应与自我心理调节;升学时专业选择与择业的心理矛盾;失恋心理的调节;抗挫能力、抗压能力等心理承受能力的培养以及成就动机的激发与自我价值的体现等。

2. 临床心理咨询(clinical mental counseling)

临床心理咨询(调适性心理咨询)的咨询目的在于在帮助解决来访者心理异常问题,尤其是一般心理问题的心理咨询过程中,使来访者伴随心理问题产生的消极情绪得以宣泄,以缓解心理压力;引导来访者意识到自己在认知上的偏误并开始改变,以确立正确的思考方向和合理的思考方法;指导来访者掌握自我调控的方法并进行有效的自我调控;鼓励来访者重新建立包括和谐的人际关系在内的良好的社会适应性行为;激发来访者的自愈机制与潜能,使其通过自己的努力解决自己的心理异常问题。

临床心理咨询(调适性心理咨询)的咨询范围和内容主要是心理异常中的一般心理问题,包括由相应情景性刺激引起的情绪问题以及行为问题、人格问题等,这些心理问题已在一定程度上干扰和影响了社会功能。各种心理障碍(精神障碍)则通常需要转诊至各级精神卫生中心接受药物治疗,这就需要心理咨询师对各种心理障碍(精神障碍)有很强的识别和评估能力,否则就有可能把一般心理问题当作心理障碍(精神障碍)转介给精神卫生中心,或者把心理障碍(精神障碍)当作一般心理问题进行心理咨询。当然,心理咨询对心理障碍(精神障碍)的重要作用也是不可忽视的,但通常需结合药物治疗和心理治疗。实际上,心理障碍(精神障碍)在临床治疗中也只有药物治疗和心理咨询、心理治疗相结合才能取得更好疗效。

心理咨询的形式

心理咨询可以根据不同的标准作多种形式的划分。一般可以按照咨询来访者是求询者还是委托人分为直接心理咨询和间接心理咨询,按照咨询对象是个体还是群体分为个别心理咨询和团体心理咨询,按照咨询的途径分为电子信息心理咨询、专栏心理咨询、电信通话心理咨询、现场心理咨询和门诊式心理咨询等。

1. 直接心理咨询(direct mental counseling)

直接心理咨询是针对来访者自身的发展性心理问题或者心理异常问题直接进行心理咨询。通过来访者与心理咨询师直接的、面对面的交流和相互作用,帮助来访者解决相关的发展性心理问题或者心理异常问题。

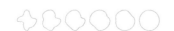

2. 间接心理咨询(indirect mental counseling)

间接心理咨询是通过来访者为其亲朋好友或学生、孩子等的发展性心理问题或者心理异常问题进行中转咨询。由于真正求询者和心理咨询师之间增加了中间人(来访者),心理咨询师只能通过来访者才能获得相关信息,且处理意见又需要来访者转述,因而从来访者这里获取详细的、正确的信息并使来访者理解和接受咨询意见,就成了对于咨询成功与否至关重要的问题,稍有疏忽,就可能无的放矢。

3. 个别心理咨询(individual mental counseling)

个别心理咨询是来访者与心理咨询师一对一地就来访者的发展性心理问题或者心理异常问题进行心理咨询。其优点是安全保密、沟通深入、因人制宜,咨询效果也比较理想。

4. 团体心理咨询(group mental counseling)

团体心理咨询是把具有类似或相同性质的发展性心理问题或者心理异常问题的来访者,或者把同一年龄层次但具有不同发展性心理问题或者心理异常问题的来访者集中在一起,分成若干小组集体进行心理咨询。由于具有情绪感染和支持效应,团体心理咨询更利于问题的解决,同时能节约时间和精力。缺点是难以涉及深层次的心理问题,也难以顾及团体成员心理问题的特殊性,故有一定的局限性。

5. 电子信息心理咨询(electronic information mental counseling)

电子信息心理咨询是通过电子邮件、微博私信、手机短信、微信等形式,就求询者在文字叙述中提出的发展性心理问题或者心理异常问题进行心理咨询。优点是能打破空间距离的束缚,不受居住地域的限制,也能避免因不善口语表达或过于拘谨造成的信息不全或尴尬的局面,从而做到畅所欲言。缺点是无法获得眼神、脸部表情、手势与形体动作等非言语性信息,因而难以全面了解信息资料;即使是书面言语性信息,如果求询者书写文字过于简单甚至含糊、凌乱,则可能连必要的基本信息都不易获得,从而有可能使心理咨询失去针对性和有效性。电子信息心理咨询如果通过视频聊天的形式进行，就可避免这些缺点。

6. 专栏心理咨询(column mental counseling)

专栏心理咨询是报刊、电台、电视等大众传媒通过设立专栏或博客、微博、微信群等自媒体社交平台，对受众提出的发展性心理问题或者心理异常问题进行专文答复，由专家写成单篇或系列文章予以刊载、广播、播出或上传到博客、微博、微信群等，达到普及心理健康科学知识的效果。其优点是覆盖面广，科普性强，具有较大的吸引力；缺点是对不同个体而言针对性较差，难以深入地解决具体心理问题。

7. 电信通话心理咨询(telecommunications call mental counseling)

电信通话心理咨询是利用固定电话、手机、微信视频或语音通话等与求询者通话和交流，对其存在的发展性心理问题或者心理异常问题进行解答、解释、劝慰、鼓励、忠告、支持并提供解决问题的建议。其优点是除了微信视频通话外来访者不必抛头露面，甚至不必说出姓名，因而心理压力较小，更重要的是它方便、迅速，能及时处理问题，尤其是能对求询者的急性心理危机及时进行紧急干预，以防止其轻生。当有自杀观念的急性心理危机求询者拿起电话时，这一行为本身就起了缓冲作用，使其迈出了脱离危机的第一步，从而有可能防止急性心理危机导致自杀的恶性事件。但对有自杀观念的急性心理危机求询者的心理干预不能仅停留于电信通话心理咨询，待稳住求询者的情绪后，心理咨询师还必须第一时间通知并指导教师、家长等知情人及时做好求询者的监护和处理工作，同时还应该迅速直赴现场直接解决求询者的心理危机。专线咨询电话因而常被人们称作"温暖线""希望线"和"生命线"。

8. 现场心理咨询(spot mental counseling)

现场心理咨询是心理咨询师深入学校、家庭、机关、企业、社区等地方，对来访者提出的发展性心理问题或者心理异常问题进行心理咨询。由于现场心理咨询能在充分了解心理问题发生的大背景下进行，因而对于解决相对集中的问题效果较好。但如在街头进行，由于分散且干扰太大，往往不易取得良好的效果。

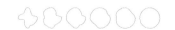

9. 门诊式心理咨询(outpatient mental counseling)

门诊式心理咨询是学校、社会、医院等开设心理咨询机构对来访者的发展性问题或心理异常问题进行心理咨询。例如高校的心理咨询中心、中学的心理辅导中心(室)、医院的心理科、社会上名称不同的心理咨询机构等。但不管何种类型的心理咨询机构,都应要求心理咨询师有丰富的社会生活经验和较高的心理咨询的专门技能。来心理咨询机构的来访者不仅求询、求治心切,而且求询、求治的期望较高,因而门诊式心理咨询工作者都必须经过严格的培训,持证上岗。

心理咨询的基本原则

心理咨询的基本原则是心理咨询师在咨询过程中必须遵循的基本要求,是任何类型和形式的心理咨询都应该遵守的。

保密性原则

遵守保密性原则就是尊重来访者的隐私。来访者的隐私如果得不到尊重和保密,则不但心理咨询的信誉和心理咨询师的名声会受到损害,而且会激化矛盾,引发事端,甚至有可能导致来访者不能忍受隐私被披露而轻生等悲剧性急性应激事件。

在心理咨询过程中,尊重和保护来访者的隐私,首先要做到的是给来访者提供心理上的安全感,以减轻其心理负担。"心病"从某种意义上说就是"隐私病",来访者只有确实感到有安全感,并对心理咨询师充分信任时,才能畅所欲言。因此,当来访者有所顾虑时,应该通过一定方式明确告诉或暗示来访者,其一切个人咨询资料将严格保密。其次,隐私也是顺利、深入地进行心理咨询必须要攻克的堡垒。心理咨询师如果不了解来访者心理深层的隐秘以及众多细小、微妙的生活背景资料,就难以对来访者的心理问题作出正确判断和提出行之有效的咨询意见。隐私只有得到了尊重和保护,来访者才有可能把原本不好意思而不愿启齿或违背社会准则而不敢启齿的价值极高的隐秘内容向心理咨询师吐露。

尊重和保护来访者隐私涉及的内容较多,主要包括:不在任何场合、不向任何人(包括家属、亲友、同学、同事、领导以及其他咨询专业人员)谈论来访者的隐私;除特许的本部门专业人员和公检法持证明的人员外,不允许任何个人和单位查阅和借阅心理咨询档案资料;因教学、科研等需要引用某些咨询案例时,应略去其名和其他有可能暴露当事人身份的细节,并对心理咨询涉及的具体内容作技术性处理。

当然,如果来访者的隐私内容涉及自杀意念和举动,或者来访者有可能肇事、肇祸,会给他人带来人身安全方面的危险,会危害社会,等等,心理咨询师就应及时与来访者家属沟通,及时联系来访者就业机构或所属派出所,以防患于未然。

如实接受性原则

遵守如实接受性原则就是实事求是、全面地获得来访者提供的各种信息。但由于知觉具有选择性,心理咨询师也不例外,因而在心理咨询过程中物理上的信息接受在正常进行,心理上的信息接受却打了折扣,有些信息被过滤和舍弃了。这样,进入心理咨询师头脑中的是那些心理咨询师个人认为重要的信息,而实际上很有可能有些更为重要的信息没有受到应有的重视和被接受,显然,这样做是难以勾勒出来访者的心理全貌的,当然也就不容易达到咨询目的。

为了避免接受来访者信息可能出现的局限性,首先,心理咨询师要消除借助于自己个人经历和经验去理解、体验和接受来访者所提供信息的"心理准

 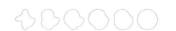

备"，防止对来访者的信息进行不自觉的过滤。其次，要克服因首因效应和前摄抑制造成的容易接受先提供的信息而淡化后提供的信息的心理定式，避免对来访者信息进行不自觉的丢弃。再次，要排除来访者在诉述过程中渲染言语的影响，来访者用渲染言语强调的那些心理信息未必就是主要的或本质的信息，如果不自觉地接受了这些被来访者渲染过的信息，就有可能忽略其他更为重要的信息。此外，有某种专业取向的心理咨询师，例如在心理咨询中熟悉和擅长处理某些心理问题，或者用熟悉和擅长的某个心理学流派理论和咨询方法进行心理咨询等，也要避免不管具体咨询案例的实际情况，倾向性地将咨询案例往自己熟悉的某些心理问题上靠拢并作出相应判断，或者不管具体咨询案例的实际情况，用自己熟悉和擅长的某个心理学流派理论和咨询方法进行处理。只有这样，心理咨询师才能客观、全面地掌握来访者提供的各种信息，从而为作出正确的心理判断和提供有针对性的咨询建议打下基础。

特殊性与整体性相结合原则

遵守特殊性与整体性相结合原则就是既要注意来访者心理问题的个体特殊表现，又要考虑来访者整体心理活动的调适。人与人是有差异的，即使是同一种心理问题，由于个性、经历和处境等不尽相同，其具体表现也是不一样的。有的典型，有的未必典型；有的心理症状（精神症状）突出，有的躯体症状明显而心理症状（精神症状）模糊不清。同时，年龄特征也不可忽视，同一种心理问题在不同的年龄阶段，其表现甚至可以大相径庭。如果心理咨询师用固定程式而不因人制宜地进行心理咨询，则势必失去针对性。同样，人的心理活动是一个有机的整体，某一方面的心理问题必定与整体心理活动相联系，如果仅仅着眼于来访者诉述的问题的解决，往往会陷入"头痛医头，脚痛医脚"的被动局面。这样，即使暂时解决了某一方面的心理问题，其效果常常不会持久，一段时间后，同样的心理问题就有可能以同一种方式或另一种方式表现出来。同时，与此有联系的其他心理问题也有可能发生。

因此,心理咨询要取得预期的效果,心理咨询师不仅要了解来访者存在的具体心理问题,而且要了解这些心理问题在来访者身上的特殊表现;不仅要重视来访者着重诉述的心理问题,而且要重视来访者整体心理活动的调适,从有利于调整来访者整体心理活动的角度出发去解决某个具体心理问题。只有这样,才能对来访者的心理问题作出科学的判断和恰当的处理。

信 赖 性 原 则

遵守信赖性原则就是心理咨询师通过建立自然、亲和、平等、融洽的咨访关系以及展现工作责任心、学识、能力等获取来访者的信任,以使其迅速进入求询者的角色中。

在心理咨询中,抱着疑虑和试试看心态来求询的来访者不乏其人。这些来访者未必信任心理咨询师,他们既怕自己的心理问题不被心理咨询师理解,会讨个没趣,因而顾虑重重,又怀疑心理咨询师没有能力真正化解心理问题,因而信心不足,这样势必难以进入求询角色,有可能使心理咨询流于形式。因此,心理咨询师迅速获得来访者的信任并建立信赖关系,就成了顺利进行心理咨询的最基本条件。

心理咨询师要获取来访者的信任,至关重要的是要与来访者建立自然、亲和、平等、融洽的咨访关系,不能居高临下,以权威自居,也不能过分严肃,冷若冰霜。心理咨询师应该亲切、和善、热情,使来访者在心理咨询室里有一种宾至如归的温暖感,从而消除紧张、顾虑。只有这样,才能拉近与来访者的心理距离,心理咨询师也才能获取来访者的信赖。同时,心理咨询师也要有责任心,这种责任心不仅体现在工作热情和诚恳态度上——无论对什么样的来访者都充满热情,以诚相待,绝不厚此薄彼,以貌或以财等取人,而且体现在对来访者存在的心理问题的充分理解和高度重视上,不能不屑一顾而敷衍塞责,更不能大

 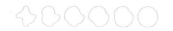

惊小怪而不肯相信来访者。心理咨询师还要有自信心,应该让来访者感觉到自己有信心、有能力在来访者的密切配合下逐步化解来访者的心理问题,以使来访者和盘托出有关心理问题的完整信息,强化其求询愿望。当然,自信心要建立在丰富的临床经验和能妥善处理相应心理问题的把握上,这样,就既不会面对来访者颇感棘手的心理问题而露出难色,自打退堂鼓,也不会脱离实际而乱打保票、乱拍胸脯。此外,心理咨询师要表现出对来访者的信任,尤其是对来访者由于疏忽、误记等原因造成的矛盾或不实的诉述,不能投以怀疑或不悦的眼光,而应该通过委婉的提醒和真诚的交流获取可靠的信息,以信任换取信任。心理咨询师与来访者如能在各方面互相信任,就能顺利地建立自然的信赖关系。

自 助 性 原 则

遵守自助性原则就是通过激发来访者的自助动机,在心理咨询师的帮助下让来访者自己解决自己的心理问题。可以这样说,每个来访者都有希望自己的心理获得健康发展的意向和自我解决心理问题的潜力。用心理咨询的手段解决来访者的心理问题,最终还要靠来访者自己。心理咨询师只有把来访者希望心理获得健康发展的意向和自我解决心理问题的潜力调动起来,发掘出来,才能使心理咨询取得较好的预期效果。

为此,心理咨询师要引导来访者从自己的某些健康的心理活动和表现中受到启发,逐渐调动来访者自我解决问题的信心和自信,使来访者看到自己是有解决问题的能力的,从而使来访者的自助能力充分发挥;要在心理交流的自然、亲和、自由的气氛中,通过引导帮助来访者逐渐找到自我解决心理问题的途径和方法;要消除来访者把心理咨询看作"清谈""说教"的误认,有针对性地传授一些有利于解决心理问题的简单、有效的自我心理调适方法,使来访者有法可循,从而进一步增强自我解决心理问题的愿望和信心。

坚 持 性 原 则

遵守坚持性原则就是心理咨询师和来访者都应该认识解决心理问题的艰巨性和复杂性,任何心理问题的解决都难以一蹴而就,而必须持之以恒。这不仅因为心理问题的形成有一个渐进的过程,其解决也有一个逐步排解的过程,而且因为心理活动某一方面出现问题,心理活动的其他方面也会受到一定影响,增加解决心理问题的难度。同时,即使心理问题的化解通过努力已经取得了相当成效,还会由于日常某些消极因素的干扰而抵销其成效,从而使心理问题的解决出现周折和反复。

正是由于这些原因,坚持不懈、持之以恒对于咨访双方都十分重要。为此,心理咨询师首先要注意克服急躁、动摇和厌烦情绪,始终保持坚定、沉着和自信的心态,并随时调整咨询策略,讲究咨询技巧,对咨询充满毅力和信心。在此基础上,心理咨询师还需要通过解释和鼓励不断强化来访者的恒心,使其理解心理问题的解决不是一朝一夕的事,不但需要循序渐进,而且可能在某种程度上出现反复,以获得他们的积极合作和密切配合。当然,心理咨询师不能以心理问题的复杂性和反复性为借口而不负责任地随意处理来访者的心理问题。一旦感到咨询力不从心或效果明显较差,为了对来访者高度负责,应该及时、策略性地把来访者介绍给更有经验和能力的心理咨询师。

心理咨询师的专业特质

心理咨询师的专业特质是指心理咨询师应该具备的能综合地显示对心理咨询的认知、态度、感受以及亲和力、领悟力、洞察力、判断力、影响力等方面的

 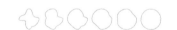

心理素养，是心理咨询师在心理咨询过程中能自然、充分地体现出来，直接影响咨询进程和咨询效果的特征性职业素质。相对于心理咨询技术手段中的心理咨询技巧，心理咨询师的专业特质更为重要，心理咨询师没有良好的专业特质，心理咨询的技巧也只是花拳绣腿，在心理咨询过程中只是徒具形式。

心理咨询师专业特质的基本要素主要有：同理心、关注、尊重和真诚。

同　理　心

同理心（empathic understanding）是指心理咨询师不拘泥于个人主观的参照标准，设身处地、敏锐地理解和体验来访者的内心感受，从而产生亲身体验感，并领悟和把握来访者何以会有这些内心感受以及与之相关的认知、观念、态度和情感。同理心与真诚、无条件的积极关怀是美国心理学家罗杰斯（C. R. Rogers）以来访者为中心的心理咨询取得成效的三大要件。

同理心与同情（compassion）不同，同情重在"感人之所感"，以情为主，是心理咨询师对来访者的境况和情绪、行为的理解并在感情上发生共鸣，通常带有怜悯色彩，未必对来访者的内心感受有深切理解和真切体验，达不到同理心所要求的感受来访者的内心世界如感同身受一样的深度。同理心则是"感人之所感"和"知人之所感"两者的统一，其中有感情因素，更有认知成分，并通过认知使心理咨询师做到将心比心，达到心理换位。

同理心主要应该体现在以下几个方面：

1. 拉近咨访之间的心理距离

同理心不是心理咨询师刻意模仿来访者的内心感受，不是表达由于来访者的境况触动了自己的经历而被激起的属于自己的内心感受，而是心理咨询师能领悟、体验来访者的内心感受及其认知基础，以引起情感互动，使咨访之间的心理距离拉近，从而营造自然、亲和的咨询气氛。

2. 自然地鼓励来访者充分宣泄

鼓励来访者充分宣泄是心理咨询师掌握其深层的内心感受、心理郁结和之所以产生这些感受和心理郁结的认知上的原因，从而全面地把握和分析这些感受、认知信息，同时在些信息的基础上更好地体验来访者的内心感受以及与之相关的认知、观念和态度。当然，鼓励是自然的，不会使来访者产生焦虑和紧张，来访者能自如、自由、开放地表达自我。

3. 调动来访者主动认识自己的心理问题根源

来访者认识自己的心理问题根源，能强化解决自己心理问题的愿望和动机，有助于通过心理咨询师的帮助和自己的努力，使自己的心理活动和行为发生良性变化。让来访者主动认识自己的心理问题所在，需要很自然地调动来访者认识自我以及自己心理问题的主动性和积极性，这也是具有同理心的心理咨询师的专业特质的体现。

关　　注

关注（regardfulness）是指心理咨询师关心、专注和重视来访者的具体心理问题，重视发现来访者因具体心理问题干扰而被掩盖或难以自我发视的、自身本来就存在的有利于解决具体心理问题的积极因素，这种关心、专注和重视是整体上和无条件的。

心理咨询师对来访者的关注与亲友对来访者的关注在性质上是不同的。亲友对来访者的关注容易停留在引起来访者心理问题的具体刺激性事件上，对刺激性事件发生的来龙去脉及其后果可能更感兴趣，同时也容易停留在关怀、同情和爱护的情感层面上，虽然这种关注也能起到不可替代的心理支持作用，但往往会忽视或淡化来访者的实际心理问题，且亲友的关注在来访者看来也常常是理所当然的，因而其"帮助作用"较有限。心理咨询师对来访者的关注则不然，是建筑在重视来访者的具体心理问题基础上的无条件的关心和专注，不是空洞的安慰。对

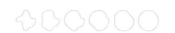

来访者来讲,自己的具体心理问题能得到与己毫无利益关系的心理咨询师的关心、专注和重视,在感觉上与亲友的关注是不一样的,心理咨询师的关心、专注和重视更能激励和鼓舞来访者。同时,更重要的是,心理咨询师的关注还包括以坚定的态度注意、发现和肯定来访者现有的积极因素和潜在的积极因素,对这些积极因素的认知有助于来访者全面认识自我,从而增强解决自己心理问题的信心。

心理咨询师对来访者的关注应该是主动的、积极的。

关注主要应该体现在以下几个方面:

1. 正视心理问题

心理咨询师要实事求是地对待来访者实际存在的心理问题,既不能淡化甚至漠视心理问题而盲目乐观,以避免来访者误解为心理咨询师不重视自己的心理问题或只能给予毫无价值的安慰,也不能过度渲染心理问题的严重性而过分悲观,以避免强化来访者的消极认识、消极情绪和紧张程度。心理咨询师应该重视来访者的心理问题,并加以理解、关怀和接纳。问题是存在的,但也是有可能或者是可以解决的,使来访者解决问题的心理准备更加切合实际,以提升来访者解决问题的愿望和动机。

2. 发现积极因素

心理咨询师不仅要以积极的态度对待来访者存在的心理问题,而且要以积极的态度发现来访者身上确实存在的对解决心理问题有价值的积极因素。来访者往往因注意力集中于自己的心理问题而无意识地忽视这些积极因素,以致感觉和体验不到。心理咨询师注意并指出来访者身上存在的现有的积极因素和潜在积极因素,不仅可防止来访者有可能出现的自我损毁(self-defeated)和自我否定的消极倾向,而且给了来访者希望和信心,使来访者更充分地利用这些平时意识不到或不看重的积极因素解决自己的心理问题。

当然,发现来访者有利于解决心理问题的积极因素的过程必须自然,要在来访者的言谈、经历中寻找,或者在与来访者家庭成员的咨询交谈中去发现。同时一定要实事求是,切忌凭空杜撰。

尊　重

尊重（respect）是指心理咨询师以平等的态度尊崇和敬重来访者的人格。

心理咨询师在咨询过程中对来访者的尊重是无条件的，但在心理咨询的实践中，无条件地尊重来访者常常会被心理咨询师有意或无意地忽视。具体表现是：心理咨询师以帮助者自居，居高临下地对待来访者，以致自觉或不自觉地随意打断来访者的陈述；对来访者的陈述心不在焉，不认真倾听甚至显露厌烦情绪，对来访者陈述的某些内容不理会；漠视来访者的心理需求，并以生硬的口气把自己的意见强加给来访者。心理咨询师虽然也知道应该尊重来访者，但这种尊重常常有意或无意地建立在一定条件之上，这个条件就是心理咨询师对来访者的尊重必须以来访者对自己的尊重为前提，如果来访者对自己的解释或咨询建议质疑、反驳，或者对自己的权威提出挑战，心理咨询师就有可能认为来访者故意阻抗或对自己不尊重，情不自禁地厌烦和鄙视来访者。当然，在现实生活中，尊重应该是相互的，但在心理咨询中，由于来访者对心理咨询师的期望往往过高，因而一旦心理咨询师的咨询不符合来访者的意愿，就有可能在言谈中表露出不满意或不愿接受，倘若心理咨询师太过在意且认为来访者不尊重自己，强势对待来访者，甚至厌烦和鄙视来访者就有可能发生。因此，在心理咨询中，即使来访者流露出对心理咨询师的不尊重，心理咨询师也不能对来访者表现出不尊重，否则一定会伤害来访者的自尊，从而破坏咨访关系，进而影响咨询进程和咨询效果。

此外，心理咨询师在来访者面前夸耀自己的水平和成就，喜欢脱离来访者的实际心理问题而夸夸其谈等，也都是不尊重来访者的具体表现。

尊重来访者不仅是心理咨询师对来访者应有的一种态度，也是心理咨询师应该具备的一种人格特征。只有尊重来访者，使来访者真正体会到被尊重，才能使其彻底开放自己的内心世界，与心理咨询师进行自然的心理沟通。

尊重主要应该体现在以下几个方面：

 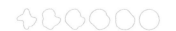

1. 肯定

心理咨询师对于来访者在咨询过程中值得肯定的表现和表达的合理意见，应及时通过鼓励、赞同和赞赏加以肯定。肯定的尊重作用是通过"人皆有长处和优点，来访者也不例外"这个事实提升来访者的自尊、自信来实现的，目的在于帮助来访者建立良好心态，提高来访者的调适心理的信心。肯定可以用微微点头、鼓励的目光，也可用赞赏的语言等方式来表达。当然，不该肯定的不能胡乱肯定，以免误导来访者。

2. 容忍

心理咨询师要耐心倾听来访者对心理问题的陈述和咨询过程中表达的意见，即使比较啰唆，或者与心理咨询师的观点相悖，也应该在情绪、情感、语言和行为上容纳和忍受。只有容忍，来访者才能在受到尊重的心态下尽情坦露自己内心深处的心理资料，心理咨询师才能冷静、全面地把握来访者陈述的心理问题和所表达的意见的真正含义。尤其需要重视的是，当来访者迟迟还未领悟或未接受心理咨询师的解释、指导或劝告等时，千万别随意用指责的语气对来访者说出"你怎么还没理解"这样有伤来访者自尊心的话，以免引起来访者的尴尬或反感情绪，从而破坏咨询气氛。

3. 温暖

心理咨询师通过语言或表情、动作等非言语途径表达对来访者心理问题的理解、同情和关心。给来访者以温暖，既是一种对来访者的心理支持，也是一种对来访者在情感层面上的尊重。如用点头、眼神、手势以示理解、同情和关心等。但温暖的表达一定要掌握分寸，不能过分，同时要考虑来访者的年龄、性别、性格等特点。

真　诚

真诚（genuineness）是指心理咨询师不戴专业面具地表现真实的自己，对来访者真挚诚恳,坦诚相待,既不刻意掩饰自己的想法和态度,也不以种种自我防卫的方法维护自己的权威和面子,以透明开放、真心诚意的心态获取来访者的信任。

在心理咨询中,心理咨询师的真诚本身就具有一种榜样和示范的作用,只有以诚待人,人才能以诚待我,才能使来访者感到心理咨询师是值得信任的,是可以交心的,而不至于掩饰、隐藏和回避问题,这样咨访关系才能达到真正的融洽、和谐。

真诚是心理咨询师成功进行心理咨询应该具备的心态与态度。

真诚主要应该体现在以下几个方面:

1. 淡化专业角色

淡化专业角色并不是要求心理咨询师忘却自己的专业责任,而是要求心理咨询师不要时不时就摆出心理咨询师的架势,在言谈举止中尽量淡化学院式姿态和专业色彩,尽量少用或不用不易被来访者理解的专业术语,如果必须用专业语言才能解释清楚,也要通俗易懂。当然,在判断心理问题的性质、分析来访者的认知偏误、提出调适和矫正来访者的心理问题的劝告与建议时,心理咨询师应该清醒意识到自己的心理咨询师的角色,不能混同于普通聊天,但这种专业素养的展示应是自然的。

2. 表达真实感受

心理咨询师在表达自己的意见时不能含含糊糊、遮遮掩掩,不能因过分担心,唯恐自己的语言有所闪失而前顾后盼,而应该根据自己的真实感受表达真实的内容。当然,也不能毫不克制自己的冲动,口无遮拦地随意表达有可能伤害来访者的情感、自尊的想法和感受。表达感受必须真实,但要讲究方式、方法。

3. 防止自发的自我防卫反应

当心理咨询师在咨询过程中提出的解释、建议受到来访者的阻抗、诘难甚至直接否定时,要沉得住气,不要为了维护自己的自尊和权威急于作出解释、辩白或直接攻击来访者,应该耐心听取,充分理解,因为阻抗、诘难、否定往往意味着心理咨询师的解释、建议还不到位,或来访者还没有完全领悟和理解心理咨

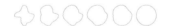

询师的解释、建议,这种情况下,心理咨询师可进一步有说服力地阐述或换个角度再次阐述。当然,若心理咨询师表达的观点、意见有不当或不合理之处,则应该实事求是地纠正,这本身就是真诚的表现。

4. 表里如一

心理咨询师的言行应与自己的认知和内心感受一致,不能讲的是一套,想的又是另一套,不能给来访者一种心理咨询师讲的他自己也不太相信的感觉,否则来访者就会感到心理咨询师虚伪和不真诚。如果给来访者虚伪和不真诚的印象,心理咨询就不可能成功。

心理咨询的主要技巧

心理咨询的技巧主要是通过心理咨询的基本手段——咨询会谈表现出来的。咨询会谈不同于一般交谈,咨询会谈是在心理咨询师与来访者双方共同营造的特定情景和咨询气氛中,围绕来访者的心理问题,有目的、有规律、有控制的针对性晤谈,从而传递和交流保证心理咨询达到预期目标所必需的言语(语词)和非言语(姿势、表情、目光)的信息。心理咨询的技巧就其在咨询过程中的不可替代性而言,实际上就是以咨询会谈为基本手段的技术手段。

当然,在心理咨询的具体操作中,咨询过程不会仅局限于咨询会谈和心理咨询的技巧,也常常会融入和结合心理治疗的方法,这种融入和结合是自然的,就更有效地解决来访者的心理问题而言,也是必然的。

心理咨询的技巧可以分为交换信息性技巧和影响帮助性技巧。其中共感兼有两者属性,同时也是营造心理咨询自然、亲和气氛的手段。其他心理咨询的主要技巧,属于交换信息性技巧的有倾听、询问、即时性、具体化与聚焦、释意、感受反映、面对、鼓励等;属于影响帮助性技巧的有解释、引导、指导、劝告、暗示、自我揭示、反馈和逻辑推论等。

共　感

共感（empathy）也称共情，是同理心这一专业特质在心理咨询师的能力和技巧上的体现。

共感是指心理咨询师不拘泥于外界客观或个人主观的参照标准去倾听并从来访者的角度设身处地体验其真实的内心感受，从而产生亲身体验感，有一种感同身受的感觉，同时领悟和把握来访者之所以会有这种内心感受的原因以及与之相关的认知和态度，以达到对来访者境况的准确的理解和把握。

美国心理学家罗杰斯认为，心理咨询师必须把自己融化在来访者的观念之中，进入来访者的精神世界，从来访者的角度看待事物，准确地感受和欣赏来访者的精神世界，并以言语和非言语等方式准确地表达对来访者内在世界的理解，只有这样才能深度了解来访者，体察其心理活动的每一个细微变化，逐渐接近来访者的体验和情感，从而建立基于理解和尊重并不断深化的咨访关系，促进来访者的成长和心理问题的解决。但是，如果表达时机不当，或者对来访者缺乏深入的了解，就有可能对心理咨询产生破坏性影响。

共感不同于了解。了解只是心理咨询师对来访者的主观认识，即使了解已深入到来访者的内心世界，也难以产生共感所要求的亲身体验感。

共感也不同于认同。认同只是心理咨询师对来访者的某些认知、情绪的认可，但由于评判意识明显，容易使来访者把心理咨询师的这种认同扩大并误解为也是对自己有可能存在的认知偏误和还未表露出的负性情绪的肯定。

共感的基本要求：

1. 心理位置转换

心理咨询师在心理上暂时进入来访者的角色和精神世界，放下自己的习惯标准，设身处地从来访者处境的角度去体会其情绪、行为、认知和面临的心理压

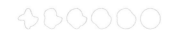

力，尽可能排除自己的知识经验、价值观、个性特点和兴趣爱好等的干扰，避免以自己的立场、观念、标准和感受去认定和判断来访者的实际境况。

2. 真切体验和深切领悟

真切体验是指心理咨询师在心理位置转换的基础上，真切地感受来访者隐藏在陈述的言语信息及伴随出现的眼神、表情、动作等非言语信息中的内心体验，产生亲身体验感；深切领悟是指信息收集结束后，心理咨询师要在真切体验的基础上梳理这些信息，深切把握来访者之所以会出现这种内心体验在认知和态度上的原因，把握来访者在此基础上产生的观念。

3. 合理反应

心理咨询师对来访者的处境、内心感受和行为表现要合理地作出有利于心理问题解决的言语性反应或表情、动作等非言语性反应。这种反应既要符合来访者的诉述内容，又要符合来访者的内心体验，使来访者能感受到心理咨询师已完全掌握了自己心理问题的信息，懂得了自己的内心体验，从而拉近心理距离，激起和强化与心理咨询师在各方面都能进行直接、自然交流的动机和愿望，同时也对心理咨询师产生了信任感。

4. 留意反馈信息

心理咨询师在自己作出反应后还要密切注意并重视来访者对心理咨询师的反应作出的反馈。如果忽视这种反馈信息，就有可能使心理咨询师和来访者的心理距离又复拉开，使心理咨询难以顺利进行。只有留意来访者的反馈信息，心理咨询师才能不断地调整自己的反应方向和内容，真正达到共感的境界。

倾　听

倾听（listening）是指心理咨询师专心地听取来访者对其求询的心理问题的诉述，这是咨询会谈中心理咨询师获取信息的基本手段。倾听不仅能够使咨询者了解来访者求询问题的具体内容以及情绪表现，而且能够使来访者的消极情绪得到释放和疏泄。前者是成功进行心理咨询所必需的,后者本身就是心理咨询要达到的目的之一。

倾听的基本要求:

1. 认真听取诉述

倾听来访者的诉述,一要专心,要全神贯注,目视对方,以示诚恳、专注和重视,不可东张西望或任意翻阅资料,也不可东想西想,思想开小差;二要耐心,不能表露出任何的不耐烦,例如皱眉、厌烦的眼神或埋怨来访者陈述啰唆等,以免中断来访者的诉述或引起来访者的反感;三要客观、全面,要鼓励来访者把全部观念、事实和感受表达出来,并持非评判性态度,客观、全面地获取来访者传递的信息。心理咨询师不能以自己的价值观为标准对来访者的诉述内容随意取舍,也不能以自己的临床经验和生活阅历为参照对来访者的诉述内容随意过滤,更不能带着主观偏见和个人好恶、兴趣对来访者的诉述内容随意进行结论式评判,这样会影响来访者的诉述方向和情绪。

2. 留意非言语信息

咨询师需要留意来访者通过姿势、动作、表情、语调等流露出来的非言语信息,例如神态是否自然,手势是否刻板,面部表情是否呆滞,声音是否颤抖,等等,这样有助于正确把握来访者的内心世界,更准确、全面地领会、理解来访者诉述的言语性信息。

此外,在倾听时如果发现来访者在倾诉中宣泄负性情绪,心理咨询师应该顺其自然,不要刻意抑制这种宣泄,这样可以使来访者在负性情绪的宣泄中减轻精神压力。如果某些宣泄式倾诉过于啰唆,应安慰来访者,并将其倾诉引导至心理问题的陈述上。

询 问

询问(inquiry)是指心理咨询师在来访者诉述的基础上,通过恰如其分的提

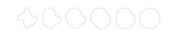

问控制咨询会谈的方向和内容,并进一步获取来访者心理问题的更翔实的资料。

询问可以分为封闭式询问和开放式询问。封闭式询问是心理咨询师在来访者诉述的内容范围内,就特定的信息内容和含义进行确认与印证。通常用类似"是不是""对不对"等句式,其功能在于澄清事实,取得共识。封闭式询问也有明显的限定功能,可以使咨询会谈内容更加集中,不至于偏离正题。开放式询问是心理咨询师根据来访者诉述的内容,将其深化和扩充的追踪式提问。通常用类似"什么""怎样""为什么""能不能"等句式,其功能在于获得来访者深层次的、更丰富的信息资料。

询问的基本要求:

1. 讲究时机

询问时机应该选择在来访者诉述自动中断、诉述模糊不清或前后矛盾时以及诉述完毕之后。选择在来访者诉述自动中断时询问,目的在于使来访者的诉述得以继续;选择在来访者诉述模糊不清或前后矛盾时询问,目的在于使来访者的诉述内容得以澄清;选择在来访者诉述完毕之后询问,目的在于使咨询向纵深推进。如果不讲究时机,询问时随便打断来访者的诉述,就会打乱来访者的思路,甚至可能把来访者的诉述方向引入歧途,使其忘记或偏离原来要诉述的关键内容。

2. 控制题量

要根据来访者的具体心理问题以及诉述内容提出问题,题量应该适度,不宜过多或过少。询问过多会使来访者依赖提问而被动作答,不主动进一步连贯诉述,也会使来访者感到处于被"审问"的地位,产生抵触情绪和防卫心理,甚至还会因不当询问误导来访者。询问过少则会使来访者误认为心理咨询师对自己的心理问题已了然于胸,不主动进一步作必要的补充性诉述;也有可能让来访者误认为心理咨询师提不出更多问题,因而怀疑心理咨询师的咨询能力。

3. 注意题意

询问的题意一定要清晰明了,易于回答,且有利于推进心理咨询的进程。

询问不能太抽象,也不能含糊不清,以避免来访者难以回答、不愿回答而陷入僵局。询问也不能原地踏步,题意只是简单的重复,以避免心理咨询难以向前推进和深入发展。

即 时 性

即时性(immediateness)是指心理咨询师引导来访者关注此时此刻的心理问题和内心感受,以帮助来访者对当前存在的心理问题及其内心体验有清晰的自我领悟,同时敏锐捕捉和及时回应来访者在咨询过程中的各种反应,以利于咨访双方顺利、深入地进行交流。

引导来访者关注咨询时存在并感受到的心理问题和内心体验,并不意味着不能进行过去经历与感受的回忆和诉述,实际上,这些回忆和诉述也常常有利于搞清心理问题的前后变化和症结所在。但关注点应该放在此时此刻的实际心理问题和内心体验上,不能脱离当前存在的心理问题,漫无边际地沉湎于过去的回忆,否则连目前存在的心理问题都不屑一顾,此刻的内心体验都说不清,只是大谈过去的经历与感受,会导致咨询无的放矢,达不到咨询目的。

对来访者的各种反应给予及时回应,也不意味着只是机械地附和,而是通过反馈及时地激发、诱导和调整来访者的诉述,以营造更良好的交流气氛,搞清来访者当前确实存在的心理问题。

即时性的基本要求:

1. 注重当前

心理咨询师在来访者的诉述专注于过去的经历与感受而忽视此时此刻的心理问题和内心体验,诉述过分偏重于"当时"而忽视"当前",甚至完全脱离了当前实际存在的心理问题时,要及时引导,使其把"当时"与"当前"衔接起来,把过去的经历与感受同当前的心理问题与内心体验联结起来,并注重当前的心理问题与内心体验,使来访者产生自我领悟,真正了解自我心理问题和内心感受

 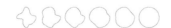

的全貌,为深入、正确地进行心理咨询奠定基础。

2. 及时回应

心理咨询师在咨询过程中要敏锐地把握来访者对自己在心理咨询过程中的询问、解释、安慰、指导、劝告等的各种反应,包括言语、表情、动作上的反应,并及时、适当地回应,使来访者清晰地领悟,并纠正可能出现的误解。这种回应可以是鼓励来访者进行补充性陈述,可以是调整自己询问、解释的角度与表达方式,可以是强化指导的操作,也可以是提供必要的心理支持。

具体化与聚焦

具体化与聚焦(concreteness and focus)是指心理咨询师既要引导来访者用具体、明了的语词陈述心理问题的具体表现及其具体诱发性事件,又要引导来访者有针对性地把心理问题集中,找到关键之处,同时心理咨询师在这些具体化资料的基础上实现聚焦,抓住要害,从整体上把握主要问题,使咨访双方都能对心理问题产生的原因、表现及相应的情绪体验有准确、清晰的理解和把握。

在心理咨询过程中,来访者的诉述常常会出现两种偏向:一是过于笼统、简略,或者说不清心理问题的具体表现,陈述非常抽象,或者说不清具体原因,仅倾诉种种消极情绪体验;二是过于烦琐、杂乱,或者啰啰唆唆、杂乱无章,或者诉述漫无边际、不得要领。这两种偏向都不利于咨访双方进行顺利的交流,不利于心理咨询师对来访者的心理问题和来访者对自己的心理问题进行全面衡量和整体把握。为了使心理咨询师能准确无误地理解和把握来访者的心理问题,也为了帮助来访者明确了解自身面临的心理问题,心理咨询师既要使来访者的心理问题及其相关信息具体化,使其详尽阐述,也要在具体化的基础上,通过聚焦将心理问题及其相关信息集中起来,使主要的、关键的内容能准确、清晰地显现出来,以利于问题的解决。

具体化与聚焦的基本要求:

1. 语词清晰明了

心理咨询师在与来访者的交流中,要使来访者陈述心理问题及其相关信息时语词清晰明了,首先自己应该谈吐清晰,语意明了,言语不能啰啰唆唆、词不达意或模棱两可、含混不清,以免引起来访者的厌烦和反感,或者使来访者费神捉摸和猜想;同时也要注意言语不能过于简单、抽象,以免来访者难以理解,不知所云。无论是询问、释意还是解释、指导,心理咨询师的言语都要清晰、得当、妥切、确凿、明了,只有这样才能起到楷模示范作用,以影响和引导来访者用同样风格的言语与心理咨询师进行交流,从而获取心理咨询所需要的来访者的全面资料。

2. 指向心理问题的具体状况

心理咨询师应该引导来访者讲清心理问题的具体状况,包括心理问题的具体表现、持续时间、严重程度以及有无诱发性事件等;如果有诱发性事件,还应该把诱发性事件的来龙去脉讲清楚。心理咨询师只有掌握了来访者心理问题的具体资料,才有可能弄清来访者的心理问题及其症结所在。倘若来访者把诉述的内容始终局限在自己的思绪、观念、感受和体验上,就应该通过询问让来访者说清导致这些思绪、观念、感受和体验的具体事实,事实应该具体,不要忽视或随意丢弃有助于说明问题的细节,让事实来揭示来访者的心理问题及其症结所在。

3. 归纳集中

心理咨询师在具体化的基础上实现聚焦,从整体上把握主要问题,即寻找到心理问题的关键之处,抓住要害。关键和要害问题解决了,其他问题也往往容易解决。如果眉毛胡子一把抓,来访者未必清楚自己的心理问题所在,心理咨询师也会失去应有的针对性。

具体化与聚焦必须结合起来,否则过分强调具体化而忽视聚焦,就会使咨访双方的言语交流陷入无价值的、细枝末节的讨论之中;过分强调聚焦而忽视具体化,也会使咨访双方的言语交流过于抽象、概括而失去准确理解和把握来

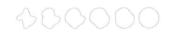

访者心理问题的事实基础,最终有可能因失去具体心理资料的支撑而导致错误的领会。

释　　意

释意(paraphrasing)是指心理咨询师正确地诠释或意译来访者诉述的主要和基本内容,或全面内容,以澄清或印证来访者诉述的含义,使咨访双方对来访者的心理问题取得共识。

释意虽然也有封闭式询问那样澄清或印证来访者诉述信息的作用,但封闭式询问往往是对局部信息的澄清或印证,主要是对某些不甚明了、模糊不清的诉述信息通过来访者的回答进行澄清或印证,而释意澄清或印证的是主要或基本的信息,甚至是全面的信息,澄清或印证的方法则是心理咨询师通过对来访者诉述的主要或基本信息,甚至是全面信息,进行诠释或意译并获得来访者确认,这种确认能使咨访双方对来访者的心理问题取得共识,从而使心理咨询具有针对性,这也是释意的主要作用。此外,释意还具有使来访者感到自己的诉述被重视和被理解的暗示作用,以及使来访者再次审视自己的心理问题并作必要补充以使诉述更完整的信息收集作用。

释意的基本要求:

1. 要简明扼要

释意是对来访者在诉述中提供的主要或基本信息,或者全面信息,进行提纲挈领式复述。复述不是对来访者提供的信息进行简单的重复,而是在领会这些信息的基础上对这些信息加以浓缩,然后进行简述,因而简述要简明扼要,不能冗长、烦琐。同时为了使简述符合来访者的原意,应尽量运用来访者诉述中的关键词。

2. 要客观、准确

虽然释意时心理咨询师难以避免地常会带有一定的主观认知,但在基本含义上不能破坏来访者诉述内容的客观性,不能随意添加主观内容,否则容易产生歧义,使来访者心理问题的重点偏离,导致心理咨询失去针对性。同时,在释意后还要注意观察来访者的反应,如来访者感到自己的心理问题未被准确理解,应通过来访者的补充诉述重新释意,直至咨访双方对来访者的心理问题取得共识。

感 受 反 映

感受反映(reflection of feelings)是指心理咨询师在来访者诉述内容中感受到的来访者的情绪体验,用简明的情绪性词语来表达来访者诉述内容中隐含着但来访者未必清楚意识到的内心感受,以使来访者领悟自己具有的伴随心理问题出现的情绪体验。

准确的感受反映不仅有助于咨访双方的心理沟通,使交流更加容易和切合,而且有助于心理咨询师深入来访者的内心世界,为获得共感创造情绪、感情上的条件。

感受反映的基本要求:

1. 要同时关注诉述的事实内容和情绪内容

心理咨询师不仅要注意来访者诉述的事实内容,也要注意诉述时显露或隐含的情绪内容。情绪内容之所以重要,是因为对来访者而言,这些情绪问题也应该重视和处理,也必须让其清晰地意识到自己具有的伴随心理问题出现的情绪体验;对心理咨询师而言,只有感受到来访者的情绪体验,才有可能感同身受,与来访者产生共感。因此,心理咨询师一定要重视来访者的表情、动作和语气等线索,并觉察出来访者隐藏在诉述内容中的情绪体验。

2. 要感受并用情绪性词语表达来访者的情绪体验

心理咨询师表达来访者的情绪体验必须建立在亲身感受的基础上,只有真正感受到了来访者自觉或不自觉地表露出来的情绪体验,用"你很焦虑""此事

 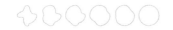

让你非常痛苦"等情绪性词语来表达,才能让来访者真正领悟到自己具有的伴随心理问题出现的情绪体验。不要直接询问来访者的情绪体验,来访者的情绪体验无论是否意识到,都有可能因不想回答、难以回答或无法回答而导致尴尬气氛。

3. 表达感受不能脱离来访者的情绪体验

心理咨询师感受来访者的情绪体验,不能脱离来访者心理问题的诉述;表达来访者的情绪体验也不能无中生有,不能把自己在倾听来访者诉述时"听景生情"得到的感受作为来访者的情绪体验表达出来。否则,就不是对来访者情绪体验的感受和反应,而是心理咨询师脱离来访者的情绪体验,触景生情,表达自己情绪体验的感受和反应了。

面　对

面对(confrontation)是指心理咨询师让来访者正视和对待与当前心理问题相关的自己确实存在且已经意识到,或虽未曾意识到但经心理咨询师引导或指出后意识到的心理或行为上的表现,利用其要求解决心理问题的强烈愿望和恢复心理平衡的内心倾向,促使其通过自我努力去处理并调整。

来访者与当前心理问题相关的心理或行为上的表现,可以是已经意识到但不愿承认和面对的,例如明知自己自视甚高、看不起他人而影响了人际关系,又不愿承认,仍把人际关系不良的责任推到他人身上;隐约感到真实自我与理想自我之间有距离,又不愿承认这种距离而不思进取,满足于现状等。也可以是目前仍未意识到而需要引导其领悟或直接指出的,例如把理想自我当作真实自我,但意识不到而好高骛远,自视非凡;未曾意识到深藏于潜意识中的情感动机与行为表现不一致而泰然处之;想象的现实过于理想化或知觉到的现实过于狭窄、过于片面,但都意识不到想象和知觉的偏误而照样我行我素等。所有这些心理或行为上的表现,只要与来访者要求解决的心理问题相关,是导致心理问题或使心理问题持续存在的因素,心理咨询师就应该通过引导或者直接指出使来访者能正视并勇敢地对待这些表现,促使其结合心理问题加以调整和改变。

面对的基本要求:

1. 敏锐地发现并重视与心理问题相关的心理或行为表现

来访者存在的与当前心理问题相关的心理或行为上的表现,往往在来访者的诉述和情绪、情感的宣泄以及对心理咨询师的解释、指导、劝告等的反应中表露出来。只要这些隐蔽的、来访者也未必意识到的表现调整后有助于心理问题解决,心理咨询师就应该敏锐地及时发现并予以足够重视。但不能偏离来访者当前的具体心理问题,专门去挖掘来访者日常生活中的各种表现。

2. 逐步并婉转地指明与心理问题相关的心理或行为上的表现

心理咨询师在发现来访者与其当前心理问题相关的种种心理或行为上的表现后,要不掩盖、不回避地挑明,使其难以躲避,必须作出反应,这样来访者就会正视并面对这些表现,对自己的心理问题有新的领悟,以促使来访者通过自己的努力作出调整和改变。但挑明心理或行为上的表现应该婉转,要让来访者感到这种行为很自然,感到这些表现的揭示是理所当然的。如果某些心理或行为上的表现比较敏感,挑明这些表现时还应该有个过程,要以逐步接近要害的方式进行,以使来访者有心理准备,避免一下子挑明这些表现对其心理造成过度冲击。只有这样,才有助于来访者的自我探索,自我领悟,自我重新认知。

鼓　励

鼓励(encouragement)是指心理咨询师借助语气词或表情动作来表达对来访者心理问题的理解和重视,以强化来访者诉述的动机,并激发和提升来访者在心理咨询师的引导和指导下,通过自己的努力解决心理问题的愿望与信心。

鼓励有利于调节咨询气氛,消除来访者的紧张和顾虑,降低心理压力,使诉述更加自然、流畅;有利于使得到鼓励的诉述内容能深入展开,以获取全面而关键的信息;有利于提高来访者通过心理咨询和自助解决心理问题的信心;有利

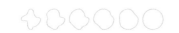

于体现心理咨询师对咨询方向和咨询进程的把握,如果该鼓励的没有得到鼓励,不该鼓励的却得到了鼓励,就会背离咨询重点甚至发出错误信息,直接影响咨询目标和咨询效果。

鼓励可以用言语,例如"别紧张,放松些""你陈述得很清晰"等;也可以用表情,例如显露理解、重视、期盼的眼神等;还可以用动作,例如微微点头等。

鼓励的基本要求:

1. 要有针对性

通常应该在来访者感到紧张和顾虑时,或者在来访者由于怕引起心理咨询师误解、耻笑和不愿暴露隐私而欲言又止时,或者在来访者说得很清晰、讲得有道理而需要强化时,或者在来访者对通过自己的努力解决自己的心理问题缺乏动力和信心时,运用鼓励这一技巧。鼓励具有激发和勉励的作用,但不能不管来访者诉述的具体内容而随意运用,以避免造成来访者的误解,否则来访者的某些认知偏误、负性情绪和不当行为,在心理咨询师不经意的鼓励下,有可能被来访者误认为是心理咨询师表示认同,从而与心理咨询师的咨询意向背道而驰。

2. 要有选择性

鼓励通常应该选择需要来访者深入诉述的重要内容,尤其是关键内容,这些内容来访者在诉述时往往比较强调,情绪反应比较强烈,可以获取重要而关键的信息;应该选择来访者自我探索性的内容,以利于来访者深入认识自我,为通过自助解决心理问题创造认知条件;应该选择来访者对解决心理问题缺乏信心,或对于心理咨询师的指导,需要来访者平时主动操作但缺乏动力的时段,以强化来访者的咨询信心和自助动机。

解　　释

解释(interpretation)是指心理咨询师依据心理学的相关理论、合理的思考方式以及个人的临床或生活经验,对来访者的心理问题及其原因和存在的认知偏误进行有说服力的分析和说明,使来访者受到启迪,扩展视野,调整思路,以获得新的领悟。

来访者之所以会产生心理问题,甚至对此困惑不解,可能源于未曾探索过心理问题发生的深层次原因,也可能源于对引发心理问题的现实刺激性事件作了偏误的思考和评价,甚至陷于有害的自我解释之中而不能自拔,还可能源于思绪混乱,难以厘清……如果心理咨询师能对来访者的心理问题进行有效的、启发性的解释,势必能使来访者豁然开朗,获得新的认知。

解释在心理咨询中对来访者的影响力是显而易见的,但解释要取得成效绝非易事——解释太笼统常会给来访者"说教""讲大道理"的感觉,解释不合理则有可能强化来访者的心理问题或产生新的心理问题。

解释的基本要求:

1. 要紧扣心理问题

不要偏离来访者的心理问题及其原因或认知偏误而随意发挥、夸夸其谈,更不能故意回避心理问题,王顾左右而言他,否则会封闭来访者的心理症结,阻断心理咨询的正常进行。

2. 要考虑来访者的接受意愿和理解能力

解释不能脱离来访者当时的心理状态和接受意愿,否则会使来访者产生逆反心理,不愿意听取。心理咨询师一定要根据来访者当时的心态,设法找到解释的切入点和突破口,以激发来访者的聆听兴趣和意向。解释也不能脱离来访者的实际知识和领悟能力而强迫灌输,不能大谈来访者难以理解的心理学理论和专业术语,否则将使来访者坠入云雾之中而不得要领。心理咨询师一定要根据来访者的理解能力,通俗易懂地娓娓道来,言语清晰,分析入理,逻辑严谨。

3. 要有新意和限度

解释时不能总讲些老生常谈式的套话,这些套话即使有一定说服力,也常会引起来访者的反感;当然更不能进行空洞说教,大谈谁都懂得的不切实际的大道理,这同样会引起来访者的逆反心理。解释也不能过分,过分解释不但会

 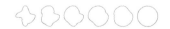

使来访者难以消化而流于形式,而且会诱发来访者的依赖心理,妨碍其自我认识,压抑其心理潜能。

安　慰

安慰(consolation)是指心理咨询师对来访者进行安抚与抚慰,以使来访者获得必要的心理支持。

安慰有其独特的心理支持作用。在来访者紧张、焦虑、痛苦时,安慰不仅能使来访者感到自己的心理问题被心理咨询师所理解、体悟,而且能使来访者感到温馨,在情感上有所支撑、有所依托。但安慰如果运用不当,也会使来访者误解为廉价的敷衍。

安慰的基本要求:

1. 要在共感基础上运用

如果心理咨询师达不到对来访者心理问题、境况的准确把握,不能产生亲身体验感,来访者就会感到心理咨询师的安慰只是置身事外、不关痛痒的敷衍之语,这样的安慰也许早在某些亲友中多次得到过,是肤浅的、缺乏感染力的。因此,只有在共感基础上的安慰才会出自肺腑,才有情感冲击力,来访者才会感到心理安适,才会真正获得有力的心理支持,这时来访者往往也会在内心感到温馨。

2. 言语要富有感情

安慰是心灵上的抚慰和按摩。安慰时采用毫无感情色彩甚至冷漠的、生硬的言语,就不可能提供心理支持。相反,还会使来访者产生反感,出现抵触情绪。因此,安慰的言语一定要有亲和力,要给来访者温暖、亲切和真挚的感觉。

3. 要依据来访者的心态

在心理咨询的过程中,并不是时时处处都需要安慰,如果不分青红皂白,不顾来访者的心态频频安慰,或者安慰有可能造成来访者误解甚至把心理咨询师看作是黔驴技穷的表现时也给予安慰,则就会产生明显的副作用:来访者会认为心理咨询可能就是安慰而已,也可能认为自己心理问题已别无他法解决而只能依靠安慰而降低咨询信心,甚至也有可能把心理咨询师的安慰看作是对自己不合理观念和言行的认同与支持,从而反而强化了心理问题。因此,安慰一定要考虑来访者的心态,通常只有在来访者情绪低落、情绪波动或陷入某种不良情绪而难以自拔,或者对心理问题的解决缺乏信心时……也就是说,只有在来访者需要心理支持时才予以安慰。

引　导

引导(conduct)是指心理咨询师引领来访者,将其对心理问题及原因的偏差认知导向正确的认知,并激发来访者通过自身的努力解决心理问题的心理动力。

引导不仅有助于来访者改变对自己心理问题及其原因的不合理认知,而且有助于来访者发挥自身现有的积极因素和挖掘心理潜能,激发通过自身努力解决心理问题的动机和愿望,增强自助的信心。

引导的基本要求:

1. 要使来访者合理地看待心理问题及其原因

要让来访者懂得,类似来访者那样的心理问题及其刺激性事件等原因,在其他人身上也未必能完全避免;心理问题带来的心理压力,如果处理得好,也会成为生活的动力。这样可以使来访者看到心理问题在其心理健康发展中也有提高心理承受能力的积极作用。引导可以用某些类似的成功案例,使来访者受到启迪,从而改变原有对自身心理问题及其诱发原因的不合理认知,激发来访者通过自身努力解决心理问题的动机和愿望;也可以讲些有启迪性的经典故事,使来访者通过联想自然地改变原有的认知和观念,并增强自助的信心。

2. 要把解决心理问题的远期目标分成若干可以逐步实现的近期目标

把解决心理问题的远期目标分成若干可以逐步实现的近期目标,其目的在于使来访者在不断实现近期目标的过程中增强成功的自信心,同时也能逐步逼

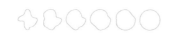

近远期目标,使心理咨询取得明显的效果。

3. 引导的重点应该放在来访者对自我价值的认识上

要让来访者在心理咨询师的引导下看到自己的价值,看到自己现有的现实能力和潜在的能力,相信在心理咨询师的帮助下自己完全有能力通过自己的努力解决自己的心理问题,同时也能防止在心理咨询过程中来访者出现过分依赖心理咨询师的心理。

指　导

指导(direction)是指心理咨询师针对来访者的心理问题直接指点和示意来访者做什么和怎样做,以使其通过实践实现认知、情感和行为的改变并最终解决心理问题。

指导可分为一般性指导和特殊性指导。一般性指导是心理咨询师根据心理发展规律以及个人和他人的成功经验对来访者进行指导;特殊性指导是心理咨询师向来访者提供自我调适和矫正的专门方法的指导。其中特殊性指导是关键性指导。两类指导应根据来访者心理问题的性质予以选择,可以单独进行,但更多的是结合进行。

指导的基本要求:

1. 要激发来访者遵照指导去行动的意愿和动机

如果来访者缺乏行动意愿,或虽有行动意愿但懒于行动,指导就无异于纸上谈兵,于事无补。因而心理咨询师一定要重视、发挥来访者自助的功能,切不可包办代替,让来访者明了解决心理问题需要心理咨询师和来访者的共同努力,心理问题的解决最终还是要落实在来访者的自助意愿及其行动上。

2. 要清晰、具体

既要讲清来访者做什么、这么做的理由以及在解决来访者心理问题中的作用,让来访者真正懂得遵照心理咨询师的指导自己应该做什么以及做了后会改变什么,使来访者心中有数,提高其行动的自觉性和信心;又要讲清来访者怎么做,让来访者懂得和掌握具体步骤和方法。

3. 要考虑效果

指导一定要讲究效果,对不同的来访者和不同的心理问题要有针对性,不能不问来访者的具体情况和具体心理问题,机械、僵化地用自己习惯的指导内容和方法去指导。否则,来访者即使按心理咨询师的要求做了,效果也未必理想。

劝　告

劝告(advising)是指心理咨询师就来访者的心理问题直接向来访者提供合理思考和正确处理的劝勉和劝导性的具体意见,以使来访者通过自己的努力解决自己的心理问题。

劝告不同于解释、引导和指导。解释是对来访者的心理问题和原因,以及可能存在的认知偏误进行有说服力的分析和说明,使来访者受到启迪,扩展视野,调整思路,以获得新的领悟,劝告虽也要讲明事理,但主要是勉励、告诫;引导是引领来访者,将其对心理问题及原因的偏差认知导向正确的认知,但往往比较间接,劝告则是直接的;指导偏重于解决心理问题的具体方法,劝告不偏重于具体方法,而侧重于使来访者接受解决心理问题的合理思考和正确处理的方向。当然,在心理咨询的实际操作过程中,劝告常常与解释、引导、指导结合在一起。所谓的"咨询建议",其主要成分就是在解释、引导的基础上进行劝告和指导。

在心理咨询的实践中,并不是每个来访者都愿意接受劝告,其原因可能是因为在日常生活中已接受了亲友太多的劝告,且效果不明显而产生了逆反心理,也可能是因为来访者心理咨询的目的仅在于获得心理支持或依赖性地接受调适、指导,对劝告不感兴趣。对于这样的来访者,当然不能勉为其难,仍然喋喋不休地进行无效的劝告,否则只能诱发来访者的厌烦情绪。

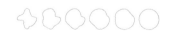

劝告的基本要求：

1. 要可接受、可行、有效

可接受是指来访者愿意接受、能够接受，否则就会引起来访者的反感；可行是指与来访者心理问题切合，来访者是可以做到的，否则就是纸上谈兵，不可操作；有效是指要有事实和科学的依据，对来访者形成合理思考的方向和采用正确处理心理问题的方法具有启发和促进的作用，否则就是无关痛痒的泛泛空谈。

2. 要侧重于认知调整

侧重于认知调整的目的是帮助来访者形成合理的思考方向和方法，以使其在此基础上正确处理自己的心理问题。如果忽视来访者的认知调整，只是就事论事地处理心理问题，就有可能助长来访者的依赖心理，不利于发挥其潜能。

3. 要适度使用劝告

劝告不宜过多使用，劝告内容也不宜过多。过多使用劝告会使来访者失去对心理咨询师的信任，误以为心理咨询师的咨询技术不过尔尔，甚至会怀疑心理咨询师的能力，进而影响咨询进程和效果；劝告内容过多则滥，容易杂乱甚至前后矛盾，使来访者无所适从，不知所措。

暗　示

暗示(hint)是指心理咨询师运用含蓄的方法诱导和启示来访者，使其领悟，以增强来访者通过心理咨询解决心理问题的信心。

暗示可以分为言语性暗示和非言语性暗示。言语性暗示包括直接言语暗示和间接言语暗示。直接言语暗示通过简化的隐蔽言语传递心理信息，使来访者领会语意，例如心理咨询师对来访者的心理问题有把握矫正，就可以直接告诉来访者自己曾处理过很多类似的成功案例，以暗示来访者这样的心理问题是可以控制和缓解的，从而使来访者联想到自己的心理问题，提高心理咨询的信心；间接言语暗示通过借鉴性或比喻性言语传递心理信息，使来访者领会并由彼及己,例如向来访者介绍自己或其他心理咨询师的心理咨询成功经验时强调来访者配合的作用,以间接暗示来访者心理问题的解决需要来访者的配合,激发来访者积极配合的动机。非言语性暗示包括目光、表情、姿势和动作暗示,以此向来访者传递影响性信息,并使来访者获得心理支持,例如用目光、表情、姿势和动作等,向来访者传递心理咨询师有能力、有信心解决来访者的心理问题,或者相信来访者有能力通过自己的努力解决自己心理问题的信息。

暗示的基本要求:

1. 要自然、简略、易领悟

暗示必须自然,不能刻意和挖空心思地暗示,否则必然做作;暗示也必须简略,不能过于复杂,打哑谜似的暗示,否则也必然烦琐、难懂。做作、烦琐、难懂的暗示只会使来访者感到突然或难解其意,使来访者无法领悟,从而失去暗示的作用。

2. 要进行积极暗示

暗示必须是积极的,只有积极的暗示才有助于稳定来访者的心态,给来访者信心。因此,暗示言语措辞要积极,言语要用肯定句,不能用否定句,例如用"要有信心"这样的鼓励言语,以暗示来访者只要有信心,就有可能解决心理问题,而不要说"问题太复杂"这样的使来访者有可能丧失信心的消极言语;暗示的目光要表示出同情、理解和鼓励,不能流露出惊讶、嘲讽、冷漠和责备;表情要善解人意、乐观和有信心,不能显现出厌烦、生硬和无动于衷;姿势和动作要配合言语、目光和表情,在需要鼓励或肯定时微微点头,以使来访者增强信心,不能出现耸肩、摇头、退避等会使来访者对心理咨询失去信心的姿势和动作。

自 我 揭 示

心理咨询师的自我揭示(self disclosure)是指心理咨询师通过坦率地表达个人感受或个人过去的经验和经历的方式,强化与发展自然的、默契的咨访关

 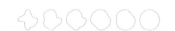

系,使来访者更加信任心理咨询师,并引发来访者的自我揭示和进一步的心理自我开放,开诚布公地表露与心理问题相关的带有隐私性质的、深层次的信息。

自我揭示的基本要求:

1. 要适时表达个人感受并勇于自我心理开放

心理咨询师表达个人感受要适时,既不能过早,也不能过晚,过早或过晚都有可能干扰心理咨询的进程。一般地说,当来访者诉述时似有隐私而欲言又止,对深层次的心理资料有明显保留而不愿尽情陈述,对心理问题调控信心不足甚至失去信心……如果能抓住这些时机,及时在理解体恤来访者心情的基础上坦率表达个人感受,来访者就会从心理咨询师那里得到温暖和鼓励。同时,为了引发来访者的心理开放,在来访者进一步的自我揭示中获得隐蔽的、更深层次的心理资料,心理咨询师也要勇于自我心理开放,勇于进行自我揭示,即必要时也要在来访者一定程度诉述的基础上围绕来访者的心理问题,坦率地表达个人过去类似的经验和经历,只有这样,心理咨询师才能获得来访者的信赖,来访者也才能在被理解中作出相应的自我揭示。

2. 要理解和尊重来访者揭示的内容

当来访者进行自我揭示,尤其是进行深层次的自我揭示时,心理咨询师要对其揭示的具隐私性质的内容表示理解和尊重,切不可表露出惊诧好奇、不可理解,甚至鄙视、厌恶之情,以免来访者紧张不安、慌张失措和封闭、抵制,破坏业已形成的信任关系,使咨询进程达不到预期的目的。

3. 自我揭示不能过分,更不能杜撰

心理咨询师的自我揭示应该有分寸,不能过分,深度要与当时的咨访关系密切程度相适应,并与来访者的心理问题相契合。不能不恰当地大谈个人感受或个人经历、经验,否则就有可能脱离来访者的心理问题,把话题转移到心理咨询师身上,以致忽视中心话题,或者使来访者产生消极联想,使其心理问题雪上加霜,或者使来访者感到惊诧、困惑和不知所措,或者使来访者感到心理咨询师也是个心理有问题的人……而这只能损害来访者解决心理问题的信心。当然,

心理咨询师的自我揭示也不能过于简单，否则也会给来访者一种应付、不坦率或者对自己心理问题感受不深的错误感觉。心理咨询师的自我揭示更不能无中生有，尤其不能任意杜撰自己的经验和经历，杜撰往往有漏洞，难以自圆其说，一旦被来访者觉察，就会产生自己被欺骗、被作弄的恶劣影响。因此，心理咨询师的自我揭示在次数、内容、广度和深度上一定要适当、自然、可信。

反　馈

反馈（feedback）是指心理咨询师就来访者的心理问题表达自己的看法和想法，以启发来访者从新的角度并以更开阔的视野重新省视自己的心理问题，从而达到影响来访者的认知和行为的目的。

反馈与解释的不同之处在于：反馈是心理咨询师直接地表达自己对来访者的认知和行为等的看法和想法，这种看法和想法可以是对来访者的认知和行为或其中的某些合理成分的肯定，也可以是对来访者的认知和行为或其中的某些不合理成分的否定，以此促使来访者重新审视自己的认知和行为，重新了解自己存在的心理问题及与之有关的想法、看法是否合情、合理，使来访者更正确地处理自己的心理问题；解释则是心理咨询师对来访者产生心理问题的原因，尤其是认知偏误方面的原因，进行有说服力的分析和说明。反馈和解释都有改变来访者的认知偏误的功能，因而在心理咨询的实践中通常结合使用。

反馈的基本要求：

1. 正面、合理

对来访者的认知和行为要正面回应和合理回应。正面回应是指不回避来访者的认知和行为，直接地表达自己的看法和想法；合理回应是指心理咨询师的看法和想法应该积极、正确，有利于来访者从积极、正确的方向重新审视自己的认知和行为。因此，来访者合理的认知和行为或其中某些合理成分应予肯定，反馈不是不分青红皂白地对来访者的认知和行为必然否定和全盘否定，否

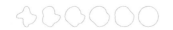

则反馈就成了毫无道理的反驳了。同样,来访者不合理甚至有害的认知和行为或其中某些不合理甚至有害的成分应予否定,但这种否定必须用心理咨询师合理的看法和想法去否定,而不是以另一种不合理或貌似合理但实际上不合理的看法和想法去否定,否则就会产生误导,走向咨询目的的反面。

2. 要有新意

心理咨询师的看法和想法尽量要有新意,新意可以是看法和想法的含义新,也可以是切入的角度新,还可以是措辞新。总之,心理咨询师的看法和想法要尽量给来访者新鲜感,并富有启发性。如果心理咨询师的看法和想法同来访者早已从周围人那里得到的反馈意见相同或相似,不能让来访者产生清新感,甚至恍然大悟的感觉,反馈就有可能失去应有的作用。

3. 说明理由

反馈不是对来访者的认知和行为的简单肯定或否定,而是有理由的肯定和否定。心理咨询师仅表达对来访者的认知和行为的看法和想法是不够的,来访者未必能够理解和接受。心理咨询师只有在表达自己反馈意见的同时作了言之有理的解释和说明,充分说明了可接受的理由和作了令人信服的解释,来访者才会心悦诚服并获得新的启示。因此,在反馈时,心理咨询师常常会用解释来强化自己的看法和想法,从而使来访者从内心自觉地重新审视自己的心理问题及原有的看法和想法。

逻 辑 推 论

逻辑推论(logical inference)是指心理咨询师依据来访者提供的信息,运用逻辑推理的规则直接得出或引导、启发来访者自己得出某种结论,使来访者能够清晰地意识到其现有的认知、情绪、态度和行为上的偏误,以及这种偏误可能会甚至必然会带来来访者不愿意发生和接受的不良结果,从而使来访者警觉,引起高度重视并激发改变的动机。

逻辑推论有助于来访者了解心理问题发生的原因、过程和性质，也有助于来访者了解目前自己对心理问题的认知、情绪、态度和行为可能给心理问题解决带来的消极影响，懂得只有合理、正确地加以处理才能给心理问题解决带来良好的结局。

逻辑推论的基本要求：

1. 要合乎逻辑

推论一定要合理，要符合逻辑规则。不能得出貌似合理，其实不然的模模糊糊、似是而非甚至明显错误的结论。例如"高度紧张后果严重"的结论就是模糊的，有什么样后果？后果一定严重吗？又如笼统地得出"高度紧张必然会产生心理问题"的结论也是似是而非甚至错误的，因为短时的高度紧张也常有利于激活思维、提高精力。当然，结论有时可以非常肯定，有时也可以不那么肯定，带有可能性，例如"长期处于高度紧张状态有可能产生心理问题"等。但即使是带有可能性的结论，其推论也是合理的，是合乎逻辑的。

2. 尽量激发来访者自己进行推论，得出结论

激发来访者自己进行推论，得出结论，不仅能增强来访者的积极参与意识，充分发挥其在咨询过程中的主观能动性，而且能使来访者更自然、更信服地接受自己得出的合乎逻辑的结论，从而使咨询进程更顺利。

总 结 性 概 述

总结性概述（summation summary）是指心理咨询师在心理咨询过程中或心理咨询结束时，把来访者的心理问题及其确实存在的认知、情绪和行为上的偏误，以及心理咨询师关键性的应对意见和方案，经集中整理后以总结的形式加以概述，使来访者能清晰、全面、印象深刻地了解咨询过程中某个阶段或咨询全过程的咨询内容和收获，心理咨询师自己也能重温并审视咨询策略、方法和应对重点，并作必要的强调，同时借此机会弥补在咨询中可能出现的不当之处，从

而使咨询更加合理、更加严谨、更加有效。

总结性概述可以在心理咨询过程某个阶段结束，准备进入下个阶段时进行。某个阶段既可以是咨询过程的某个环节，例如在心理咨询师的解释被来访者认同、接受后，对来访者的认知偏误以及通过解释改变这种偏误后来访者已出现的某些变化予以总结性概述；也可以是咨询过程中需要解决的、相互联系的若干问题中的某个问题，使来访者厘清这些问题，以顺利推进咨询进程，例如因"自己爱恋的对象不爱自己""自己不爱的对象迷恋、追求自己，非常同情"等若干问题感到困惑、迷茫、痛苦，就可以就来访者提出的某个问题，在讨论、分析和厘清后予以总结性概述。

总结性概述也可以在一次心理咨询全过程结束时进行。在心理咨询过程中某个阶段结束，准备进入下个阶段时进行所谓的总结性概述，实际上只是小结性概述，在一次心理咨询全过程结束时进行总结性概述才是名副其实的总结性概述，这样的总结性概述有利于梳理来访者的心理问题及其更深层次的原因，有利于梳理心理咨询师的咨询策略及其效果，有利于发现心理咨询中尚未解决的问题以及同心理咨询预期目标的距离，以使下一次的心理咨询更具有针对性，咨访双方配合得更加默契，取得更好的咨询效果。

总结性概述的基本要求：

1. 条理分明，重点突出

总结性概述必须条理分明。就一次心理咨询全过程结束时进行总结性概述而言，一次心理咨询全过程的信息量是非常大的，如果不能将这些信息分门别类加以整理并条理分明地概述，来访者就有可能难以清晰地感知到心理咨询师在心理咨询过程中的具体对策和方法，不能清晰地感知到自己的心理问题在心理咨询师的帮助下逐渐缓解和消除的过程，也不能清晰地感知到目前的咨询效果与自己预期的差距，以及这种差距是否合理及其原因等，这样就有可能使来访者产生心理咨询与生活中的聊天无异的感觉；就心理咨询过程某个阶段结束，准备进入下个阶段时进行总结性概述而言，某个阶段的咨询过程的信息量虽然不会非常大,但概述模糊不清、条理杂乱,来访者同样也有可能感到咨询仍在原地踏步或兜圈子,不知道自己的心理问题到底是什么性质的问题,不知道这个阶段到底讨论、分析了哪些具体问题,甚至不知道为什么要进入下一个阶段,这样,咨询就难以自然、顺利、有效地进行下去。因此,无论是咨询全过程结束时还是某个阶段结束时进行总结性概述,一定要条理分明地把来访者的心理问题,产生的心理原因,尤其是认知偏误方面的原因,心理咨询师的应对措施(包括针对性的解释、安慰等,以及调整、矫正的具体建议和方法等),非常简洁扼要地概述清楚。简洁扼要是条理分明概述的基本要求,有时可用一两句话说清,例如来访者心理问题的性质等,有时可稍详细一些,但只是简洁扼要基础上的稍详细,例如调整、矫正的方法等。

总结性概述也须重点突出。如果总结性概述时重点不突出,来访者有可能对心理咨询印象不深,不知主要收获在什么地方,有时甚至会产生无所谓的感觉。因此,在总结性概述时,咨询过程中的重点环节和重点内容要予以强调,心理咨询师能够明显感知和体悟到的来访者各方面的有利变化,同样要予以强调,所有这些"强调"都是一种非常积极的强化,既有利于加深来访者的印象,也有利于咨询效果的巩固。

2. 清醒考量,拾遗补缺

总结性概述时一个非常重要的功能就是心理咨询师可以清醒回忆咨询的具体过程,并考量咨询质量,这样,一旦发现遗漏,或虽不属于遗漏但如果涉及咨询效果会更好的内容,就可以补缺性地补充阐述。当然,这并不意味着拾遗补缺都要在概述时进行,咨询过程中的任何一个环节,只要发现有遗漏,都应该及时补充,概述时的拾遗补缺只是借助清醒考量咨询过程的机会,再一次提供补缺的时机而已。此外,如果在概述时发现咨询过程中有明显的不当之处,也必须实事求是,加以纠正,切不可为了维护心理咨询师的所谓"自尊"或"权威"而掩盖过去,否则会给来访者带来消极、负面影响,使心理咨询走向预期的反面。

 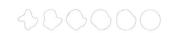

心理咨询督导

心理咨询督导是指由心理咨询专家或有学识和能力的资深心理咨询师，对需要提高心理咨询师特质能力和咨询技巧的在职心理咨询师、职前培训的心理咨询实习生等，在观察、分析、评估的同时给予必要的督察与指导，以提升其心理咨询理论水平与心理咨询操作能力，从而获得专业和心理等方面的个人成长。其中，进行督导的心理咨询专家或有学识和能力的资深心理咨询师称为督导者(supervisor)，需要提高心理咨询师特质能力和咨询技巧的在职心理咨询师、职前培训的心理咨询实习生等被督导者称为受导者(supervises)。

督导的基本功能

督导的基本功能为：

1. 督察与指导功能

督导者察看、分析、评估、督促并指导受导者的心理咨询工作。

督察与指导功能主要通过察看受导者的咨询过程是否规范并符合设定的咨询目标，分析和评估受导者的咨询个案，督促受导者的咨询方案作必要的调整，解答受导者遇到的困惑和指导受导者处理在咨询过程中出现的难以处理的问题等行为体现出来。具体督察与指导方式：既可以在对受导者咨询过程中的咨询对话进行笔录、录音或拍摄咨询视频后，也可以在直接隔窗观察装有单向玻璃的咨询室，了解咨询过程后，督导者同受导者一起讨论，并在讨论中结合笔录、录音或视频及观察内容进行分析、评估和有针对性的指导。

2. 成长功能

督导对于受导者和督导者都是促进和提升的成长过程。

督导过程能促进和帮助受导者的个人成长，包括提升受导者的心理咨询理论水平和心理咨询能力的专业成长，以及受导者的自我认知、人际沟通和人格等方面的自我完善的心理成长；同时，由于教学相长，助人助己，同样会促进和帮助督导者本人在专业领域和心理素质等方面的提高。

3. 审核功能

督导本身就含有检查和考核性质的审核功能。

督导者在督导受导者的过程中，必定要对受导者在心理咨询过程中显示出来的对心理咨询的态度、心理问题的诊断能力、心理咨询师特质能力、心理咨询技巧的掌握和操作能力、对突发情况的应对能力及其相应知识以及个人心理素质作出全面的、发展性的具有检查和考核性质的评估审核，这种评估审核既有利于受导者更好地成长，也为其日后应聘岗位、业务考核和评定等提供了客观依据。

督导的操作程序

督导的操作程序为：

1. 建立良好关系

督导不是督导者的单向活动，而是督导者与受导者双方互动的活动过程，在这个互动过程中，督导者与受导者应该互相尊重、互相信任，因此，双方建立平等、合作的良好督导关系，是顺利进行督导的工作基础。

2. 拟定督导计划

督导计划必须由督导者与受导者共同制订，使督导者与受导者都能清楚了解督导的具体步骤和内容。为了使督导计划更有针对性，督导者应该了解受导者的专业知识背景、心理咨询能力与经历，以及对督导的态度与期望等。督导计划应该包括督导形式与内容，例如帮助受导者判别、诊断和消除来访者心理

 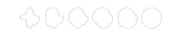

问题的案例讨论,检验咨访关系是否违规、是否产生共感、是否出现移情的咨访关系分析,解决受导者过去咨询中存在的问题以及提升受导者自身的咨询特质能力的个人成长,督导者把自己的知识和经验与受导者分享的身教和言教相结合、相统一的示范咨询等。同时,督导计划也应该包括督导时间与地点,例如每周或每月一次,每次1～2小时,连续半年或一年的定期督导,根据需要临时进行的非定期督导以及确定固定地点、场所等。

3. 做好结束工作

督导结束后要对督导工作加以总结,总结内容包括受导者谈收获、体会和以后再接受督导时的新要求,督导者总结督导经验并考虑进一步提高督导质量的措施等。同时,督导结束后也要做好善后工作,例如督导期间作为受导者个案中的来访者的咨询终结或转介,受导者在督导结束后还未完全解决的与心理咨询知识、能力以及个人成长等相关的问题等。

第十二章

心理治疗

心理治疗是心理治疗师运用专门的心理治疗技术,以规定的治疗要求和规范的治疗顺序,解除来访者的心理压力,消弭心理症状(精神症状),矫正病态行为,重构正常人格的治疗性手段。心理治疗虽然主要用于治疗各种心理障碍(精神障碍),但也可用来矫正某些还没有达到心理疾病或精神疾病的程度,即不符合世界卫生组织《国际疾病分类(第十一版)》对心理疾病或精神疾病的定义和诊断标准的一般心理问题,例如用行为治疗模式中的标记奖励疗法、消退疗法来矫正儿童和青少年的不良行为问题等。

在心理治疗中,通常也需要进行心理咨询,同样,心理治疗的一些方法常作为心理咨询的技术手段自然地融入心理咨询之中。

心理治疗的疗效机制与实施程序

心理治疗的疗效机制

心理治疗虽然因依托的理论基础不同而具有各不相同的治疗手段和方法,但之所以各自都能取得一定的疗效,原因在于它们都具有基本相似的疗效机

 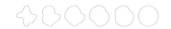

制。其中最主要的疗效机制为：

1. 强化求治愿望，激发治愈信心

心理治疗的基本前提是来访者的求治愿望。尽管主动要求进行心理治疗的来访者通常都有明显的求治愿望，但未必都很强烈，不少人还是在他人的鼓励下才要求进行心理治疗的。在这种情况下，通过有效的心理治疗能使来访者意识到心理治疗具有药物治疗等不可替代的积极作用，领悟"心病还需心药治"的道理，从而进一步强化来访者的求治愿望。同时，在心理治疗过程中心理治疗师显露出来的亲切、随和与专注、负责的治疗风尚以及熟练、精湛的治疗技术，也会使来访者自然而然产生希望感，并进一步激发和巩固来访者的治愈信心。

2. 聆听苦衷倾诉，正确指点迷津

来访者在心理治疗过程中宣泄、释放长期郁积在内心的疑团和困惑，是减轻心理压力、放松精神的基本途径，而心理治疗师耐心聆听这些苦衷的诉述，不仅能在理解的基础上使来访者得到强有力的心理支持，从而获得安全感和如释重负感，而且可以自然地获取来访者心理问题的深层次信息，为抓住问题要害，宣传心理健康知识，解释来访者疑虑和指点迷津，使来访者真切了解心理问题的致病原因和解决途径奠定基础。

3. 调整错误认知，转变行为模式

错误认知往往是导致情绪失调和行为失当的直接原因。通过认知治疗能使来访者逐步明了其固有认知的不合理性，并通过帮助促使其改变，使其用合理的、正确的思考方向和方法取代原有的认知。而认知一旦得到改变，来访者的整个心态就会随之调整，消极情绪和不良行为也会得到控制。同时，通过各种行之有效的行为治疗技术，重新塑造来访者的行为模式，转变早先不良的行为模式，就能进一步显现和巩固心理治疗的疗效。

4. 调节人际关系，提高适应能力

人际关系的紧张和失衡既是来访者适应能力低下的原因，也是来访者适应能力低下的结果。长期的人际关系不良势必造成恶性循环，结果是人际关系不

良导致社会适应功能减弱,而社会适应功能减弱又进一步加剧人际关系不良,两者互为因果,以致心理问题越来越严重。心理治疗通常都把改善人际关系作为心理调整的主要途径。当来访者接纳了心理治疗师,实际上也就参与到调节人际关系的心理治疗之中,这就为日后搞好与其他人的人际关系提供了示范模式。而来访者的人际关系一旦得到改善,心理问题的完满解决就指日可待。

一般地讲,上述这些心理治疗疗效机制的内容是促使来访者改变感觉、体验、心境、行为、躯体症状、个性表现和社会适应能力的基本因素,心理治疗中只有包含并体现了这些因素,心理治疗的总体目标——使来访者心理健康,才能最终实现。

心理治疗的实施程序

心理治疗的实施要遵循一定的程序,其基本程序如下:

1. 进行必要的心理测验和心理评估

进行必要的心理测验和心理评估不仅有利于明确诊断,确定心理问题的性质,而且有利于经过上述详细的、严谨的测验和评估程序,增强来访者及其家属的满意度和信任感。这样做既加强了心理治疗的针对性,也提高了来访者的治愈信心。

2. 填写好心理问题病史

填写病史既有利于来访者整理自己的思路,明确求治动机、目的和问题,又有利于心理治疗师在来访者所写的内容及填写时的行为表现的基础上初步了解其心理状态。病史包括:心理问题发生、发展的时间与表现,最突出的症状,要求解决的问题,学习、工作和生活的主要经历和重要事件,家庭情况及其成员间的关系,以及兴趣、爱好等。

3. 创设良好的心理治疗环境

要有专用的治疗室,内设沙发、软椅和小床,并有茶几和茶具,隔音条件好,

 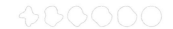

不安装电话。这样的条件能使来访者很快安静下来。治疗时除非来访者精神不正常和年龄太小，或基于治疗上的原因，否则不应有亲属陪伴在旁。

4. 选择适当的治疗手段和方法

治疗手段和方法要因人而异，但任何手段和方法都应包括以下步骤：让来访者倾诉，使其消极情绪得到疏泄；让来访者学会分析自己的内心世界，找到致病原因及存在的问题；让来访者相信在心理治疗师的帮助下最终能依靠自己解决问题，促使其改变原有的认知、情绪和行为。

5. 与来访者保持联系

治疗结束后，要求来访者若干时日后主动向心理治疗师汇报情况。如出现反复，要及时作出分析判断，找出复发的原因并提出处理方法。

心理治疗的基本模式与方法

心理治疗的模式与方法众多，主要以精神分析学说、行为主义学说、人本主义学说等理论体系为依据，但也包含心理学发展史上其他重要的学说理论。

精神分析治疗

精神分析治疗（psychoanalytic therapy）是使来访者在无拘束的会谈中通过各种精神分析技术领悟到心理问题的症结所在，并逐渐重组心理活动和改变行为方式，从而达到治疗目的的心理治疗模式。其理论基础是奥地利维也纳神经内科医师弗洛伊德（S. Freud）创立的精神分析理论。主要适应证为各类焦虑障碍、强迫障碍、性别焦躁症、性倒错障碍以及各种严重的人际交往困难等心理挫折。人格尚未成熟的青少年、没有内省能力的来访者以及精神分裂症等严重精神病性障碍患者不适宜应用精神分析治疗。

精神分析治疗的基本手段是会谈,使来访者潜意识内容能进入意识之中。让来访者在安静、温暖的治疗室中斜躺在舒适的沙发椅上,面朝天花板,以便于集中注意力,心理治疗师坐在来访者身后,防止心理治疗师的非言语性行为影响来访者对进入意识的内容的叙述。

会谈通常是每周5次,整个治疗过程有时可长达数年。

一、传统精神分析治疗技术

会谈时,传统的精神分析治疗技术主要有:

1. 自由联想

由来访者选择自己想谈的题目和内容,把自己想到的一切都讲出来,例如生活经历、家庭关系、与人交往、工作情况、兴趣爱好或发病经过等。总之,想到什么就谈什么,即使毫无逻辑关系,甚至非常幼稚、可笑,也没有关系。根据精神分析理论,浮现在脑海中的任何内容都不是无缘无故的,都有一定的因果关系,自由联想的目的就是为了并且可以挖掘出潜意识之中的症结所在。开始时来访者进行自由联想可能比较困难,但随着心理治疗师的鼓励和指点,来访者会逐渐沉入往事的回忆之中。如果来访者在叙述时突然停止不语,或吞吞吐吐,或故意避开某些问题,或与心理治疗师辩论,则表明来访者可能出现了阻抗(resistance)现象。阻抗如果是有意识的,可能是来访者担心心理治疗师会对自己产生坏印象,或对心理治疗师还不太信任,这可以通过解释和进一步建立信赖的咨访关系来消除;阻抗如果是无意识的,则往往是来访者心理问题症结所在。破除阻抗并非易事,但心理治疗师如能用理解、同情和鼓励的语调帮助来访者逐渐克服妨碍自己自由联想的阻力,就能使自由联想的技能得到充分的发挥。

2. 移情处理

当来访者沉入往事和回忆中时,往往会视心理治疗师为来访者早年生活环境里与自己有重要关系的人,从而把早年的感情移置到心理治疗师身上,这是来访者对以往生活中某个重要人物的情感反应,来访者对心理治疗师的移情,或者是把心理治疗师当作热爱对象(正移情),或者当作憎恨对象(负移情)。这时就要及时向来访者解释这些表现的本质,说明这是来访者早年生活感情的重演,让其领悟到这种过去情感对其目前情感和行为的影响,并由此进行联想,使来访者在感情和行为上有所变化。但必须注意的是,心理治疗师在解释移情时,不能把自己对某个重要人物的情感自觉或不自觉地移置到来访者身上而出现反移情,如果心理治疗师对这种反移情现象没有清醒的认识和合理的处理,就会阻碍精神分析治疗的进程和影响治疗效果。

3. 梦的分析

精神分析理论认为梦是有象征意义的心理现象,是潜意识的反映,是某种愿望的迂回的满足。因此,分析梦是进入潜意识的捷径。要发掘潜意识中的心理活动,就要要求来访者谈自己做过的梦,以便心理治疗师了解梦的表面情节(显梦),并分析和解释梦的象征意义(隐梦)。只有把显梦的潜在内容(隐梦)在意识中恢复本来面目,才能暴露来访者潜意识中心理活动的真意,揭示其当前生活中的矛盾和倾向。

4. 解释

向来访者解释自由联想的内容和显梦的真实意义是精神分析治疗的中心工作,目的在于向来访者指出隐藏在潜意识中的心理问题的症结所在,并帮助来访者领悟和克服,使来访者学会面对现实,以更成熟、更有效的方式处理心理问题的症结。

二、分析性心理治疗的步骤与技术要点

随着以荣格(C. G. Jung)、阿德勒(A. Adler)、霍妮(K. Horney)、沙利文(H. S. Sullivem)和弗洛姆(E. Fromm)等为代表的新精神分析理论的出现,精神分析治疗也逐渐采取来访者与心理治疗师面对面的会谈方式,仅运用精神分

析的理论与原则,改背对背的自由联想为普通的面对面会谈方式,治疗时间也改为每周 1 次,整个治疗过程仅为数月。这种新精神分析治疗常被称为分析性心理治疗(analytical psychotherapy)。

分析性心理治疗的步骤与技术要点为:

1. 全面了解与综合掌握来访者的心理资料

来访者的心理资料应包括个人生活史、心理问题产生的时间、症状、有无社会功能影响或损害及其严重程度等。综合掌握来访者的心理资料要连接过去与现在,来访者陈述过去的事时,要引导其思考可能对现在的影响,在陈述现在的事时,要引导其思考可能与过去的经历有关;要连接意识与潜意识,来访者有意识陈述自己的心理活动时,要引导其思考在潜意识中是否会有相关的欲望与动机,在陈述中无意识地披露了隐藏在潜意识内的欲望与动机时,要引导其思考可能同意识层面上的现实表现有联系;要连接理智与情感,来访者陈述时如果始终非常理智,要注意被其隐藏的情绪、情感,陈述时如果过分情绪化,则要为其理清逻辑关系;要连接会谈时的行为表现与生活中的行为表现,要对照思考会谈时的行为表现与生活中的行为表现之间的区别与联系等,以获得较为准确的信息。当来访者对心理治疗师产生移情时,则要连接并了解来访者幼年时与父母的情感关系,并适当地解释和运用。

掌握来访者的心理资料并不一定局限于面对面的会谈,也可通过以下一些技术获取:

成熟的交流干预——鼓励来访者通过给心理治疗师写信或发电子邮件等渠道与心理治疗师进行交流,以使来访者在他们认为合适的时候释放移情关系中的各种情绪,这种在与心理治疗师一系列交流中的多次情绪释放,会因心理治疗师的理解并有针对性地加以解释、引导等成熟的交流性干预,成为一种治疗催化剂,使来访者的心理问题逐渐好转,同时能促进来访者对现实的认知日趋成熟,使其心理能量更富有创造性。

简化的自由联想——为使自由联想更具操作性,自由联想的表达可由治疗室转移至来访者的日常生活中,由口语转化为简洁的书面言语,通过想写就写、有话就写的微信、短信、电子邮件等方式,替代并简化传统精神分析治疗在治疗室中自由联想的操作方法,避免传统精神分析治疗中自由联想因来访者的紧张、顾虑、担心或者无从说起而难以进行甚至抗拒的情况,这样获取来访者的心理资料会更自然和真实。

不管用何种技术手段获取来访者的心理资料,心理治疗师都要引导来访者宣泄伴随着或压抑着的消极情绪,对此充分理解,以减轻来访者的心理压力。

2. 分析解释

分析解释的关键是讲究时机、重点和方式。

讲究时机是指当来访者陈述的心理资料矛盾而自己意识不到,或对自己意识到的心理活动困惑不解而期待心理治疗师的指点,或对自己的心理问题主动提出疑问等,显露出接受心理治疗师的分析解释的意愿时,心理治疗师要抓住这些时机进行分析解释。不适时机的随意分析解释,就有可能"忠言逆耳",来访者从内心拒绝听取。此外,来访者在心理治疗师分析解释时出现阻抗现象,也是心理治疗师与来访者共同探讨分析解释的内容,并以此作进一步的分析解释,使来访者最终认同和接受的重要时机。

讲究重点是指既要抓住来访者在陈述时反复强调或在情感上反应强烈的内容进行分析解释,更要针对来访者心理问题的具体表现及其诱发因素或可能的症结所在进行入理的分析解释。如果来访者有明显的认知、观念上的偏误,心理治疗师同样应该通过适当的分析解释引导其调整。

讲究方式是指既可以先由心理治疗师提出疑问,引起来访者思考,激发来访者自我分析解释的动机并由来访者先行自我分析解释,使其自我领悟,然后由心理治疗师根据其分析解释,通过指点使其进一步分析解释以加深自我领悟,或由心理治疗师根据来访者的分析解释进行补充性深入分析解释;也可以一开始直接由心理治疗师进行针对性的分析解释,并逐渐将其引导成心理治疗师与来访者双方共同进行讨论式的分析解释,加深来访者对分析解释内容的印象、领悟和接受、认可程度。

3. 在行动中体现并巩固效果

来访者领悟后有可能会出现反复,治疗时似乎已理解,事后又感到有点困惑,因而在整个分析性心理治疗阶段,要通过每一次会谈了解并有针对性地再次进行分析解释,在一层层、一次次的分析解释中,使来访者不断强化领悟。但治疗不能停滞在领悟层面,更重要的是通过鼓励、督促来访者练习,使来访者把这种领悟落实在行动中,从而解决心理问题。

心理治疗师也可利用来访者自然"反映出自我消极无意识成分"的机会,来设计一种有针对性的方法,使来访者理解并自愿改变自己的行为,使心理问题得以解决。这种方法实际上是把领悟和在行动中体现效果巧妙地结合起来,其本身也是近些年来分析性心理治疗的技术手段——"反映出自我消极无意识成分"。

这种技术手段的操作是:将来访者的某种反映消极无意识成分的不当行为模式呈现出来,故意"投其所好"地设法"强化"来访者的这种不当行为,以使来访者只能用同样反映出消极无意识成分但合适的行为应对,从而使来访者领悟自我的消极无意识成分,重新建立良好的行为模式。例如,一个小男孩因对任何攻击性都不能接受,而将其压抑到潜意识内的,成为消极无意识,他以学业失败的行为模式对抗父母和老师的指责和教育,精神分析治疗师就设计一种情景让小男孩学习阅读,但故意阻碍他,使该男孩觉得除了坚持学习阅读外,别无他法可以击败精神分析治疗师,于是坚持学习阅读。即便小男孩随后知道这只是治疗师的一个"圈套",小男孩也对击败治疗师的欲望有了合理的理解,最终建立良好的行为模式。

分析性心理治疗就疗程而言属于短期治疗,目的在于改变传统精神分析治疗耗时漫长的局限,使疗效在短期内呈现。目前,精神分析治疗的短期治疗整个疗程常常只有数周甚至更短,这类短期治疗的操作顺序通常为:区分问题—了解来访者生活史和发病史并作出诊断—建立因果关系—选择干预方法—修

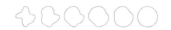

通领悟—在行动中练习巩固。在整个治疗过程中，心理治疗师要始终给来访者留下治疗师是可信任、能理解和接受他人、可靠、遇到危机能提供支持的朋友式感觉，但要防止对心理治疗师的依赖。

三、认知领悟心理疗法

中国学者钟友彬于 20 世纪 70 年代末根据精神分析治疗理论，结合临床实践，提出了认知领悟心理疗法，在某些心理障碍（精神障碍）的治疗中取得了较好的疗效。其具体的做法是：

初次会谈主要让来访者叙述心理问题症状产生、发展的历史和具体表现。作出诊断后即进行初步解释，明确告诉来访者心理问题是可以纠正的，但来访者必须配合，对心理治疗师的提示、解释要联系自己的认识进行思考，疗效的好坏取决于来访者的努力程度。

以后的会谈主要询问来访者的生活史和容易回忆的相关经验，不要求深入回忆，对梦也不作过多的分析。目的是建立相互信任的咨访关系，使来访者真诚地相信心理治疗师的解释。

在良好咨访关系的基础上，心理治疗师与来访者一起分析症状的性质，结合来访者的具体病情引导其相信这些症状大都是幼稚的、不符合成人思维逻辑规律的情感和行为，有些想法近似于儿童的幻想，在成熟的成人看来是完全没有意义的。

当来访者对上述解释和分析有了初步认识和体会后，即向来访者进一步指出心理问题的根源在于过去的生活经历，在于头脑中留下的过去甚至是幼年时期生活经历中的精神创伤，这些精神创伤在成年期遇到挫折时还会再现并影响来访者的心理。来访者领悟后就应该用目前成人的观念和标准去理解过去生活经历中的精神创伤，这些精神创伤是过去心理防御机制不完善和不成熟的反应结果，现在时过境迁，不应该重现过去幼稚的反应模式，从而在理解的过程中逐渐建立健康的认知和行为模式。

行 为 治 疗

行为治疗(behavior therapy)是针对来访者问题行为(不良行为或变态行为),运用提高目标行为(良好行为或正常行为)发生率或降低问题行为发生率的种种行为技术,以最终矫正问题行为的心理治疗模式,也称行为矫正(behavior modification)。其理论基础是俄国生理学家巴甫洛夫(I. P. Pavlov)研究的经典条件反射理论、美国心理学家斯金纳(B. F. Skinner)揭示的操作性条件反射理论、美国心理学家班杜拉(A. Bandura)提出的社会学习理论、华生(J. B. Watson)建立的行为主义理论以及法国精神病理学家让内(P. M. F. Janet)倡导的再教育理论。

行为治疗的特点在于:强调外在的、看得见的不良行为或变态行为,不关注引起这些问题行为的原因及其演变过程;强调最近而不是过去的不良行为或变态行为,重视现有症状;强调根据行为改变的程度来评价疗效。

行为治疗与精神分析治疗的最大区别在于:前者把问题行为看作习得性反应,是不良学习的结果,后者则看作内心冲突不能解决而表现出来的症状;前者侧重于问题行为的矫正,用良好行为或正常行为来代替不良行为或变态行为,后者则侧重于帮助来访者实现对自己问题行为症结所在的"领悟";前者消除问题行为的方法是制定良好行为或正常行为的学习过程,后者则依赖分析、解释等使来访者在对问题行为症结的领悟的基础上最终解决问题行为。

行为治疗的适应证主要为焦虑障碍、强迫障碍、人格障碍、酒精与药物依赖等,以及口吃、挤眼、咬指甲等不良行为和习惯。

行为治疗具体的实施方法主要有以下几种:

1. 系统脱敏疗法(systematic desensitization therapy)

系统脱敏疗法是一种通过放松技术,有程序、有步骤、连续地抑制恐惧、焦虑等反应,以减弱和摆脱对恐惧、焦虑等类刺激的敏感性,从而矫正问题行为的

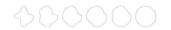

行为治疗方法。因为治疗过程是有序而连续的,故称系统脱敏疗法(或系统减敏疗法)。其原理是:恐惧、焦虑等情绪反应的起因是,原来不会引起恐惧、焦虑等反应的中性刺激,由于与恐惧、焦虑等反应多次结合而演变成了较为稳固的恐惧、焦虑等类刺激,如果能将这种由中性刺激演变而成的恐惧、焦虑等类刺激与松弛反应多次结合,就能逐渐削弱这些反应之间的联系,从而减弱和摆脱对恐惧、焦虑等类刺激的敏感性,使这些演变而成的恐惧、焦虑等类刺激最终还原成不会引起恐惧、焦虑反应的中性刺激。

系统脱敏疗法的实施有两个条件,即必须进行两种准备工作。

一是要学会和练习肌肉放松,在肌肉放松中引起精神上的自我放松,从而导致全身心放松。练习的要求应该达到随时随意就能迅速地进入全身心松弛状态的程度,否则在运用系统脱敏疗法进行治疗操作时,每当出现一个恐惧、焦虑等类刺激,都难以迅速做到肌肉放松,难以迅速进入全身心松弛状态,治疗就无法正常进行。

在训练时要求来访者首先学会体验肌肉紧张与肌肉松弛在感觉上的差别,以便在获得松弛体验感觉后能主动掌握肌肉放松的方法和过程。例如紧握拳头,然后放松,来访者就能体会到手的肌肉紧张与肌肉松弛在感觉上的不同,体验到什么是紧张感觉,什么是松弛感觉,然后在练习时只要不断体验松弛感觉就可以达到肌肉放松。其他身体各部分的肌肉放松也依样体验。进行全身各部分肌肉先紧张后松弛训练的顺序为:头部—颈部—双肩—双臂—双手—胸部—腹部—臀部—双下肢—双脚。来访者学会放松全身肌肉的方法后,可令其在家中进行自我训练体验,但必须强调这种训练要反复进行,直至达到随时随意能迅速松弛全身肌肉。只有这样才能使全身肌肉放松,同时引发精神放松,而只有精神上的放松才能在治疗操作中用放松情绪体验来抑制恐惧、焦虑等情绪体验,这样治疗才会奏效。

二是将引起恐惧、焦虑等反应的刺激情景按刺激强度由弱到强(由低到高)排序,即制作刺激强度梯度表。需要注意的是:排列在刺激强度梯度表中的最弱刺激要弱到只要全身放松就能轻而易举地抑制的程度,但不会引起恐惧、焦虑等反应的刺激不能列入;刺激强度梯度表中刺激强度的强度差异不能太小或太大,强度差异太小在治疗中会导致治疗进程不明显,常会有原地踏步的感觉,强度差异太大则会难以跨越而无法使治疗往前推进,两者都会降低来访者的治疗动机,甚至对治疗失去信心。例如对于有社交焦虑障碍(社交恐惧症)的来访者,如果引起来访者恐惧的最弱恐惧刺激为"进商场购物",则可将引起社交恐惧的具体情景刺激由弱到强作如下表的排列(表 12-1)。当然,这种排列不是绝对的,不同社交焦虑障碍来访者的恐惧对象与恐惧程度都会有所不同,这就需要心理治疗师根据来访者的具体恐惧体验予以调整。

表 12-1 社交焦虑障碍(社交恐惧症)恐惧情景由弱到强逐级排列表

等　　级	恐　惧　情　景	程　　度
1	进商店购物	Ⅰ
2	在公交车上与陌生人相邻而坐	Ⅱ
3	同陌生人说话	Ⅲ
4	同异性交际	Ⅳ
5	被人注意	Ⅴ
6	参加有陌生人的宴请	Ⅵ
7	当众讲话	Ⅶ
8	主持活动	Ⅷ

刺激强度梯度表制作完成后可制作 PPT 等电子文件储存或制成光盘。

在具体实施系统脱敏疗法时,可让来访者坐在舒适的沙发上,营造一种轻松、愉快的气氛,并让来访者全身肌肉放松和精神放松。如果上述恐惧情景已制作 PPT 等电子文件或制成光盘,则先放映第一等级情景(最弱情景刺激),令来访者注视和进一步放松肌肉和放松精神,如果这一情景因肌肉放松和精神放松而不再引起恐惧、焦虑,即转入放映第二等级情景。这样依等级逐级脱敏,循序渐进。倘若对某一等级情景出现较长时间的恐惧、焦虑而无法用放松来抑制,或对某一等级情景突然感到强烈恐惧、焦虑,则可退到前一等级情景,重新进行肌肉放松和精神放松,直到对前一等级情景已完全无恐惧、焦虑反应,再重新放映原先引起恐惧、焦虑的某一等级情景。如果已不再恐惧、焦虑,就继续放映下去,直到全部情景不再出现肌肉紧张与精神紧张和恐惧、焦虑反应。如果没有制作 PPT 等电子文件或光盘,则可让来访者记住恐惧、焦虑的等级,或由心理治疗师按等级描述刺激情景,治疗的具体方法与放映 PPT 等电子文件或光盘相同。这里,放映 PPT 等电子文件或光盘称为模拟情景;记住恐惧、焦虑的等级或由心理治疗师指示恐惧、焦虑的等级则称为默想情景。但治疗并未到此为止,还必须从模拟情景或默想情景向现实情景转移,由心理治疗师陪伴来访者直接在现场逐级接触这些情景,同时放松肌肉和精神。一般地讲,在模拟情景或默想情景中能够做到肌肉放松和精神放松而不再恐惧、焦虑,则绝大多数来访者在现实情景中也能成功做到。达到这种要求,治疗即告完成。当然,系统脱敏疗法也可不经模拟和默想阶段而直接在现实情景中实施。

2. **满灌疗法**(flooding therapy)

满灌疗法是一种不需要进行任何放松训练,一下子就呈现大量的恐惧、焦虑等刺激(满灌、泛滥),或一下子呈现最强烈的恐惧、焦虑等刺激(冲击),即让来访者暴露在大量的恐惧、焦虑等刺激或最强烈的恐惧、焦虑等刺激情景之中,以迅速纠正来访者对恐惧、焦虑等刺激的错误认知,并迅速消除由这些种类的刺激引发的习惯性恐惧、焦虑等反应,从而矫正问题行为的行为治疗方法。也称冲击疗法或泛滥疗法。

满灌疗法一般采用想象或模拟的方式,可以鼓励来访者想象大量的恐惧、焦虑等刺激或最使其恐惧、焦虑等的情景,或者由心理治疗师在旁反复地讲述大量恐惧、焦虑等刺激或使来访者最恐惧、焦虑等刺激情景中的细节;也可以用事先制作好的 PPT 等电子文件或光盘放映最使来访者恐惧、焦虑的情景画面,以加深来访者的恐惧、焦虑程度。治疗时不允许来访者采取堵耳朵、闭眼睛、哭喊等逃避措施,当然,事先应告诉来访者,有心理治疗师在旁,其安全是绝对有保障的。在这种情景下,来访者即使在强烈的恐惧、焦虑等刺激下出现了心跳加快、呼吸困难、面色苍白、四肢冰冷等植物神经系统紊乱症状,但由于来访者最恐惧、最焦虑的可怕后果并没有发生,恐惧、焦虑等反应也会相应地减弱和消退。

除了用想象或模拟方式外,也可以让来访者直接进入有大量恐惧、焦虑等刺激的现实情景中或最令其恐惧、焦虑等的现实情景中,直接令其与含有大量恐惧、焦虑等刺激的现实对象接触或与最令其恐惧、焦虑等的现实对象接触,尽力设法使来访者坚持下来。一般地讲,只要能坚持,恐惧、焦虑等反应就会消退。

满灌疗法虽然所用时间短,解决问题比较干脆,但对病人的身心冲击较大,故需慎用,有心脑血管疾病等严重躯体疾病的来访者不宜用此疗法。用满灌疗法矫正问题行为要考虑来访者的承受度和坚持性,事先也应向来访者说明,使其理解和接受,并有心理准备。

3. 标记奖励疗法(token economy therapy)

标记奖励疗法是一种通过奖励有一定价值的"标记"或"代币券"来强化所期望的行为,以矫正问题行为的行为治疗方法。也称代币券疗法。

"标记"是指符号,例如记分、打钩、盖章等;"代币券"是指货币代用物品,例如有"价"纸券、筹码等。之所以用标记或代币券奖励而不用真正的实物奖励,其意义和优点在于:① 对于一种需要持续一段时间才能完成并必须按顺序进行的行为,例如提高某课程成绩、改正较难改掉的坏习惯等,标记或代币券可不间断地予以强化,而实物难以分割给予;② 期望行为发生后,有时难以立即进行实物强化,例如没有时间去买实物或一下子买不到所需的实物,标记或代币券可弥补时间上的延搁;③ 标记和代币券奖励具有灵活性,可满足患者不同时间随时都可能变化的对某种实物的不同偏好,以避免降低追求强化物的动机;④ 标记和代币券奖励的连续强化具有强化的累加作用,易于使期望行为逐渐成为习惯。

标记奖励疗法虽然简单方便,但具体实施时要着重注意以下几点:

一是所要矫治的问题行为应该具体、适当。"具体"是指行为的变化是可以观察或测量的,是可以比较、分析的;"适当"是指问题行为能得到实质性解决,

　　实用心理异常诊断矫治手册　第五版

从而最终出现期望行为。

二是制定行为奖励的强化标准,明确哪些行为可以获得标记或代币券,哪些行为将被扣除标记或代币券。扣除标记或代币券应在行为退化时实施,扣除标准应高于奖励标准,不能过分,不能动辄就扣。强化标准确定后,不准患者讨价还价。

三是奖励的标记或代币券累积到一定数量后可兑取的实际奖励内容应该是患者非常感兴趣且孜孜以求的,需要越强烈,要求的标记或代币券就应越多。具体奖励内容可以是玩具、服饰等物质性奖励,也可以是看电视、上动物园等精神性奖励。

四是必须按时兑换,切不可使标记或代币券失去信誉。

五是奖励要有利于期望行为的自然保持并成为习惯。如果到了标记奖励实施的中后期,期望行为还不易保持,则应该用更有吸引力、档次更高的奖励内容来激起患者的强烈兴趣,以使其自愿要求调换原来的奖励内容,借此提高标记或代币券的标价,实际上也延长了兑换的间隔时间,促使期望行为在时间的延长中得以保持。

4. 厌恶疗法(aversion therapy)

厌恶疗法是一种把问题行为与引起躯体痛苦或精神痛苦的刺激结合起来,使来访者在发生问题行为的同时感到躯体或精神的痛苦,从而使来访者对问题行为产生厌恶而使问题行为消退的行为治疗方法。

导致躯体痛苦的刺激可以通过想象引起,也可以通过药物等化学手段或弹拉橡皮圈等物理手段引起。导致精神痛苦的刺激同样可以通过想象引起,也可以通过不准玩平板电脑游戏、不准看娱乐性电视节目等手段引起。

通过想象引起躯体痛苦或精神痛苦,通常对具有一定文化素养并决心戒除不良行为且有较强意志力的人才会有效。例如可以让酒瘾者在出现饮酒欲望或饮酒时,立即闭上眼睛想象酒醉后出现的失态行为(醉卧在肮脏的地上或胡言乱语,使其意识到以后难以再面对亲友)或强烈呕吐的痛苦体验。这种方法也称内部致敏法。

一般情况下,通过药物等化学手段和弹拉橡皮圈等物理手段引起厌恶刺激导致躯体痛苦效果较好。例如在酒中放入可阻止体内乙醇氧化成乙醛后不再继续氧化成乙酸的药物以矫治酒瘾,这是因为乙醛积聚会引起恶心呕吐、呼吸急促、胸痛、出汗等痛苦症状。有相当意志力的酒瘾者自己在酒内放入黄连等苦味剂也能奏效。又如弹拉橡皮圈治疗强迫症状,可以在出现某一强迫观念或强迫行为时弹拉预先套在手腕上的一根较粗的橡皮圈,使手腕产生疼痛刺激(疼痛刺激既不能过弱也不能过强,过弱失去意义,过强易弹伤手腕),并计算弹拉次数,直到该强迫症状消失。以后该强迫症状又出现时,再用同法,弹拉次数如果逐次减少,则说明有效。矫治到不用弹拉橡皮圈而直接自己命令就能停止强迫症状,就可脱下橡皮圈。以后即使还有反复,也完全可以通过自我控制予以消除。需要注意的是,如果弹拉橡皮圈近百次仍不能消除强迫症状,则说明此法对该来访者无效,要改用其他方法。

同样,一般情况下通过不准线上或线下玩电子游戏、不准看娱乐性电视节目或指责等手段引起厌恶刺激导致精神痛苦,效果也较好。当出现问题行为时立即终止玩电子游戏、看娱乐性电视节目或指责等,通常也能逐渐抑制、消除问题行为。

5. 自信训练疗法(confident training therapy)

自信训练疗法是一种通过让来访者学会表现自己并在表现自己中逐渐消除恐惧、焦虑等消极情绪以增强自信的行为治疗方法。一个人之所以对自己缺乏信心,主要是因为没有表现自己或不善于表现自己,只要有了表现自己并善于表现自己的行为,就不会害怕表现自己,就会对自己有信心。

自信训练疗法主要采用角色扮演方法,一般用集体或小组的方式进行。例如矫治社交困难,可先让来访者扮演超市、商场的营业员,行为极其小心谨慎,既不敢得罪顾客,又惧怕经理(或店长)的威严。在此过程中,心理治疗师可让其他治疗合作者有的扮演怒气冲天的顾客,有的扮演飞扬跋扈的经理(或店

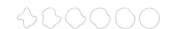

长），当然，怒气冲天和飞扬跋扈一定要有道理。在指出来访者社交方面的缺陷后，再角色互换，让治疗合作者当营业员，而来访者或者扮演顾客，或者扮演经理（或店长），让来访者从刚学来的行为中表达自己的意愿，以塑造自信的社交反应模式。这样不断周而复始，直到来访者能将这种新获得的行为迁移到现实生活中。

6. 行为塑造疗法（behavior moulding therapy）

行为塑造疗法是一种通过逐步升级的行为作业，并在作业完成后给予奖励等积极强化，最终使来访者出现期望行为的行为治疗方法。

行为塑造疗法的具体做法是，将让来访者出现的良好的期望行为分成若干由简单到复杂逐级排序、有连续性的子行为。开始时先诱发其简单子行为，在期望行为出现后即予以奖励强化，然后再循序渐进地诱发高一级的更复杂的子行为并予以奖励强化，直至完成完整的期望行为。例如矫治神经性厌食症，可将每天饮食量在目前不正常的饮食量的基础上逐日适当增加，每增加一点饮食量，就根据患者的需要给予适当的、有诱惑力的奖励，如可以同意患者买心仪的化妆用品，直至饮食量达到正常水平。饮食量恢复正常后，神经性厌食症症状就会随着体重的增加得到缓解和矫正。

行为塑造疗法对产生目前尚未具备或业已消失的正常行为来说是一种很有用的方法。

7. 消退疗法（extinction therapy）

消退疗法是一种对问题行为不予强化而使其自然消退的行为治疗方法。

消退疗法在现实生活中用得比较广泛，效果也很不错。例如孩子任性、霸道，常为了满足某种不合理的要求而大哭大闹，甚至不吃饭。如果父母妥协，满足孩子的要求，孩子就会养成无理取闹的不良行为，并成为今后满足其他不合理要求的手段。如果父母在孩子用无理取闹行为作为手段要求满足其某种不合理要求时，不理睬孩子，不妥协，以避免强化孩子的无理取闹行为，孩子就会因不合理要求始终得不到满足而偃旗息鼓，假以时日，其无理取闹行为就会被抑制和消退。

8. 示范疗法(demonstration therapy)

示范疗法是一种通过观察和模仿他人的适应性行为,形成相应行为的行为治疗方法。也称模仿疗法。

示范疗法包括观察与模拟两个阶段。观察阶段是让需要培养适应性行为的对象先仔细观察他人良好的适应性行为,以及这些行为会获得的赞赏或奖励。模拟阶段是让这些对象亲自实践这些适应性行为,心理治疗师则在这些对象出现相应适应性行为时给予奖励强化。例如矫治社交焦虑障碍(社交恐惧症),可先让患者在生活中观看别人是怎样与各种人交往的,包括乘车、聊天、购物等场景中的互动行为,然后让患者仿照别人那样乘车、聊天、购物,鼓励患者主动与他人交往。如患者出现了正常的适应性行为,就可以给予物质或精神的奖励。

由于儿童具有模仿的天性且模仿动机较强,因此,示范疗法对矫正儿童的问题行为具有独特的作用。

格 式 塔 治 疗

格式塔治疗(gestalt therapy)是一种心理治疗师与来访者在坦诚接触的交互作用中,通过来访者此时此地直接体验与自己有关的过去与可能的未来,达到觉察自我与现实环境,并领悟对自己情感、思维和行为的责任以修正自我,从而消除心理问题的心理治疗模式,也称完形治疗。格式塔治疗过程的核心不在于对过去的回忆或对未来的期望,而在于来访者对此时此地经验的觉察和心理治疗师对来访者承担的责任,其治疗成功的关键通常取决于心理治疗师与来访者的觉察和反应能力。

格式塔治疗的理论基础是1912年诞生于德国的格式塔心理学,创始人为德国心理学家韦特海默(M. Wertheimer)、德裔美籍心理学家考夫卡(K. Koffka)和苛勒(W. Kohler)。"格式塔"是德文"完形""形状"一词"gestalt"的音译,在格式塔心理学中,心理现象上的整体不等于部分之和,整体的性质不存在于它的部分,而存在于整体之中,其含义强调意识经验的完整性和完形性,故也称完形心理学。

格式塔治疗由德裔美籍心理学家皮尔斯(F. S. Perls)创立,其基本理念为:每个人都有一种自我整合的倾向和内驱力,后天的社会化过程虽然会使人压抑自己的需要而与真实自我疏离,以致显示出虚假、扭曲的自我形象,但只要不留恋过去,不逃避体验现在,而去真实认识此时此地的现在,直接表达从未被充分体验但不知不觉中被带入现实生活里的各种负性情绪,并面对自己的生活和周围的环境,接受自己的本然状态,按照满足自己需要的本然状态生活和自然成长,就能调整由非整合状态而导致的心理问题。

格式塔治疗的基本原则为:

重视来访者此时此地的感受和体验,帮助来访者恢复自知力并使其关注现在的现实生活;

让来访者尽量使用人称代词"我"说话,以使其意识到自己应该对自己的情感和行为负责;

与来访者直接对话,使其敢于面对自己的感受和体验,尽量少提问,以免其过多回忆或想象。

具体地讲,就是要做到:生活在现在(不要总是懊悔和惦念明天的事,把精神集中在现在要干什么上);生活在这里(生活在此处此地,而不是生活在遥远的他处);停止猜想,面向实际(不要进行毫无意义也没有实际根据的猜想和推测);暂停思考,多去感受(强调作为思考基础的感受,感受比思考更重要);要接受不愉快的情感(要有接受不愉快情绪的思想准备);不要先判断,要先发表参考意见(不要判断、下结论而先说出自己的看法,以避免与他人不必要的矛盾并使自己产生烦恼);不要盲目地崇拜偶像和权威(不要盲目地附和众议与无原则地屈从他人,以避免丧失独立思考的习性和剥夺自主行动的能力);我就是我,对自己负责(从现在做起,竭尽全力地发挥自己的才能,自己做事,自己承担责任);正确地自我估计(把自己摆在准确的位置上)。

格式塔治疗的主要技术有空椅子技术、对话练习、绕圈子、我负责、投射、倒转技术、预演练习、夸张练习、感觉留置、完形梦境处理等,其中空椅子技术是格式塔治疗最为常用的治疗技术。

1. 空椅子(empty-chair)技术

空椅子技术的本质是角色扮演。可以在处理内心纠结和冲突时,让来访者交替扮演成功者与失败者并分别坐在指定的椅子上:扮演成功者时坐在一张椅子上,以成功者的角色在体验成功中与另一张空椅子上的所谓失败者对话,然后迅速扮演失败者坐到另一张空椅子上,以失败者的角色在体验失败中与已变空了的所谓成功者对话,使来访者内在投射外显乃至表面化,从而充分体验冲突,在角色扮演中接纳和整合成功者与失败者。这样不断变换角色和椅子持续对话,既能使成功者与失败者整合,使内在冲突得到解决,也能使来访者潜藏的情感外显化并获得充分体验,以了解此种情感也是来访者真正自我的一部分而予以接纳。角色扮演也可以在处理人际关系矛盾或冲突时使用:让来访者交替扮演自己和别人,坐到一张椅子上时扮演自己,坐到另外一张椅子上时则扮演别人,两者展开对话。站在别人的角度考虑问题,既有利于理解、体谅或宽容别人,也能使来访者觉察到自己的自我中心表现并予以调整。还可以在表达某种强烈的情感或宣泄各种负性情绪时使用角色扮演,让来访者坐在一张椅子上对另一张空椅子上的特定人物吐露或倾诉,使来访者获得内心的平衡。

2. 对话练习(dialogue exercise)

通过对话练习使来访者觉察和接纳自己人格功能上的优势(top-dog)与劣势(under-dog)两极,使自己因内在投射机制的作用而导致的对立冲突,即会戕害自我系统和阻碍自我人格整合的控制者与被控制者这两部分功能,在觉察和接纳的基础上获得整合。

3. 绕圈子(making the rounds)

让团体中的某位成员主动走到他人面前与对方说话或做某些行为动作,以

 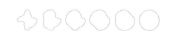

表达自我并检验自己说话的内容和方式以及这些行为动作可能引起的对方积极或消极的反应，达到自我改变、获得自信和促进自我成长的目的。

4. 我负责（take responsibility for...）

要求来访者每次陈述以后都要说句："我会为我的……负责。"这种"我负责"能有效拓展自我感觉的领域，也能促进接纳自我和认识自我情感。

5. 投射（aying the projection）

要求来访者在团体中扮演一个爱表现的人，以觉察自我潜在行动的倒转表现，自己在别人身上看到的事物，其实正是自己具有却不愿看见也不愿接纳的，从而实现自我调整。

6. 倒转技术（reversal technique）

要求来访者扮演一个与其症状和言行相反的倒转角色，尽量表现得与过去相反，使来访者认知和接纳这种反映其已被埋没的潜在行动的表现，以帮助来访者接纳从前被否定的某些个人属性。这样就使来访者既能认识和接纳自己的消极面，也能认识和接纳自己的积极面，并在接纳中加以整合。

7. 预演练习（rehearsal exercise）

要求团体成员在活动中实际预演自己的许多想法（实际表演前其实都在想象世界里预演），并彼此分享预演的情境，以使当事人更能觉察出他们内心预演各种社会角色的真实情状，通过相互帮助激发彼此的主动性并产生尝试新行为模式的意愿，同时更能觉察他人对自己的期望并设法去实现。

8. 夸张练习（exaggeration exercise）

要求来访者重复并夸张地表达其动作或手势，以强化其传递的微弱信号或线索，使其内在隐藏的意义更清楚地表现出来，有利于来访者更敏锐地觉察到。

9. 感觉留置（staying with the feeling）

来访者想逃避恐惧或不愉快的感觉时，鼓励其停留在体验到的恐惧或不愉快中，并要求其深入探讨这些想要逃避的感觉，鼓励其勇于面对，使其领悟到，只有愿意忍受解决心理问题时可能遭遇的痛苦，才能有新的成长。

10. 完形梦境处理 (gestalt approach to dream work)

完形梦境处理不是试图去解析梦境,也不是让来访者去探索梦境,而是让来访者把自我投射的梦境带至现在的现实生活中,使之重现。梦境的处理方式包括:尽量展现梦境里的每个人、事、物及心情,并将自己变成梦中的每一部分,梦中不同的部分就是自己的矛盾和不一致层面的表现,通过相互对立层面间的对话,来访者能逐渐觉察到自己内在对立的冲突面,并能整合这些对立的力量。

生物反馈治疗

生物反馈治疗(biofeedback therapy)是利用生物反馈技术,按照生物反馈仪上显示出来的诸如肌电、皮肤电、皮肤温度、脑电、心率、血压和血管容积等生物学信息,通过肌肉、精神放松训练,调整与这些信息有关的内部器官系统的病理性活动的心理治疗模式。如果把内部器官系统的"活动"(功能)也理解为"行为"(内在行为)——只不过内部器官系统的活动受植物性神经系统的支配,不能像躯体骨骼肌活动(外显行为)那样受人的意识控制而能随意改变——那么将生物反馈治疗作为行为治疗模式的一种具体操作疗法也未尝不可。虽然内部器官系统的活动不能受人的意识的控制而随意改变,但经过训练,这些看来不能随意控制的内部器官系统的"行为",也可以像骨骼肌那样受控于人的意识。

生物反馈治疗较多地用于矫治因过度紧张导致的心理失调以及各种心理因素引起的躯体疾病。

生物反馈治疗的操作步骤包括疗前准备和治疗过程两个阶段。

1. 第一阶段:疗前准备

治疗室温度应维持在 18 ℃～25 ℃之间。在进行皮肤温度和皮肤电反馈训练时,室温波动不应超过 0.5 ℃。对来访者的心理、生理、生化和症状作基线测定,心理方面可采用各种人格和情绪测定量表;生理方面可利用生物反馈仪或其他设备作呼吸、血压、脉搏、肌电、皮肤温度等测定;生化方面一般作血、尿中儿茶酚胺、唾液 pH 值、电介质及溶菌酶含量等测定；症状方面则可按来访者主观感觉自行测定，例如头痛通常可分为 10 个等级，最低级为无症状，最高级为最剧烈头痛的体验。获得基线数据后，再给来访者以应激刺激。例如要求来访者心算或想象可怕的事，以观察肌紧张反应，尤其是头部肌肉反应的程度，并观察应激后恢复的时间。

2. 第二阶段：治疗过程

事先排空大小便，并禁用咖啡、酒等刺激饮料。先在房内静坐 15～30 分钟，然后头斜靠在沙发背上。电极放置按所要测定的肌肉而定，反馈仪放在来访者前方的小桌上，来访者可以清楚地看到或听到发出的肌肉放松的指示信号。通过心理治疗师的指导，使来访者学会体验全身肌肉放松程度与反馈信号变化的关系，了解到自己的意念活动可以影响体内生理信息的变化，从而集中注意力，积极配合治疗。开始治疗时仪器的阈值要调整到最灵敏的状态，即肌肉放松的微弱变化也能引起信号的明显改变，同时教给病人各种肌肉放松技巧，如深呼吸等。当来访者掌握了肌肉放松的技巧后，在下一次治疗时增加仪器的阈值，使来访者须加强主观努力才能达到原来仪器给出的放松程度的信号。这样经过数次训练和治疗，就可使肌肉达到理想的放松程度。

治疗一次约 30 分钟，每周 3 次，同时配合家庭训练每日 1～2 次。所谓家庭训练就是牢记在治疗室中由生物反馈仪指引学到的肌肉放松体验，在家中没有仪器指引的情况下，每日进行自我训练，以巩固所获得的体验效果。一般一个疗程约需 4～8 周。

人本主义治疗

人本主义治疗（humanistic therapy）是使来访者改善"自知"或自我意识，使其认识到自我的潜在能力和价值，并创造良好环境，在与别人的正常交流中，充分发挥积极向上的、自我肯定的、无限的成长和自我实现的潜力，以改变自己的适应不良行为,矫正自身心理问题的心理治疗模式。其理论基础是美国心理学家马斯洛(A. H. Maslow)、罗杰斯、戈尔德斯坦因(K. Goldstein)、奥尔波特(G. W. Allport)等创立的人本主义心理学。人本主义心理学认为,人皆有发展自身潜能的内在倾向。这一理论萌芽于 20 世纪 40 年代末,兴起于 50 年代的美国,60 年代正式形成,70 年代迅速发展。

人本主义治疗把治疗看作心理治疗师与来访者共同参与的为使双方都得到成长的一种努力,因而注重治疗关系及其影响因素,反对技术至上。其特点是:以来访者为中心;将心理治疗作为一种转变过程;采用非指导性治疗技术。

人本主义治疗在临床中最有代表性的疗法是美国心理学家罗杰斯提出的来访者中心疗法,也称患者中心疗法。罗杰斯把同理心与真诚、无条件的积极关怀作为这种疗法取得成效的三大要件。

来访者中心疗法的治疗过程通常分为互相连贯的 7 个阶段。

第一阶段:来访者对自己和外界的认知固定,对内心情感体验生疏甚至毫无觉察,缺乏改变愿望。

第二阶段:对与己无关的事发表意见,产生的内心情感体验视作与己无关。

第三阶段:感受到被心理治疗师接受,开始逐渐消除顾虑和紧张感,能越来越自然地谈及自己及与己有关的情感体验。

第四阶段:开始意识到自己是个有丰富情感体验的人,对朦胧觉察到的或偶尔流露出来的情感体验感到震惊和惶惑。

第五阶段:在咨访关系中感到安全、放松,对自己内心的情感体验不再震惊和惶惑,能自如地表达自己当时的情感体验。

第六阶段:能直接、现实地体验过去的情感经历,并被这种直接、现实的全新体验所触动,过去曾被当作生活指南的原则开始动摇。

第七阶段:不再感到情感体验是一种威胁,愿意直接、充分地体验自己当前的内心感受,也愿意通过谈论当前的体验来更深地了解自己;能接纳自己,在心理治疗之外的生活中也能接纳自己。

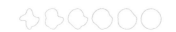

人本主义治疗的具体操作步骤为:

1. 不断用反应的方式来激发来访者的情感

心理治疗师始终以朋友的身份(不以权威专家自居)鼓励来访者充分宣泄内心的情感,对来访者表述的事件不作任何评价和指引,只对其表达的情感作出反应。例如来访者因受到不符合自己要求的待遇而表现出愤愤不平时,心理治疗师可以说:"你是否很恼火?"以此种反应激发来访者的情感。这似乎有些火上浇油,但由于一再重复来访者在言谈中表现出来的基本情感,就能使来访者逐渐认识到自己在这一事件或问题中所克制(或未觉察到)的消极情感,正是产生目前心理异常的根源。

2. 始终充分理解和信任来访者暴露出来的情感

在治疗过程中,心理治疗师不作任何解释,不作诊断,不发指令,不回答问题,也很少向来访者提问题,只是无条件地正面关心来访者。不管来访者暴露出什么样的情感,总是充分理解和信任,让来访者感到心理治疗师是真诚的、可信赖的、能给人温暖的,对其诉述是感兴趣的。在这样的氛围下,来访者就能毫无顾虑地畅所欲言,就会逐渐感到自己是完全独立自主的,不像在日常生活中总是受到他人评价、拒绝或劝说的影响。这样就可以帮助来访者从消极防御的情感中解脱出来,不再依靠别人的评价来判断自己的价值,从而产生健康的自我实现的态度,最终解决自己的心理问题。

治疗时间和次数不固定,完全由来访者自行决定。用此疗法也可进行集体治疗,但集体治疗时,心理治疗师只能作为集体的一个成员参加。

认 知 治 疗

认知治疗(cognitive therapy)是通过改变不合理的认知方向和方式产生正确的观念,纠正适应不良的情绪和行为的心理治疗模式。最早由瑞士心理学家霍姆(L. E. Home)于 20 世纪初提出。其理论基础可追溯到德国现代现象学派创始人胡塞尔(E. G. A. Husserl)的现象学心理学(phenomenological psychology)理论,该理论认为个体对自己或对周围世界所持的看法,是个体采取或表现行为的依据。到了20世纪中叶,认知心理学和人本主义心理学的兴起为认知治疗的发展创造了有利条件。美国认知治疗学家艾利斯(A. Ellis)于20世纪50年代中期创立的理性情绪疗法、美国精神病学和临床心理学家贝克(A. T. Beck)于20世纪60～70年代提出的贝克认知治疗和美国认知行为治疗学家梅钦鲍姆(D. H. Meichenbaum)于20世纪70年代初提出的自我指导训练法,使认知治疗获得了迅速发展。

一、认知治疗的分类

1. 理性情绪疗法(rational emotive therapy)

美国认知治疗学家艾利斯在1953年1月对精神分析产生怀疑并与之分道扬镳后,自称理性临床医生,于1955年在ABC理论的基础上创立理性情绪疗法。最初艾利斯将该疗法称为"理性疗法"(rational therapy,简称RT),1961年又将其改名为"理性情绪疗法"(rational emotive therapy,简称RET),后又认为"理性情绪疗法"这个名称会误导人们,以为该疗法不重视行为技术,艾利斯在初创该疗法时就强调过认知、情绪、行为三者的关联性,在治疗过程中也兼用认知、行为、情绪三方面的技术,因而于1993年艾利斯将其改名为"理性情绪行为疗法"(rational emotive behavior therapy,简称REBT),但在业内通常沿用"理性情绪疗法"这个名称。

所谓ABC理论,就是认为激发事件A(activating event的第一个英文字母)只是引起适应不良情绪和行为后果C(consequence的第一个英文字母)的间接原因,而引起后果C的直接原因是因个体对激发事件A的认知和评价而产生的信念B(belief的第一个英文字母)。即适应不良的情绪和行为的结果(C),不是由于某一激发事件(A)直接引起,而是由经受这一事件的个体对激发事件的不正确的认知和评价所产生的错误信念(B)直接引起。错误信念也就是非理性信

实用心理异常诊断矫治手册 第五版

念,理性情绪疗法就是以理性控制非理性,以理性思维(合理思维)方式替代非理性思维(不合理思维)方式,帮助来访者改变认知,减少和消除由非理性信念带来的适应不良的情绪和行为。这样,理性情绪疗法在行为治疗中加入并强调了认知因素。

理性情绪疗法的基本技术要点为:让来访者觉察和领悟自己的非理性思维及在此基础上产生的非理性信念,觉察和领悟产生适应不良情绪和行为的根本原因并不在于激发事件,而在于自己的思维与信念同现实环境不协调;通过诘难、辩论、驳斥、分析、归谬和幽默等手段改变来访者的非理性思维和动摇来访者的非理性信念,使来访者认识到放弃非理性思维与非理性信念对解决当前适应不良情绪和行为的重要性;让来访者记录日后生活中出现的激发事件以及当时的情绪与行为反应,并与其一起讨论 A,B,C 之间的关系以及通过调整 B 来改变 C 的可能,从而逐渐使来访者确立理性思维与理性信念,以尽可能防止日后因非理性思维与非理性信念产生适应不良的情绪和行为。

理性情绪疗法的具体操作步骤为:

第一,心理诊断——了解激发事件。

了解来访者之所以产生适应不良情绪和行为的各种激发事件,并从影响最大、最明显,来访者最迫切希望解决的激发事件入手。

第二,领悟——寻找非理性信念。

来访者产生适应不良情绪和行为的错误观念是什么?来访者通过什么样的不合理思维方式对激发事件进行认知和评价后产生了非理性观念?

第三,修通——辩论与诘难。

心理治疗师采用辩论的方式诘难来访者对激发事件的不合理思维,以动摇来访者的非理性观念。例如用夸张或挑战式发问要来访者回答其有什么证据或理论对激发事件持与众不同的看法。经过反复不断的辩论,来访者理屈词穷,不能为其非理性信念自圆其说,就会逐渐认识到不合理思维及其产生的非理性信念是不合乎逻辑的,是不现实的,从而分清什么是理性思维与理性信念,什么是非理性思维与非理性信念,并用理性思维与理性信念取代非理性思维与非理性信念。

第四,再教育——养成理性思维习惯。

探索是否还存在其他的具体非理性思维与非理性信念,并与之辩论,使来访者学习并养成同非理性思维与非理性信念辩论的方法,以养成理性思维的习惯,从而巩固疗效,减少日后出现类似由非理性思维与非理性信念引起的适应不良情绪和行为。

在此疗法中,辩论与诘难(dispute)的英文的第一个字母为 D,效果(effect)的英文的第一个字母为 E,故整个治疗过程可归纳为"ABCDE"。

有时候来访者可能回忆不起激发事件发生时的想法,或声称自己没什么想法,在此种情况下,心理治疗师也可采用理性情绪想象(rational emotive imagery)技术。其实施步骤为:首先是想象,让来访者想象一个典型的激发事件的情景,想象要达到似乎现在就发生在眼前的逼真程度,体验该激发事件引起的情绪反应和可能的行为反应;其次是询问,询问来访者的情绪体验和可能的行为反应以及此时的想法,如果发现来访者的非理性思维与观念,则鼓励来访者改变想法到适当的程度;最后是诉述,停止想象,让来访者诉述不同想法所体验到的不同情绪反应和不同行为反应,以达到用理性思维与理性信念取代非理性思维与非理性信念的目标。

2. 贝克认知治疗(Beck's cognitive therapy)

贝克认知治疗是由美国精神病学和临床心理学家贝克提出的,其基本原理是:适应不良的情绪和行为主要与适应不良性认知有关,而不是外部刺激性事件的直接结果,适应不良性认知即曲解认知,若适应不良性认知得以识别和修正,适应不良的情绪和行为将随之改善。

贝克认为存在于来访者潜意识中的认知结构因不为意识所审查,更易出现潜在的功能失调性假设或功能失调性图式,这种假设或图式一旦被某种生活事件等刺激激活,就会产生大量的负性自动想法,而负性自动想法就是适应不良

 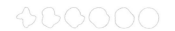

性认知的表现,包括非黑即白的绝对性思考、主观臆断、以偏概全或选择性概括、过度引申、夸大或缩小等。

贝克认知治疗起源于对抑郁症的处理。贝克在治疗抑郁症时认为患抑郁症的来访者的负性自动想法可归结为"抑郁三联征":第一联,对自己的消极评价;第二联,对以往经验的消极解释;第三联,对未来的消极预期。对于患抑郁症的来访者的负性自动想法,贝克更注重从逻辑的角度看待这种适应不良性认知的根源,并强调让来访者自己寻找证据来瓦解这种适应不良性认知的基础。因此,与理性情绪疗法的指导、说理、诘难与辩论不同的是,贝克认知治疗更重视对话式的合作气氛,采用协同检验治疗策略,通过心理治疗师与来访者的协作,把来访者的负性自动想法视为有待检验的假设或预测,让来访者自己意识到这些负性自动想法是自己违背逻辑规则,加以解释和评估的结果。同时融入行为治疗技术,设计一种严格的行为实验,使来访者认识到,这种假设或预测不符合来访者的实际状态,从而改变其原有的想法和信念。

贝克认知治疗的实施程序为:

第一,建立亲和关系。建立真诚、亲和、无条件接纳的咨访关系,激发和调动来访者积极、主动参与治疗过程的每个阶段。

第二,发现认知错误。让来访者陈述负性自动想法并寻找与这种适应不良性认知不符和对抗的证据,让来访者逐渐发现负性自动想法的过激、过偏之处和逻辑错误。

第三,理性心象演练。让来访者想象生活中发生某种应激性事件及自己的情绪反应和行为表现,再想象用另一种更恰当的情绪反应和行为表现来替代原来的情绪反应和行为表现,从而在理性心象取代非理性心象的过程中,逐渐实现用适应良好性认知取代适应不良性认知。

第四,实践练习评估。让来访者已逐渐形成的适应良好性认知在实际生活中不断得到证实和巩固,并通过评估进一步强化这种理性认知,从而最终矫正心理问题。

贝克认知治疗调整认知的方法主要有：识别和应对来访者的负性自动想法，可采用负性自动想法问卷、盘问、三栏作业、行为实验等方法；纠正和改变来访者潜在的功能失调性假设（功能失调性图式），以减低其复发的可能性，可采用功能失调性态度问卷、主题分析、逻辑错误类型的识别、盘问等方法。

3. 自我指导训练法（self-instructional training）

自我指导训练法也称自我指导疗法（self-instructional therapy），由美国认知行为治疗学家梅钦鲍姆提出，包括认知训练和解决人际关系训练。治疗的重点在于协助来访者觉察自己的内心对话，并改变自我告知（self-verbalization）。通过这样的训练使来访者明了，正是因为自己的内心对话总是以负面的自我告知为特征，才导致了适应不良的情绪与行为，并通过学习新的内心对话方式引发适应良好的情绪与行为。具体操作可以通过角色扮演，使来访者处于一个引起焦虑的情境之中，心理治疗师引导来访者觉察引起焦虑的内心对话及其与焦虑的关系，并指导来访者尝试换一个想法，即学习新的内心对话，随后让来访者重新评估进行新的内心对话后的焦虑水平，以使来访者意识到，是自己的想法决定了自己的情绪与行为，如能改变内心对话，就能调整自己的适应不良的情绪与行为。当然，在此期间心理治疗师也要对来访者进行问题解决的指导、示范和行为矫正。

学习新的内心对话的基本方法是：通常先由心理治疗师大声说出自我表达词句，引导来访者按此词句大声说一遍，再让来访者逐渐降低声音，反复地重复词句，最后默念词句。这些自我表达词句为：确定问题的词句——"我需要做什么"；接近问题的词句——"假如由我来设计这个模型"；注意关键点的词句——"我首先估算一下，框出大小，然后一步步设计"；说明和修正错误的词句——"我有一部分做错了，我可以修改，我重新做可以做得更加细心"；自我强化的词句——"我做好了，我做了件非常满意的工作"，等等。

梅钦鲍姆于20世纪70年代中期提出的应激接种训练法，也称应激预防训练法（stress inoculation training），同样含有认知调整和行为矫正的成分。

 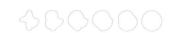

理性情绪疗法、贝克认知治疗和自我指导训练法有一个共同点，即都兼用认知技术和行为技术来纠正适应不良的情绪和行为，实际上是认知治疗和行为治疗的整合。当然，在这种整合过程中，美国心理学家班杜拉于1969年出版的《行为矫正原理》(*Principles of Behavior Modification*)也功不可没，该著作首次系统地将想象、预期、言语等内在的符号性认知活动引入行为治疗过程，并作为一种行为治疗技术，为经典行为治疗向认知行为治疗的发展提供了一种过渡形式。学术界早期把这种整合的心理治疗称为认知-行为治疗(cognitive-behavior therapy，简称CBT)或者认知行为治疗(cognitive behavior therapy，简称CBT)。虽然认知行为治疗兼用认知技术和行为技术，强调认知、情绪、行为三者之间的协调与和谐，但更重视改变来访者的认知方式，因此，鉴于学术的发展历程，"认知行为治疗"的提法逐渐被"认知治疗"所取代，在业内，"认知行为治疗"的英文缩写"CBT"，也已约定俗成地成为"认知治疗"的专用名词。当然，当前的"认知治疗"未必一定兼用认知技术和行为技术，有时常常只用认知技术，或以认知技术为主，兼用其他治疗手段。

二、认知治疗的理论取向和操作步骤

1. 认知治疗的理论取向

认知治疗有三种理论取向：

一是重建认知过程，强调改变错误认知在治疗中的作用。

二是掌握适应技能，强调学会能产生适应良好情绪和行为的社会适应性技能。

三是有效解决问题，强调各种消极情绪与不适当地解决问题密切相关，只有构建解决问题的新模式，才能有效地减少消极情绪与解决问题。

2. 认知治疗的操作步骤

首先，向来访者说明适应不良性认知会导致适应不良的情绪与行为。

认知是人对己、对人、对事的认识与看法。适应不良的情绪和行为常因适应不良性认知而产生，而适应不良性认知主要是指能影响来访者保持内心平衡与适应环境的思维方式、观念与信念。如果改善或矫正其适应不良认知，即曲解的认知，就可减轻和消除情绪和行为问题。

其次，识别与分析来访者与主诉问题有密切关系的适应不良性认知并指出其不合理性。

适应不良性认知主要有非逻辑性思考、非合适性思考和非合理性思考。非逻辑性思考是缺乏必然逻辑联系的错误思考，表达极为武断，例如"假如我考不上大学，我的前途就完了"。非合适性思考是自贬性思考，表面上看起来似乎符合逻辑，但明显带有自我否定倾向，例如"我从来没有演讲过，要我当众发表长篇意见，我可不行"。非合理性思考是违背客观实际的思考，有的似乎顺理成章，却隐含着谬误，例如以前犯过错误，就认为以后一定也会犯错误；别人对自己提了一些意见，就认为自己以前肯定得罪过此人；夏天从空调房出来后中了暑，就从此不敢再进空调房，等等。这些适应不良性认知只要与主诉问题相关，就要敏锐地识别，并分析其与现实的差距，指出其非功能性和病态性，即错误性。

最后，帮助来访者改变适应不良性认知，建立正确的观念，以产生良好情绪与适应性行为。

改变适应不良性认知要找出根源或起始原因，然后在现实中加以检验、修正，只有这样，才能建立正确的观念。在改变适应不良性认知和建立正确观念的过程中，可采用一些针对性强的干预手段：将一些与来访者适应不良性认知矛盾或相反的证据放到面前，使其对适应不良性认知产生怀疑，开始动摇；向来访者提供有利于重建正确观念的认知方向和方法；让来访者顿悟正确观念的形成过程。

三、认知治疗的主要技术方法

1. 认知三栏作业(three-column daily record of dysfunctional thoughts)

认知三栏作业是认知治疗中最常用的标准化技术。让来访者每天记录自动想法、认知歪曲的类型和合理的想法等三栏作业，包括情境、负性自动想法、

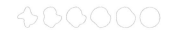

情绪反应、合理想法及合理想法带来的情绪变化等,目的在于使来访者辨别其自动想法,学习确定认知错误的类型,并形成合理的反应。例如可以先识别并记录悲伤、愤怒、犯罪感等负性情绪,这是负性自动想法出现的标志,并以 0～100 分加以评级,0 分表示没有负性情绪,100 分表示负性情绪最严重。如果来访者对评级有困难,也可以用简化的 0～10 分来评级。接着识别并记录负性情绪出现时的情境,当时正在想什么或干什么等;然后识别并记录负性自动想法,按由浅入深的相信程度以 0～100 分加以评级,0 分表示不相信,100 分表示绝对相信,如果来访者对以 0～100 分评级有困难,同样可以用简化的 0～10 分来评级。最后自我盘问和诘难这种负性自动想法是否有逻辑错误,缺点是什么,有没有可替代的想法等以重新评价这些想法,并记录重新评价后出现的合理想法及合理想法带来的情绪变化,同时再次对负性情绪和负性自动想法评级以进行前后对比。

这种作业也可以是二栏作业或四栏作业(在三栏中加上情境)。

2. 认知人际心理疗法(cognitive interpersonal psychotherapy)

认知人际心理疗法强调人际关系和其他社会因素在认识和治疗心理问题中的意义和作用,侧重解决意识和前意识水平中"此时此地"的现实问题,尤其是人际交往与沟通问题,重点解决四方面的问题:不正常的悲伤等消极情绪反应、人际角色困扰、角色改变和人际关系缺乏。常用技术手段有询问、澄清、情感鼓励、沟通分析、改变认知和行为等。

3. 其他有针对性的技术方法

对于干什么事都失去信心,总认为难以成功而干脆什么事都不想干的来访者,可采用"积极工作计划"或"逐步指定工作"等技术。前者要求来访者自己制定日常生活工作表,例如打扫房间、带孩子散步 10 分钟等,以使其对自己的生活感兴趣,无形中改变其对生活的态度,增强干事并能够取得成功的信心;后者指定来访者由易到难做一些必需的工作,做成后就表扬强化,并鼓励其进一步做更难的工作,以使其建立自己有能力做事的信心。这两种技术的目的都在于设法打破来访者什么都做不成而毫无信心的态度，从而改变其错误认知和消极态度。

认知治疗每次会谈的时间应控制在 45～60 分钟。过短不易谈透，过长又太烦琐。一个疗程一般有 7～10 次会谈。

积极心理治疗

积极心理治疗（positive psychotherapy）是把来访者理解为具有自助能力的个体，让来访者全方位看待事物，并以来访者心理冲突和运用其现实能力和资源解决这些心理冲突为核心，从而消除来访者心理问题的心理治疗模式。积极心理治疗由具有医学博士、哲学博士学位的神经科医师、精神病学家和心理治疗师佩塞斯基安（N. Peseschkian）教授于 1968 年在德国创立，并获得了世界心理治疗联盟（International Federation of Psychotherapy，简称 IFP）、欧洲心理治疗协会（European Association for Psychotherapy，简称 EAP）、世界心理治疗大会（World Conference of Psychotherapy，简称 WCP）和德国卫生部、教育部、劳动部的认可，是目前德国乃至整个欧洲运用范围最广的心理治疗模式之一。

积极心理治疗中的"积极"一词源自拉丁语"Positum"，含有实际的、潜在的、真实的、完整的与给定的多种含义。与一般意义上的"积极"含义不同，积极心理治疗中的"积极"是一种看到问题的全面和本质的"积极"，包括积极正向和消极负向两个方面，既包括人潜在的内心冲突，也包括人潜在的内在能力，而一般意义上的"积极"强调的是单方面的积极正向。因此，在解决心理问题时，积极心理治疗的治疗取向是，既要看到来访者有发生心理问题的能力，也有自我调适、康复的能力；既要看到来访者各种心理症状或适应不良性行为和情绪的一面，也要看到人皆有之而来访者也必定具有的消除这些心理症状或适应不良性行为和情绪的基本能力，把注意力集中在增进和培养来访者自身的各种积极力量上，通过激发、累积和发展自身内在的基本能力和积极潜力达到摆脱心理

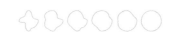

问题,成为一个健康人的治疗目标。

佩塞斯基安认为基本能力有两种：爱的能力(情感力)和认知的能力(理智力)。爱的能力可派生出爱、榜样、耐心、时间、交往、性、信任、自信、希望、信仰、怀疑、坚定、整合等 13 种原发能力；认知的能力即对现实的认知能力,可派生出准时、清洁、条理、顺从、礼貌、坦白、忠诚、公正、成就、节俭、信赖、谨慎、精确等 13 种继发能力。这 26 种由两种基本能力派生出来的原发能力和继发能力都是现实能力,26 种现实能力的组合应用就构成了每一个来访者不同的行为常模及其社会功能模式。来访者的心理问题就是由于这两种基本能力在不同社会背景下分化为现实能力时,受到不同环境和文化影响出现不一致(例如观念与行为、个体与群体、不同文化等之间的不一致)而发生冲突的表现。

一、积极心理治疗的理论依据

积极心理治疗的理论依据是希望原则、平衡原则和磋商原则。

1. 希望原则

希望原则是把具有 26 种现实能力的来访者比喻为含有 26 颗宝石的矿藏。来访者的治疗过程就是来访者这些现实能力的发现和发展过程,本质上就是来访者的成长过程,犹如将这些宝石挖掘出来并加以打磨的过程。虽然来访者由于各种原因,有的现实能力没有被发现或者在发展中出现偏差,犹如这些宝石没有被挖掘出来或者打磨不当,但是来访者依然存在着 26 种现实能力,犹如矿藏中依然含有 26 颗宝石,这就是在积极心理治疗中心理治疗师对来访者应有的积极观念,也就是来访者运用现实能力解决心理问题的希望原则的希望所在。

2. 平衡原则

平衡原则是把来访者的心理问题归因于冲突和对冲突的应对不当。积极心理治疗的理论模型是平衡模式,来访者的生活由可资利用的四个领域的资源组成：躯体/感觉领域、成就领域、关系领域、未来领域。冲突可发生在任一领域或全部领域。躯体/感觉冲突是指来访者以躯体感觉疾病的方式来反映对自己躯体的觉察,身体本来没病,而来访者总感觉身体某个方面有病;成就冲突是指成就与自我概念发生偏差,逃避工作或学业上的难题,逃避成就;交往冲突是指与他人或社会群体产生人际关系矛盾的反映;未来冲突是指直觉和幻想超越了现实且当作生活现实,并以此作为自己的生活行动原则,或对未来想入非非甚至感到迷茫,失去人生意义,产生绝望感。当来访者生活失去平衡时,某一领域或某些领域就会被忽视,资源也会失衡,这时冲突不仅极易发生,而且应对常常失衡,这不但无助于解决冲突而可能导致心理问题,甚至有可能加剧冲突或滋生新的冲突而出现新的心理问题。每一个来访者虽都有自己独特的现实能力,但也常与他人的现实能力存在差异和误解,这些差异和误解会导致来访者"认识"问题和"应对"问题时的冲突。因此,心理治疗师一旦找到了冲突的内容,即造成冲突的现实能力以及应对冲突的相关能力,就会有如何恰当地治疗心理问题的依据和目标。

3. 磋商原则

磋商原则是把积极心理治疗看作心理治疗师和来访者合作完成的过程。在心理治疗过程中,心理治疗师和来访者是合作的关系,来访者是主动的而不是被动的,这种主动体现在来访者的自助上,来访者的今天是其自助的结果,来访者的未来仍然需要依靠自助去应对;心理治疗师是协作的而不是绝对控制或主导的,其作用是通过与来访者进行启发性的磋商,提升来访者的自助能力。这样,整个心理治疗过程解决的就不仅仅是来访者的心理问题,也使来访者得到了成长和发展。

二、积极心理治疗的五个阶段

1. 第一阶段:观察和拉开距离

心理治疗师与来访者建立信任、安全与和谐的关系,并就治疗目的达成共识。在此基础上,倾听来访者诉述心理问题的具体表现:在什么时候、什么情况下会出现这些表现?不同时间、不同情况下的表现是否不同?什么时候、什么

 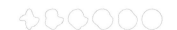

情况下不会出现这些表现？心理治疗师在有效倾听的同时观察来访者，并给予积极的诠释，使来访者学习区分，并找到其他的可选态度和行为方式。这种来访者目前的实际反应和可选反应的比较，其本身就是一种在心理治疗师的指导下实现的来访者的自我控制。在此阶段，心理治疗师还应就来访者的心理问题作出一些假说，并就此假说制定下一阶段的策略。

2. 第二阶段：调查与清点

主要任务是通过调查澄清事实，既要全面了解来访者生活中发生的事件，厘清这些事件的关系，也要找到来访者的现实冲突，尤其是基本冲突，并把握来访者的应对模式，启发来访者探索冲突与现实能力之间的联系，让来访者在分析中逐渐发现什么样的冲突是积极的，什么样的冲突是消极的。

3. 第三阶段：处境鼓励

协助来访者看到冲突的全景以及应对时运用了哪些现实能力，积极肯定并鼓励来访者的合理应对，让来访者注意到自己缺失的一些现实能力以及不当的应对方式，但不批评、指责，以避免来访者可能出现的尴尬，维护来访者的自尊，并增强来访者自助的信心，为接下来调适来访者的心理问题做好准备。

4. 第四阶段：言语表达

让来访者明了与人交往中断会导致人际关系出现困难，在人际交往中学会用礼貌、诚实的言语表达自己内心的想法和感受，通过练习同自己的伙伴沟通，并且逐渐学会用新的视角、新的言语、新的行为去认识、表达和应对冲突，这样，解决来访者心理问题的治疗目标才算实现。

5. 第五阶段：扩大目标

来访者不但能达到心理问题出现之前的健康水平，而且要消除来访者把治疗目标仅仅限制在当前心理问题上的视野的狭隘性，能够将新的变化、新的能力整合、应用到生活的其他方面，使来访者的整体自助能力明显增强，心理健康发展水平逐渐提升。

积极心理治疗五个阶段的每个阶段在具体操作时可以用任何一种心理治

疗模式来完成该阶段的任务，只要这种心理治疗模式适合来访者的特点，且心理治疗师能熟练自如地操作。

积极心理治疗五个阶段的程序也并非刻板不变，在实际治疗工作中可因来访者及其心理问题的不同对治疗程序适当调整。

心理支持治疗

心理支持治疗（mental supportive therapy）是以言语性心理支持为主，加强来访者的心理防御能力，提高环境控制和恢复环境适应能力的心理治疗模式，也称支持性心理治疗（supportive psychotherapy）。其特点是心理治疗师通过与来访者建立良好、融洽的咨访关系，对来访者能意识到的心理问题给予指导、鼓励和安慰等心理支持，使其恢复现有的能力和发挥潜在的能力，适应当前的现实环境，从而减轻和消除来访者的心理问题，而不探究其潜在的心理因素和动机。心理支持治疗没有独特的理论基础，其重要理论依据是应激适应理念。适用范围较广，既适用于各种刺激引起的严重急性危机，也适用于长期存在的慢性心理创伤。各种心理障碍（精神障碍）和躯体疾病也常以心理支持治疗作为治疗的基础。

心理支持治疗的操作原则为：提供来访者应对挫折、渡过困境的心理支持方法要适当且有选择性，不能脱离心理问题的实际而过度运用，心理支持也需要适可而止；协助来访者改变对挫折和困境的错误认知；鼓励来访者运用内外资源来应付挫折和困境，例如提高自身能力、利用社会支持系统等；协助并鼓励来访者运用有用、成熟的方式应对自己的心理问题。

心理支持治疗中的"支持"主要有五种形式：解释、鼓励、保证、指导与改善来访者的生活环境。这五种支持形式既是心理支持的成分，也是心理支持的技巧。

1. 解释

运用通俗的言语把来访者的心理问题的性质讲清楚，借以调整来访者的认

实用心理异常诊断矫治手册　第五版

识和观念,消除紧张、焦虑等不良情绪。解释之所以是一种有力的心理支持,就在于来访者能消除因对心理问题性质的无知而带来的心理压力,增强治疗、康复和日后生活的信心。但解释也不能过多和过于专业,过多给来访者讲解心理问题的专业知识,只能加重其顾虑,使其难以辨别而疑虑重重。

2. 鼓励

以言语表情、脸部表情和动作表情对来访者心理问题的治疗表达出应有的信心。鼓励之所以也是一种有力的心理支持,是因为它能消除来访者因心理问题引起的低落情绪,强化来访者的治疗动机。鼓励一定要针对来访者的具体情况,恰如其分。含糊笼统和不切实际的鼓励,只会加重来访者沮丧的心情。

3. 保证

为来访者承担起责任,客观、明确地说出其心理问题的可能预后,以唤起来访者的希望。保证之所以是一种有力的心理支持,在于它能消除来访者的种种疑虑,使其放弃固执的错误判断,从焦虑紧张、束手无策、自暴自弃的徘徊中走出来。保证不能信口开河、轻易许诺,否则来访者会对心理治疗师失去信任。

4. 指导

直接指点和示意来访者做什么和怎么做,以减轻心理问题引起的内心矛盾和心理压力。指导之所以也是一种有力的心理支持,是由于它能够帮助来访者掌握处理问题的合适办法和必要能力。指导一定要明确、肯定、具有可行性,同时应避免把心理治疗师个人局限的甚至错误的经验当作成功的普遍经验,生硬地介绍、推荐给来访者。

5. 改善来访者的生活环境

改善不利于来访者解决心理问题的生活环境,以使其加强人际沟通。改善来访者的生活环境之所以同样是一种有力的心理支持,其根本原因在于来访者常会出现自我中心的倾向而忽视与别人的正常沟通,以致产生抵触性人际关系。改变来访者的生活环境既有利于去除现有人际关系中的不利因素,例如指责、吵架、过多操心等,也有利于在人际关系中增加新的有利因素,例如多聊天、家属多关心、让来访者参加感兴趣的活动等。但通过改善来访者的生活环境建立良好的人际关系时，不能过分牺牲他人或家属的利益，否则人际关系同样是不健康的。

心理支持治疗的具体操作步骤：第一，收集来访者的各种资料。来访者的资料尽可能收集齐全，尤其不能忽视与发病有关的各种因素，例如生活事件、人际关系、个性特点等。第二，进行心理支持性会谈。会谈最好一对一，以消除来访者的顾虑。来访者诉说时不要当场做笔记或录音、录像，也不要经常打断来访者的谈话。会谈时要进行分析并作解释、鼓励、保证和指导，解释、鼓励、保证和指导的关键在于：帮助来访者纠正对挫折的认知，调整对挫折的感受，以改变态度，用合理的方式处理困难；帮助来访者认识自己尚未发挥或已被自己低估了的能力，使这些能力充分发挥出来；设法排除社会环境中的消极因素，例如改善影响来访者情绪的家庭环境、学校环境等。

心理支持治疗每次一般以 1 小时为限，不宜太长。每周 3 次为宜，整个疗程的长短依心理问题的具体情况而定，通常以不超过 10 次为限。

森 田 治 疗

森田治疗（morita therapy）是日本精神病学家森田正马于 20 世纪 20 年代组合了当时治疗神经症性障碍的一些主要方法，例如隔离疗法、说理疗法、作业疗法、生活疗法等而创立的心理治疗模式，之后森田正马的学生、森田治疗的先驱者高良武久及其弟子大原健士郎以及田代等学者又在理论和操作上不断改良、完善、发展，遂成为现在的森田疗法。其理论基础是森田提出的独特的神经质学说，即具有神经质的人因注意容易集中于某种感觉而使这种感觉过敏，感觉过敏又使注意更集中于此感觉，从而造成所谓"精神交互作用"的恶性循环，最后导致各种神经症性障碍。森田治疗的主要适应证为焦虑障碍、强迫障碍、疑病症等。临床也发现，森田治疗对处于缓解期的精神分裂症、抑郁障碍也有

 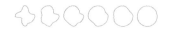

较好的疗效,但这些严重的精神障碍处于急性期时原则上不能进行森田治疗。

森田治疗的基本理念和治疗原理是顺应自然,为所当为。

顺应自然是指顺应认知和情感活动的自然状态,承认症状,顺其自然,使其自生自灭。为此,要坦然接受而不要去对抗自身可能出现的想法,以避免陷入激烈的心理冲突之中;要坦然接受而不要排斥与控制症状,以避免把注意固定在症状的主观感觉上;要坦然接受而不要用主观想象代替客观事实,以避免想当然地用"理应如此"来限定自身的思想、情感和行为。

为所当为是指在顺应自然的状态下去行动,去做自己能够控制也可以去做和应该去做的事,通过行动,让现实生活充满活力,促进精神能量指向外界,在成功的体验中去重新适应环境,适应社会,从而恢复社会功能。为此,要忍受症状带来的烦恼与痛苦,把关注点集中在行动上,以建立从起伏的症状中逐渐解脱出来的信心;要面对现实,在实际行动中提高对现实生活的适应能力,以改变对症状的认知,使认知更加现实与深刻,在不断体验的自信中逐步改善与缓解症状。

森田治疗可分为门诊式治疗和住院式治疗。

1. 门诊式治疗

门诊式治疗采取一对一的交谈方式进行,但必须建立在平等、和谐的咨访关系的基础上,以使来访者对心理治疗师产生信任感。在治疗过程中要把来访者当作正常人,以接纳的心态与气氛消除来访者的逃避心理。交谈时尽可能用提问的方式启发来访者对问题产生思考和领悟,而不过多地采用解释等方式,让来访者慢慢接受症状而非排斥症状,鼓励来访者面对现实,放弃抵抗症状的主观愿望,认识到只要接受症状而不试图刻意控制症状,症状就会慢慢改善和缓解。同时,通过森田格言,例如"顺其自然""从现在开始""重在行动"等,帮助来访者认识和纠正自己不适应的认知和行为,让来访者在生活中去做自己应该做的、可以做的事。只有这样,才能让来访者接受"顺应自然,为所当为"的理念。在每一次治疗后,来访者要把所思所做用日记的形式记录下来,心理治疗师要对来访者上一次治疗后写的日记中暴露的问题进行批注,有针对性地对来访者进行指导,并提出下一次的要求。最后还要让来访者对行动结果作出自我评价,以提高其自信心,从而认识到,只要像正常人一样生活和行动,社会功能就会完全恢复。

门诊式治疗通常每周1～2次,初诊1小时,复诊15～30分钟。

2. 住院式治疗

住院式治疗是森田治疗的主要治疗形式,其整个治疗过程分为四个阶段。

第一个阶段:绝对卧床期。

此阶段为4～7天。把来访者与外界完全隔离。除了洗漱、饮食、如厕外,禁止一切活动,绝对卧床休息。心理治疗师查房也不问症状,以使来访者的身心疲劳得到调整,并体验到烦恼、痛苦等消极内心感受会自然地随着对烦恼、痛苦的忍受而逐渐消失,同时会激发对生活的愿望。如果来访者产生了强烈的活动欲望,想做事情,即可转入下一阶段,否则,应适当延长绝对卧床期的时间,可延长至10～14天。

第二个阶段:轻活动期(轻作业期)。

此阶段通常为4～7天。在此期间要限制来访者的卧床时间,晚上的卧床时间一般控制在7～8小时。此阶段仍然禁止谈话、读书、游戏等活动,但白天要到室外散步以接触阳光和新鲜的空气,并参加较轻的体力劳动,晚上则需写当天的日记,以促进来访者心身的自发活动。当来访者体力慢慢恢复,积极向外的活动意向越来越强烈,越来越渴望参与较重的活动和体力劳动时,则可进入第三阶段。

第三个阶段:重活动期(重作业期)。

此阶段约7～14天。根据来访者的体质状况,让来访者选择并指导他们参加较重或重的体力活动,例如读书、写字、绘画、手工、各种体育活动和体力劳动等,以使来访者带着症状面对现实,像正常人一样活动,从而在不知不觉中培养对活动的毅力和持久性,锻炼了适应社会的能力,学会了人际交往技巧,在成功

 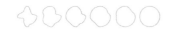

的喜悦体验中既唤起了活动的兴趣,也提高了自信心。如果来访者产生忙碌感,即感到活动太多、太忙,则可进入第四阶段。

第四个阶段:生活训练期。

此阶段按矫治康复程度和社会功能恢复状况而定,不硬性规定时间。此阶段主要进行目标是适应外界环境变化的各种正常的生活训练,例如按时作息、完成规定的活动量等,为各自回到实际的日常生活中做准备,从而在顺应自然的常态中从根本上促发来访者固有的自然治愈力。必要时也可请假出院回学校、单位去适应学习、工作环境。症状基本消失后,社会适应正常,即可出院。但出院后仍要跟踪治疗。例如通过批改来访者的日记调整来访者随时可能出现的不良认知与情绪,也可每周1~2次与来访者交谈,继续用森田格言鼓励以巩固疗效。

森田治疗的住院时间通常为40天。

近些年来,日本已对森田治疗作了调整和改革,这些调整和改革主要表现在:住院时间延长至3个月;治疗时除第一阶段外,第二至第四阶段不作严格的区分;在作业中加入了绘画疗法、音乐疗法、娱乐疗法、体育疗法等内容;为使来访者忍受痛苦,配合治疗,适度强化了解释,并适当使用抗焦虑药等。但其基本理念和治疗原理仍是"顺应自然,为所当为"。目前,心理治疗界把具有这些变化的森田治疗称为"新森田治疗"。

内 观 治 疗

内观治疗(introspection therapy)是通过回顾并分析和反省自己在过去人际关系中的所作所为,纠正自己不良的人际交往态度,改善自己的人格特征的心理治疗模式。

内观,意谓内心的自我观察,即内省。关于内省思想,我国古代思想家孔子早就提出过。例如孔子要求学生做到"见贤思齐焉,见不贤而内自省也"(《论语·里仁》)。但内观作为一种心理治疗方法,为日本学者吉本伊信于 1937 年首创。其基本手段是对以往人际关系中自己对他人的态度、行为和他人对自己的态度、行为进行分析、比较,并在此基础上对自己在人际交往中的不良态度和行为进行彻底反省,以改变自我中心的怀疑、不满、厌恶、对抗等心绪,促使自己在感情上与他人发生共鸣并协调一致,矫正自己不适应人际交往和难以建立良好人际关系的人格特征。

内观治疗的内省内容,可以是对自己能够回想起来的在过去人际关系中发生过的具体事件和涉及的具体人物作综合的分析、比较和深刻反省,也可以是对与自己关系密切、有明显利害冲突的代表性事件和人物作分析、比较和深刻反省。

但是,不论什么样的内省,都必须在心理位置互换的基础上进行认真的自我谴责,否则就不足以矫正自己不良的人际交往态度和行为,难以改变自己不适应人际关系的人格特征。

所谓心理位置互换,是指在人际交往过程中,想象和假设自己处在对方的位置上可能会产生和出现什么样的态度、言行,也就是我们平时所说的设身处地替他人着想。如果做不到这一点,就会继续以自我为中心,看不到具体事件发生的主观原因,不理解他人对自己的态度和行为,也就无法进行彻底的自我反省。例如上级领导对自己的工作严格要求,如果自己不从心理上进行社会角色互换来审视这种要求,也就是不能设身处地考虑这种要求,就会把这种要求误认为苛求而埋怨甚至责难上级领导。在这种情况下,也就不可能进行深刻的自我反省。心理位置互换是为了求得情绪上的心理相容,只有实现了这一点,才能认识自己在具体事件中的责任,接受他人的言行,对自己在人际关系中的不良态度和行为产生内疚感、后悔感,作出自我谴责。

内观治疗的具体方式可分为集中内观和分散内观两类。

1. 集中内观

集中内观就是集中一段时间对自己在以往人际关系中的所作所为作全方

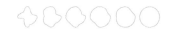

位的、系统的回顾和内省。可选择一个安静房间面壁而坐,除了进食、排泄等必要活动外,基本上与外界隔离。回顾、内省可按年代顺序进行,由远而近地对自己在人际交往中的所作所为逐一回忆、分析、比较、反省,但必须一个个事件逐一解决,一个事件还没有解决好就不能跳到另一个事件上,否则不会有疗效。当然,也不是要求在一天内把所有问题全解决,可以顺延到第二天、第三天……每天的回顾、反省可分上午和下午两次进行,每次 3～4 小时,中间可以适当休息和调整一下。休息和调整时间一般不宜超过 10 分钟,目的在于暂时接通与现实生活的联系,使大脑皮层的紧张性得到缓解,同时也能进一步明确内观方向,提高回顾、内省的质量。集中内观一般以 7 天为限。如一两天已回顾、反省完成,则第三、第四天可作重复性回顾、反省,以巩固疗效;如 7 天内完不成回顾、反省,则暂时停止,休息若干天后再继续进行。

2. 分散内观

分散内观是不脱离日常生活,随时对自己新近的所作所为回顾、反省。其操作方法基本上与集中内观相同,每次 1 小时左右即可。复杂事件可适当延长时间,简单事件则可缩短时间。但每个事件必须一次解决。

内观治疗一般适用于矫正不良性格特征,如自私、孤僻、虚伪、懒惰、浮华、傲慢、自卑、盲从、独断、任性、冲动、暴躁、抑郁等。同时对某些心理障碍(精神障碍)也有一定疗效,例如强迫障碍、神经性厌食症以及药物依赖、嗜酒等。

沙盘游戏治疗

沙盘游戏治疗(sandplay therapy)是使用沙、沙盘与沙具(人与物的微缩模型)进行游戏,以使内心世界以三维图示的形式无意识地得以释放与投射,从而在平衡外在现实与内心世界中逐步达到自我调整,并通过心理分析与心理干预矫正心理问题的非言语性心理治疗模式。简称沙盘游戏或沙游。

沙盘游戏源于英国作家威尔斯(H. G. Wells)于 1911 年出版的描述其两个

小儿子游戏过程的著作《地板游戏》（*Floor Games*），以及英国小儿科医生劳恩菲尔德（M. L. Lowenfeld）受地板游戏影响把沙放进盘子中，让孩子在游戏中摆放自己的世界（这种"自己的世界"既是自己内心世界的投射，又是现实世界的构建），随后于 1929 年诞生的《世界技法》（*The World Technique*）。1957 年瑞士精神分析学家卡尔夫（D. Kalff）在地板游戏、世界技法的基础上融入东方传统哲学思想，并结合自己的精神分析理论与实践，创立了沙盘游戏。1965 年，日本精神分析学家河合隼雄将沙盘游戏引入日本，并将其翻译为"箱庭疗法"（hakoniwa ryoho）。

沙盘游戏治疗的特点在于，能通过象征性游戏的视觉形式替代言语交流，从而表达出无法表达、难以表达和害怕表达的内心世界，并在轻松愉悦的沙盘游戏中宣泄消极情绪，释放压力，提升自信，重构积极的自我意识，进而延伸到现实生活。

一、沙盘游戏治疗的游戏工具

沙盘游戏治疗的游戏工具（材料）为：

沙子，细腻的白色沙子。

沙盘，也称沙箱，木质，有边界限定的四角表示"天圆地方"大地的长方形容器，尺寸为 57×72×7（厘米）或 50×75×7（厘米），外侧涂成深颜色或木本色，内侧与底涂成蓝色，表示蓝天与水源。

沙具，各种具有象征意义的人与物的微缩模型玩具，包括人物类、动物类、植物类、物品类、建筑类、交通工具类等，分门别类整齐地摆放在沙具架上。各类沙具的主要象征意义如下所示，但并不局限于所列的象征意义。

人物类：父亲——威严、坚定、刚毅、气势、宽广、责任、默默关爱；母亲——慈祥、挚爱、亲和、温情、宽容、责任心、保护者；医生和护士——救死扶伤、生命救护神；警察——惩恶、安全、生命保护者；老人——慈爱、智慧、经验；儿童——可爱、率真、孩子气；运动员——力量、坚强、运动、健康；战士——惩恶、攻击、自

 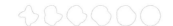

卫、伤害;演员——表演、夸张、人格面具;陌生人——同情、相助、欺骗、回避;机器人和卡通人物——自身、超人类、超自然力量、自我保护力量、对自身潜能的渴望和向往。

动物类:鼠——灵敏、多疑、警惕、胆小、通灵;牛——蛮劲、倔强、献身精神;虎——威严、力量、灵活、阳刚、勇敢、权势、不合群;兔——机灵、温和、善良;龙——权势、高贵、尊严、幸运、成功;蛇——恐惧、阴险、狡诈、冷漠、敏锐、灵动;马——奔腾、勇敢、速度、活力、征服;羊——温顺、善良、随和、弱势;猴——聪明、机灵、敏感、多疑、好动、爱玩、调皮;鸡——准时、家;狗——忠诚、保护、情感寄托、知心朋友、黏人、警觉、勇气;猪——愚笨、懒惰、贪吃、肮脏、厚道、谨慎、宽容;狮子——王者、权威、伏击、摧毁;豹子——勇气、敏捷、攻击力;熊——笨拙、阳刚、强大、原始力量、孤独;象——宽厚、庞大、合群;狼——恐惧、能量、性骚扰、攻击性、破坏力;鹿——纯洁、善良、温和、灵性、软弱、逃逸;猫——野性、乖巧、好朋友;鱼——财富(年年有余)、自由、温顺、感情(鱼水关系)、恐惧(鲨鱼);贝——赞美、欣赏、渴望、认同、点缀;龟——健康长寿、祈盼、淡定、与世无争;小鸟——自由、欢快、机敏、灵动、自然;凤凰——吉祥、(雄性凤凰的)自信、坚强、独立、刚烈、(雌性凤凰的)温顺、和善、合群、纯洁、(雌雄结合的)刚柔相济、完美;鹰——犀利、智慧、深邃、傲慢、自私、残忍;鸽子——和平、温和、慈善、自由、合群、纯洁、信息联系、软弱;猫头鹰——明智、沉思、智慧、孤独、寂寞、可爱;孔雀——骄傲、尊严、缤纷多彩;恐龙——巨大、强大。

植物类:松树——坚韧、承载力、耐受力;柳树——多姿、秀媚、缠绵、纤弱;果树——收获、成就、成功;圣诞树——重生、欢乐、希望、光明;竹子——生成、高升、发展;牡丹——艳丽、富贵、繁荣、荣耀、尊严;菊花——宁静、淡定、丰收;莲花——诞生、圣洁、清秀、雅致;玫瑰——典雅、神圣、浪漫、纯洁、无瑕、完美、心声、爱情;小草——草地、草原、生机、新生、希望。

物品类:照明物——光明、希望、理想、前程;乐器——优美、舒缓、情感倾诉;食物——饥饿、渴望、美味;家具设备——休息、疲惫感(床、椅子)、信息交流

（手机、电视、电话、电脑等）、隔离、隐藏（屏风）；镜子——借鉴、真实、自我反省、自我欣赏、自恋；伞——保护、躲避、隐藏、靠山；武器——攻击、防御、紧张、保护。

建筑类：房屋——家、归宿、心理归属；商业场所——购物欲望、物质需求；庙宇、教堂、塔——精神寄托、宁静、祥和；图书馆——知识、真理、充实、求助；城堡——自我防御、寻求保护、安全感、隔离状态；桥——沟通、连接、过渡、彼岸；篱笆、栅栏——阻隔、障碍、界限、安全、自我保护。

交通工具类：汽车、火车——便捷、快速、移动、旅游、人际交往；飞机——快捷、方便、旅游、冒险、急于求成；船——摆渡、悠然、浪漫、旅游。

除了沙子、沙盘、沙具外，也可以增加水，以用于建成高山或沙丘，但对于儿童，由于容易把沙盘内外搞得到处都是水，从而影响沙盘游戏正常进行甚至无法进行，通常不鼓励用水。还可以准备些黏土，例如纸黏土、超轻纸黏土或树脂黏土等，用于临时做些沙具中没有而来访者在沙游中又需要的简易微缩模型玩具，其中超轻纸黏土颜色丰富，操作简单，价格也较便宜。

此外，还需要准备计时器、照相机、摄像机等，用来记录沙游作品耗时、沙游最后作品及沙盘游戏全过程。

二、沙盘游戏适用范围和形式

沙盘游戏治疗比较适合不易用言语进行沟通的儿童以及有言语障碍或孤独症（自闭症）谱系障碍、重性抑郁症等的来访者，使他们通过有形的三维沙盘世界来表达自己的言语。沙盘游戏治疗主要适用于儿童、少年的心理问题矫治，但也可以用于成人心理问题的矫治。

沙盘游戏既可以个体单独进行，也可以由家庭或其他形式的团体一起完成。

个体沙盘游戏可以深入展示个人的内心世界，了解自己的深层次需要，通过自己与潜意识对话进行自我调整，并促进个人心理成长；家庭沙盘游戏能有效地呈现成员的无意识反馈，促进成员间深层次的心灵沟通，改善家庭成员关系；特定团体进行沙盘游戏能改善团队气氛，促进团队协作精神，提升团队凝聚力。

 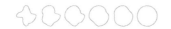

沙盘游戏的基本形式为自由沙盘游戏、参与性沙盘游戏和干预性沙盘游戏。

自由沙盘游戏也称自发性沙盘游戏,在沙盘游戏过程中完全由来访者自由制作沙游作品,心理治疗师在沙游作品制作过程中不加以指导,也不要求来访者调整沙游作品,但在沙游作品完成后可以提问和启发。

参与性沙盘游戏是在自由沙盘游戏制作过程中通过理解、肯定、鼓励、共感等心理咨询技术给予来访者积极的影响。

干预性沙盘游戏也称指导性沙盘游戏,是在自由沙盘游戏、参与性沙盘游戏的基础上,通过质疑、引导、指导、建议等,让来访者在沙盘游戏中将注意力集中在要处理和解决的焦点问题上,从而通过沙游作品的调整和改变,从中得到启示以达到治疗目的。干预性沙盘游戏虽然在沙游作品的主题上会对来访者施加更多的影响,但沙游作品的内容本质上仍是来访者意识与无意识的真实反映。

三、不同沙盘游戏作品的功能与意义

1. 初始沙盘作品的功能与意义

在沙盘游戏治疗过程中,初始沙盘即来访者制作的第一个沙游作品,既是沙盘游戏的开始,又是来访者内心世界之旅的起点,在沙盘游戏分析治疗中有着不可忽视的重要意义和作用。初始沙盘虽然可能更靠近意识层面,但它是无意识开始逐渐显露的标志,会呈现来访者对沙游的态度与感受、来访者的某些内心世界的内容以及可能存在的心理问题等。因此,在制作初始沙盘前,应该与来访者通过亲切的聊天建立良好的咨访关系,让来访者自在、放松,感到安全和对心理治疗师产生信赖感。然后让来访者先浏览一下沙具架上琳琅满目、有各种不同造型的人和物的微缩玩具,以引起来访者的兴趣和可能对某个或某些玩具的特殊感觉。同时可以让来访者在沙盘中随意玩弄一会儿沙子,以消除紧张感和顾虑感并感受沙子的流动性和可塑性。当来访者出现制作沙游作品的兴趣和愿望时,可告诉来访者沙盘游戏和沙游作品无所谓对错,可以随心所欲地制作任何场景、任何想要构建的世界,在沙盘游戏和制作沙游作品的过程中,可以沉默或说话,也可以请求帮助。

初始沙盘中的沙游作品通常会显得混乱无序,对于这样的沙游作品,如果心理治疗师有丰富的临床经验和心理分析能力,就会对沙游作品中显示的象征性言语有较为准确的理解,并能解读来访者的无意识内容和心理状态,甚至能基本判断出心理问题所在。当然,有时沙游作品会制作得非常规整、漂亮,给人一种刻意为之的感觉,这种被称为"面具沙盘"(personal tray)的沙游作品往往是来访者还不愿或不敢暴露潜意识的表现,这时就需要调整咨访关系,以消除来访者的顾虑感和紧张感。

在初始沙盘制作过程中,心理治疗师要始终全神贯注地陪伴在旁,除了回答来访者寻求帮助的提问,不要干扰甚至干涉来访者,也不作解释。同时要记录玩具选择的顺序与处理方式,并认真观察来访者的表情及其变化(面部表情、肢体表情)、自言自语的内容等。

初始沙盘完成后可鼓励来访者从沙盘四周不同位置观察、感受自己的沙盘世界,以加深对沙游作品的体验和引发反思。

初始沙盘具有诊断功能,对初始沙盘的分析应在对沙游作品的整体把握中,通过沙具所表现的象征性意义,尽可能找到能投射和反映来访者心理问题的创伤性主题,并通过沙游作品的流畅性、整合性等了解来访者在沙游中潜意识的投射与释放是否顺畅,人格结构是否统一、完整。在分析过程中常需要向来访者提一些必要的问题,例如:"你给这个作品起什么名称?""这个作品中哪个部分最重要?最让你满意?""作品中有没有你自己?""哪一个是你?为什么这个沙具模型代表你?"如果任何一个沙具模型都不代表来访者,则可问"你在什么地方?"等必要的问题,在咨访互动中,对来访者心理问题的诊断和分析会更有针对性,也更为确切。

初始沙盘通常是自由沙盘游戏制作的作品,初始沙盘以后的沙盘制作作品可以是自由沙盘游戏制作,也可以是参与性沙盘游戏制作,但来访者心理问题的调适或矫正需要来访者在干预性沙盘游戏作品的制作中完成。

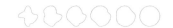

2. 参与性沙盘作品的功能与意义

参与性沙盘作品的制作目的在于引导来访者制作意愿主题(或称转化主题)沙盘,用意愿主题取代创伤主题,激发来访者通过求助和自助调适或治愈心理问题的动机和意愿。为此,应鼓励来访者用积极的心态和更丰富的玩具模型调整初始沙盘,以制作能显示求助和自助意愿的沙游作品,从而为制作干预性沙盘作品奠定基础,同时也为心理治疗师的干预性指导提供视角和可供选择的措施和手段。

3. 干预性沙盘作品的功能与意义

干预性沙盘作品的制作目的是为了制作治愈主题沙盘,让意愿主题顺利地转化为治愈主题,即通过指导等技术手段对来访者进行有针对性的心理干预,使来访者调适或治愈心理问题的动机和意愿在干预性沙盘游戏中得以体现,以缓解和治愈来访者的心理问题。

在干预性沙盘作品制作过程中,除了整合引导、建议、暗示、鼓励、安慰、肯定等一般技术手段外,还需要用生活场景重建沙盘、命题沙盘、故事沙盘、奇迹沙盘等技术手段,使来访者改变原有的认知偏误,调整自我认知,矫正不当行为。生活场景重建沙盘是让来访者根据自己想改变的方向重新建造一个"全新的世界"和重新塑造一个"全新的自己";命题沙盘是给来访者设定一个积极的主题,让来访者制作沙游作品;故事沙盘是让来访者制作含有故事内容的沙游作品,并讲述该故事,心理治疗师根据该沙游作品从积极的视角讲述另一个有治疗意义的故事,以隐喻方式启迪来访者思考;奇迹沙盘是让来访者把沙具中的灯、老人模型想象成神灯、智慧老人,带着"希望的奇迹"会出现的意念,制作一个自己的美好期盼已实现的沙游作品,或用空椅子技术让来访者与所谓的神灯、智慧老人对话,再根据对话后已实现的愿望制作一个相应的沙游作品。但不管制作何种干预性沙盘作品,都要让来访者明了自己的心理困惑和心理问题,并引导、激发和鼓励其调适和改变愿望,在得到来访者要求调适和改变的承诺后,再开始制作相应的干预性沙盘作品,使这种愿望在沙游中变成行动。

四、沙盘游戏的结束环节

结束时每个沙盘都会被拆除,如果来访者主动拆除或征求意见后愿意拆除,则应该观察来访者拿掉的第一个沙具模型是什么,通常情况下拿掉的第一个沙具模型往往是来访者不喜欢的,常常是来访者的困惑所在,把握这一点有助找到分析和干预的切入点。如果来访者没有拆除沙盘,则应该告诉其离开后沙盘将被拆除。

每个沙盘拆除前必须进行多角度拍照或摄像,并命名和留存,以进行对比分析和动态分析,同时有助于总结和积累沙盘游戏治疗的临床经验。

沙盘游戏治疗结束后,心理治疗师还需要让来访者充分体验治疗后的积极感受,以产生积极的自我心理暗示,并鼓励来访者用行动(可结合行为治疗方法)将这些有助于心理健康的积极体验迁移到现实生活之中。

婚 姻 治 疗

婚姻治疗(marital therapy)是在夫妻双方都参与的情况下,以夫妻之间各种业已失调的婚姻关系问题(夫妻感情、沟通现状、相处状况等)为焦点,通过婚姻治疗技术予以调整而达到夫妻和睦的心理治疗模式。也称夫妻治疗(couple therapy),属于特殊的人际关系治疗。真正意义上的婚姻治疗最近三四十年才兴起,主要适应证是各种婚姻危机。

通过婚姻治疗处理婚姻危机,心理治疗师一定要有多层次理解婚姻危机的观念:导致婚姻危机通常不仅仅出于夫妻两人的原因,多数情况下会涉及与夫妻有关的人际关系,尤其是与其他家庭成员和亲友的人际关系,否则就难以把握婚姻危机的真相;一定要有着眼于夫妻关系处理婚姻危机的观念,通过修正夫妻之间的人际关系来解决婚姻危机;一定要有系统、整体地解决婚姻危机的观念,忽视夫妻双方中任何一方的问题与婚姻治疗过程中的反应,都难以修正夫妻之间的人际关系,也就难以真正解决婚姻危机。

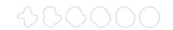

在婚姻治疗的整个过程中,虽然刚开始通常只有夫妻双方的一方到场,但只要这一方的来访者接受心理治疗师需要进行婚姻治疗的建议并取得另一方的同意,在日后进行婚姻治疗时都应该要求夫妻双方共同参与,只有这样才能全面把握双方提供的信息和双方的反应,使婚姻治疗更有针对性,从而取得直接而确实的治疗效果。当然,在婚姻治疗期间,夫妻双方的一方要求单独与心理治疗师交谈,另一方可以也应该回避,与一方单独交谈获得的隐私信息,除非交谈一方同意在治疗过程中向另一方公开,否则必须尊重交谈一方的意愿而严格保密。同时,在婚姻治疗过程中,凡涉及夫妻双方的重大决定,一定要让夫妻双方自行共同决定,切不可自作主张,代行决定,即使以建议的方式也不可取。心理治疗师只能对婚姻危机的本质进行分析和解释,并调整夫妻双方可能存在的与婚姻危机相关的认知偏误。

一、婚姻治疗采用的技术

1. 了解产生婚姻危机的原因

婚姻危机产生的原因是多种多样的。有的属于婚姻动机不当,如缔结婚姻是出于同情或报恩,而不是出于爱情,或缔结婚姻是出于急于补偿失恋的痛苦或对失恋对象的报复;有的属于父母因观念或生活习惯对女婿、儿媳过于干预或责难,使夫妻双方难以适应复杂的家庭关系;有的属于夫妻双方在文化程度、性格、嗜好上存在较大差异,使双方无法适应;有的属于子女教育的观点和方式存在明显分歧;有的属于家庭经济问题;有的属于自己或配偶的婚外情问题,等等。只有找到了婚姻危机的原因,才能使治疗有针对性。因此,必须认真地倾听夫妻双方对婚姻危机原因的解释和分析,然后加以归纳、总结,以取得共识。

2. 化解负性情绪以缓和紧张气氛

夫妻关系紧张必然通过怨气、恼怒、不满、失望、反感等负性情绪表露出来,如果不加以化解以缓和气氛,婚姻危机就难以解决。化解的方法可视具体情况随机应变。如果夫妻双方原有或仍有一定的感情,就可以让夫妻双方追述彼此的优点与好处，以逐渐唤起旧情，消解目前强烈的负性情绪。如果双方借追述往事而互相攻击，就应该阻止他们继续述说，以免强化负性情绪。如果双方在认知上有偏颇，只看到对方行为消极的一面，例如妻子埋怨丈夫只知道赚钱而不顾家事，丈夫埋怨妻子整日唠叨、啰唆，就应该指出双方行为可理解的一面，以使双方彼此理解和认同。例如可指出丈夫赚钱也是对家庭负责任的表现，少关心家事是可以理解的；妻子唠叨、啰唆也是对丈夫关心的一种表现，因为太关心，所以就有点唠叨、啰唆了。当然，同时要劝丈夫以后多操心一些家事，对家事不能不闻不问；妻子也要控制自己的唠叨、啰唆行为，以避免丈夫产生误解和逆反心理。

3. 让夫妻双方自己提出改善婚姻关系的具体要求

夫妻双方各自提要求应该建筑在双方有了改善婚姻关系的诚意的基础之上。具体要求应该自己给自己提，以使彼此看到对方的诚意，并进一步缓和紧张气氛，同时可以正视和认真考虑自己确实应该改正些什么，以适应对方。如果彼此一味只对对方提要求，就会强化紧张气氛。当然，为了弥补各方对自己提要求时可能存在的不足，也应该鼓励在各自对自己提要求的前提下，彼此再对对方提出合理的、能够做到的要求，以彼此满足对方的要求。对于不合理或做不到的要求，心理治疗师应作合情合理的解释，以使对方更改原先的要求。在解释过程中，千万不能造成偏袒某一方的印象。

4. 促使夫妻双方重视交流、沟通以巩固婚姻

夫妻双方只有经常交流信息、看法，才能沟通心灵；只有心灵沟通，才能互相理解、互相谦让，才能为对方着想，为整个婚姻着想。交流和沟通的基本方法是多谈心，例如及时告诉对方自己掌握的有趣的或与家庭有关的信息，以使对方了解、分享；及时把握对方情绪、情感上的变化，并予以配合，以达到精神体验上的默契；经常以体贴、关心的言语、表情和动作表示自己对对方的在乎，使对方感到自己在另一方心中的无可替代的位置；经常关心对方在精神和物质上的要求，并尽可能予以满足等，这样才能更加互相关心，更加看重婚姻和巩固婚姻。

 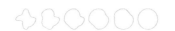

二、婚姻治疗注意事项

在婚姻治疗过程中,要特别注意三点。

一是要主动、积极地控制和处理治疗过程中夫妻双方的不良情绪与行为。夫妻双方作为一个群体,彼此的冷淡、激动甚至恶言相加,都会使对方产生相同的情绪与行为,心理治疗师一定要主动关注,积极处理,以阻挡恶性反应,不能只是被动地静听倾诉,然后再慢慢解释和指点,否则夫妻双方一旦形成僵局,治疗就难以继续顺利进行。

二是要兼顾双方,严格保持中立。要兼顾双方,就既要听取双方的看法,不能忽视任何一方(要防止某一方毫无新意地滔滔不绝),又要达到治疗后双方的满意度取得平衡。如果一方满意度明显高于另一方,就有可能会更加不满意另一方,这样就会导致治疗上的失败。严格保持中立就是要避免卷入双方形成紧张关系的具体事件中而偏袒一方,任何偏袒一方的态度都只能引起夫妻双方更大的争执与冲突,都是婚姻治疗的大忌。

三是重点应放在调整双方的关系上。调整双方关系即设法改善双方不适应的反应,消除彼此的紧张关系,为此,心理治疗师应该有针对性地帮助当事人分析各种情况的利弊得失,如需要作出某种决定,必须由夫妻双方自己作出。在婚姻治疗中的任何决定,是在夫妻双方都愿意通过这种心理治疗来化解和消除婚姻危机的情况下作出的,因而作为婚姻治疗,双方只有在保持婚姻的前提下作出的某种决定才有意义和效果。

家 庭 治 疗

家庭治疗(family therapy)是以家庭为对象,通过改善和矫正家庭系统的人际关系,使家庭成员之间互相关心、帮助、和睦、相爱,以缓解和消除家庭成员心理问题的心理治疗模式。家庭治疗属于特殊的人际关系治疗。该治疗模式将家庭成员的心理问题视作病态家庭关系的结果,而非成员本身的特性,即家庭成员的心理问题产生于家庭的人际关系,而非成员个体的内部心理。只有把心理治疗的焦点放在家庭各成员的人际关系上,不过多关注成员个人的心理状态与内在结构,才能促进成员之间的相互理解,并了解家庭中的病态情感及其发展过程和与之相关的心理问题,从而随着家庭系统人际关系的改善和矫正,在家庭成员之间互相关心、帮助、和睦、相爱的新人际关系中,使家庭成员的心理问题得以解决。

现代家庭治疗在解决家庭成员的心理问题时,虽然已不再强调一定要以家庭团体为治疗单位进行家庭会诊和治疗,但仍强调以家庭系统取向来了解家庭及其成员的心理与行为,以系统学的观念来治疗家庭及其成员的心理问题。因此,在实施家庭治疗时,心理治疗师要有整体观念,不能只关注家庭成员个人,而要关注家庭这个整体;要有人际观念,不能脱离家庭相互作用的人际关系,孤立地看待家庭成员的心理行为,而要以家庭成员之际相互的反应来了解家庭成员的心理行为;要有系统观念,不要只重视家庭某成员的言行和情绪,而要全面重视其他与其构成各种小系统(夫妻、父子或父女、母子或母女等)的成员的言行和情绪的反应与变化,及其对整体家庭系统的影响。

一、家庭治疗的适用范围、理论基础和基本过程

家庭治疗虽然主要用于解决家庭成员的心理问题,但这种治疗模式也可用于家庭关系出现障碍的家庭的调适,找出家庭成员之间关系发生负性变化的原因及其表现,通过感情弥合、诱导治本等手段恢复家庭的自然秩序,维持良好的家庭功能。

家庭治疗的理论基础是人际交往理论,是心理治疗运用人际交往理论在家庭这种特殊的亲人群体中,矫治家庭成员的心理问题或调适、消除家庭关系障碍的治疗手段。

针对家庭成员心理问题的家庭治疗,主要是通过有心理问题的家庭成员和家属一起讨论导致心理问题的各种家庭因素,尤其是家庭成员之间交流方式和

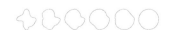

互相作用的方式,然后给予适当的解释、引导和指导,以排除不良家庭因素对有心理问题的家庭成员的影响,调整家庭内部的平衡变化与进展,改善家庭结构系统,使有心理问题的家庭成员的良好行为能得到家庭的鼓励,不良的行为能在家庭中得到抑制,再辅以其他心理治疗,最终缓解和消除该家庭成员的心理问题。这类治疗必须有步骤地进行,先通过讨论找出问题(不良的家庭因素),再在讨论中制定家庭干预的具体计划,最后通过家庭实践予以实施,并不断检验家庭实践的效果。

二、家庭关系障碍的类型

针对家庭关系障碍的家庭治疗,首先应明确家庭关系障碍的类型。

一般地讲,家庭关系障碍有三种类型:

一是发展性障碍。例如夫妻有了孩子后感情分配发生变化,孩子成人后在交友、恋爱、择业上与父母发生矛盾等引起的家庭关系障碍。

二是交往性障碍。例如父、母、子女三方在交往时其中两方发生矛盾或冲突,第三方袒护一方,几代同堂交往时产生纠葛而各自袒护自己喜爱的对象等引起的家庭关系障碍。

三是自我中心性障碍。例如父母专断、横蛮,或父母溺爱子女,使其成为父母难以管教的小霸王等引起的家庭关系障碍。

在这三种类型中,以子女与父亲或母亲的关系发生问题最为常见。如果家庭关系障碍仅涉及夫妻关系问题,一般采用婚姻治疗;如果夫妻关系问题还牵涉到与子女的相互关系,就不仅要进行婚姻治疗,而且要进行家庭治疗。

三、家庭治疗的注意事项

在对家庭关系障碍进行具体治疗时,要特别注意四点。

1. 注重感情,重在感情弥合,不要追究责任

家庭治疗的关键是要恢复由爱情、亲情等构筑起来的情感,而这只能通过

互相谅解、互相谦让才能做到。如果治疗热衷于明辨是非、判定责任,反而更伤感情,于事无补。

2. 注重现在,不要纠缠过去

家庭治疗的目标是解决现在的家庭关系问题,如一味纠缠过去,不仅会激起过去的心理伤痕,使现在的问题更难解决,而且有可能引起新的家庭矛盾,使问题更加复杂。

3. 注重强调优点,不要渲染缺点

家庭关系恶化往往是彼此只看到对方的缺点造成的,这时就要通过合理的解释让各方重新认识彼此的缺点,因为有的缺点事实上未必是缺点,或未必不包含积极因素。在此基础上,再引导各方回忆相互的优点和好处,从而淡化缺点,促进感情融洽。

4. 注重诱导,不要代作决定

家庭关系障碍最终只能由家庭成员去解决。代作决定,即使是正确的决定,如果日后情况发生了变化,当事人也会怪罪心理治疗师;若是错误的决定,更会贻害无穷。因此,心理治疗师只能通过诱导,尽量弥补家庭成员间的感情危机,有助于家庭问题解决的任何决定只能由家庭成员日后理智地作出。

四、家庭讨论

对家庭关系障碍进行家庭治疗,同样以家庭讨论的形式进行。在讨论时,心理治疗师要使家庭每个成员都能接纳自己,将治疗师视作自己人参与讨论。心理治疗师一定要清醒地知道,自己不是仲裁者、调解者。同时,心理治疗师事先最好分别与家庭的每个成员都交谈一次,让每个家庭成员在讨论时尽量从对方的角度考虑问题,心平气和与客观地看待问题。

家庭讨论会一般可分为三个阶段。

第一阶段:心理治疗师与家庭关系障碍的关键人交谈。其他成员在旁静听,不插嘴,从而反思自己以往在家庭谈话中的态度与方式,认识到自己可能存

 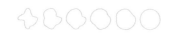

在的问题。

第二阶段：心理治疗师与其他家庭成员交谈。家庭关系障碍关键人在旁静听,不插话,使其了解其他家庭成员的做法也不是完全没有道理,进而反思自己过去的行为也未必都有道理。

第三阶段：在心理治疗师的主持下每个家庭成员彼此对话。不追究过去的责任或弄清是非曲直,而是向前看,从新的角度讨论如何在家庭中营造正常的对话气氛,各自应采取何种态度和方式才能使家庭变得更加和睦、更加充满欢乐。

家庭治疗用于解决家庭关系障碍,一般几次甚至一次就能收到满意的效果。

感觉统合训练治疗

感觉统合训练治疗(sensory overall consideration training therapy)是将在含有丰富感觉信息的游戏过程中所产生的各种刺激,经大脑加工、整合和统一,达到功能上协同活动而组成完整的系统,从而形成协调反应并使各种外部和内部感觉协调发展的心理治疗模式。其理论基础是游戏理论,尤其是伯莱因(D. E. Berlyne)的以行为学习理论为基础的游戏唤醒说。该治疗模式适合有感觉统合失调等心理发育滞后的儿童,以及患有孤独症(自闭症)谱系障碍和智力障碍(智力发育障碍)的儿童。

儿童的感觉统合能力一般在3~7岁便已形成并得到了较好的锻炼,否则就会导致各种感知觉障碍、智力障碍、言语障碍和运动障碍。要缓解和消除这些障碍,感觉统合训练便是一种行之有效的治疗手段。

感觉统合训练治疗应在专门的游戏室里集体进行。游戏室面积要大,地上铺上绿色地毯,内置各种游戏设施和训练器材,例如独木板桥、滑梯、平衡木、蹦床、秋千、按摩球、滚筒、独腿圆凳、跳袋、阳光隧道等。

感觉统合训练治疗的基本要求是：能促使儿童积极投入,训练活动能激发儿童的兴趣,有吸引力;要有适当的挑战性,训练活动要有一定难度,但又能使儿童成功完成;要有利于适应性行为的形成和巩固,训练活动能使儿童不断调整其应对方法和行为,以形成、掌握并巩固适应良好的社会性行为;要重视观察、指导,心理治疗师要仔细观察儿童在训练活动中的行为,理解其想法,并有针对性地通过指导,调整、纠正和改变其中不合适甚至不当的行为方式。

感觉统合训练治疗应分组训练、依次逐项进行。如一组孩子可把自己装在一个半身高的跳袋里,双手抓住袋边并脚往前蹦跳,形如袋鼠,以训练其双腿协调能力;一组孩子各自坐在低矮的独脚圆凳上,向前、向两边平伸双臂做抬腿放下、抬腿蹬腿动作,以训练其把握重心的感觉;一组孩子平伸双手依次过低矮的独木板桥,以训练其平衡能力;一组孩子趴在小滑梯上,并拢双腿、抬头撑地,缓慢、自由地向下滑动,以训练其肢体协调能力;一组孩子依次爬着钻过狭小的阳光隧道,以训练各种触觉的协调能力,等等。

为了使孩子对各种游戏感兴趣,游戏设施和训练器材应该常换常新。同时,为了降低成本,一些符合感觉统合训练原理的民间游戏也可适当引入,例如滚铁圈、打玻璃球、踢毽子、盯击橄榄核、扔沙包、跳绳、抽陀螺、单腿跳踢小石子、滚钱币比赛等。

感觉统合训练治疗通常每星期 1～2 次,每次 2～3 小时,应由家长陪同。整个疗程按感觉综合失调及其导致的心理问题的严重程度而定。在训练之前,心理治疗师一定要视受训儿童的具体情况制订训练计划,并与家长沟通。在训练过程中也要不断调整计划,不能放任自流、坐视不管,同时要注意儿童的安全。

艺 术 治 疗

艺术治疗(art therapy)是通过音乐、歌咏、舞蹈、书法、绘画等艺术活动陶冶性情、调节心境,以控制和矫正心理问题的心理治疗模式。

艺术治疗的具体方法主要有五种。

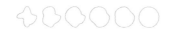

1. 音乐疗法(music therapy)

音乐疗法是通过对各种乐曲的节奏、旋律、速度、响度、强度、音调、音色的不同感受,产生不同的情感效应和机体效应以矫治心理问题的艺术治疗方法。现代音乐疗法始于美国,1944年密执安州立大学首先开设了音乐治疗课程,1946年堪萨斯州国立大学也设置了音乐疗法专科,1950年美国成立了全国性的音乐疗法协会,此后音乐疗法逐渐成为一种世界流行的治疗手段。

音乐疗法的施治环境应清雅静谧,舒适美观,光线柔和,空气新鲜,必要时可置花卉盆景,以使人情绪安定,渐入"乐"境。同时要有较好的音乐播放设备,播放音乐时音量要适中,音量过大会使来访者心志摇荡甚至烦躁不安,过小又会使来访者情致减弱甚至疲困欲睡。

音乐疗法所选的乐曲要因人、因病而异。因人而异就是乐曲要根据来访者的年龄、性格、音乐修养和兴趣爱好而定,只有这样才能随曲进入意境。来访者有的喜欢听中国民乐,有的喜欢听流行乐或西洋乐,有的甚至只喜欢听某些特定的乐曲,只要这些乐曲有利于调整其不良心态,就应该投其所好,予以满足。因病而异就是要辨病选曲,注意整体调节。例如重性抑郁症患者,宜听旋律流畅优美、节奏明快、情调欢乐等能引起振奋感的乐曲;焦虑障碍患者,宜听旋律清丽高雅、节奏缓慢、情调悠然、风格典雅娟秀等能引发安静感的乐曲;躁动、易激惹者,宜听旋律优美、恬静悦耳、节奏婉转等能引发沉思的乐曲;失眠症患者,宜听节奏少变、旋律缓慢、轻悠低沉等能诱发倦意的乐曲,等等。

音乐疗法除了采用人工谱写的乐曲以外,也可以利用自然界中有益于身心健康、具有康复和治疗作用的音响。例如雨声可以催眠,蛙声可以遣怀,雷声可以振奋,鸟鸣可以解愁,等等。将这些自然音响录下,经剪辑整理后就能成为自然乐曲。

音乐治疗每次通常为30～60分钟,整个疗程以心理问题得以控制和缓解为准。

2. 歌咏疗法（singing therapy）

歌咏疗法是通过歌唱畅情舒怀、调节情绪，以矫治心理问题并能强身祛病的艺术治疗方法。德国法兰克福大学的有关专家曾对排练了一小时莫扎特歌曲的该市职业唱诗班成员的血液进行了检验，结果发现，在排练之后，这些歌手的免疫系统中像抗体一样发生作用的蛋白质-免疫球蛋白 A 和抗压力激素-氢化可的松的浓度都有了显著提高，说明唱歌有助于减轻精神压力并提高免疫力。

就矫治心理问题而言，歌咏疗法主要采取情绪激发性或情绪宣泄性歌咏方式，即通过引吭高歌或低吟小曲激活积极情绪和宣泄种种消极情绪，从而调节心境，达到缓解和消除心理问题的目的。所选歌曲要根据伴随心理问题的消极情绪的性质、程度以及情趣、情怀而定，当然前提条件是会吟唱。歌曲包括节奏铿锵，音调昂扬、高亢的；古朴淳厚，秀丽隽永的；悠然流畅，潇洒俊秀，优雅抒情的；以及缠绵悱恻，愁绪哀怨，悲怆苍劲的。来访者可以按自己的意愿有针对性地选择。

3. 舞蹈疗法（dancing therapy）

舞蹈疗法是通过率真、自然的舞蹈动作舒筋活血，释放消极情绪，改善身心功能，从而矫治心理问题的艺术治疗方法。也称舞动疗法（galloping therapy）。

最先将舞蹈疗法用于临床实践的是美国舞蹈治疗联合会主席坎斯（M. Cance），其治疗对象是精神病性障碍患者，该疗法取得了明显的效果。之后，匈牙利拉班（R. Labán）等人也对舞蹈疗法的开展作出了重要的贡献。

用于舞蹈疗法的舞蹈，主要为各种民间舞蹈和社会舞蹈。民间舞蹈大多载歌载舞，歌舞结合，因而有很强的心理感染力和身心康复功能。例如扬手舞袖、踏地为节的藏族舞蹈，热情奔放、移颈动肩的新疆舞蹈，动如柳丝、静如鹤立的朝鲜族舞蹈，等等。将民间舞蹈作为治疗手段，不必拘泥于舞姿技巧和艺术水平，"动容皆是舞"（《宋苑·卷第十九·歌舞》），只要根据心理问题性质，"作舞以宣导之"（《吕氏春秋·古乐篇》）即可。社交舞蹈多为男女对舞的舞会舞蹈，具有明显的促进兴奋、消除紧张和疲劳的功能。例如节奏舒缓，动作活泼、潇

 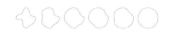

洒、柔和,能给人以轻松、舒适感受的伦巴舞,节奏较强,动作稳健、有力、敏捷、多变,能使人愉悦、欢快的探戈舞,节奏强烈,动作热烈、快速、粗犷,能使人热情焕发、意气昂扬的迪斯科舞,等等。具体选择何种舞蹈,要根据心境、爱好、技术、情景而定。

4. 书法疗法(writing therapy)

书法疗法是借助笔墨纸砚,绝虑以调神、运腕以调身、行气以调息、娱心以调情,从而矫治心理问题的艺术治疗方法。

书法疗法的不同疗效在于书体的变化。

楷书形体端庄工整,方正,笔画平直、紧密,看上去雄壮、挺拔、劲险、飘逸、秀丽。书写楷书既有助于养心助气、消弭烦闷,也有助于培养人的规范行为。

草书笔势牵连相通,连绵回绕,偏旁相互假借,离散聚合,看上去有的飞腾奔宕、浪漫放纵、豪放潇洒,有的则婀娜多姿,犹如春风拂柳。书写草书有助于抒气散郁、昂扬情绪。

行书介于楷书与草书之间,分行楷与行草,行书字体灵活多变,或俊逸秀美,或洒脱飘逸,书写便捷,多顺势而为。行楷看上去俊朗秀雅,行草看上去则如行云流水。书写行书既有助于抒发胸臆,释放性气,也有助于提高人的灵敏度和应变能力。

篆书(小篆)字体精密平正、均衡对称,看上去藏头护尾、团聚内敛,缓留安稳。书写篆书既有助于放松精神,释放负性情绪,也有助于调节急躁、冲动等人性特征。

隶书结构扁平、工整精巧,看上去厚重拙朴,形象丰满,撇捺如刀出鞘,点如高山坠石,竖如坚拔山松,笔画曲中有直,直中有曲。书写隶书能使人清幽恬静、轻快爽神、气血平和、神气充实、悦情益智,既有助于调节焦躁不安,使负性情绪得以释放,也有助于调整固执、偏执人格,培养人的柔性。

具体选择何种书法要根据心境、爱好、技术、情景而定,虽然不同的书法有不同的心理效应,但初学者通常宜先学楷书书写作为基础。

5. 绘画疗法(drawing therapy)

绘画疗法是用绘画来寄托情怀,抒发郁气,提高智力,从而矫治心理问题的艺术治疗方法。

因治疗目的不同,绘画疗法具有五种方法:宣泄性绘画,通过自由作画等使画的意境投射出内心的冲突,以排遣消极情绪,使心理得到"净化";消遣性绘画,通过临摹静物等转移注意,消除紧张情绪;娱情性绘画,通过野外写生等获取轻松自在的享受,激发积极情绪;自我实现性绘画,通过组画或变体画等反映作画者的追求和理想,使心理失衡得以控制,自我价值得以显现;益智性绘画,通过简练的线条扼要地画出对象的形态和神态,以开发智力等。

催 眠 治 疗

催眠治疗(hypnotic psychotherapy)是应用一定的催眠技术,使来访者进入类似睡眠的催眠状态,并用积极的暗示引起来访者较为深刻的心理变化,从而使心理问题得以控制和矫正的心理治疗模式。

一、催眠和催眠治疗的历史

最早对催眠和催眠治疗进行研究的是 18 世纪的维也纳医生麦斯麦(F. A. Mesmer),他在 1772 年提出的动物通磁理论中,把催眠状态看作是动物磁性感应现象(或磁气感应现象)的表现,是磁性感应状态(或磁气感应状态),导致这种状态是因为磁力起了作用。但要导致这种磁性感应状态,就必须用一定的方法对动物或人体通磁,即把磁气导入动物或人体中,使其产生磁性,从而使磁力对动物或人体产生影响。由于麦斯麦发现并运用了这种通磁的方法,该方法被人们称为"麦斯麦术"(mesmerism),而他本人把这种通磁方法称为"动物通磁术"。

现代催眠术的真正创始人是 19 世纪英国外科医生布雷德(J. Braid)。

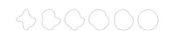

布雷德在 19 世纪 40 年代发表的著述《神经睡眠的理论基础》(*The Rationale of Nervous Sleep*)中,第一个根据希腊文"hypnos"(睡眠)创用了英文单词"neurhypnology"(神经催眠术),"催眠术"(hypnotism)一词即由"神经催眠术"衍化而来。同时,布雷德摒弃了麦斯麦的通磁理论,认为催眠状态是一种特殊的类睡眠状态的发展,之所以会出现这种特殊状态,既是神经疲劳的结果,又是暗示的心理作用。布雷德在此理论基础上创用的凝视法就是通过让被催眠者盯视某个发光体引起视神经和视觉器官疲劳,又通过暗示使其进入了催眠状态,布雷德实施的这种催眠术当时被为"布雷德术"(braidism)。这样,催眠术和催眠状态初步得到了较为科学的解释。

最早将催眠治疗用于临床治疗精神障碍,开创心理治疗先河的是 1860 年定居美国以后开始对催眠进行研究和临床实践的法国精神病学家李厄保(A. A. Liébeault),其代表作为 1866 年出版的专著《睡眠及其类型状态》(*Du Sommeil et Des Etats Analogues*)。

20 世纪以后,美国医生艾瑞克森(M. H. Erickson)把催眠看作催眠师与被催眠者之间建立的一种特殊联系,而这种特殊联系只有在催眠过程中,催眠师与被催眠者通过亲和、自然的互动才能建立。艾瑞克森在催眠和催眠治疗时非常重视亲和、自然的气氛以及同被催眠者的互动,其运用的催眠方法和催眠治疗方法极为丰富,通常会通过会谈沟通、叙说故事、情景描述、展开想象和意象技术等方法,在亲和、自然的互动中,使被催眠者在不知不觉中接受了催眠和催眠治疗。由于艾瑞克森对暗示的高度重视和强调,以及其敏锐的直觉、洞察力和多种独特的、自然的、行云流水般务实的催眠方法和催眠治疗方法,人们认为他开创了后现代催眠与催眠治疗的新模式。

二、催眠状态

催眠治疗的基础是作为催眠者的心理治疗师,通过言语诱导等催眠诱导技术,使作为被催眠者的来访者进入催眠状态,并在相互作用中通过暗示使心理治疗师和来访者建立特殊的感应关系——催眠状态下的"感通"(rapport)关系，这种特殊的感通关系能使来访者只对心理治疗师的言语等暗示刺激具有高度易感性，也只对心理治疗师的言语等暗示刺激作出反应。因而，从这个意义上讲，所谓的催眠治疗其本质就是在特殊心理状态——催眠状态下的特殊暗示治疗。但催眠状态并非潜意识状态，催眠状态仍是意识状态，是被动的、不自主的，但对催眠师的暗示性指令具有高度敏感性的特殊意识状态。

睡眠←催眠←禅修、冥想←专心←意识→意识朦胧→意识混浊→嗜睡→昏迷
　　　　　　　　　　　　　　↓
　　　　　　　　　　　　　前意识
　　　　　　　　　　　　　　↓
　　　　　　　　　　　　　潜意识

意识处于清晰状态，意识状态相对于意识丧失的昏迷状态，从意识朦胧状态（意识病理性狭窄）到昏迷状态是脑功能不同程度病理性抑制导致的由轻到重的意识障碍的表现。

意识处于觉醒状态，意识状态相对于睡眠状态，专心状态(absorption)、禅修(zen)、冥想状态(meditation)、催眠状态是注意集中程度和注意范围变化的不同表现，都属于由觉醒到睡眠过渡阶段中的意识状态，其中催眠状态和禅修、冥想状态都属于特殊的意识状态。

催眠状态这种特殊意识状态的特点是：觉醒程度降低（类似睡眠），自我意识缺乏（不知身在何处），注意力极度集中，大脑对躯体和情绪等的控制明显增强。

三、催眠易感性测定

在进行催眠治疗前，通常会对来访者的催眠易感性进行测定，实际上就是对来访者受暗示性的测定。催眠易感性测定可用下列方法。

1. 测查嗅觉灵敏度

备好三个装有清水的试管（或瓶），让来访者分辨哪个是纯水，哪个是含有极少量醋或含有极少量酒精的水。分辨不出得 0 分，挑出含有极少量醋的水或

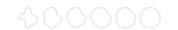

含有极少量酒精的水这两种中的一种,得 1 分,挑出两种得 2 分。

2.测查平衡功能

让来访者面墙而立,双目微闭,平静呼吸 2 分钟后,用低沉、缓慢的语调对来访者说:"你是否感到有点前后(或左右)摇晃? 你尽力集中注意去体验,是否有点前后(或左右)摇晃?"稍停后再重复问话,连续三次后要来访者回答。如回答未摇晃,得 0 分;轻微摇晃得 1 分;明显摇晃得 2 分。

3.测查记忆能力

让来访者看一幅彩画 30 秒钟,画面是一间卧室,内有一个窗户,半挂着蓝色窗布,两侧各有一把椅子(共两张)。拿走彩画后逐一问来访者并让来访者依次回答:"卧室内有两个窗户还是三个窗户?""窗布是浅绿色的还是淡红色的?""有三把椅子还是四把椅子?"如回答与画面均不同,得 3 分;两个回答与画面不同,得 2 分;一个回答与画面不同,得 1 分;回答与画面均相同,得 0 分。

4.测查视觉分辨力

在纸上画两个等大的直径为 4 厘米的圆圈,两个圆圈相距 8 厘米,在两个圆圈中央分别写上 15 与 16 两个数字,让来访者回答哪个圆圈大。如回答一样大,得 0 分;指出其中之一大者得 1 分。

四项测查总计得分为 0~8 分。若为 0~1 分,说明催眠易感性差;2~4 分,催眠易感性中等;5~8 分,催眠易感性高。一般地讲,催眠易感性中等或高,通常能进入理想的催眠状态。

四、催眠诱导

在对来访者进行催眠易感性的测定以后,便可进行催眠诱导,使来访者进入催眠状态,并在此基础上进行催眠治疗。催眠诱导应该在安静、温暖的房间里实施,尽量避免各种噪声、冷风、强光的刺激和干扰。催眠诱导的主要技术有放松、集中注意力、单调刺激、想象、体验、言语暗示等,其中基本的诱导技术是言语诱导,任何一种具体的催眠诱导技术都离不开诱导性的言语暗示,因而暗示性的诱导言语在任何时候都必须准确、清晰、简单、坚定,模棱两可、含糊不清、啰唆繁杂、犹豫软弱的诱导言语,只能使被催眠的来访者无所适从,难以导入规定的催眠状态。

催眠诱导时应让来访者平卧床上,两手自然伸直置于身体两侧,不握拳,下肢也自然伸直,足外倾。也可让来访者坐在沙发上,后腰部填枕头等物,头靠沙发背,双手搁在扶手或大腿上,两腿微屈,双膝盖靠外侧。然后让来访者排除一切杂念,放松全身肌肉,并调整呼吸,使之平缓。

催眠诱导的具体方法常用的有:

1. 凝视法

通过刺激来访者的视觉器官使其集中注意力,在诱导言语的暗示下逐渐进入催眠状态。视觉刺激物为发光物体,如戒指、硬币等,发光体距离来访者眼睛10～15厘米。然后用单调、低沉的言语让来访者集中精力,双眼注视发光体,并暗示来访者双眼逐渐疲倦、发困,直至来访者闭上眼睛。

2. 倾听法

通过刺激来访者的听觉器官使其集中注意力,在诱导言语的暗示下逐渐进入催眠状态。听觉刺激物为能发出低沉、缓慢、单调而有节奏声响的节拍器,也可用钟摆的摆动声、水滴声等代替。然后让来访者仔细倾听节拍器等的声音,并用缓慢、低沉而有节奏的言语诱导来访者的意念也会合着声音的节拍而变得低沉、缓慢、单调且有节奏,从而使其逐渐进入催眠状态。

3. 抚摩法

通过刺激来访者的皮肤使其集中注意力,在诱导言语的暗示下不断体验抚摸和按摩,逐渐进入催眠状态。心理治疗师应当着来访者的面将手洗净、揩干和烤热。然后告诉来访者并同时用双手对其额部、两颊、颈部、双肩、双臂和双手进行抚摸和按摩,用诱导言语暗示其在抚摸和按摩时会有一种微热的感觉。当这种微热感觉遍及全身时便会逐渐进入催眠状态。抚摸和按摩时,双手的动作要均匀、连续、缓慢,并按照同一方向反复进行。

 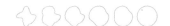

用以上方法使来访者进入催眠状态后,要对催眠深度进行评估。其指标为:面部表情、眼睑活动、肢体松弛程度、感觉变化、记忆强弱和恍惚状态的深浅等。具体的判别标准为:

浅度催眠——面部表情呆滞,但可因心理治疗师的指令而改变,予以"愉快"暗示,可出现高兴面容,予以"不愉快"暗示,可出现忧郁的面容;眼睑自然下垂,微闭,轻触睫毛无快速连续眨眼或睁眼现象,予以"无法睁眼"暗示后让其睁眼而无力照办;肢体软弱无力,不能自主运动,移动其四肢位置无抵抗,放置在任何位置也不能自行调整;无自发性言语,不会主动说话,但能回答心理治疗师的提问;呼吸平缓、均匀;意识恍惚,不知自己身在何处;从催眠状态醒来后,能记忆催眠中所发生的一切事情。

中度催眠——面部表情呈熟睡状,肌肉松弛;拨开眼睑时眼神呆滞或眼球上翻;肢体极度松弛,若给予四肢肌肉收缩指令,可迅速紧收呈僵直状态,这时弯曲其四肢,会有明显的抵抗感;感觉失真,给予冷的刺激而暗示是"热"的刺激,会产生热的感觉,反之亦然;意识更加恍惚,可任人摆布,但对明显不利于自己的指令会拒绝执行;从催眠状态醒来后,能部分记忆在催眠中所发生的事情;有明显的催眠后暗示,若在催眠状态中要求来访者醒来后立即去洗手,醒来后就会毫不犹豫地去认真洗手。

深度催眠——面部表情、眼睑活动、肢体松弛程度和感觉变化等与中度催眠相同;感觉更加失真,接触任何刺激物而给予会"烫伤"或"冻伤"的指令,局部被接触皮肤就会出现类似烫伤或冻伤的组织变化;意识极度恍惚,会出现明显的幻觉,若要来访者在催眠状态中睁开眼睛观看关闭着的电视机荧屏,并暗示电视台正在演播熟悉的歌舞节目,来访者就会目不转睛地注视着毫无画面的电视荧屏,甚至还会哼唱和手舞足蹈;可以出现让来访者的年龄在催眠状态中逐年退回到3岁以后的任何时期的年龄回归现象,并重新体验某个年龄阶段的某一经历;从催眠状态醒来后,不能记忆催眠中的任何事情,出现了完全性遗忘;催眠后暗示也更为离奇,若在催眠状态中要求来访者醒来后把桌子上的书递给心理治疗师,来访者醒来后就会在空无一物的桌子上煞有介事地作出拿起书并递给心理治疗师的动作。

五、催眠治疗方法

在来访者进入理想的催眠状态后,就可对其进行催眠治疗。催眠治疗常用的具体方法,在临床中行之有效的有如下几种。

1. 直接暗示

心理治疗师用坚定有力的言语直接消除来访者的心理症状(精神症状),或者用有说服力的言语改变来访者的认知偏误,以消除来访者心理问题的根源。

2. 引发想象

心理治疗师用暗示言语使来访者展开替代、复原或模拟性的想象,同时放松精神和全身肌肉而使心理问题得以矫正。其中替代性想象是把心理问题比作可以消除的物体,例如比作坚冰,把精神和全身肌肉的松弛比作可以使其消除的物体,例如比作太阳,心理问题的消除过程也就是坚冰被太阳融化的过程;复原性想象是以追忆的形式想象心理问题出现前的情境和轻松感觉,并使这种情境和轻松感觉在想象中得以延续,从而消除心理问题;模拟性想象是想象在生活中可能遇到的、容易诱发心理问题的特定情境,并通过继续想象进行模拟适应性训练以提高适应能力,同时放松精神和全身肌肉来最终消除心理问题。

3. 催眠分析

心理治疗师用暗示言语诱导出来访者压抑在潜意识内的某些欲望、需求、意念、体验等矛盾冲突或致病情结,将其带到意识域,使来访者对疾病根源有所领悟,并在心理治疗师的暗示下建立正确而健康的心理结构,从而矫正心理问题。诱导言语应具有明显的指向性和针对性,且必须步步深入以逐渐逼近致病根源。找到致病根源后,或使其潜意识的欲望等得到象征性的满足,或使潜意识中的情绪得到充分的疏泄,或对致病原因进行入理的分析,使来访者发挥主观能动作用,自行纠正心理问题。

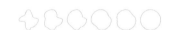

4. 年龄回归

心理治疗师用暗示言语使来访者返回到以往某一个年龄阶段,把已经忘却的昔日体验引导到意识表层,从而重现当年产生心理问题的经过,认清致病根源并加以消除。在具体实施前,对来访者的病史和生活史要做到心中有数,否则难以使来访者的年龄返回到引起疾病的关键阶段。在具体实施时,言语诱导要循序渐"退",逐年退行,每退行 1 岁,都要作深呼吸运动,并以此成为年龄退行的信号,使来访者自己也能根据深呼吸的周次而知晓自己正处在何种年龄阶段。当年龄回归到导致心理问题的阶段后,就要停止,让来访者结合心理问题尽力回忆这个年龄阶段的主要经历,然后重新让来访者逐年回到现在的年龄阶段,并抓住来访者回忆主要经历时的致病根源,进行分析、解释,使其了解致病原因,同时正确对待和处理,予以改正,懂得今后只要遇事多加分析,努力控制情绪,类似的心理问题就不会再发生。

5. 催眠后暗示

心理治疗师在催眠过程中的全部暗示在来访者被唤醒后继续发生作用。催眠后暗示(posthypnotic suggestion)现象是催眠过程中出现的特有现象,即只要心理治疗师在来访者处于催眠状态下时,暗示来访者在催眠解除后对其在催眠状态下所有矫治心理问题的指令会继续有效且严加执行,来访者就会在被唤醒后自动执行指令,但又意识不到这是暗示在发生效果。催眠后暗示治疗方法就是根据这种现象设计出来的,但在实施时,一定要让来访者获得在催眠状态中所有矫治性指令在催眠状态被解除后应该牢牢记住并必须严加执行的明确信息,如果信息含糊甚至前后矛盾,催眠后暗示就不能发生作用。

六、解除催眠状态

催眠治疗结束后,就要解除来访者的催眠状态。其实,只要对来访者进行了催眠,即使达不到进行催眠治疗的理想催眠状态而没有进行催眠治疗,也要予以解除,否则来访者会朦朦胧胧,在一段时间内由于意识狭窄而发生意外或感到不适。

解除催眠状态时，要注意以下几点：要给来访者以唤醒后自我感觉良好、心情愉快、精力充沛、头脑特别清醒等舒服的言语暗示；要来访者忘却在催眠状态下发生的一切不利于心理问题矫治的事情，包括有时难免会出现的多余的指令；唤醒来访者不可过于急速，以避免突然地、很快地唤醒来访者而使其产生无力、头痛、眩晕、脚酸或心悸等一系列不舒适的感觉。

在具体解除催眠状态，唤醒来访者时，可先用诱导言语进行觉醒暗示，例如："我准备让你醒来，醒来后你会感到非常舒服。好，我现在开始将你唤醒，我从10倒数到1，每往下数一个数，你就会更清醒一些，随着我的数数，你会越来越清醒，当我倒数到1时，你已完全清醒了，到时你肯定会完全地醒来。"然后心理治疗师用清晰的言语从10倒数到1，数数时要缓慢、从容，一般每隔3～5秒钟倒数一个数。来访者醒来后，可让其做几次舒展双臂的深呼吸，以防止唤醒后可能出现的任何不舒服感觉。在极少数情况下，有时也会出现催眠状态不能解除或不能完全解除的情形，此时可再一次用上述方法解除催眠状态。如效果仍不理想，可对来访者再次催眠，使其又一次进入催眠状态，然后再用上述催眠状态的解除方法唤醒来访者。

团 体 治 疗

团体治疗（group psychotherapy）也称集体治疗。团体治疗是把具有相同或类似性质心理问题的来访者集合在一起，或把不同性质心理问题但年龄相仿的来访者集合在一起，利用团体成员间的相互诱导、相互影响和相互帮助，促进各成员对自己的问题有所领悟和自我认识，从而解决心理冲突、控制消极情绪、矫正不良行为和消除精神症状的心理治疗模式。通常由心理治疗师主持并参与来访者的治疗性聚会，启发和鼓励与会成员对所存在的心理问题进行漫谈或自由讨论。其理论基础是弗洛伊德的精神分析理论，尤其是移情理论，和德国心

 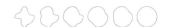

理学家勒温(K. Lewim)提出的团体动力学理论和心理场理论。团体动力学理论是指,个人的行为在团体的影响下将获得调适,而经过调整的个体又将影响团体,使其成为一个完形;心理场理论是指,个人的行为既不依存于过去,也不存在于未来,而是依存于现在个人与其心理环境空间,从而必须充分利用团体的支持、鼓励和督促作用。主要适应证为焦虑或恐惧相关障碍、人格障碍以及青少年心理和行为障碍,也适用于精神分裂症、心境障碍的恢复期,但不宜用于发作期。

团体治疗之所以能起治疗作用,是因为在团体聚会中具有向心的凝聚力、被认可和接纳的归属感、相互影响的人际学习、助人为乐的利他感、学习正确行为模式的模拟倾向、同病相助的情感支持、改变自己状况的希望与信心的获得、团体反馈的力量以及遵守、承诺动机的增强等治疗因素。

团体治疗宜在环境整洁、幽静的场所进行,通常以5～10人为一组,目前多采用相同性质心理问题编组,每次治疗时间以1～2小时为宜,每周1～2次,以3～4周为一疗程,总疗程约半年。

一、团体治疗的形式

团体治疗因理论取向不同而有不同的治疗形式。在众多治疗形式中,近些年来心理剧治疗与会心团体治疗是两种使用较为广泛的治疗形式。此外,常用的团体治疗形式还有团体精神分析治疗、团体行为治疗和团体认知治疗。

1. 心理剧(psychodrama)

心理剧由美国医学家和心理学家莫雷诺(J. L. Moreno)于1923年在维也纳首创。心理剧是一种以特殊的戏剧化表演形式,使来访者的心理问题及其症结以及与之相关的人际交往和人格特征等呈现在舞台上,从而达到宣泄情绪、看到问题所在、重新认识自我并发挥潜能,以处理和解决心理问题的治疗目的。心理剧的诞生标志着在心理治疗史上,团体治疗已从对个体进行的单独治疗中衍生出来,治疗方式也由言语扩展到行动。

心理剧的剧本要按来访者实际存在的心理问题编制,内容应包括具体的心理问题及其可能的激发原因与症结所在、内心纠结与冲突、人格特征和人际关系等,然后在心理治疗师的导演下,以来访者为主角,并在团体成员的配合下,以演剧的形式复现在舞台上。需要注意的是,在表演时,心理治疗师不能急于甚至强行让来访者过多、过快地自我暴露,表演时来访者已经暴露的隐秘,心理治疗师和参与表演的其他团体成员也必须保密。

心理剧虽然没有真实剧目那样结构严谨,常常是即兴表演,但作为团体治疗形式,一定要有明确的治疗目标:使来访者消极情绪得到宣泄和释放,并找到解决来访者心理问题的途径、方法和手段。同时,心理治疗师在演出结束后,也要组织来访者和其他团体成员相互交流感受与体验,从而使来访者和其他团体成员都能在观念上发生有利于自我成长的转变。

心理剧的技术手段通常有角色扮演、角色交换、双重角色、独白和镜像等。

2. 会心团体(encounter groups)

会心团体是团体人本主义治疗的代表形式,由美国心理学家罗杰斯于 20 世纪 60 年代提出。罗杰斯认为,心理治疗的目的在于通过建立一种真诚、融洽的气氛,激发每个人都有的解决自身问题的动机和能力,从而促进个人的成长和发展。所谓"会心团体"就是在心理治疗过程中,能使心理治疗师与来访者之间以及来访者之间通过相互交流产生共鸣,乃至心心相印的有会心(encounter)作用的治疗团体,在会心团体中进行团体人本主义治疗,会发挥这种会心作用,取得更好的治疗效果。

会心团体的治疗原则是以团体为中心。其治疗特点是:既重视言语交流,也强调大笑、拥抱等各种非言语形式的心理与身体接触性活动;既重视彼此之间真诚的赞美,也强调相互之间坦率的批评;既重视各自毫无掩饰的自我暴露,也强调彼此之间充分交流情感。通过会心团体活动,使来访者认识到自己心理问题所在,在团体成员的互动与帮助中找到解决问题的途径和方法,从而达到团体治疗的目的。

会心团体的组织形式多样,例如人际关系交友小组、T小组(training group)、敏感性训练小组、成长与发展小组、潜能激发小组等。其治疗可以是集中进行,用3～5天时间,团体成员集中住宿,共同生活;也可以分散进行,每周在指定地点和指定时间聚会1～2次,每次2～3小时。

3. 团体精神分析治疗(group psychoanalytic therapy)

通过自由联想、梦的分析、移情与阻抗的处理等精神分析治疗手段,引导团体每一个成员坦率地与其他成员进行心理上的沟通,以发现移情、投射、阻抗等,并在心理治疗师的指导下相互解释分析,促进团体每一个成员自我了解,并对其他成员产生提醒和启迪作用,使团体成员都认识并领悟自己被压抑了的种种冲突、愿望,从而重建人格、缓解与消除心理症状和处理各种生活问题。

4. 团体行为治疗(group behaviour therapy)

通过系统脱敏疗法、自信训练疗法、行为塑造疗法、示范疗法等行为治疗方法,让团体成员在真实社会交往情境的缩影——团体心理治疗的情境中,互相鼓励,互相启迪,互相帮助,消除各种心理症状,习得新的适应良好的行为,以解除困扰个人的各种心理问题。

5. 团体认知治疗(group cognitive therapy)

通过诘难与辩论、理性情绪想象、语义重构等认知技术在团体情境中,利用团体的力量和影响力,改变团体每一个成员的各自或相似的非理性信念,逐渐确立理性信念,从而调整适应不良性认知,使团体成员的心理问题得以缓解和消除。

二、团体治疗的内容

团体治疗虽然治疗形式各异,但都应该包含以下这些操作内容:

1. 讲解相关心理异常知识

心理治疗师结合来访者具体心理问题的临床表现,用通俗易懂的言语讲解相关的心理异常知识,如果心理问题的性质属于心理障碍(精神障碍),其内容应包括病因、症状、治疗和预防等。一般每次只讲一个内容（如病因），使来访者加深对心理异常的了解，树立战胜疾病的信心和决心。

2. 组织来访者座谈和讨论

要让每个来访者都能联系自己的心理问题畅所欲言、各抒己见，并运用从心理治疗师那里得到的知识进行分析。这样，通过交流、互相启发和暗示，使每个来访者都能看到自己的希望和未来。

3. 指导来访者制订康复计划

经过充分分析、讨论后，心理治疗师要具体指导来访者结合自己的情况订出适当的康复计划，例如生活作息时间、病情反复时的控制等，必要时可在团体中交流计划，以互相启发，取长补短。

其他心理治疗

除了上述基本模式之外，在临床实践中还有以下一些常用的心理治疗方法。这些方法操作简单，也非常适合自我治疗。

1. 疏泄疗法（catharsis therapy）

疏泄疗法是利用或创设某种情境，把压抑的情绪疏导、宣泄出来，以减轻或消除心理压力，避免引起精神崩溃，使来访者更好地适应社会环境的心理治疗方法。弗洛伊德将其称为"心理净化"。

疏泄情绪的主要方式有：

谈话性疏泄，通过与亲朋好友的交谈尽情地将消极情绪倾诉出来。交谈对象必须是当事人最亲近、最信赖、最能理解当事人的人，如果不分对象，就有可能因话不投机，得不到安慰而滋生新的烦恼。

书写性疏泄，通过写信、记日记或写诗、写作文等将内心的消极情绪宣泄出来。其中写信可直接指向给自己带来挫折、痛苦的对象，但不能将信发出，待消极情绪缓解或消除后将其焚毁。记日记或写诗、写作文也要严格注意保密，以

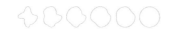

免引起更大的纠葛和麻烦。

运动性疏泄,通过打球、捶击枕头或被子、撕碎废纸等以物出气的方式,将郁积的消极情绪宣泄出来。但也要有适当的控制,不能搞得筋疲力尽。该方式不适合18岁以下的未成年人,尤其是少年儿童,以免养成或强化攻击性人格特征。

喊叫性疏泄,通过原始性高声喊叫释放消极情绪。喊叫地点应选择空旷田野或隔音效果极好、不会引起他人误解的房间。喊叫用感叹词"啊——""嗨——"等,由轻到重,由不自然到发自肺腑,把所有的消极情绪释放出来,喊叫时也可用力挥舞拳头、踢腿、奔跑,喊叫后应有舒畅感、轻松感。

哭泣性疏泄,通过号啕大哭或偷偷流泪来宣泄消极情绪。研究发现,流泪能排除人体内导致情绪悲苦、抑郁的化学物质。哭泣时应注意时间和场合,不能肆意为之。一般地讲,痛快的、毫无顾忌的哭泣要比有节制的、遮遮掩掩的哭泣效果好。

2. 颜色疗法(colour therapy)

颜色疗法是通过颜色的心理效应影响生理和心理反应,从而提高情绪的控制、调节能力和调整心理状态的心理治疗方法。由美国学者策勒(G. A. Zeller)首创。

颜色可分为彩色和非彩色两大类。非彩色包括黑、白以及介于两者之间深浅不同的灰色,属于冷暖相间的中性色。彩色包括除黑、白、灰以外的所有颜色,属于暖色或冷色。其中红、橙、黄等为暖色,橘红色为最暖色;蓝、绿、青、紫等为冷色,天蓝色为最冷色。

所有的颜色都能够影响人的情绪,都有一定的心理效应。例如红色使人感到热烈、豪迈、兴奋;绿色使人感到悠闲、平和、娴雅;黄色使人感到温暖、显赫、华贵;蓝色使人感到温良、冷静、深沉;白色使人感到轻快、纯洁、真挚;黑色使人感到沉重、神秘、悲哀等。恰当地运用各种颜色的不同心理效应,能够有效地调整业已失衡的心理状态。

颜色疗法通常通过颜色刺激直接实施。颜色刺激一般来自两种途径。一是自然景色,例如远眺绿色田野,仰视蔚蓝天空,以使自己的心绪轻松、宁静、平和;又如观赏色彩斑斓的鲜花,以使自己的心绪热烈、振奋、欢快。二是环境布置,例如起居室的生活用具采用浅橙色或浅黄色,以给人温暖感和舒适感;书斋的墙壁刷成浅蓝色或浅绿色,以使人感到宁静、雅致。总之,只要对症"用"色、"观"色,一般都能起到调节心理平衡的作用。

3. 注意换位疗法(notice transposition therapy)

注意换位疗法是有意识地转移对心理问题的病态注意,以获得心理平衡的心理治疗方法。中国清代俞辩将其称为"移心法"(《续医说》),日本学者矢数道明则称为"心机一转的妙术"(《汉方治疗百话》)。

有心理问题的当事人通常会过度注意自己心理问题的种种表现,以致产生过度的紧张感和焦虑感。实际上,这是一种病态性注意。如果能将注意移开,就能使其忘却而发挥固有的心理自愈能力。

运用注意换位疗法时,首先要降低当事人对心理问题的紧张感。这就需要纠正对心理问题的不良认知和不良反应,并用意志对心理问题引起的不良情绪进行自我控制,为转移对心理问题的注意力作好心理准备。然后把注意力主动地转移到各种积极的、感兴趣的活动上,切断局部心理问题给整个心理状态带来的消极影响。需要强调的是,用来转移注意力的活动必须有吸引力,否则起不到"忘病"的作用;同时,活动应该是力所能及的、适度的,否则难以起到"转移"的作用。由于这种注意换位是主动的,因而需要意志的参与,否则注意换位不易持久,难以达到治疗目的。

4. 情志相胜疗法(emotion reciprocal constraint therapy)

情志相胜疗法是用一种正常的情绪活动来调整另一种不正常的情绪活动的心理治疗方法。也称情志移遣法、以情制情法等,创自《内经》。这是一种具有浓厚东方传统文化特色的心理治疗手段,其机理就是情绪具有相互制约作用。所谓"情志",就是中国医学概括的喜、怒、忧、思、悲、恐、惊等"七情"和其中的喜、怒、忧、思、恐等"五志"的统称,实际上就是基本情绪状态。所谓"相胜",

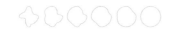

就是以中国医学五行学说的相克规律来加以制约和调整，即思伤以怒解之，恐伤以思解之，喜伤以恐解之，忧伤以喜解之，怒伤以忧解之。

情志相胜疗法一般有以下几种治疗方式：

喜疗，过度忧虑可通过听相声、看喜剧和小品、回忆自己过去的喜事或荒唐可笑之事，或通过与他人开玩笑、说笑话等，使自己喜悦，化解忧虑。

怒疗，过度思虑而难以自拔可故意激怒当事人，或当事人自己有意识地回想令自己发怒的事情，从而使当事人处于愤怒情绪之中，化解思虑。

恐疗，喜悦能使人心情舒畅、精神松弛，但狂喜、暴喜可使人心气涣散、神不守舍。狂喜、暴喜而难以自持，可通过让当事人回忆以前碰到过的恐怖情景以及看灾难影片、恐怖影片，或当事人有意识地把自己置于容易引起恐怖的环境（如黑暗环境）之中等方式予以化解。

悲疗，过度愤怒而难以控制时，可让当事人通过回忆悲伤、哀痛的往事或阅读悲情小说、观看悲剧影视等予以化解。

思疗，过度恐惧时，可让当事人回答一些需要认真思考的问题或用猜谜、解题等思考的方法予以化解。

运用情志相胜疗法必须注意两点：一是用一种情绪化解另一种情绪时必须适度，不能太过。二是有时候也需要用第三种情绪予以调整，规律是：忧化解怒，以恐调整；恐化解喜，以怒调整；喜化解忧，以思调整；思化解恐，以忧调整；怒化解思，以喜调整。

5. 自控疗法（self control therapy）

自控疗法是在自觉的自我监督下，通过自我克制和自我调整，制止和矫正与心理问题相联系的思绪或行为的心理治疗方法。

自控即自我控制，是对自身的心理与行为的主动掌握，是意志的抑制职能的反映。自控作为一种心理疗法，是自始至终不能离开自我监督的自觉性的，离开了这种自觉性，失去了自控的动力，自控疗法就难以实施。

自控疗法包括自我克制和自我调整两个互相衔接的阶段。

自我克制是自觉地抑制或制止与心理问题相联系的思绪或行为。其操作方法有：

制想法，闭眼想象自己正置身于会引起心理问题应激反应的情景之中，然后用震惊术打断有害思绪。开始时可借助于闹钟，闹钟响时突然举手或突然站起来并大声说"停"，以此驱除头脑里有害的思绪，多次做到后可仅在内心喊"停"，打断有害思绪。

信号切断法，切断问题行为与引其发生的先行事件即信号之间的联系，以消除问题行为。其关键是避开先行事件，即避开信号。例如要抑制吸烟行为，就应该尽量避开其他吸烟者，到不准吸烟的场所中活动，等等。

行为中止法，用毅力强行中止开始出现的问题行为。这需要来访者求治动机强烈，意志坚定且始终如一。例如出现无意义的眨眼、耸肩等抽动性动作时，用意志强行中止，开始时也许不易做到，但只要不断重复，持之以恒，就能成功。

替代法，用与有害思绪和问题行为不相容的思绪和行为取代原有的有害思绪和问题行为。例如焦虑时立即回忆或设想有趣的情景或活动，出现刻板的啃指甲行为时立即把手放入口袋或干脆去打球、去劳动。

自我调整是自觉地调节或矫正与心理问题相联系的思维或行为。其操作方法为：

确立新的认知模式，用合理的、正确的思考方式去揭示并消除原有的错误认知。例如吸烟的人大多有吸烟能提神、解闷，对健康无多大损害等自己感觉不到错误的错误认知，只有消除这种错误认知，认真考虑香烟所含焦油、烟碱等对健康的慢性损害，才能真正确立"吸烟有害健康"的新认知。

规定正常的行为模式，确立新的认知模式，通常只能消除有害的思绪而难以矫正问题行为，这只有严格规定正常的行为模式才能做到，例如戒除烟酒，就要规定并做到饭后不吸烟而改吃水果、餐前不喝酒而改喝非酒精饮料等。

6. 夸张疗法(exaggeration therapy)

夸张疗法是通过自我观察，对自身心理问题的自怜情绪和强迫性诉述行为

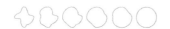

进行戏剧性的夸张，直至荒诞程度，使当事人清晰地认识到其幼稚性，摆脱强迫性诉述行为和自怜情绪，最终控制和矫正心理问题的心理治疗方法。由荷兰精神分析家阿恩特(J. L. Arondt)于20世纪50年代提出。

对他人诉述心理问题尤其是心理障碍（精神障碍）并流露出担忧、自怜情绪以获取他人的同情、安慰和帮助，在一般情况下是正常的，但如发展到难以遏止的强迫性程度，则不仅不合情理，遭人厌烦，而且会成为加重心理问题的驱动力量。在这种情况下，只有摆脱这种强迫诉述行为和自怜情绪的纠缠，才能最终解决心理问题。夸张疗法就是根据这种理念提出来的。

夸张疗法的具体操作步骤如下：

对心理问题的发生诱因、病因与症状进行回忆，即对心理问题的发生诱因、病因与症状进行回忆，目的在于达到对自己的心理问题表现了如指掌。例如焦虑障碍，如果有应激源，就要通过回忆搞清是什么样的精神刺激因素引起的？何时诱发出焦虑症状的？初始症状是紧张、担忧、烦躁等精神症状，还是出汗、心悸、胸闷等躯体症状？倘若目前仍有身体不适感，是含糊不清的，还是清晰明了的？是局部的，还是全身性的？等等。

对强迫性诉述行为进行自我观察并分析其规律，即自我观察应在日常生活的各种场合有意识地主动进行，同时进行分析，以了解强迫性诉述行为的特点和方式。诉述行为是在他人不能报以同情时产生，还是在他人表示理解时出现？是在自己情绪紧张和躯体不适时产生，还是在自感心灰意冷、无能为力时出现？是光描述自己的症状，还是只自责自己是个"废人"？是求医式的倾诉，还是自怜式的抱怨？等等。

对强迫性诉述行为进行夸张性想象和描述，这是夸张疗法的关键步骤，既可正面夸张也可反面夸张。例如对自卑感的诉述行为，可用正面夸张性想象和描述："我毫无能力，笨到家了，吃饭也会吃到鼻子里，连太阳和月亮的区别也搞不清，加减乘除也不会做……"直至自己也感到可笑和无聊。又如对焦虑障碍的诉述行为，可用反面夸张性想象和描述："整天惶惶不安，忧心忡忡，似乎将要大祸临头,到底是什么大祸呢?难道我会莫名其妙得艾滋病?会死于火山爆发?会被太阳烤焦?会让鸟鸣吓死?会在吃饭时噎死?"同样也直至自己感到可笑和无聊。

7. 动物饲养疗法(animal breeding therapy)

动物饲养疗法是通过饲养宠物以建立深厚感情,寄托精神生活,从而激发生活乐趣,实现自我满足愿望和改善心境的心理治疗方法。

许多实验都证明,饲养动物能增进身心健康,例如降低血压、促进心脏功能和驱除孤独、平复情绪、增加生活情趣等,故对有心理问题的独身或鳏寡者尤为有效。

饲养动物一定要根据自己的兴趣,喜欢养鸟的就养鸟,喜欢养狗的就养狗,如胡乱饲养,就于事无补;一定要掌握相关的饲养知识,否则养不好甚至养不活,就只能平添烦恼;一定要根据主客观条件,主观条件主要是经济实力,如果饲养动物以降低生活水准为代价,则不可取,客观条件主要是环境因素,例如城市不宜养鸽、不准养藏獒,就不能强行饲养,以免影响他人的生活和安全。

8. 阅读疗法(reading therapy)

阅读疗法是通过阅读相关书刊(包括纸质和电子版读物)扩大兴趣范围,丰富生活内容,获取科学知识,消除错误观念,激发理性思考,抑制不良行为,产生感情共鸣,排除消极情绪,并以此保持心理平衡的心理治疗方法。

阅读疗法可分为四种阅读类型。

接受性阅读:阅读与心理问题相关的读物,理解和汲取书刊中阐明的观点、道理,并通过对比性思考,消除固有的错误观念,把握心理问题的性质,树立矫正心理问题的信心。

移情性阅读:阅读易打动人心,获得心理满足的诗歌、散文、小说等文学作品,体验作品中主人公的积极情绪,激起自己的情感共鸣,抑制情绪扰乱,消除心理矛盾,使精神得以解脱,重新鼓起生活的风帆。

大脑功能锻炼性阅读:通过出声朗读来刺激大脑左半球的言语中枢,以恢

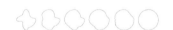

复和提高文字识别能力和理解能力,矫正与大脑左半球功能相联系的心理问题。

注意转移性阅读:通过阅读感兴趣的读物来转移对自己心理问题的注意,以减轻和消除不必要的精神折磨,改善心理环境,提高自愈能力。

9. 负性实践疗法(negative practice therapy)

负性实践疗法是有意地反复重现某种不良行为,或在重现某种不良行为时增大其强度或速度,以使自己产生厌恶情绪,从而减少和消除某种不良行为的心理治疗方法。

负性实践疗法由美国心理学家邓拉普(K. Dunlap)倡导,开始时用于治疗习惯性面肌痉挛症,其方法是在规定时间内强迫患者不断重现面肌痉挛,由此给患者制造负担,最后此症自行缓解并被控制。

负性实践疗法的原理是负荷应激。任何行为在负荷量过重的情况下都会产生相应的生理、心理变化而导致行为绩效下降,不良行为亦然。例如啃指甲这种不良行为常常在休息或紧张时出现,并且每次只有在啃下一小块指甲或指尖表皮后才会感到满足。如果强行控制,就会产生焦虑感。但若在规定时间内强迫进行,只要时间不到,哪怕指甲被啃得边缘不清、斑斑驳驳,也不准停止,当事人就会由原来的感觉欣快,逐渐演变为紧张和厌恶,啃指甲的动作就会逐渐减少。

负性实践疗法中产生的负荷应激,实际上是一种厌恶情绪状态下的自我惩罚。其目的在于使原先出现不良行为时伴有的欣慰情绪逐渐内化为厌倦情绪,以最终抑制不良行为。

负性实践疗法一般有两种方式:

超量负性实践法,是指在自行规定的较长时间内,不断重复某种不良行为,直至厌恶并予以控制。上面提及的对啃指甲的治疗即为一例。

超强负性实践法,是指在出现某种不良行为时,有意地增强不良行为的速度和强度,直至承受不了而产生厌恶情绪,自动停止。例如有抽动障碍并表现为摇头行为的人,明知机械性摇头毫无意义,也不雅观,但由于不摇头内心会感到不安而无法停止。若要纠正,可以在出现摇头行为时,有意地大摇其头,加快速度和增加强度,直至产生极不舒服甚至痛苦的感觉。这样就会对摇头产生厌恶情绪。以后每逢摇头必如法炮制,摇头就能得到控制。

负性实践疗法比较适应于各种强迫障碍,尤其是强迫行为的治疗,例如强迫洗手、强迫洗衣、强迫计数、强迫触摸,以及各种强迫性仪式动作等;也适应于抽动障碍,例如怪异摇头、用力眨眼、撇嘴、伸脖、耸肩等。但对于那些具有社会危害性的不良行为,例如偷窃、赌博、斗殴等,则绝对不适宜,这是必须注意的。

10. 松弛疗法(relaxation therapy)

松弛疗法是按照一定的程序放松精神和躯体,以降低交感神经活动水平并提升副交感神经活动水平,使植物神经系统保持平衡,从而降低骨骼肌的紧张,消除焦虑、恐惧等负性情绪的心理治疗方法。

松弛疗法古已有之。我国的气功、印度的瑜伽、佛教的坐禅等,实质上都是松弛疗法。但现代松弛疗法的倡导者首推美国的雅可布松(E. Jacobson)。他提出的放松训练就是使各肌肉群先紧张后放松,体验紧张和放松的不同感受并加以区分。这种松弛疗法被称为渐进性肌肉放松训练(progressive muscle relaxation training),即 PMR 技术。之后,PMR 技术虽然不断被改进和简化,形成了多种具有良好治疗价值的松弛疗法,但 PMR 技术仍然是其中最常用的一种。

松弛疗法具有良好的抗应激效果。研究表明,松弛状态可使大脑皮层唤醒水平降低,全身骨骼肌张力下降,呼吸频率和心率减慢,血压下降,四肢温暖,头脑清醒,心情轻松愉快,遍身舒适,从而使促动系统功能降低,促营养性系统功能增高,增进心身健康,防病治病。

松弛疗法的操作步骤为:

在宁静的环境中取舒适的坐势。

闭目摒除杂念和减少外来的干扰。

按程序完全放松全身肌肉。放松的方法是,先使某部位肌肉紧张并加以体验,再使紧张的该部位肌肉松弛并加以体验,体会两种肌肉状态在感觉上的区

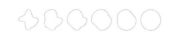

别,从而找到该部位肌肉的放松感觉,使肌肉彻底放松。例如要放松右上肢肌肉,先握紧右拳并体验右拳的紧张感觉;继续握紧右拳,并进一步体验右拳、右手和右臂的紧张感觉;然后松开右拳,放松右手指,并体验松弛感觉,从而使整个右上肢都完全放松。以后在练习右上肢肌肉放松时就不需要重复先紧张再放松的顺序,只要找到右上肢各部位肌肉放松的感觉并加以体验,就能使右上肢的肌肉迅速放松下来。躯体其他部位肌肉放松的方法亦然。

全身肌肉的放松应循序渐进地进行:

保持肩部平直,转头向右,然后头部复原位放松;再转头向左,然后头部再复原位放松。

低头屈颈使下颌触及胸部,然后抬头放松。

尽力张大嘴巴,然后使嘴自然闭合放松;再紧闭嘴唇,咬紧牙关,然后松开牙关放松。

伸出舌头,尽力向下拉长,然后收回舌头放松;再张嘴,尽力卷起舌头,然后恢复原状放松。

闭嘴用舌头尽力顶住上腭,然后使舌头复原位放松;略张嘴再用舌头抵下腭,然后舌头复原位放松。

用力睁大双眼,然后微闭双眼放松;再用力紧闭双眼,然后微开双眼放松。

握紧左右拳头,然后放松;再用力伸展左右手的五指,然后放松。

握紧左右拳头,向内收紧二头肌,然后放松;再收紧三头肌,然后放松。

拱背,用双肩胛抵住桌子或椅子,然后恢复原来姿势放松。

挺胸并使双肩向后耸,然后放松;再收腹并使双肩向前提肩,然后放松。

深吸一口气,然后快速吐气放松。

用力收腹,然后放松;再挺腹绷紧,然后放松。

收紧臀部肌肉,然后放松;再以臀部肌肉用力下压抵住椅垫,然后放松。

双腿抬高伸直,然后落地放松。

双腿伸直脚跟触地,左右足背上翘,然后放松;再使足背向下屈拢,然后放松。

双腿伸直脚跟触地,左右足趾屈拢,然后放松;再上翘,然后放松。

全身松弛后安静地坐几分钟,然后慢慢睁开眼睛。

松弛疗法整个过程大约需要 20 分钟时间,一般每天只进行 1~2 次即可。如果放松训练得法且能认真坚持,其疗效是比较明显的。

但是,运用松弛疗法需要注意以下几点:

第一,要有一个良好的环境,最好在一个安静、温度适中、光线柔和的房间里进行,便于专心。

第二,要在空腹时,即饭后两小时以后进行。饭后立即进行,消化过程就会干扰肌肉的放松,使疗效降低。

第三,训练时一般会有一种全身舒适的感觉,这时头脑清醒,心情也比较愉快。但如果出现诸如头晕、幻觉、麻木、失衡以及刺痛、震颤、漂浮、抽动等特殊的自我感觉,则应立即停止,待这些特殊的自我感觉彻底消失后,另择时间进行。

第四,必须持之以恒,半途而废或时断时续是不可能取得满意的疗效的。

松弛疗法的适应范围较广。既可以用于正常人的保健,也可以用于治疗焦虑障碍、强迫障碍、躯体症状及相关障碍等,还可用于治疗高血压、消化性溃疡、心律失常、支气管哮喘、紧张性头痛等疾病以及面肌抽搐、痉挛性斜颈等神经系统障碍,甚至可以用于在一定程度上转变 A 型行为模式(即情绪不稳定、社会适应性较差的性格特征)。但是,心肌梗死或可疑心肌梗死患者、青光眼患者以及在肌肉放松过程中血压增高、头痛、头晕、恶心、失眠的患者,一般不宜使用。同时,自我控制能力较差,极易分心,或对松弛疗法有疑惑的人,由于很难达到完全放松状态,一般也不适宜使用。

11. 超觉静默疗法(transcendental meditation therapy)

超觉静默疗法是通过端正姿势、调整呼吸、闭目安神、内视自己、控制感觉、集中意识,进入并体验默思状态,以摒除一切杂念,达到精神松弛,提高领悟能力,并能随意控制心理活动,从而在养心中缓解和消除心理问题的心理治疗方法。

祖国医学认为,"心动则神不入气,默然养心。身动则气不入神,凝神忘形。

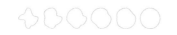

夫采药者,采身中之药也。身中之药物,神、气、精也。采之之法,谓之收拾身心,敛藏神气,心不定则神气完"(《规中指南·采药》)。"静则神藏,躁则消亡"(《素问·痹论》),静默能够蓄气养精而安神,有利于心理问题甚至躯体疾病的缓解和治疗。

现代医学科学研究也表明,静默能降低体内生理激活水平,使心率、血压降低,呼吸减慢,全身精神和肌肉松弛,从而进入深度休息的状态。这时耗氧量迅速降低,休息程度超过熟睡的两倍。

超觉静默疗法目前已成为人们调节心理平衡,应付现代社会的紧张生活,改善和提高机体活动能力,防止和治疗多种心理问题甚至躯体疾病的简单而有效的手段。

超觉静默疗法须空腹进行,一般每天两次,每次 15～20 分钟,选择安静的房间。

打坐正身:打坐正身就是盘腿而坐,并调整坐姿。一般可以稳坐在床上、凳上或地板上(如坐在地上应放置坐垫)。盘腿方式是左脚压在弯曲的右腿腿肚之下,右脚在弯曲的左腿的腿肚之下,两脚交叉放置,以舒适、自然为准。上身保持正直,不要靠墙或其他物体,但身体不能用力,而要自然放松。双目、嘴唇微闭,面朝向正前方,不要低头或抬头。两肩自然下垂,手指自然并拢,手腕放松,轻轻搁在两腿膝盖上或两腿中央。

调整气息:控制和调节自己的呼吸。必须在自然静坐并排除杂念后进行,也就是在心无内想、耳无外听、一念不生、寂然不动的状态下进行。调整气息先从自然呼吸开始,使呼吸平稳。然后慢慢加深呼吸,逐渐过渡到腹式呼吸。待腹式呼吸完全替代自然呼吸后,呼吸次数就会渐渐减少,甚至可减到原来自然呼吸次数的一半。这时万念俱空,头脑清澄。

意守丹田:意念随着呼吸气息循行,并在丹田部位停留、默守。丹田分为上丹田、中丹田和下丹田。上丹田在两眉之间,中丹田在剑突区,下丹田在脐下三寸处。开始深吸气时心目内注,使气息上达于上丹田,并默念"停",内守几秒钟,此时呼吸也屏住;继续吸气,使气息抵达中丹田,同样默念"停",内守几秒钟,并屏住呼吸;然后再继续吸气,使气息下达至下丹田,默念"停",内守几秒钟,同时屏住呼吸;最后气息自下丹田经中丹田至上丹田,由鼻呼出。意守丹田是比较困难的一环,一开始在吸气时往往气息停顿在上丹田时就显得不够用而想呼气,因此必须先调整好气息才能顺利进行。即使吸一口气难以将其保持到下丹田然后呼出也不要紧,慢慢就会成功,而且会越来越感到自然。

默念词句:实现意守丹田,已达到了超然境界,这时腹式呼吸已变得更缓、更浅、更轻。然后意念转向事前设计好的能代表个人意向、愿望和需要的祈求词句,例如"宁神养心,百病皆除""收心于内,养心祛病"等,于心中默念。默念时应将手臂缓缓抬起,左右手在胸前中央自然搭在一起。搭的方法是可以合掌,如佛教徒膜拜菩萨状;也可以两手手心朝上,使右手在下,左手在上,右手拇指跷起,顶在左手拇指指肚上部。心中默念祈求词句时可以嘴唇微动,但不能出声,而且要有信心,即相信词句的内容经过若干次超觉静默后是能够实现的。那些虽属自己意愿但根本无法实现的意思,例如"每次入静长高1厘米,直长到180厘米"等不能作为祈求词句,同时那些带有迷信色彩的祈求词句也不能默念,以免使超觉静默疗法带上迷信色彩。

需要引起注意的是,每次超觉静默的持续时间不能过久,如前所说,一般只要15~20分钟即可。如果时间过长,甚至持续几个小时,就有可能引发情绪障碍和认知障碍,例如抑郁、幻觉等,这样就与防病治病的原意相背了。

超觉静默疗法一般用于治疗各种焦虑或恐惧相关障碍、应激相关障碍以及失眠、头痛、高血压等。同时也能用于稳定情绪以控制消极激情,增强自信和内省能力,提高活动水平。

12. 呼吸调节疗法(pneumotaxic therapy)

呼吸调节疗法是运用特殊的呼吸方式控制呼吸的频率和深度,提高吸氧水平和增强身体活动能力,从而改善心理和躯体状态,缓解和治愈心理问题或躯体疾病的心理治疗方法。

 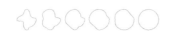

人体的组织细胞在新陈代谢的过程中不断地消耗氧,并产生二氧化碳。人体本身是不能产生氧的,储存的氧也只够耗用几分钟,如果不及时补充,很快就会造成缺氧,在短时间内就可使组织器官发生机能和结构的病理改变,特别是代谢率较高的脑组织,更易受缺氧的损害,引起中枢神经系统的机能障碍。同时,人体内的二氧化碳如不能及时排出,蓄积过多,会导致呼吸性酸中毒。因此,科学地调节呼吸的频率和深度,有利于改善和提高呼吸功能,达到防治某些生理疾病和心理问题的目的。

呼吸调节的具体方法可视需要而定。

第一,胸式呼吸和腹式呼吸交替训练。

呼吸运动表现为胸、腹两个部位的活动,相应也可分为两种方式:一是以胸部活动为主的胸式呼吸——肋间外肌舒缩引起肋骨和胸骨运动,使胸廓前后、左右径间隔性增大或复位;二是以腹部活动为主的腹式呼吸——膈肌舒缩引起胸廓上下径间隔性增大或复位,使前腹壁间隔性向外突出或向内复位。正常成人的呼吸运动为混合型。如果肋间外肌活动或膈肌活动因各种生理因素或心理因素而受限,则可出现明显的腹式呼吸或胸式呼吸。因此,进行胸式呼吸和腹式呼吸交替训练,有助于改善呼吸功能,提高机体的活力,控制心理活动的失衡状态。

进行胸式呼吸和腹式呼吸交替训练的方法:平躺在床上,头下垫枕头;两膝弯曲并分开,相距约 20～30 厘米;两手分别置于胸部和腹部。用意念控制呼吸,先吸气并隆胸,使意念停留在胸部,此时置于胸部的手会慢慢随之升起,然后呼气;再吸气并鼓腹,使意念停留在腹部,此时置于腹部的手会慢慢随之升起,然后呼气。这样反复交替训练,不断体验胸部、腹部的上下起伏,以及呼吸时的舒适、轻松的感觉。训练一般每天 1～2 次,每次 5～10 分钟即可。

第二,意念性深呼吸训练。

呼吸运动的最终结果是,使肺与外界空气进行一定量的气体交换,以适应机体单位时间内吸收氧和排出二氧化碳的需要。但是,在一定时间内吸入或呼出气体的肺通气量,并不等于肺换气量(即肺泡通气量),因为每次吸入的气体并不全都进入肺泡,呼出的气体也不全都来自肺泡,进入鼻、咽、气管与支气管的气体并不参与气体交换。因此,慢而深的呼吸有助于增加肺换气量(肺泡通气量),提高呼吸效能。

深吸气时,除了肋间外肌和膈肌收缩加强外,胸锁乳突肌、胸大肌、胸小肌等也参与收缩,使胸廓进一步扩大;而在深呼气时,除了上述肌肉弛缓外,肋间内肌,甚至腹壁肌肉也收缩,使肋骨进一步下降,胸腔容积更加缩小,加深了呼气。所以深呼吸时不仅吸气是主动的,呼气也与平静呼吸时的被动呼气不一样,同样是主动的。

进行意念性深呼吸训练的方法:白天面对树林、草丛、小河、空旷地带等空气新鲜处站立,面朝前,两手自然垂于身体两侧;双脚后跟并拢,脚尖叉开相距约 15 厘米。吸气时双臂缓缓抬起至与地面平行,想象新鲜空气自十个手指进入并随手臂经肩部到达头部、颈部、胸部、腹部;然后缓缓呼气,想象浑浊空气沿着两条大腿自十个脚趾排出,同时双臂也缓缓放下呈自然垂直状。如果躯体某部位有疾患,则吸气时可用意念让新鲜空气在该部位多停留一会儿。一般每天 1~2 次,每次 20 分钟。

第三,按摩式呼吸训练。

呼吸运动是在神经系统的支配下,由呼吸肌群来完成的。呼吸肌主要包括肋间外肌、肋间内肌、膈肌等,此外还有胸大肌、胸小肌、颈部的某些肌肉和腹肌等辅助呼吸肌参与。如果在呼吸的同时,轻轻地按摩或象征性地按摩这些呼吸肌群,则有利于消除这些肌肉的疲劳,从而提高呼吸功能并使周身舒适、心情愉悦。

按摩式呼吸训练的方法:站立,两臂侧垂。先作一次深呼吸,吸气时缓缓向前举起双臂,同时握拳,挺胸,双脚跷起,直至双臂举到头顶;呼气时双臂握拳慢慢伸向身体两侧,与躯体呈十字状,然后脚跟着地,两臂松拳恢复侧垂状。深呼吸后即改作平静呼吸状,同时两手手掌分别平放在左右胸大肌上作上下按摩,再放在腹肌上作上下按摩,最后左手放在右肩上,右手放在左肩上,分别作由肩

　　　　　　　　实用心理异常诊断矫治手册　第五版

向臂、由臂向肩的按摩。按摩结束后继续深呼吸,深呼吸后再按摩,如此循环往复进行。一般每天 1～2 次,每次 15 分钟。

呼吸调节疗法简单易行,除了能够解除焦虑、紧张、抑郁、急躁等心理症状外,也有助于缓解呃逆、过度换气综合征等,有时也能消除各种功能性甚至器质性躯体疾病。特别是意念性深呼吸训练,如果能持之以恒,还能控制和祛除诸如偏头痛、雷诺氏病、周身疼痛症(背、腰、肩、颈、四肢及头部肌肉的紧张和疼痛)等疾病。

13. 想象疗法(imagination therapy)

想象疗法是展开驱除心理与躯体症状的想象,以使精神和全身肌肉放松,从而缓解和治愈心理问题和躯体疾病的心理治疗方法。

想象是以组织起来的形象系统对客观现实作出超前反映,是以新奇的想象表象体现出来的,其新奇程度甚至可显示世界上还不存在或根本不可能存在的事物的形象。想象过程本身也能够成为产生某种情绪状态的源泉。如果在缓解和治疗心理问题和躯体疾病的过程中,有意识地进行积极的想象,就完全有可能以积极的情绪状态作为中介,达到缓解和治愈心理问题和躯体疾病的目的。

想象疗法虽然由法国药师艾米尔考(Emilcone)于 20 世纪初首先使用,并在缓解精神压力等领域获得成功,但对它予以重视并设计想象疗法的过程以提高疗效的,应推瑞士精神病学家荣格。荣格曾诱导病人用积极的想象欣赏自己丰富的内心世界,学会以想象的力量摆脱焦虑等精神症状。

现代想象疗法有三种基本方式。

第一,替代式想象法。

替代式想象法是把某种心理问题或躯体疾病想象为某种不能接受的物体,这种物体之所以不能接受,或者是由于其性质难以容忍,或者是由于其形状令人讨厌,或者是由于其颜色不讨人喜欢,同时把与某种心理问题或躯体疾病的相应症状相抗衡的松弛感觉,想象为自己乐于接受或能够轻易排除这些症状的物体,从而以松弛感觉替代这些症状。

例如把偏头痛想象成一块沉重的石头,把松弛想象成一架起重机,用起重机把石头搬走,石头搬走的过程就是头痛症状消除的过程,石头完全搬走后,头痛就得以控制;或者把头痛症状想象成一块冰,把松弛想象成炽热的太阳,让太阳慢慢融化冰块,使其逐渐缩小,最后化为一摊水而蒸发,从而驱除头痛症状。也可以把偏头痛与红色联系起来,表示头部这一侧神经通路受阻(好像行车遇到了红灯),而把松弛的另一侧头部神经通路与绿色联系起来,表示这一侧神经通路畅通(好像行车遇到了绿灯)。然后通过想象把头痛一侧的红色变成松弛一侧的绿色,以使偏头痛得到控制。

第二,复原式想象法。

复原式想象法是在心理问题或躯体疾病的某种症状出现后,以追忆的形式回想心理或躯体症状出现前的情景,并想象这种情景得以延续,从而达到缓解和治愈心理问题和躯体疾病的目的。

例如当焦虑症状出现时,立即回忆症状出现以前的轻松情景:轻松地起床,轻松地洗漱,轻松地吃饭,轻松地散步……这时神经会放松。然后再继续想象下去:轻松地与人交谈,轻松地看书……并且相信看书是不应该产生焦虑情绪的,焦虑与看书毫无关系,以后做别的事也与焦虑毫无关系,不会产生焦虑,现在焦虑已经消除了,轻松多了……想象到此,人就完全松弛了。这样,焦虑症状就得以缓解和控制。

某些躯体疾病同样可以用此法予以消除。例如神经性胃痛,症状出现后,可以回忆症状出现前的胃部轻松感觉,而这种轻松感觉与自己的合理生活方式是完全一致的,现在并没有改变生活方式(如没有暴饮暴食等),因而胃部仍然应该是轻松的。这样不断地想象,而且坚信这种想象是合理的,神经性胃痛最终就会缓解或消除。

第三,解决式想象法。

解决式想象法是在心理问题或躯体疾病的症状出现后,结合自己的经验想象解除心理问题或躯体疾病症状的途径和方法,通过松弛的体验控制并逐渐缓

 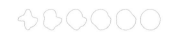

解和消除症状。

例如当背、腰、肩、颈、四肢或头部肌肉紧张和疼痛时，就可以回想自己在什么时间、什么场合不会发生这些症状，于是可以想象自己正处在这样的时间和场合，从而使周身肌肉的紧张与疼痛感消失，疼痛感消失后人就会感到轻松和愉快。

想象疗法要排除各种内外干扰，在安静的环境里，微微闭起双眼进行，有时还需要运用多种想象方式。也就是说，某种想象方式难以奏效，并不意味着整个想象疗法不起作用。可以重新调整情绪状态，换一种方式进行，运用想象疗法常常可以起到比意志控制更有效的治疗作用。当然，对于想象贫乏的人，运用想象疗法前需要进行想象训练，例如在头脑中想象和演练未来治疗的情景，对即将采用的治疗方式、过程进行内心准备，以进入最佳的心理状态。

想象疗法比较适用于应激性生活事件导致的各种心理问题。例如亲人死亡、事业受挫、家人分离、考试失败、失恋、离婚等极易造成负性心理应激的事件导致的心理问题，这种心理问题的典型表现就是焦虑、痛苦、为减缓焦虑而产生的不自觉的逃避现实的防御性行为、过分苛求别人或自以为是而导致的人际关系冲突，以及含糊不清的或局部的躯体不适感，等等。

此外，想象疗法对于神经性皮炎、周身疼痛等疾病也有满意的疗效。

14. 自体发生训练疗法(autogenic training therapy)

自体发生训练疗法(简称自生训练疗法)是降低慢性焦虑和压抑情绪，控制精神压力，回复心理平衡，由此缓解和治愈与心理应激相伴的心理问题的心理治疗方法。

自体发生训练疗法最初是从催眠研究中衍生出来的，发明者是德国脑生理专家伏格塔(O. Vogt)。目的在于让患者进入一种类似催眠的恍惚状态，以降低疲劳、紧张和头痛等症状。后来精神科医师舒尔茨(J. H. Sohultz)修订了这种方法，让患者自己通过想象体验伴随肌肉放松出现的沉重感和伴随血管扩张产生的温暖感，以使自己处于舒适的恍惚状态，从而及时地从情绪和身体的应激状态中恢复过来。因此,所谓自体发生训练疗法,实际上是自我催眠疗法的变异方法。

自体发生训练可以分为标准练习、静默练习和特殊命题练习三种。其中标准练习侧重于逆转身体的应激状态,静默练习注重调节心理功能,而特殊命题练习用于治疗心理问题或某种躯体疾病。

标准练习是三者中最基本的一种,也是最难的一种。只有在经过标准练习使身体放松状态延续30~40分钟之后,才能有效地进行静默练习或特殊命题练习。

第一,标准练习。

练习者可以取坐位或卧位。如果坐在沙发或扶手椅上,则头靠沙发背或椅背,双手搁在扶手或大腿上;如果取卧位,则平躺在床上,手臂放在身体两侧,两腿微微分开,脚趾朝外。

两眼微闭,全身放松,排除杂念。

然后依次进行以下练习:

臂腿重感练习,反复默诵并想象右臂沉重,直至右臂出现沉重感。如果默诵难以奏效,就可借助视觉表象,即想象右臂系着一块重物(如石块)在下沉。然后以同样的方法,依次反复默诵并想象左臂沉重—双臂都沉重—右腿沉重—左腿沉重—双腿都沉重—双臂双腿均沉重。

臂腿温感练习,反复默诵并想象右臂温暖,直至右臂出现温暖感。如果默诵难以奏效,同样可借助视觉表象,即想象右臂放在热水袋上或浸在温热水里,感觉右臂温暖。然后按同样的方法依次反复默念并想象左臂温暖—双臂都温暖—右腿温暖—左腿温暖—双腿都温暖—双臂双腿都温暖。

心率调整练习,默诵并想象心跳平静而有规律。如果觉察不到自己的心跳,也可以借助视觉表象,即想象心脏像有规则的钟摆一样在搏动。或者将右手指缓缓移动至左手腕脉搏上触摸,直至心脏跳动平静而有规律。

呼吸调整练习,反复默诵并想象呼吸平缓而有规律,直至呼吸非常舒服。

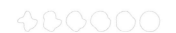

腹部温感练习,反复默诵并想象腹部温暖,直至腹部及其四周出现温暖感。如果默诵难以奏效,可借助视觉表象,即想象整个腹部都浸泡在装着温水或热水的浴缸里,或腹部上有一个热水袋,热量正向四周扩散。

额部凉感练习,反复默诵并想象前额部越来越清凉,直至前额部感到清凉。如果默诵难以奏效,仍可借助视觉表象,即想象前额部上有一块湿冷毛巾覆盖着,或被冷风吹着。

做完标准练习,如不再继续做另外的自体发生练习,就必须进行自我解除,即先默诵解除语句,使自己从催眠似的恍惚状态中恢复过来。解除语句为:"我已做完自体发生训练,身心舒畅,睁开眼睛后我将头脑更清醒,精神更振作。"然后缓缓睁开眼睛,深吸一口气,伸展一下四肢,站起来在房内走动一下。

以上六个练习开始时不需要一次连续做完,可一天只做一个练习,或者连续几天只做一个练习,但一定要在一种练习的确有效果后再进行下一个练习,直至能一次做完六个练习。在六个练习中,臂腿重感练习和臂腿温感练习是最基本也是最重要的练习,一定要真正做好。临床经验表明,只要认真做好这两个练习,即使不做完全部六个练习,效果也十分显著。

第二,静默练习。

静默练习必须在一次性有效地做完六个标准练习(至少熟练而有效地一次性做完其中的臂腿重感练习和臂腿温感练习)的基础上进行。这样才能激发心理潜能,增进自我意识。

静默练习是沉思具体的对象和事物,这些具体的对象和事物应是有变化的或运动的。例如沉思颜色,就要默想红、橙、黄、绿、青、蓝、紫、黑的变化。又如沉思排球运动,就要默想发球、垫球、传球、扣球、封网等若干环节。沉思不能太过用脑,应主动与被动相结合。所谓主动,就是在沉思中要使对象和事物的变化有意地进行,并使思维紧跟着这些变化;所谓被动,就是对象和事物的变化是自然而然的。

静默练习的时间应逐次增加,开始时每次 5～10 分钟即可。以后再慢慢增加,直至静默30分钟左右。当然,随着静默时间的延长,沉思的内容应该逐渐丰富,具体对象和事物也可由单个发展到多个。

做完静默练习,如不再继续做特殊命题练习,必须进行自我解除(方法同标准练习)。

第三,特殊命题练习。

特殊命题练习应在标准练习之后进行,也可在静默练习之后进行。这个练习主要用于治疗特定的心理问题和躯体疾病。

具体做法是默诵意愿语句。意愿语句可以是间接的,也可以是直接的。例如治疗咳嗽,间接意愿语句可以是:"我的气管很滑润,很畅通,呼吸始终是平稳而有节律的。""我的喉咙和肺部很舒服。"直接意愿语句可以是:"我不会再咳嗽。""咳嗽是不舒服的,我现在全身都很舒服,因而我的咳嗽已好了。"

意愿语句应是简单而可信的。太复杂会搞乱思维,也无法一一兑现;不可信则无效,例如"我的身高马上能增长5厘米""我的胃溃疡今天就会彻底治愈",等等。

做完特殊命题练习,必须进行自我解除(方法同标准练习)。

自体发生训练疗法的适应证较为广泛,除了可以用于治疗多种心理问题,尤其是焦虑、紧张、恐惧、疲乏、睡眠障碍等外,还可以用来治疗呼吸道疾病(过度换气、哮喘)、消化道疾病(腹泻、便秘、胃炎、溃疡、痉挛)、循环系统疾病(心动过速、心律不齐、高血压、头痛、肢端发冷)、内分泌系统疾病(甲状腺病)等。但学龄前儿童以及精神分裂症等精神病性障碍患者忌用。此外,具有严重心理障碍(精神障碍)和躯体疾病的人也须慎用。

15. 生物性喊叫疗法(biotic scream therapy)

生物性喊叫疗法是通过原始性高声喊叫释放情绪而达到缓解和消除心理问题目的的心理治疗方法。

生物性喊叫疗法实际上是疏泄疗法的一种变式,也是通过情绪宣泄来恢复心理机能,消除内心郁结,医治心理创伤。所不同的是,疏泄疗法中的情绪宣泄

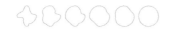

多少是受理智控制的,需要讲究一定的方式,其所要宣泄的情绪是无可奈何积蓄下来的,因而内容是明确的,有一种急需宣泄的强烈愿望;而生物性喊叫疗法中的情绪宣泄方式是原始的,其所要宣泄的情绪虽然也是一种内心体验,但内容较为模糊,有时甚至不能清晰地意识到究竟是何种情绪,因而宣泄的要求由于并不十分强烈而需要意志的参与和调节。

生物性喊叫疗法的操作顺序:

选择一间隔音效果良好且无旁人的房间,或是去空旷田野。

活动四肢,放松身体。

深呼吸若干次,进一步放松身体。

喊叫。要由轻到重,由不自然到发自肺腑,尽情地喊叫,把所有的消极情绪统统释放出来。喊叫用感叹词"啊——""嗨——"等。

喊叫10~20次后,体验舒畅感、轻松感,并进而体验心理症状的消失。在体验时仍不停止喊叫。

继续喊叫,并用力挥舞拳头、踢腿,或奔跑,使内心感到震荡。

继续喊叫,体验自信心、控制力的增强。

喊叫停止,活动身体。

生物性喊叫疗法需要若干次后才能奏效,不能操之过急。如果第一次完不成以上几个顺序,也没有关系,只要能做到自然喊叫出来就行,以后再逐步完成。但绝不能敷衍,而且一定要耐心坚持。如果经治疗后情绪得以控制和调节,心理症状减轻,心情舒畅,则视为有效,否则需选择其他心理疗法。

生物性喊叫疗法一般适用于焦虑或恐惧相关障碍等,但对各种原因导致的紧张更为有效。同时对偏头痛、结肠炎等某些躯体疾病以及易激惹、情绪低落等情绪活动异常也有一定疗效。

16. 自我暗示疗法(autosuggestion therapy)

自我暗示疗法是以内心积极的主观想象,并自信其能引起相应的生理、心理变化来进行自我刺激而达到缓解和消除心理问题的心理治疗方法。

自我暗示现象在现实生活中是屡见不鲜的。例如一早要乘火车出差的人，头天夜晚临睡时督促自己第二天早上6点醒来，在一般情况下第二天就会如期自动醒来，这就是自我暗示的结果。

自我暗示是众多暗示中的一种，能够影响人体的生理活动和心理活动。有人曾设计过这样一个实验，依照跷跷板原理装置一块木板（把木板中心部位置于一个支点上，并使木板高低平衡），让被试躺在木板上，使木板保持原来的平衡。然后让被试想象自己正在骑自行车，正在使劲用脚"蹬"自行车（只是想象，不作实际蹬车动作）。这样不断进行自我暗示，结果靠脚的一端木板开始下降而破坏了木板的平衡状态。因为用脚"蹬"自行车的自我暗示性想象，引起了下肢的意向性运动，使下肢血管扩张，血流量增多，重量增加。这是自我暗示对人体生理活动的影响。又如在家急切等人，门外稍有响动，便急忙开门探望，结果并无人影。这是自我暗示对人的心理活动的影响。

自我暗示并非永远是积极的。也有消极的自我暗示，例如发现自己脸色难看就怀疑自己必定有病，就有可能真的全身无力，身体机能下降。

自我暗示疗法的实质是自觉地诱发积极的、良好的心理状态。心理状态是由多种心理过程参加，带有浓厚个性色彩的综合现象，它既有稳定性，也有可变性。所谓自觉地诱发积极的、良好的心理状态，也就是利用心理状态的可变性，主动地使伴随心理问题产生的消极的、不良的心理状态，转变成有助于心理问题解决的积极的、良好的心理状态，并利用心理状态的稳定性使其保持下来，以促进心理问题的缓解和消除。

自我暗示疗法的具体方式一般有四种。

第一，言语性自我暗示。

言语性自我暗示是用内部言语，即内心独白对自己进行暗示。这种性质的自我暗示常常与自己扮演的社会角色相关。例如口吃患者可以这样进行自我暗示："我是一个营业员，整天与顾客打交道，说话绝不能结结巴巴！""我已是个少女了，不能像小时候那样，说话口齿一定要流利！"恐惧症患者可以这样进行自

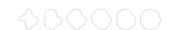

我暗示:"我是个男子汉,应该是无所畏惧的!""我是个思想健全的青年人,这种恐惧是可笑的,我不应该恐惧,今后也绝不会再产生这样不合理的恐惧心理。"

第二,动作性自我暗示。

动作性自我暗示是通过意愿性动作,即自认为有助于心理问题或躯体疾病康复的动作对自己进行暗示。例如有各种心理问题以及心因性或生理性慢性疾病的人相信散步、打太极拳能使心理平衡、身体复原,于是便抱着极大的期望去从事这些活动等。

第三,情景性自我暗示。

情景性自我暗示是创设足以引起积极情绪的情景对自己进行暗示。例如有焦虑障碍或多种生理性慢性疾病的人,认为优美的风景、空气清新的环境能陶冶自己的心情,于是就设法去旅游等。

第四,睡眠性自我暗示。

睡眠能使人消除疲劳,恢复体力,头脑清醒。这种经验常使人们利用睡眠来进行自我暗示。例如,一个人在生病时常会暗示自己:"躺一会儿就会好的。""夜里好好睡一觉就能痊愈的。"

进行自我暗示疗法,一定要有坚信其治疗功能的心理准备,否则就会自觉或不自觉地产生阻抗现象而影响治疗效果。

除了精神分裂症等重性精神病性障碍外,自我暗示疗法几乎适用于所有的心理问题和躯体疾病。但一般地讲,心理问题以及由心理、生理因素交互作用而产生的躯体疾病更为适用。因为器质性病变导致的躯体疾病,其治疗即使使用自我暗示疗法,也常常要配以药物疗法、物理疗法、放射疗法和手术疗法等。

17. 人际交往疗法(interpersonal communication therapy)

人际交往疗法是有意通过与他人进行言语与非言语的积极交流,形成良好的情绪状态,以提高心理激活水平的心理治疗方法。

人际交往是人类特有的基本社会性需要之一,是通过直接的、对称的、双向的、易于反馈的信息交流和情感交流而实现的。人际交往不仅具有信息沟通功能,而且具有情绪移入功能和心理保健功能。在人际交往过程中,交往伙伴之间的情绪是相互感染的,这种感染不只意味着认识,而且意味着吸收;不只意味着了解,而且意味着感受。情绪移入能满足相互间感情交流的需要,形成个人良好的心理微观环境。这对缓解和消除各种心理问题与躯体疾病都是有利的。

人际交往疗法必须以心理相容为条件。心理相容是指交往成员之间心理协调一致的关系,意味着交往双方对交往关系的满意、对交往伴侣的喜爱以及双方有形或无形的心理接近。只有心理相容,彼此的情绪和行为才容易互相接受,才会感到情投意合,心情舒畅,从而产生力图通过互相模拟以完善自己人格的表同作用。

人际交往疗法的具体方式一般有以下三种:

第一,同辈交往。

同辈交往是自觉地置身于同辈健康人群,以无批判知觉的形式接受种种健康的影响。同辈交往之所以能够奏效,是因为在与同辈健康人群交往中能不自觉地产生对比联想,接受健康的种种暗示,从而逐渐把自己比拟于健康人群中的一员,在整个心理活动中全面、持久地模拟健康人群。例如焦虑或恐惧相关障碍患者,如果经常置身于健康人群之中,久而久之,就会被松弛的心理环境同化,从而解除紧张、焦虑或恐惧。

第二,低龄交往。

低龄交往是主动地置身于儿童、青少年等低龄健康人群中,以感染的形式接受健康的种种影响。与比自己年龄小得多的儿童或青少年交往,极易对自己的心理状态产生无意识的、不自主的屈从。这种无意识的、不自主的屈从,不是通过不同程度地自觉接受某种信息或行为模式实现的,而是通过传播某种情感状态,无意识、不自主地进行心理调整实现的。由于情感状态能通过一般的链式反应模式,即多次反应而得到加强,这种形式的屈从实际上是一种特殊的感染反应。因此,通过与低龄人群的交往,就能滋生童真,获得朝气,从而改善自己的心理状态。例如受了刺激或挫折而情绪抑郁的人,通过与儿童或青少年交

 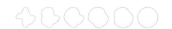

往,抑郁情绪就会逐渐减弱和排除,变得开朗、乐观。即使是重性抑郁症患者,如果能经常与儿童或青少年为伴,同样能逐渐缓解抑郁心境,滋生生活乐趣。

第三,异性交往。

异性交往是适度地置身于异性或有异性的健康人群,依靠亲和性质的异性效应来提高心理活力。美国社会心理学家兰德(D. Landy)和西加利(H. Sigall)曾于1974年做过一次实验,他们在若干篇质量不同的论文中,随意选取几篇分别贴上美女照片,并注明这些美女就是论文的作者,然后把所有论文放在一起请几位男士阅读和评比。结果凡是贴有美女照片的论文,不管是否有语法错误,观点是否陈旧,几乎都被评为"佳作"。这就是异性效应在起作用。异性效应在心理治疗中同样显示出不可思议的魅力。这种心理效应不但能影响人的情绪,令人产生欢悦的内心体验,形成积极、良好的心境,而且能影响人的理智,令其作出主观的、积极的假设推理和有利于心理问题与躯体疾病康复的判断。例如恐惧症患者在与异性交往中会因"自惭形秽"或"汲取力量"而调整自己的情绪和理智,从而使自控能力提高。其他各种心理问题和躯体疾病的患者,如果能得到异性的护理和安慰(异性交往的特殊形式),一般也相对容易康复。

人际交往疗法的适应范围较广。一般地讲,凡是身体条件许可的人用此法治疗心理问题或躯体疾病,都能取得一定的效果。但必须指出,对各种躯体疾病来说,人际交往疗法只能作为一种辅助疗法使用。

18. 垂钓疗法(fishing therapy)

垂钓疗法是通过钓鱼活动呼吸清新空气,调节心理状态的心理治疗方法。

钓鱼要在空气新鲜、负氧离子含量丰富的江、河、湖、海、水库、池塘之畔进行。负氧离子是空气中氧的三种状态之一(另两种状态为中性氧和正氧离子),能促进人体细胞的电活动,调节神经系统的兴奋、抑制过程,增强脑功能。人们之所以在室内用脑容易精神怠倦,而到了室外顿觉头脑清醒,精力充沛,就是因为室内负氧离子与尘埃中的正氧离子接触而失去了负电荷,而室外的花草树木不断地捕捉着尘埃中的正氧离子,使空气中保持着一定的负氧离子。所谓"苍天之气,清净则志意治,顺之则阳气固,虽有贼邪,弗能害也"(《内经·生气通天论》)。现代医学实践证明,饱含负氧离子的新鲜空气,不但可以治疗高血压、肺结核、神经性皮炎、流行性感冒等疾病,而且有改善呼吸功能、加强新陈代谢、促进血液循环、调节神经系统功能、稳定紧张情绪等作用。负氧离子在旷野、荒郊的含量是一般室内含量的25~30倍(一般室内每立方厘米空气中只含有约50~70个负氧离子,而旷野、荒郊每立方厘米空气中大约含有1 500个负氧离子)。

钓鱼活动动静交替,静时注意力高度集中,达到"临河持竿,心无杂虑,唯鱼之念;投纶沉钩,手无轻重,物莫能乱"(《列子·汤问》)的境界;动时时而蹀步,时而收竿换饵,使全身得到锻炼。

一般地讲,比起在静水水域垂钓,在流水水域垂钓疗效更为理想,因为在流水水域里钓鱼变化莫测,妙趣横生,更利于自我心理调节。

在小河川钓鱼,可用普通钓竿,长约6~7米,用线径0.2~0.25毫米尼龙线缚中小型鱼钩,鱼漂以羽毛翎杆制作的蜈蚣漂为好,鱼饵放15粒左右即可。在大河流中钓鱼,则以甩竿、甩线等甩钓为主,用活动铅坠,以线径0.5~0.6毫米的尼龙线结缚若干鱼钩,鱼饵要以荤、活为主,素、死为辅,可根据不同水域和不同鱼类的觅食习性,分别使用蚯蚓、小虾、肉虫或混合面食、米饭等。钓点应该是春钓上滩,夏钓南潭,秋钓下段,冬钓北岸;晨昏钓边,正阳钓渊;风小迎风钓,狂风钓背畔;浑钓洁,净钓混;缓钓急,急钓缓;深钓淀,浅钓弯;宽钓窄,狭钓阔;入水钓水口,浮沫钓始端;动钓静,静钓动,动静交汇钓临界;石钓穴,桩钓根,树下找坑洼,桥头钓两边;河岛钓岛尾,涵洞钓内沿,有草钓草边,无草钓凹陷;密匝浮萍钓空隙,芦苇丛中钓缝间。钓技的关键是掌握好提竿时机。固体状诱饵投在钓点上游半米许,入水后随水流漂移至钓点。持竿可随波逐流,也可提线守候,待鱼漂斜线浮起、下沉,或鱼线被迅速拖走,即可提竿。

垂钓疗法一般适用于以焦虑、紧张为主的各种心理问题,对肺结核、肝炎等慢性躯体疾病也有较好的辅助治疗作用。

19. 运动疗法(sports therapy)

运动疗法是以适度的体育运动产生积极的生理效应和心理效应的心理治疗方法。

体育运动的生理效应是人所共知的。例如体育锻炼能提高神经系统的功能,使身体各部分产生良好的共济作用。

体育运动的心理效应也是比较明显的。研究表明,散步、慢跑、骑车等中等强度的耐力锻炼,能使紧张减轻,脑电图α波振幅增加。研究还表明,运动对中度抑郁发作的重性抑郁症治疗效果有时甚至可以超过传统的心理咨询和心理治疗技术。对随机分配的重性抑郁症患者一年的随访发现,跑步治疗组 12 人中有 11 人保持了无抑郁症状,而接受传统心理治疗组的人仍需继续治疗。体育锻炼还能提高适应心理应激的能力和对自身价值的认识。运动中出现的应激环境及刺激物较为集中,刺激作用强烈,经常运动就会提高应对应激的水平。同时运动还有利于注意的分配和转移能力,有利于主动性、独立性、创造性、坚韧性以及自尊心、自信心的培养,从而形成并强化对自己存在价值的理性认识,树立并巩固克服各种困难和挫折的坚强信念和意志。

正是因为体育运动有积极的、肯定的生理效应和心理效应,所以运动疗法长期以来一直为人们所重视。我国古代的名医扁鹊曾采用体操来帮助人们防治疾病,古代印度、埃及、希腊和罗马的医生也应用各种医疗体育方法来防治疾病。目前,运动疗法已成为国内外现代临床综合治疗中不可缺少的一种手段。

运动疗法应该根据身体状况以及心理问题与躯体疾病的性质和程度,循序渐进地进行。其中运动量的控制尤为重要。适宜的运动量应当为:运动结束后即刻测得的心率不超过运动前测得心率 10 次/分以上,而运动结束后 2～3 分钟测得的心率应基本上恢复到运动前的水平。

运动疗法通常有以下几种。

第一,自然因素锻炼疗法。

自然因素锻炼疗法是利用日光、空气和水等自然因素进行锻炼的一种运动疗法。包括日光浴锻炼、空气浴锻炼和水浴锻炼等。

日光浴锻炼要选择清洁、平坦、干燥、空气流畅而又能避开强风的场所，海滨、河岸、旷野和凉台，一般都可以进行日光浴。日光浴最好的时间是上午9～12时，下午4～6时，气温以20～22℃最为适宜，低于18℃则不适于进行。尽量裸体（男穿短裤，女穿短裤、戴胸罩或穿背心），用凉帽和暗色护目镜遮住头和眼睛。先晒背部和下肢，再晒前部。第一次时间可短些，以后逐次增加，每日一次，每次0.5～1小时。

空气浴锻炼最好在无风和正常气候条件下，选择旷野、河畔、凉台或通风良好的室内进行。可分为三种：温暖的空气浴，气温为20～30℃；凉爽的空气浴，气温在14～19℃；冷空气浴，气温在7～13℃。开始时以温暖的空气浴为好（夏季），逐渐过渡到凉爽的空气浴（秋季）和冷空气浴（冬季）。空气浴要在上午10时至下午5时进行，尽量裸体（同日光浴）。第一次时间不宜过长，以后每周增加5～10分钟，直至每天锻炼1～2小时。

水浴锻炼可根据水温分为20℃以下的冷水浴、20～30℃的凉水浴、30～36℃的微温水浴、36～42℃的温水浴和42℃以上的热水浴等几种，方式有擦身、冲淋、盆浴、河水或海水浴、游泳等。

第二，体操锻炼疗法。

体操是指广播操、徒手操等。广播操是根据人体的生理解剖特点科学地设计出来的，每一个动作和姿势都有规定，操练要准确、有力，切忌松散马虎、敷衍了事，而且应该长期坚持。

徒手操可以自选各种动作，包括：俯卧撑锻炼，面向地面，两上肢撑在地上，两下肢伸直并拢，足趾着地，两上肢作双臂屈伸操练；两臂屈伸锻炼，面向地面，两下肢屈膝跪于地上，两上肢撑地，胸部贴近地面，两上肢作双臂屈伸操练；仰卧起坐锻炼，仰卧于床上，两手置于身体两侧，两下肢伸直，在两下肢不脱离床面和上体保持伸直的条件下，作上体起坐和躺下的动作；仰卧举腿锻炼，仰卧于床上，上身躺平，两下肢伸直、并拢，脚尖绷直上举，同时两上肢前伸；交替压腿

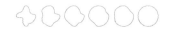

锻炼,面向前方,胸部挺起,两臂伸直,侧平举,一下肢在身前屈膝,另一下肢伸在身后,向下压腿,两腿交替进行;交替高抬腿锻炼,身体保持正直,站于地上,一下肢高抬腿,另一下肢伸直蹬地,两下肢交替进行。

第三,慢跑锻炼疗法。

慢跑锻炼要掌握正确的姿势,上半身挺直,稍前倾,两上肢屈肘90°,两手握成拳状,跑动时两臂前后摆动,两下肢有节奏、协调地交替蹬地,蹬地时要用前足掌,力量柔和、有弹性,以减轻身体的震动。速度应该是能够边跑边与同伴说话。运动量开始时可以小一些,每次跑 10 分钟即可。如锻炼后食欲、睡眠和精神状态均良好且有提高,就可逐渐增加慢跑时间,直至每次跑 30 分钟。跑时应以鼻吸气、以口呼气,并与跑动步子的频率相协调,做到有节奏感。慢跑的场所和线路要经常变换,以增加兴趣。

第四,球类锻炼疗法。

球类锻炼疗法有篮球投篮、乒乓球自我拍接(例如对墙拍接)等几种。

篮球投篮可以用双手或左右手交替进行,以锻炼大脑两半球和双手协调功能。乒乓球自我拍接运动有助于身体各部位的配合协调,也有助于观察力、注意力、思维力等智力各因素的提升。

除了以上几种运动治疗方式以外,国外也有通过拳击吊袋或打篮球进行精神发泄,以减少攻击行为,通过举重体验成就感来改善自我形象、增强自信心等方式。

除了重性精神病患者以外,几乎所有的心理问题都可采用运动疗法。尤其是对焦虑或恐障碍、抑郁障碍、失眠障碍等的治疗,效果相对较为理想。

以上所述这些疗法,心理问题来访者都可以在心理治疗师的指导下自我操作,但只有明确掌握这些治疗方法的精神实质并严格按照操作规则和步骤进行自疗,才能取得良好的治疗效果。

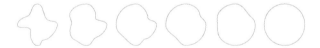

Diagnostic,
Corrective and
Therapeutic Manual of
Mental Deviants

附录

附录 1

世界卫生组织《国际疾病分类》的历史沿革

《国际疾病分类》源于由法国医学统计学家、巴黎市统计服务处处长贝蒂荣(J. Bertillon)在 1891 年维也纳召开的国际统计学会会议上担任主席时负责编制,并于 1893 年在芝加哥国际统计研究所会议上通过的《疾病死因统计分类》。1900 年 8 月在法国巴黎死亡原因国际会议上进行第一次修订后被命名为《国际死因分类一览表》(*International List of Causes of Death*)。

1948 年《国际死因分类一览表》由世界卫生组织全权负责修订,内容扩大后被命名为《国际疾病、伤害及死因统计分类》(*The International Statistical Classification of Diseases,Injuries and Causes of Death*),简称《国际疾病分类》(英文简称为 ICD)。将 1900 年的《国际死因分类一览表》称为《国际疾病分类》的第一版(ICD-1),把 1909 年、1920 年、1929 年与 1938 年的《国际疾病分类》称为第二版至第五版(ICD-2、ICD-3、ICD-4、ICD-5),1948 年世界卫生组织更名的《国际疾病、伤害及死因统计分类》称为第六版(ICD-6),第六版包括了精神障碍分类,首次成为综合性疾病分类。

1955 年、1965 年、1975 年和 1992 年,世界卫生组织又分别颁布了第七版(ICD-7)、第八版(ICD-8)、第九版(ICD-9)和第十版(ICD-10),同时将《国际疾病、伤害及死因统计分类》更名为《疾病和相关健康问题国际统计分类》(*International Statistical Classification of Diseases and Related Health Problems*),仍简称为《国际疾病分类》。其中第八版(ICD-8)为全部疾病添加了描述性定义,对诊断名词作出了界定与解释,第十版(ICD-10)1992年颁布后于1993年1月1日起正式生效,该版本为每个疾病的诊断列出了诊断指标与鉴别诊断要点。

2018年6月18日世界卫生组织颁布了《国际疾病分类(第十一版)》(ICD-11)。其中第十版第五章"精神和行为障碍"在第十一版中调整为第六章,更名为"精神、行为或神经发育障碍",同时把"睡眠-觉醒障碍"单列为第七章,把性功能障碍与性别认同问题单列为第十七章"性健康相关情况",把"抽动障碍"纳入第八章"神经系统疾病",并把传统医学(包括中医药学、日本汉方医学和韩医学等)作为专列章节纳入其中,从而改变了以往《国际疾病分类》的十个版本所有疾病名称、定义和编码均为现代医学的状况,为传统医学的发展和国际空间的拓展创造了良好的条件。

《国际疾病分类(第十一版)》分为"临床描述与诊断指南"和"初级保健版"两个版本。

《国际疾病分类(第十一版)》分类总目录如下:

01 某些传染病或寄生虫病 Certain infectious or parasitic diseases

02 肿瘤 Neoplasms

03 血液或造血器官疾病 Diseases of the blood or blood-forming organs

04 免疫系统疾病 Diseases of the immune system

05 内分泌、营养或代谢性疾病 Endocrine, nutritional, or metabolic diseases

06 精神、行为或神经发育障碍 Mental, behavioral, or neurodevelopmental disorders

07 睡眠-觉醒障碍 Sleep-wake disorders

08 神经系统疾病 Disease of the nervous system

09 视觉系统疾病 Diseases of the visual system

10 耳或乳突疾病 Diseases of ear or mastoid process

11 循环系统疾病 Diseases of the circulatory system

12 呼吸系统疾病 Diseases of the respiratory system

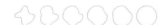

13 消化系统疾病 Diseases of the digestive system

14 皮肤病 Diseases of the skin

15 肌肉骨骼系统或结缔组织疾病 Diseases of the musculoskeletal system or connective tissue

16 泌尿生殖系统疾病 Diseases of the genitourinary system

17 与性健康相关情况 Conditions related to sexual health

18 妊娠、分娩或产褥期 Pregnancy，childbirth or puerperium

19 围产期的某些疾病 Certain conditions originating in the perinatal period

20 发育异常 Developmental anomalies

21 未在别处分类的症状、体征或临床表现 Symptoms，signs，or clinical findings，not elsewhere classified

22 外因造成的伤害、中毒或某些其他的后果 Injury，poisoning or certain other consequences of external causes

23 发病率或死亡率的外部原因 External causes of morbidity or mortality

24 影响健康状况或卫生服务利用的因素 Factors influencing health status or contact with health services

25 特殊用途代码 Codes for special purposes

26 传统医药条件 模块一 Traditional medicine condition module Ⅰ

Ⅴ 功能评估补充部分 Supplementary section for function assessment

Ⅹ 扩展码 Extension codes

附录2

世界卫生组织《国际疾病分类(第十一版)》第六章 "精神、行为或神经发育障碍"的分类目录(中英文)

神经发育障碍

精神分裂症或其他原发性精神病性障碍

紧张症

心境障碍

焦虑或恐惧相关障碍

强迫或相关障碍

应激相关障碍

分离障碍

喂食或进食障碍

排泄障碍

躯体不适或躯体体验障碍

物质使用或成瘾行为引起的障碍

冲动控制障碍

破坏性行为或反社会性障碍

人格障碍及相关特质

性欲倒错障碍

做作性障碍

 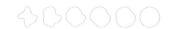

神经认知障碍

与妊娠、分娩和产褥期相关的精神或行为障碍

在别处分类的影响障碍或疾病的心理或行为因素

在别处分类的与障碍或疾病相关的继发性精神或行为综合征

神经发育障碍 Neurodevelopmental disorders

6A00 智力发育障碍 Disorders of intellectual development

6A00.0 轻度智力发育障碍 disorders of intellectual development，mild

6A00.1 中度智力发育障碍 disorders of intellectual development，moderate

6A00.2 重度智力发育障碍 disorders of intellectual development，severe

6A00.3 极重度智力发育障碍 disorders of intellectual development，profound

6A00.4 暂时性智力发育障碍 disorders of intellectual development，provisional

6A00.Z 未特定的智力发育障碍 disorders of intellectual development，unspecified

6A01 发育性言语或语言障碍 Developmental speech or language disorders

6A01.0 发育性语音障碍 developmental speech sound disorder

6A01.1 发育性言语流畅性障碍 developmental speech fluency disorder

6A01.2 发育性语言障碍 developmental language disorder

6A01.Y 其他特定的发育性言语或语言障碍 other specified developmental speech or language disorders

6A01.Z 未特定的发育性言语或语言障碍 developmental speech or language disorders，unspecified

6A02 孤独症谱系障碍 Autism spectrum disorder

6A02.0 孤独症谱系障碍，无智力发育障碍，语言功能轻度或无损害 autism

spectrum disorder without disorder of intellectual development and with mind or no impairment of functional language

6A02.1 孤独症谱系障碍,伴有智力发育障碍,语言功能轻度或无损害 autism spectrum disorder with disorder of intellectual development and with mind or no impairment of functional language

6A02.2 孤独症谱系障碍,无智力发育障碍,语言功能损害 autism spectrum disorder without disorder of intellectual development and with impaired functional language

6A02.3 孤独症谱系障碍,伴有智力发育障碍,语言功能损害 autism spectrum disorder with disorder of intellectual development and with impairment of functional language

6A02.4 孤独症谱系障碍,无智力发育障碍,语言功能缺失 autism spectrum disorder without disorder of intellectual development and with absence of functional language

6A02.5 孤独症谱系障碍,伴有智力发育障碍,语言功能缺失 autism spectrum disorder with disorder of intellectual development and with absence of functional language

6A02.Y 其他特定的孤独症谱系障碍 other specified autism spectrum disorder

6A02.Z 未特定的孤独症谱系障碍 autism spectrum disorder, unspecified

6A03 发育性学习障碍 Developmental learning disorder

6A03.0 发育性学习障碍,阅读能力损害 developmental learning disorder with impairment in reading

6A03.1 发育性学习障碍,书面表达能力损害 developmental learning disorder with impairment in written expression

6A03.2 发育性学习障碍,数学能力损害 developmental learning disorder

 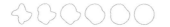

with impairment in mathematics

6A03.3 发育性学习障碍,其他特定的学习能力损害 developmental learning disorder with other specified impairment of learning

6A03.Z 未特定的发育性学习障碍 developmental learning disorder，unspecified

6A04 发育性运动协调障碍 Developmental motor coordination disorder

6A05 注意缺陷多动障碍 Attention deficit hyperactivity disorder

6A05.0 注意缺陷多动障碍,注意缺陷为主型 attention deficit hyperactivity disorder，predominantly inattentive presentation

6A05.1 注意缺陷多动障碍,多动-冲动为主型 attention deficit hyperactivity disorder，predominantly hyperactive-impulsive presentation

6A05.2 注意缺陷多动障碍,组合型 attention deficit hyperactivity disorder，combined presentation

6A05.Y 其他特定的注意缺陷多动障碍 attention deficit hyperactivity disorder，other specified presentation

6A05.Z 未特定的注意缺陷多动障碍 attention deficit hyperactivity disorder，presentation，unspecified

6A06 刻板运动障碍 Stereotyped movement disorder

6A06.0 刻板运动障碍,无自伤 stereotyped movement disorder without self-injury

6A06.1 刻板运动障碍,伴有自伤 stereotyped movement disorder with self-injury

6A06.Z 未特定的刻板运动障碍 stereotyped movement disorder，unspecified

6A0Y 其他特定的神经发育障碍 Other specified neurodevelopmental disorders

6A0Z 未特定的神经发育障碍 Neurodevelopmental disorders，unspecified

精神分裂症或其他原发性精神病性障碍 Schizophrenia or other primary psychotic disorders

6A20 精神分裂症 Schizophrenia

6A20.0 精神分裂症,首次发作 schizophrenia, first episode

6A20.00 精神分裂症,首次发作,当前有症状 schizophrenia, first episode, currently symptomatic

6A20.01 精神分裂症,首次发作,部分缓解 schizophrenia, first episode, in partial remission

6A20.02 精神分裂症,首次发作,完全缓解 schizophrenia, first episode, in full remission

6A20.0Z 精神分裂症,未特定的首次发作 schizophrenia, first episode, unspecified

6A20.1 精神分裂症,多次发作 schizophrenia, multiple episodes

6A20.10 精神分裂症,多次发作,当前有症状 schizophrenia, multiple episodes, currently symptomatic

6A20.11 精神分裂症,多次发作,部分缓解 schizophrenia, multiple episode, in partial remission

6A20.12 精神分裂症,多次发作,完全缓解 schizophrenia, multiple episode, in full remission

6A20.1Z 精神分裂症,未特定的多次发作 schizophrenia, multiple episode, unspecified

6A20.2 精神分裂症,持续发作 schizophrenia, continuous

6A20.20 精神分裂症,持续发作,当前有症状 schizophrenia, continuous, currently symptomatic

6A20.21 精神分裂症,持续发作,部分缓解 schizophrenia, continuous, in partial remission

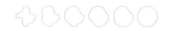

6A20.22 精神分裂症,持续发作,完全缓解 schizophrenia, continuous, in full remission

6A20.2Z 精神分裂症,未特定的持续发作 schizophrenia, continuous, unspecified

6A20.Y 其他特定的精神分裂症 other specified schizophrenia

6A20.Z 未特定的精神分裂症 schizophrenia, unspecified

6A21 分裂情感性障碍 Schizoaffective disorder

6A21.0 分裂情感性障碍,首次发作 schizoaffective disorder, first episode

6A21.00 分裂情感性障碍,首次发作,当前有症状 schizoaffective disorder, first episode, currently symptomatic

6A21.01 分裂情感性障碍,首次发作,部分缓解 schizoaffective disorder, first episode, in partial remission

6A21.02 分裂情感性障碍,首次发作,完全缓解 schizoaffective disorder, first episode, in full remission

6A21.0Z 分裂情感性障碍,未特定的首次发作 schizoaffective disorder, first episode, unspecified

6A21.1 分裂情感性障碍,多次发作 schizoaffective disorder, multiple episodes

6A21.10 分裂情感性障碍,多次发作,当前有症状 schizoaffective disorder, multiple episodes, currently symptomatic

6A21.11 分裂情感性障碍,多次发作,部分缓解 schizoaffective disorder, multiple episodes, in partial remission

6A21.12 分裂情感性障碍,多次发作,完全缓解 schizoaffective disorder, multiple episodes, in full remission

6A21.1Z 分裂情感性障碍,未特定的多次发作 schizoaffective disorder, multiple episodes, unspecified

6A21.2 分裂情感性障碍,持续发作 schizoaffective disorder, continuous

6A21.20 分裂情感性障碍,持续发作,当前有症状 schizoaffective disorder, continuous，currently symptomatic

6A21.21 分裂情感性障碍,持续发作,部分缓解 schizoaffective disorder, continuous，in partial remission

6A21.22 分裂情感性障碍,持续发作,完全缓解 schizoaffective disorder, continuous，in full remission

6A21.2Z 分裂情感性障碍,未特定的持续发作 schizoaffective disorder, continuous，unspecified

6A21.Y 其他特定的分裂情感性障碍 other specified schizoaffective disorder

6A21.Z 未特定的分裂情感性障碍 schizoaffective disorder，unspecified

6A22 分裂样障碍 Schizotypal disorder

6A23 急性短暂性精神病性障碍 Acute and transient psychotic disorder

6A23.0 急性短暂性精神病性障碍,首次发作 Acute and transient psychotic disorder，first episode

6A23.00 急性短暂性精神病性障碍,首次发作,当前有症状 acute and transient psychotic disorder，first episode，currently symptomatic

6A23.01 急性短暂性精神病性障碍,首次发作,部分缓解 acute and transient psychotic disorder，first episode，in partial remission

6A23.02 急性短暂性精神病性障碍,首次发作,完全缓解 acute and transient psychotic disorder，first episode，in full remission

6A23.0Z 急性短暂性精神病性障碍,未特定的首次发作 acute and transient psychotic disorder，first episode，unspecified

6A23.1 急性短暂性精神病性障碍,多次发作 acute and transient psychotic disorder，multiple episodes

6A23.10 急性短暂性精神病性障碍,多次发作,当前有症状 acute and transient psychotic disorder，multiple episodes，currently symptomatic

 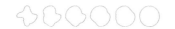

6A23.11 急性短暂性精神病性障碍,多次发作,部分缓解 acute and transient psychotic disorder, multiple episodes, in partial remission

6A23.12 急性短暂性精神病性障碍,多次发作,完全缓解 acute and transient psychotic disorder, multiple episodes, in full remission

6A23.1Z 急性短暂性精神病性障碍,未特定的多次发作 acute and transient psychotic disorder, multiple episodes, unspecified

6A23.Y 其他特定的急性短暂性精神病性障碍 other specified acute and transient psychotic disorder

6A23.Z 未特定的急性短暂性精神病性障碍 acute and transient psychotic disorder, unspecified

6A24 妄想障碍 Delusional disorder

6A24.0 妄想障碍,当前有症状 delusional disorder, currently symptomatic

6A24.1 妄想障碍,部分缓解 delusional disorder, in partial remission

6A24.2 妄想障碍,完全缓解 delusional disorder, in full remission

6A24.Z 未特定的妄想障碍 delusional disorder, unspecified

6A25 原发性精神病性障碍的症状表现 Symptomatic manifestations of primary psychotic disorders

6A25.0 原发性精神病性障碍的阳性症状 positive symptoms in primary psychotic disorders

6A25.1 原发性精神病性障碍的阴性症状 negative symptoms in primary psychotic disorders

6A25.2 原发性精神病性障碍的抑郁症状 depressive symptoms in primary psychotic disorders

6A25.3 原发性精神病性障碍的躁狂症状 manic symptoms in primary psychotic disorders

6A25.4 原发性精神病性障碍的精神运动性症状 psychomotor symptoms in

primary psychotic disorders

6A25.5 原发性精神病性障碍的认知症状 cognitive symptoms in primary psychotic disorders

6A2Y 其他特定的精神分裂症或其他原发性精神病性障碍 other specified schizophrenia or other primary psychotic disorders

6A2Z 未特定的精神分裂症或其他原发性精神病性障碍 schizophrenia or other primary psychotic disorders, unspecified

紧张症 Catatonia

6A40 伴有另一种精神障碍的紧张症 Catatonia associated with another mental disorder

6A41 精神活性物质引起的紧张症,包括药物 Catatonia induced by psychoactive substances, including medications

6A4Z 未特定的紧张症 Catatonia, unspecified

心境障碍 Mood disorders

双相或相关障碍 Bipolar or related disorders

6A60 双相Ⅰ型障碍 Bipolar type Ⅰ disorder

6A60.0 双相Ⅰ型障碍,当前躁狂发作,无精神病性症状 bipolar type Ⅰ disorder, current episode manic, without psychotic symptoms

6A60.1 双相Ⅰ型障碍,当前躁狂发作,伴有精神病性症状 bipolar type Ⅰ disorder, current episode manic, with psychotic symptoms

6A60.2 双相Ⅰ型障碍,当前轻躁狂发作 bipolar type i disorder, current episode hypomanic

6A60.3 双相Ⅰ型障碍,当前轻度抑郁发作 bipolar type Ⅰ disorder, current episode depressive, mild

 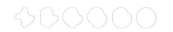

6A60.4 双相Ⅰ型障碍,当前中度抑郁发作,无精神病性症状 bipolar typeⅠ disorder, current episode depressive, moderate without psychotic symptoms

6A60.5 双相Ⅰ型障碍,当前中度抑郁发作,伴有精神病性症状 bipolar typeⅠ disorder, current episode depressive, moderate with psychotic symptoms

6A60.6 双相Ⅰ型障碍,当前重度抑郁发作,无精神病性症状 bipolar typeⅠ disorder, current episode depressive, severe without psychotic symptoms

6A60.7 双相Ⅰ型障碍,当前重度抑郁发作,伴有精神病性症状 bipolar typeⅠ disorder, current episode depressive, severe with psychotic symptoms

6A60.8 双相Ⅰ型障碍,当前抑郁发作,未特指严重程度 bipolar typeⅠ disorder, current episode depressive, unspecified severity

6A60.9 双相Ⅰ型障碍,当前混合发作,无精神病性症状 bipolar typeⅠ disorder, current episode mixed, without psychotic symptoms

6A60.A 双相Ⅰ型障碍,当前混合发作,伴有精神病性症状 bipolar typeⅠ disorder, current episode mixed, with psychotic symptoms

6A60.B 双相Ⅰ型障碍,最近躁狂或轻躁狂发作,当前部分缓解 bipolar typeⅠ disorder, currently in partial remission, most recent episode manic or hypomanic

6A60.C 双相Ⅰ型障碍,最近抑郁发作,当前部分缓解 bipolar typeⅠ disorder, currently in partial remission, most recent episode depressive

6A60.D 双相Ⅰ型障碍,最近混合发作,当前部分缓解 bipolar typeⅠ disorder, currently in partial remission, most recent episode mixed

6A60.E 双相Ⅰ型障碍,最近未特定的发作,当前部分缓解 bipolar typeⅠ disorder, currently in partial remission, most recent episode unspecified

6A60.F 双相Ⅰ型障碍,当前完全缓解 bipolar typeⅠ disorder, currently in full remission

6A60.Y 其他特定的双相Ⅰ型障碍 other specified bipolar typeⅠ disorder

6A60.Z 未特定的双相Ⅰ型障碍 bipolar typeⅠ disorder, unspecified

6A61 双相Ⅱ型障碍 Bipolar typeⅡ disorder

6A61.0 双相Ⅱ型障碍,当前轻躁狂发作 bipolar typeⅡ disorder, current episode hypomanic

6A61.1 双相Ⅱ型障碍,当前轻度抑郁发作 bipolar typeⅡ disorder, current episode depressive, mild

6A61.2 双相Ⅱ型障碍,当前中度抑郁发作,无精神病性症状 bipolar typeⅡ disorder, current episode depressive, moderate without psychotic symptoms

6A61.3 双相Ⅱ型障碍,当前中度抑郁发作,伴有精神病性症状 bipolar typeⅡ disorder, current episode depressive, moderate with psychotic symptoms

6A61.4 双相Ⅱ型障碍,当前重度抑郁发作,无精神病性症状 bipolar typeⅡ disorder, current episode depressive, severe without psychotic symptoms

6A61.5 双相Ⅱ型障碍,当前重度抑郁发作,伴有精神病性症状 bipolar typeⅡ disorder, current episode depressive, severe with psychotic symptoms

6A61.6 双相Ⅱ型障碍,当前抑郁发作,未特指严重程度 bipolar typeⅡ disorder, current episode depressive, unspecified severity

6A61.7 双相Ⅱ型障碍,最近轻躁狂发作,当前部分缓解 bipolar typeⅡ disorder, currently in partial remission, most recent episode hypomanic

6A61.8 双相Ⅱ型障碍,最近抑郁发作,当前部分缓解 bipolar typeⅡ disorder, currently in partial remission, most recent episode depressive

6A61.9 双相Ⅱ型障碍,最近未特指的发作,当前部分缓解 bipolar typeⅡ disorder, currently in partial remission, most recent episode unspecified

6A61.A 双相Ⅱ型障碍,当前完全缓解 bipolar typeⅡ disorder, currently in full remission

6A61.Y 其他特定的双相Ⅱ型障碍 other specified bipolar typeⅡ disorder

6A61.Z 未特定的双相Ⅱ型障碍 bipolar typeⅡ disorder, unspecified

6A62 环性心境障碍 Cyclothymic disorder

 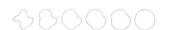

6A6Y 其他特定的双相或相关障碍 Other specified bipolar or related disorders

6A6Z 未特定的双相或相关障碍 Bipolar or related disorders, unspecified

抑郁障碍 Depressive disorders

6A70 单次发作抑郁障碍 Single episode depressive disorder

6A70.0 单次发作轻度抑郁障碍 single episode depressive disorder, mild

6A70.1 单次发作中度抑郁障碍，无精神病性症状 single episode depressive disorder, moderate, without psychotic symptoms

6A70.2 单次发作中度抑郁障碍，伴有精神病性症状 single episode depressive disorder, moderate, with psychotic symptoms

6A70.3 单次发作重度抑郁障碍，无精神病性症状 single episode depressive disorder, severe, without psychotic symptoms

6A70.4 单次发作重度抑郁障碍，伴有精神病性症状 single episode depressive disorder, severe, with psychotic symptoms

6A70.5 单次发作抑郁障碍，未特指严重程度 single episode depressive disorder, unspecified severity

6A70.6 单次发作抑郁障碍，当前部分缓解 single episode depressive disorder, currently in partial remission

6A70.7 单次发作抑郁障碍，当前完全缓解 single episode depressive disorder, currently in full remission

6A70.Y 其他特定的单次发作抑郁障碍 other specified single episode depressive disorder

6A70.Z 未特定的单次发作抑郁障碍 single episode depressive disorder, unspecified

6A71 复发性抑郁障碍 Recurrent depressive disorder

6A71.0 当前轻度发作复发性抑郁障碍 recurrent depressive disorder, current episode mild

6A71.1 当前中度发作复发性抑郁障碍，无精神病性症状 recurrent depressive disorder，current episode moderate，without psychotic symptoms

6A71.2 当前中度发作复发性抑郁障碍，伴有精神病性症状 recurrent depressive disorder，current episode moderate，with psychotic symptoms

6A71.3 当前重度发作复发性抑郁障碍，无精神病性症状 recurrent depressive disorder，current episode severe，without psychotic symptoms

6A71.4 当前重度发作复发性抑郁障碍，伴有精神病性症状 recurrent depressive disorder，current episode severe，with psychotic symptoms

6A71.5 当前发作复发性抑郁障碍，未特指严重程度 recurrent depressive disorder，current episode，unspecified severity

6A71.6 复发性抑郁障碍，当前部分缓解 recurrent depressive disorder，currently in partial remission

6A71.7 复发性抑郁障碍，当前完全缓解 recurrent depressive disorder，currently in full remission

6A71.Y 其他特定的复发性抑郁障碍 other specified recurrent depressive disorder

6A71.Z 未特定的复发性抑郁障碍 recurrent depressive disorder，unspecified

6A72 恶劣心境障碍 Dysthymic disorder

6A73 混合性抑郁和焦虑障碍 Mixed depressive and anxiety disorder

6A7Y 其他特定的抑郁障碍 Other specified depressive disorders

6A7Z 未特定的抑郁障碍 Depressive disorders, unspecified

6A80 心境障碍期间心境发作的症状和病程说明 Symptomatic and course presentations for mood episodes in mood disorders

6A80.0 心境发作中突出的焦虑症状 prominent anxiety symptoms in mood episodes

6A80.1 心境发作中的惊恐发作 panic attacks in mood episodes

 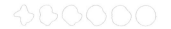

6A80.2 当前持续抑郁发作 current depressive episode persistent

6A80.3 当前持续抑郁发作,伴有忧郁 current depressive episode with melancholia

6A80.4 季节性心境发作 seasonal pattern of mood episode onset

6A80.5 快速循环心境发作 rapid cycling

6E20 与妊娠、分娩和产褥期相关的精神或行为障碍,无精神病性症状 Mental or behavioural disorders associated with pregnancy, childbirth and the puerperium, without psychotic symptoms

6E20.0 未特定的产后抑郁症 postpartum depression NOS

6E20.Y 其他特定的与妊娠、分娩和产褥期相关的精神或行为障碍,无精神病性症状 other specified mental or behavioural disorders associated with pregnancy, childbirth and the puerperium, without psychotic symptoms

6E20.Z 未特定的与妊娠、分娩和产褥期相关的精神或行为障碍,无精神病性症状 mental or behavioural disorders associated with pregnancy, childbirth and the puerperium, without psychotic symptoms, unspecified

6E21 与妊娠、分娩和产褥期相关的精神或行为障碍,物质引起的心境障碍伴有精神病症状 Mental or behavioural disorders associated with pregnancy, childbirth and the puerperium, with psychotic symptoms substance-induced mood disorders

6C40.70 酒精引起的心境障碍 alcohol-induced mood disorder

6C41.70 大麻引起的心境障碍 cannabis-induced mood disorder

6C42.70 合成大麻素引起的心境障碍 synthetic cannabinoid-induced mood disorder

6C43.70 阿片类药物引起的心境障碍 opioid-induced mood disorder

6C44.70 镇静、催眠或抗焦虑药引起的心境障碍 sedative, hypnotic or anxiolytic-induced mood disorder

6C45.70 可卡因引起的心境障碍 cocaine-induced mood disorder

6C46.70 兴奋剂包括安非他明、甲基苯丙胺或甲卡西酮引起的心境障碍

stimulant-induced mood disorder including amphetamines，methamphetamine or methcathinone

6C47.70 合成卡西酮引起的心境障碍 synthetic cathinone-induced mood disorder

6C49.60 迷幻剂引起的心境障碍 hallucinogen-induced mood disorder

6C4B.70 挥发性吸入剂引起的心境障碍 volatile inhalant-induced mood disorder

6C4C.70 摇头丸或包含丙二醛的相关药物引起的心境障碍 MDMA or related drug-induced mood disorder，including MDA

6C4D 解离药包括氯胺酮或五氯酚引起的心境障碍 dissociative drug-induced mood disorder including ketamine or PCP

6E62 继发性心境综合征 Secondary mood syndrome

6E62.0 继发性心境综合征,伴有抑郁症状 secondary mood syndrome，with depressive symptoms

6E62.1 继发性心境综合征,伴有躁狂症状 secondary mood syndrome，with manic symptoms

6E62.2 继发性心境综合征,伴有混合症状 secondary mood syndrome，with mixed symptoms

6E62.3 未特定症状的继发性心境综合征 secondary mood syndrome，with unspecified symptoms

6A8Y 其他特定的心境障碍 Other specified mood disorders

6A8Z 未特定的心境障碍 Mood disorders，unspecified

焦虑或恐惧相关障碍 Anxiety or fear-related disorders

6B00 广泛性焦虑障碍 Generalised anxiety disorder

6B01 惊恐障碍 Panic disorder

6B02 场所恐惧症 Agoraphobia

6B03 特定恐惧症 Specific phobia

 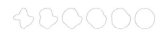

6B04 社交焦虑障碍 Social anxiety disorder

6B05 分离焦虑障碍 Separation anxiety disorder

6B06 选择性缄默症 Selective mutism

物质引起的焦虑障碍 Substance-induced anxiety disorders

6C40.71 酒精引起的焦虑障碍 alcohol-induced anxiety disorder

6C41.71 大麻引起的焦虑障碍 cannabis-induced anxiety disorders

6C42.71 合成大麻素引起的焦虑障碍 synthetic cannabinoid-induced anxiety disorder

6C43.71 阿片类药物引起的焦虑障碍 opioid-induced anxiety disorders

6C44.71 镇静、催眠或抗焦虑药引起的焦虑障碍 sedative, hypnotic or anxiolytic-induced anxiety disorder

6C45.71 可卡因引起的焦虑障碍 cocaine-induced anxiety disorders

6C46.71 兴奋剂包括安非他明、甲基苯丙胺或甲卡西酮引起的焦虑障碍 stimulant-induced anxiety disorder including amphetamines，methamphetamine or methcathinone

6C47.71 合成卡西酮引起的焦虑障碍 synthetic cathinone-induced anxiety disorder

6C48.40 咖啡因引起的焦虑障碍 caffeine-induced anxiety disorders

6C49.61 迷幻剂引起的焦虑障碍 hallucinogen-induced anxiety disorder

6C4B.71 挥发性吸入剂引起的焦虑障碍 volatile inhalant-induced anxiety disorder

6C4C.71 摇头丸或相关药物引起的焦虑障碍 MDMA or related drug-induced anxiety disorder

6C4D.71 解离药包括氯胺酮或五氯酚引起的焦虑障碍 dissociative drug-induced anxiety disorder including ketamine or PCP

6C4E.71 其他特定的精神活性物质引起的焦虑障碍 anxiety disorder

induced by other specified psychoactive substance

6C4G.71 未知或未特定的精神活性物质引起的焦虑障碍 anxiety disorder induced by unknown or unspecified psychoactive substance

6B23 疑病症 Hypochondriasis

6B23.0 疑病症,伴有良好自知力 hypochondriasis with fair to good insight

6B23.1 疑病症,缺乏自知力 hypochondriasis with poor to absent insight

6B23.Z 未特定的疑病症 Hypochondriasis, unspecified

6E63 继发性焦虑综合征 Secondary anxiety syndrome

6B0Y 其他特定的焦虑或恐惧相关障碍 Other specified anxiety or fear-related disorders

6B0Z 未特定的焦虑或恐惧相关障碍 Anxiety or fear-related disorders, unspecified

强迫或相关障碍 Obsessive-compulsive or related disorders

6B20 强迫障碍 Obsessive-compulsive disorder

6B20.0 强迫障碍,伴有尚可至良好的自知力 obsessive-compulsive disorder with fair to good insight

6B20.1 强迫障碍,伴有较差的自知力至缺乏自知力 obsessive-compulsive disorder with poor to absent insight

6B20.Z 未特定的强迫障碍 obsessive-compulsive disorder, unspecified

6B21 躯体变形障碍 Body dysmorphic disorder

6B21.0 躯体变形障碍,伴有尚可至良好的自知力 body dysmorphic disorder with fair to good insight

6B21.1 躯体变形障碍,伴有较差的自知力至缺乏自知力 body dysmorphic disorder with poor to absent insight

6B21.Z 未特定的躯体变形障碍 body dysmorphic disorder, unspecified

 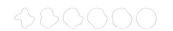

6B22 嗅觉牵涉障碍 Olfactory reference disorder

6B22.0 嗅觉牵涉障碍,伴有良好自知力 olfactory reference disorder with fair to good insight

6B22.1 嗅觉牵涉障碍,伴有较差的自知力至缺乏自知力 olfactory reference disorder with poor to absent insight

6B22.Z 未特定的嗅觉牵涉障碍 olfactory reference disorder,unspecified

6B23 疑病症 Hypochondriasis

6B23.0 疑病症,伴有良好自知力 hypochondriasis with fair to good insight

6B23.1 疑病症,伴有较差的自知力至缺乏自知力 hypochondriasis with poor to absent insight

6B23.Z 未特定的疑病症 hypochondriasis,unspecified

6B24 囤积障碍 Hoarding disorder

6B24.0 囤积障碍,伴有良好自知力 hoarding disorder with fair to good insight

6B24.1 囤积障碍,伴有较差的自知力至缺乏自知力 hoarding disorder with poor to absent insight

6B24.Z 未特定的囤积障碍 hoarding disorder,unspecified

6B25 躯体相关的重复行为障碍 Body-Focused repetitive behaviour disorders

6B25.0 拔毛癖 trichotillomania

6B25.1 搔抓障碍 excoriation disorder

6B25.Y 其他特定的躯体相关的重复行为障碍 other specified body-focused repetitive behaviour disorders

6B25.Z 未特定的躯体相关的重复行为障碍 body-focused repetitive behaviour disorders,unspecified

物质引起的强迫或相关障碍 Substance-induced obsessive-compulsive or related disorders

6C45.72 可卡因引起的强迫或相关障碍 cocaine-induced obsessive-compulsive

or related disorder

6C46.72 兴奋剂包括安非他明、甲基苯丙胺或甲卡西酮引起的强迫或相关障碍 stimulant-induced obsessive-compulsive or related disorder including amphetamines，methamphetamine or methcathinone

6C47.72 合成卡西酮引起的强迫或相关综合征 synthetic cathinone-induced obsessive-compulsive or related syndrome

6C4E.72 其他特定的精神活性物质引起的强迫或相关障碍 obsessive-compulsive or related disorder induced by other specified psychoactive substance

6C4G.72 未知或未特定的精神活性物质引起的强迫或相关障碍 obsessive-compulsive or related disorder induced by unknown or unspecified psychoactive substance

6C4F.72 多种特定的精神活性物质引起的强迫或相关障碍 obsessive-compulsive or related disorder induced by multiple specified psychoactive substances

6E64 继发性强迫或相关障碍 Secondary obsessive-compulsive or related syndrome

8A05.00 Tourette 综合征 Tourette syndrome

6B2Y 其他特定的强迫或相关障碍 other specified obsessive-compulsive or related disorders

6B2Z 未特定的强迫或相关障碍 Obsessive-compulsive or related disorders, unspecified

应激相关障碍 Disorders specifically associated with stress

6B40 创伤后应激障碍 Post traumatic stress disorder

6B41 复杂性创伤后应激障碍 Complex post traumatic stress disorder

6B42 延迟性哀痛障碍 Prolonged grief disorder

 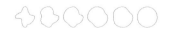

6B43 适应障碍 Adjustment disorder

6B44 反应性依恋障碍 Reactive attachment disorder

6B45 非抑制性社会参与障碍 Disinhibited social engagement disorder

6B4Y 其他特定的应激相关障碍 Other specified disorders specifically associated with stress

6B4Z 未特定的应激相关障碍 Disorders specifically associated with stress, unspecified

分离障碍 Dissociative disorders

6B60 分离性神经症状障碍 Dissociative neurological symptom disorder

6B60.0 分离性神经症状障碍,伴有视觉紊乱 dissociative neurological symptom disorder, with visual disturbance

6B60.1 分离性神经症状障碍,伴有听觉紊乱 dissociative neurological symptom disorder, with auditory disturbance

6B60.2 分离性神经症状障碍,伴有眩晕或头晕 dissociative neurological symptom disorder, with vertigo or dizziness

6B60.3 分离性神经症状障碍,伴有其他感觉紊乱 dissociative neurological symptom disorder, with other sensory disturbance

6B60.4 分离性神经症状障碍,伴有癫痫样发作 dissociative neurological symptom disorder, with non-epileptic seizures

6B60.5 分离性神经症状障碍,伴有言语紊乱 dissociative neurological symptom disorder, with speech disturbance

6B60.6 分离性神经症状障碍,伴有麻痹或虚弱 dissociative neurological symptom disorder, with paresis or weakness

6B60.7 分离性神经症状障碍,伴有步态紊乱 dissociative neurological symptom disorder, with gait disturbance

6B60.8 分离性神经症状障碍，伴有运动紊乱 dissociative neurological symptom disorder，with movement disturbance

6B60.80 分离性神经症状障碍，伴有舞蹈病 dissociative neurological symptom disorder，with chorea

6B60.81 分离性神经症状障碍，伴有肌阵挛 dissociative neurological symptom disorder，with myoclonus

6B60.82 分离性神经症状障碍，伴有震颤 dissociative neurological symptom disorder，with tremor

6B60.83 分离性神经症状障碍，伴有肌张力障碍 dissociative neurological symptom disorder，with dystonia

6B60.84 分离性神经症状障碍，伴有面肌痉挛 dissociative neurological symptom disorder，with facial spasm

6B60.85 分离性神经症状障碍，伴有帕金森病 dissociative neurological symptom disorder，with Parkinsonism

6B60.8Y 分离性神经症状障碍，伴有其他特定的运动紊乱 dissociative neurological symptom disorder，with other specified movement disturbance

6B60.8Z 分离性神经症状障碍，伴有未特定的运动紊乱 dissociative neurological symptom disorder，with unspecified movement disturbance

6B60.9 分离性神经症状障碍，伴有认知症状 dissociative neurological symptom disorder，with cognitive symptoms

6B60.Y 分离性神经症状障碍，伴有其他特定的症状 dissociative neurological symptom disorder，with other specified symptoms

6B60.Z 分离性神经症状障碍，伴有未特定的症状 dissociative neurological symptom disorder，with unspecified symptoms

6B61 分离性遗忘症 Dissociative amnesia

6B62 出神障碍 Trance disorder

 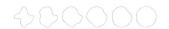

6B63 附体出神障碍 Possession trance disorder

6B64 分离性身份障碍 Dissociative identity disorder

6B65 部分分离性身份障碍 Partial dissociative identity disorder

6B66 人格解体-现实解体障碍 Depersonalization-derealization disorder

6E65 继发性分离性综合征 Secondary dissociative syndrome

6B6Y 其他特定的分离障碍 Other specified dissociative disorders

6B6Z 未特定的分离障碍 Dissociative disorders，unspecified

喂食或进食障碍 Feeding or eating disorders

6B80 神经性厌食症 Anorexia nervosa

6B80.0 神经性厌食症,伴有体重显著降低 anorexia nervosa with significantly low body weight

6B80.1 神经性厌食症,伴有体重危险性降低 anorexia nervosa with dangerously low body weight

6B80.10 神经性厌食症,伴有体重限制性危险降低 anorexia nervosa with dangerously low body weight，restricting pattern

6B80.11 神经性厌食症,伴有体重无限制性危险降低 anorexia nervosa with dangerously low body weight binge-purge pattern

6B80.1Z 未特定的神经性厌食症,伴有体重危险性降低 anorexia nervosa with dangerously low body weight，unspecified

6B80.2 神经性厌食症,在恢复正常体重中 anorexia nervosa in recovery with normal body weight

6B80.Y 其他特定的神经性厌食症 other specified anorexia nervosa

6B80.Z 未特定的神经性厌食症 anorexia nervosa，unspecified

6B81 神经性贪食症 Bulimia nervosa

6B82 暴饮暴食障碍 Binge eating disorder

6B83 回避性限制性进食障碍 Avoidant-restrictive food intake disorder

6B84 异食癖 Pica

6B85 反刍性反流障碍 Rumination-regurgitation disorder

6B8Y 其他特定的喂食或进食障碍 Other specified feeding or eating disorders

6B8Z 未特定的喂食或进食障碍 Feeding or eating disorders, unspecified

排泄障碍 Elimination disorders

6C00 遗尿症 Enuresis

6C00.0 夜间遗尿症 nocturnal enuresis

6C00.1 白天遗尿症 diurnal enuresis

6C00.2 昼夜遗尿症 nocturnal and diurnal enuresis

6C00.Z 未特定的遗尿症 enuresis, unspecified

6C01 遗粪症 Encopresis

6C01.0 遗粪症,伴有便秘或溢流性尿失禁 encopresis with constipation or overflow incontinence

6C01.1 遗粪症,无便秘或溢流性尿失禁 encopresis without constipation or overflow incontinence

6C01.Z 未特定的遗粪症 encopresis, unspecified

6C0Z 未特定的排泄障碍 Elimination disorders, unspecified

躯体不适或躯体体验障碍 Disorders of bodily distress or bodily experience

6C20 躯体不适障碍 Bodily distress disorder

6C20.0 轻度躯体不适障碍 mild bodily distress disorder

6C20.1 中度躯体不适障碍 moderate bodily distress disorder

6C20.2 重度躯体不适障碍 severe bodily distress disorder

6C20.Z 未特定的躯体不适障碍 bodily distress disorder, unspecified

 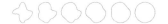

6C21 躯体健全烦躁症 Body integrity dysphoria

6C2Y 其他特定的躯体不适或躯体体验障碍 Other specified disorders of bodily distress or bodily experience

6C2Z 未特定的躯体不适或躯体体验障碍 Disorders of bodily distress or bodily experience, unspecified

物质使用或成瘾行为引起的障碍 Disorders due to substance use or addictive behaviours

物质使用引起的障碍 Disorders due to substance use

6C40 使用酒精引起的障碍 Disorders due to use of alcohol

6C41 使用大麻引起的障碍 Disorders due to use of cannabis

6C42 使用合成大麻素引起的障碍 Disorders due to use of synthetic cannabinoids

6C43 使用阿片类药物引起的障碍 Disorders due to use of opioids

6C44 使用镇静剂、催眠药或抗焦虑药引起的障碍 Disorders due to use of sedatives, hypnotics or anxiolytics

6C45 使用可卡因引起的障碍 Disorders due to use of cocaine

6C46 使用兴奋剂包括安非他命、甲基苯丙胺或甲卡西酮引起的障碍 Disorders due to use of stimulants including amphetamines, methamphetamine or methcathinone

6C47 使用合成卡西酮引起的障碍 Disorders due to use of synthetic cathinone

6C48 使用咖啡因引起的障碍 Disorders due to use of caffeine

6C49 使用致幻剂引起的障碍 Disorders due to use of hallucinogens

6C4A 使用尼古丁引起的障碍 Disorders due to use of nicotine

6C4B 使用挥发性吸入剂引起的障碍 Disorders due to use of volatile inhalants

6C4C 使用摇头丸或相关药物包括丙二醛引起的障碍 Disorders due to use

of MDMA or related drugs, including MDA

6C4D 使用氯胺酮和苯环利定等解离药物（五氯酚）引起的障碍 Disorders due to use of dissociative drugs including ketamine and phencyclidine(PCP)

6C4E 使用其他特定的精神活性物质，包括药物引起的障碍 Disorders due to use of other specified psychoactive substances, including medications

6C4F 使用多种特定精神活性物质，包括药物引起的障碍 Disorders due to use of multiple specified psychoactive substances, including medications

6C4G 使用未知或未特定的精神活性物质引起的障碍 Disorders due to use of unknown or unspecified psychoactive substances

6C4H 使用非精神活性物质引起的障碍 Disorders due to use of non-psychoactive substances

6C4Y 其他特定的物质使用引起的障碍 Other specified disorders due to substance use

6C4Z 未特定的物质使用引起的障碍 Disorders due to substance use, unspecified

成瘾行为障碍 Disorders due to addictive behaviours

6C50 赌博障碍 Gambling disorder

6C50.0 赌博障碍,主要是离线赌博 gambling disorder, predominantly offline

6C50.1 赌博障碍,主要是在线赌博 gambling disorder, predominantly online

6C50.Z 未特定的赌博障碍 gambling disorder, unspecified

6C51 游戏障碍 Gaming disorder

6C51.0 游戏障碍,主要是在线游戏 gaming disorder, predominantly online

6C51.1 游戏障碍,主要是离线游戏 gaming disorder, predominantly offline

6C51.Z 未特定的游戏障碍 gaming disorder, unspecified

6C5Y 其他特定的成瘾行为障碍 Other specified disorders due to addictive behaviours

 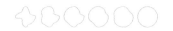

6C5Z 未特定的成瘾行为障碍 Disorders due to addictive behaviours, unspecified

冲动控制障碍 Impulse control disorders

6C70 纵火癖 Pyromania

6C71 偷窃癖 Kleptomania

6C72 强迫性行为障碍 Compulsive sexual behaviour disorder

6C73 间歇性爆发性障碍 Intermittent explosive disorder

6C7Y 其他特定的冲动控制障碍 Other specified impulse control disorders

6C7Z 未特定的冲动控制障碍 Impulse control disorders, unspecified

物质引起的冲动控制障碍 Substance-induced impulse control disorders

6C45.73 可卡因引起的冲动控制障碍 cocaine-induced impulse control disorder

6C46.73 兴奋剂包括安非他命、甲基苯丙胺或甲卡西酮引起的冲动控制障碍 stimulant-induced impulse control disorder including amphetamines, methamphetamine or methcathinone

6C4E.73 其他特定的精神活性物质引起的冲动控制障碍 impulse control disorder induced by other specified psychoactive substance

6C4G.73 未知或未特定的精神活性物质引起的冲动控制障碍 impulse control disorder induced by unknown or unspecified psychoactive substance

6C47.73 合成卡西酮引起的冲动控制障碍 synthetic cathinone-induced impulse control disorder

破坏性行为或反社会性障碍 Disruptive behaviour or dissocial disorders

6C90 对立违抗性障碍 Oppositional defiant disorder

6C90.0 对立违抗性障碍,伴有慢性易激惹-愤怒 oppositional defiant disorder

with chronic irritability-anger

6C90.00 对立违抗性障碍,伴有慢性易激惹-愤怒,有有限的符合社会道德准则的情绪 oppositional defiant disorder with chronic irritability-anger with limited prosocial emotions

6C90.01 对立违抗性障碍,伴有慢性易激惹-愤怒,有典型的符合社会道德准则的情绪 oppositional defiant disorder with chronic irritability-anger with typical prosocial emotions

6C90.0Z 未特定的对立违抗性障碍,伴有慢性易激惹-愤怒 oppositional defiant disorder with chronic irritability-anger，unspecified

6C90.1 对立违抗性障碍,无慢性易激惹-愤怒 oppositional defiant disorder without chronic irritability-anger

6C90.10 对立违抗性障碍,无慢性易激惹-愤怒,有有限的符合社会道德准则的情绪 oppositional defiant disorder without chronic with limited prosocial emotions irritability-anger

6C90.11 对立违抗性障碍,无慢性易激惹-愤怒,有典型的符合社会道德准则的情绪 oppositional defiant disorder without chronic with typical prosocial emotions irritability-anger

6C90.1Z 未特定的对立违抗性障碍,无慢性易激惹-愤怒 oppositional defiant disorder without chronic，unspecified

6C90.Z 未特定的对立违抗性障碍 oppositional defiant disorder，unspecified

6C91 反社会性品行障碍 Conduct-dissocial disorder

6C91.0 儿童期发病的反社会性品行障碍 conduct-dissocial disorder, childhood onset

6C91.00 儿童期发病的反社会性品行障碍,伴有有限的符合社会道德准则的情绪 conduct-dissocial disorder, childhood onset with limited prosocial emotions

6C91.01 儿童期发病的反社会性品行障碍,伴有典型的符合社会道德准则

 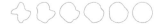

的情绪 conduct-dissocial disorder, childhood onset with typical prosocial emotions

6C91.0Z 未特定的儿童期发病的反社会性品行障碍 conduct-dissocial disorder, childhood onset, unspecified

6C91.1 青春期发病的反社会性品行障碍 conduct-dissocial disorder, adolescent onset

6C91.10 青春期发病的反社会性品行障碍,伴有有限的符合社会道德准则的情绪 conduct-dissocial disorder, adolescent onset with limited prosocial emotions

6C91.11 青春期发病的反社会性品行障碍,伴有典型的符合社会道德准则的情绪 conduct-dissocial disorder, adolescent onset with typical prosocial emotions

6C91.1Y 其他特定的青春期发病的反社会性品行障碍 other specified conduct-dissocial disorder, adolescent onset

6C91.Z 未特定的反社会性品行障碍 conduct-dissocial disorder, unspecified

6C9Y 其他特定的破坏性行为或反社会性障碍 Other specified disruptive behaviour or dissocial disorders

6C9Z 未特定的破坏性行为或反社会性障碍 Disruptive behaviour or dissocial disorders, unspecified

人格障碍及相关特质 Personality disorders and related traits

6D10 人格障碍 Personality disorder

6D10.0 轻度人格障碍 mild personality disorder

6D10.1 中度人格障碍 moderate personality disorder

6D10.2 重度人格障碍 severe personality disorder

6D10.Z 未特定的严重程度的人格障碍 personality disorder, sever unspecified

6D11 突出人格特质或模式 Prominent personality traits or patterns

6D11.0 人格障碍或人格困境消极情感型特质或模式 negative affectivity in personality disorder or personality difficulty

6D11.1 人格障碍或人格困境分离型特质或模式 detachment in personality disorder or personality difficulty

6D11.2 人格障碍或人格困境社交紊乱型特质或模式 dissociality in personality disorder or personality difficulty

6D11.3 人格障碍或人格困境非抑制型特质或模式 disinhibition in personality disorder or personality difficulty

6D11.4 人格障碍或人格困境强迫型特质或模式 anankastia in personality disorder or personality difficulty

6D11.5 边缘型模式 borderline pattern

6E68 继发性人格改变 Scondary personality change

性欲倒错障碍 Paraphilic disorders

6D30 露阴障碍 Exhibitionistic disorder

6D31 窥阴障碍 Voyeuristic disorder

6D32 恋童障碍 Pedophilic disorder

6D33 强制性性施虐障碍 Coercive sexual sadism disorder

6D34 摩擦障碍 Frotteuristic disorder

6D35 其他非经他人同意的性欲倒错障碍 Other paraphilic disorder involving non-consenting individuals

6D36 独立自主行为人同意的性欲倒错障碍 Paraphilic disorder involving solitary behaviouror consenting individuals

6D3Z 未特定的性欲倒错障碍 Paraphilic disorders, unspecified

做作性障碍 Factitious disorders

6D50 对自身的做作性障碍 Factitious disorder imposed on self

6D51 对他人的做作性障碍 Factitious disorder imposed on another

 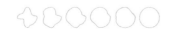

6D5Z 未特定的做作性障碍 Factitious disorders, unspecified

神经认知障碍 Neurocognitive disorders

6D70 谵妄 Delirium

6D70.0 在别处分类的疾病引起的谵妄 delirium due to disease classified elsewhere

6D70.1 精神活性物质包括药物引起的谵妄 delirium due to psychoactive substances including medications

6D71 轻度神经认知障碍 Mild neurocognitive disorder

6D72 遗忘障碍 Amnestic disorder

6D72.0 在别处分类的疾病引起的遗忘障碍 amnestic disorder due to diseases classified elsewhere

6D72.1 精神活性物质包括药物引起的遗忘障碍 amnestic disorder due to psychoactive substances including medications

6D72.10 使用酒精引起的遗忘障碍 amnestic disorder due to use of alcohol

6D72.11 使用镇静剂、催眠药或抗焦虑药引起的遗忘障碍 amnestic disorder due to use of sedatives, hypnotics or anxiolytics

6D72.12 其他特定的包括药物在内的精神活性物质引起的遗忘障碍 amnestic disorder due to other specified psychoactive substance including medications

6D72.13 使用挥发性吸入剂引起的遗忘障碍 amnestic disorder due to use of volatile inhalants

6D72.2 病因或未知或未特定的遗忘障碍 amnestic disorder due to unknown or unspecified aetiological factors

6D72.Y 其他特定的遗忘障碍 other specified amnestic disorder

6D72.Z 未特定的遗忘障碍 amnestic disorder, unspecified

痴呆 Dementia

6D80 阿尔茨海默病痴呆 Dementia due to Alzheimer disease

6D80.0 早发性阿尔茨海默病痴呆 Dementia due to Alzheimer disease with early onset

6D80.1 迟发性阿尔茨海默病痴呆 Dementia due to Alzheimer disease with late onset

6D80.2 混合型阿尔茨海默病痴呆，伴有脑血管疾病 Alzheimer disease dementia，mixed type，with cerebrovascular disease

6D80.3 混合型阿尔茨海默病痴呆，伴有其他非血管性病因 Alzheimer disease dementia，mixed type，with other nonvascular aetiologies

6D80.Z 病因未知或未特定的阿尔茨海默病痴呆 dementia due to Alzheimer disease，onset unknown or unspecified

6D81 血管性痴呆 Vascular dementia

6D82 路易体病痴呆 Dementia due to lewy body disease

6D83 额颞叶性痴呆 frontotemporal dementia

6D84 精神活性物质引起的痴呆 Dementia due to psychoactive substances

6D84.0 使用酒精引起的痴呆 dementia due to use of alcohol

6D84.1 使用镇静剂、催眠药或抗焦虑药引起的痴呆 dementia due to use of sedatives，hypnotics or anxiolytics

6D84.2 使用使人感觉轻快的吸入剂引起的痴呆 dementia due to use of volatile inhalants

6D84.Y 使用其他特定的精神活性物质引起的痴呆 dementia due to other specified psychoactive substance

6D85 在别处分类的疾病引起的痴呆 Dementia due to disease classified elsewhere

6D85.0 帕金森病痴呆 dementia due to Parkinson disease

 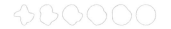

6D85.1 亨廷顿病痴呆 Dementia due to Huntington disease

6D85.2 暴露于重金属和其他毒素引起的痴呆 Dementia due to exposure to heavy metals and other toxins

6D85.3 人类免疫缺陷病毒引起的痴呆 dementia due to human immunodeficiency virus

6D85.4 多发性硬化症痴呆 dementia due to multiple sclerosis

6D85.5 朊病毒病痴呆 dementia due to prion disease

6D85.6 正常压力脑积水引起的痴呆 dementia due to normal pressure hydrocephalus

6D85.7 头部损伤引起的痴呆 dementia due to injury to the head

6D85.8 糙皮病(烟酸缺乏症)痴呆 dementia due to pellagra

6D85.9 唐氏综合征痴呆 Dementia due to Down syndrome

6D85.Y 其他特定的疾病引起的痴呆 dementia due to other specified diseases classified elsewhere

6D86 痴呆性行为或心理紊乱 Behavioural or psychological disturbances in dementia

6D86.0 痴呆性精神病性症状 psychotic symptoms in dementia

6D86.1 痴呆性心境症状 mood symptoms in dementia

6D86.2 痴呆性焦虑症状 anxiety symptoms in dementia

6D86.3 痴呆性冷漠 apathy in dementia

6D86.4 痴呆性亢奋或攻击 agitation or aggression in dementia

6D86.5 痴呆性非抑制 disinhibition in dementia

6D86.6 痴呆性漫游 wandering in dementia

6D86.Y 其他特定的痴呆性行为或心理紊乱 other specified behavioural or psychological disturbances in dementia

6D86.Z 未特定的痴呆性行为或心理紊乱 behavioural or psychological

disturbances in dementia，unspecified

6D8Z 未知或未特定的痴呆 Dementia, unknown or unspecified

6E0Y 其他特定的神经认知障碍 Other specified neurocognitive disorders

6E0Z 未特定的神经认知障碍 Neurocognitive disorders，unspecified

与妊娠、分娩和产褥期相关的精神或行为障碍 Mental or behavioural disorders associated with pregnancy, childbirth and the puerperium

6E20 与妊娠、分娩和产褥期相关的精神或行为障碍,无精神病性症状 Mental or behavioural disorders associated with pregnancy, childbirth and the puerperium, without psychotic symptoms

6E21 与妊娠、分娩和产褥期相关的精神或行为障碍,伴有精神病性症状 Mental or behavioural disorders associated with pregnancy, childbirth or the puerperium, with psychotic symptoms

6E2Z 未特定的与妊娠、分娩和产褥期相关的精神或行为障碍 Mental or behavioural disorders associated with pregnancy, childbirth and the puerperium, unspecified

在别处分类的影响障碍或疾病的心理或行为因素 Psychological or behavioural factors affecting disorders or diseases classified elsewhere

6E40.0 在别处分类的影响障碍或疾病的精神障碍 mental disorder affecting disorders or diseases classified elsewhere

6E40.1 在别处分类的影响障碍或疾病的精神症状 psychological symptoms affecting disorders or diseases classified elsewhere

6E40.2 在别处分类的影响障碍或疾病的人格特质或应对方式 personality traits or coping style affecting disorders or diseases classified elsewhere

6E40.3 在别处分类的影响障碍或疾病的适应不良的健康行为 maladaptive

 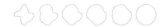

health behaviours affecting disorders or diseases classified elsewhere

6E40.4 在别处分类的影响障碍或疾病的与应激相关的生理反应 stress-related physiological response affecting disorders or diseases classified elsewhere

6E40.Y 其他特定的在别处分类的影响障碍或疾病的心理或行为因素 other specified psychological or behaviouralfactors affecting disorders or diseases classified elsewhere

6E40.Z 未特定的在别处分类的影响障碍或疾病的心理或行为因素 psychological or behavioural factors affecting disorders or diseases classified elsewhere，unspecified

在别处分类的与障碍或疾病相关的继发性精神或行为综合征 Secondary mental or behavioural syndromes associated with disorders or diseases classified elsewhere

6E60 继发性神经发育综合征 Secondary neurodevelopmental syndrome

6E60.0 继发性言语或语言综合征 secondary speech or language syndrome

6E60.Y 其他特定的继发性神经发育综合征 other specified secondary neurodevelopmental syndrome

6E60.Z 未特定的继发性神经发育综合征 secondary neurodevelopmental syndrome，unspecified

6E61 继发性精神病性综合征 Secondary psychotic syndrome

6E62 继发性心境综合征 Secondary mood syndrome

6E63 继发性焦虑综合征 Secondary anxiety syndrome

6E64 继发性强迫或相关综合征 Secondary obsessive-compulsive or related syndrome

6E65 继发性分离性综合征 Secondary dissociative syndrome

6E66 继发性冲动控制综合征 Secondary impulse control syndrome

6E67 继发性神经认知综合征 Secondary neurocognitive syndrome

6E68 继发性人格改变 Secondary personality change

6E69 继发性紧张症综合征 Secondary catatonia syndrome

6E6Y 其他特定的继发性精神或行为综合征 Other specified secondary mental or behavioural syndrome

6E6Z 未特定的继发性精神或行为综合征 Secondary mental or behavioural syndrome，unspecified

6E8Y 其他特定的精神、行为或神经发育障碍 Other specified mental, behavioural or neurodevelopmental disorders

6E8Z 未特定的精神、行为或神经发育障碍 Mental，behavioural or neurodevelopmental disorders，unspecified

 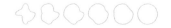

附录 3

美国精神医学学会《精神障碍诊断与统计手册(第五版)》的分类目录(中英文)

神经发育障碍

精神分裂症谱系及其他精神病性障碍

双相及相关障碍

抑郁障碍

焦虑障碍

强迫及相关障碍

创伤及应激相关障碍

分离障碍

躯体症状及相关障碍

喂食及进食障碍

排泄障碍

睡眠-觉醒障碍

性功能障碍

性别烦躁症

破坏性、冲动控制和反社会性品行障碍

物质相关及成瘾性障碍

神经认知障碍

人格障碍

性欲倒错障碍

其他精神障碍(心理障碍)

药物所致的运动障碍及其他药物不良反应

可能成为临床关注焦点的其他状况

神经发育障碍 Neurodevelopmental disorders

智力障碍 Intellectual disabilities

智力障碍(智力发育障碍) intellectual disability (intellectual developmental disorder)

全面发育迟缓 global developmental delay

未特定的智力障碍(智力发育障碍) unspecified intellectual disability (intellectual developmental disorder)

交流障碍 Communication disorders

语言障碍 language disorder

言语发声障碍(以前为语音障碍) speech sound disorder (previously phonological disorder)

儿童期起病的言语流畅性障碍(口吃) childhood-onset fluency disorder (stuttering)

社会(应用)交流障碍 social (pragmatic) communication disorder

未特定的交流障碍 unspecified communication disorder

孤独症(自闭症)谱系障碍 Autism spectrum disorder

注意缺陷/多动障碍 Attention-deficit/hyperactivity disorder

其他特定的注意缺陷/多动障碍 other specified attention-deficit/hyperactivity disorder

未特定的注意缺陷/多动障碍 unspecified attention-deficit/hyperactivity

 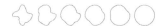

disorder

特定的学习障碍 Specific learning disorder

运动障碍 Motor disorders

发展性协调障碍 developmental coordination disorder

刻板性运动障碍 stereotypic movement disorder

抽动障碍 tic disorder

Tourette's 障碍 Tourette's Disorder

持久(慢性)运动或发声抽动障碍 persistent（chronic）motor or vocal tic disorder

暂时性抽动障碍 provisional tic disorder

其他特定的抽动障碍 other specified tic disorder

未特定的抽动障碍 unspecified tic disorder

其他神经发育障碍 Other neurodevelopmental disorders

其他特定的神经发育障碍 other specified neurodevelopmental disorder

未特定的神经发育障碍 unspecified neurodevelopmental disorder

精神分裂症谱系及其他精神病性障碍 Schizophrenia spectrum and other psychotic disorders

分裂型(人格)障碍 schizotypal（personality）disorder

妄想障碍 delusional disorder

短暂精神病性障碍 brief psychotic disorder

精神分裂症样障碍 schizophreniform disorder

精神分裂症 schizophrenia

分裂情感性障碍 schizoaffective disorder

物质/药物所致的精神病性障碍 substance/medication-induced psychotic disorde

其他医疗条件所致的精神病性障碍 psychotic disorder due to another

medical condition

紧张症 Catatonia

其他精神障碍相关的紧张症（紧张症详细标注）catatonia associated with another mental disorder（catatonia specifier）

其他医疗条件所致的紧张性障碍 catatonic disorder due to another medical condition

未特定的紧张症 unspecified catatonia

其他特定的精神分裂症谱系和其他精神病性障碍 other specified schizophrenia spectrum and other psychotic disorder

未特定的精神分裂症谱系和其他精神病性障碍 unspecified schizophrenia spectrum and other psychotic disorder

双相及相关障碍 Bipolar and related disorders

双相Ⅰ型障碍 bipolar Ⅰ disorder

双相Ⅱ型障碍 bipolar Ⅱ disorder

环性心境障碍 cyclothymic disorder

物质/药物所致的双相及相关障碍 substance/medication-induced bipolar and related disorder

其他医疗条件所致的双相及相关障碍 bipolar and related disorder due to another medical condition

其他特定的双相及相关障碍 other specified bipolar and related disorder

未特定的双相及相关障碍 unspecified bipolar and related disorder

抑郁障碍 Depressive disorders

破坏性心境失调障碍 disruptive mood dysregulation disorder

单次和持续反复发作重性抑郁障碍 major depressive disorder，single and

 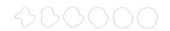

recurrent episodes persistent

抑郁障碍（恶劣心境）depressive disorder（dysthymia）

经前期焦躁障碍 premenstrual dysphoric disorder

物质/药物所致的抑郁障碍 substance/medication-induced depressive disorder

其他医疗条件所致的抑郁障碍 depressive disorder due to another medical condition

其他特定的抑郁障碍 other specified depressive disorder

未特定的抑郁障碍 unspecified depressive disorder

焦虑障碍 Anxiety disorders

分离性焦虑障碍 separation anxiety disorder

选择性缄默症 selective mutism

特定的恐惧症 specific phobia

社交焦虑障碍（社交恐惧症）social anxiety disorder（social phobia）

惊恐障碍 panic disorder

惊恐发作（详细说明）panic attack（specifier）

场所恐惧症 agoraphobia

广泛性焦虑障碍 generalized anxiety disorder

物质/药物所致的焦虑障碍 substance/medication-induced anxiety disorder

其他医疗条件所致的焦虑障碍 anxiety disorder due to another medical condition

其他特定的焦虑障碍 other specified anxiety disorder

未特定的焦虑障碍 unspecified anxiety disorder

强迫及相关障碍 Obsessive-compulsive and related disorders

强迫障碍 obsessive-compulsive disorder

躯体变形障碍 body dysmorphic disorder

囤积障碍 hoarding disorder

拔毛癖(拔毛发障碍) trichotillomania（hair-pulling disorder）

搔抓(皮肤采摘)障碍 excoriation（skin-picking）disorder

物质/药物所致的强迫及相关障碍 substance/medication-induced obsessive-compulsive and related disorder

其他医疗条件所致的强迫及相关障碍 obsessive-compulsive and related disorder due to another medical condition

其他特定的强迫及相关障碍 other specified obsessive-compulsive and related disorder

未特定的强迫及相关障碍 unspecified obsessive-compulsive and related disorder

创伤及应激相关障碍 Trauma and stressor related disorders

反应性依恋障碍 reactive attachment disorder

非抑制性社会交往障碍 disinhibited social engagement disorder

创伤后应激障碍 post-traumatic stress disorder（PTSD）

急性应激障碍 acute stress disorder

适应障碍 adjustment disorders

其他特定的创伤及应激相关障碍 other specified trauma-and stressor-related disorder

未特定的创伤及应激相关障碍 unspecified trauma-and stressor-related disorder

分离障碍 Dissociative disorders

分离性身份障碍 dissociative identity disorder

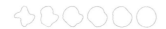

分离性遗忘症 dissociative amnesia

人格解体/现实解体障碍 depersonalization/derealization disorder

其他特定的分离障碍 other specified dissociative disorder

未特定的分离障碍 unspecified dissociative disorder

躯体症状及相关障碍 Somatic symptom and related disorders

躯体症状障碍 somatic symptom disorder

疾病焦虑障碍 illness anxiety disorder

转换障碍（功能性神经系统症状障碍）conversion disorder（functional neurological symptom disorder）

影响其他躯体疾病的心理因素 psychological factors affecting other medical conditions

做作性障碍 factitious disorder

其他特定的躯体症状及相关障碍 other specified somatic symptom and related disorder

未特定的躯体症状及相关障碍 unspecified somatic symptom and related disorder

喂食及进食障碍 Feeding and eating disorders

异食症 pica

反刍障碍 rumination disorder

回避/限制性食物摄入量障碍 avoidant/restrictive food intake disorder

神经性厌食症 anorexia nervosa

神经性贪食症 bulimia nervosa

暴食障碍 binge-eating disorder

其他特定的喂食或进食障碍 other specified feeding or eating disorder

未特定的喂食或进食障碍 unspecified feeding or eating disorder

排泄障碍 Elimination disorders

遗尿症 enuresis

遗粪症 encopresis

其他特定的排泄障碍 other specified elimination disorder

未特定的排泄障碍 unspecified elimination disorder

睡眠-觉醒障碍 Sleep-wake disorders

失眠障碍 insomnia disorder

嗜睡障碍 hypersomnolence disorder

发作性睡病 narcolepsy

呼吸相关的睡眠障碍 breathing-related sleep disorders

阻塞性通气不足睡眠呼吸暂停症 obstructive sleep apnea hypopnea

中枢性睡眠呼吸暂停症 central sleep apnea

睡眠相关的通气不足 sleep-related hypoventilation

昼夜节律睡眠-觉醒障碍 circadian rhythm sleep-wake disorders

异睡症 parasomnias

非快速眼动睡眠觉醒障碍 non-rapid eye movement sleep arousal disorders

梦游 sleepwalking

夜惊症 sleep terrors

梦魇障碍 nightmare disorder

快速眼动睡眠行为障碍 rapid eye movement sleep behavior disorder

多动腿综合征(不宁腿综合征) restless legs syndrome

物质/药物所致的睡眠障碍 substance/medication-induced sleep disorder

其他特定的失眠障碍 other specified insomnia disorder

 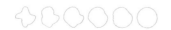

未特定的失眠障碍 unspecified insomnia disorder

其他特定的嗜睡障碍 other specified hypersomnolence disorder

未特定的嗜睡障碍 unspecified hypersomnolence disorder

其他特定的睡眠-觉醒障碍 other specified sleep-wake disorder

未特定的睡眠-觉醒障碍 unspecified sleep-wake disorder

性功能失调 Sexual dysfunctions

射精延迟 delayed ejaculation

勃起障碍 erectile disorder

女性性高潮障碍 female orgasmic disorder

女性性趣/性唤起障碍 female sexual interest/arousal disorder

生殖器-盆腔疼痛/插入障碍 genito-pelvic pain/penetration disorder

男性性欲低下障碍 male hypoactive sexual desire disorder

早泄（早期）premature（early）ejaculation

物质/药物所致的性功能失调 substance/medication-induced sexual dysfunction

其他特定的性功能失调 other specified sexual dysfunction

未特定的性功能失调 unspecified sexual dysfunction

性别烦躁症 Gender dysphoria

性别烦躁症 gender dysphoria

其他特定的性别烦躁症 other specified gender dysphoria

未特定的性别烦躁症 unspecified gender dysphoria

破坏性、冲动控制和反社会性品行障碍 Disruptive, impulse-control, and conduct disorders

对立违抗性障碍 oppositional defiant disorder

间歇爆发性障碍 intermittent explosive disorder

反社会性品行障碍 conduct disorder

反社会型人格障碍 antisocial personality disorder

纵火癖 pyromania

偷窃癖 kleptomania

其他特定的破坏性、冲动控制和反社会性品行障碍 other specified disruptive, impulse-control, and conduct disorder

未特定的破坏性、冲动控制和反社会性品行障碍 unspecified disruptive, impulse-control, and conduct disorder

物质相关及成瘾性障碍 Substance-related and addictive disorders

物质相关障碍 Substance-related disorders

物质使用障碍 substance use disorders

物质所致障碍 substance-induced disorders

物质中毒和戒断 substance intoxication and withdrawal

物质/药物所致的精神障碍 substance/medication-induced mental disorders

酒精相关障碍 Alcohol-related disorders

酒精使用障碍 alcohol use disorder

酒精中毒 alcohol intoxication

酒精戒断障碍 alcohol withdrawal

其他酒精所致的障碍 other alcohol-induced disorders

非特指的酒精相关障碍 unspecified alcohol-related disorder

咖啡因相关障碍 Caffeine-related disorders

咖啡因中毒 caffeine intoxication

咖啡因戒断障碍 caffeine withdrawal

其他咖啡因所致的障碍 other caffeine-induced disorders

 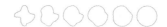

未特定的咖啡因相关障碍 unspecified caffeine-related disorder

大麻相关障碍 Cannabis-related disorders

大麻使用障碍 cannabis use disorder

大麻中毒 cannabis intoxication

大麻戒断障碍 cannabis withdrawal

其他大麻所致的障碍 other cannabis-induced disorders

未特定的大麻相关障碍 unspecified cannabis-related disorder

致幻剂相关障碍 Hallucinogen-related disorders

苯环己哌啶使用障碍 phencyclidine use disorder

其他致幻剂使用障碍 other hallucinogen use disorder

苯环己哌啶中毒 phencyclidine intoxication

其他致幻剂中毒 other hallucinogen intoxication

致幻剂引起的持久性知觉障碍 hallucinogen persisting perception disorder

其他苯环己哌啶所致的障碍 other phencyclidine-induced disorders

其他致幻剂所致的障碍 other hallucinogen-induced disorders

未特定的苯环己哌啶相关障碍 unspecified phencyclidine-related disorder

未特定的致幻剂相关障碍 unspecified hallucinogen-related disorder

吸入性药物相关障碍 Inhalant-related disorders

吸入性药物使用障碍 inhalant use disorder

吸入性药物中毒 inhalant intoxication

其他吸入性药物所致的障碍 other inhalant-induced disorders

未特定的吸入性药物相关障碍 unspecified inhalant-related disorder

阿片类物质相关障碍 Opioid-related disorders

阿片类物质使用障碍 opioid use disorder

阿片类物质中毒 opioid intoxication

阿片类物质戒断障碍 opioid withdrawal

其他阿片类物质所致的障碍 other opioid-induced disorders

未特定的阿片类物质相关障碍 unspecified opioid-related disorder

镇静、催眠或抗焦虑药物相关障碍 Sedative-，hypnotic-，or anxiolytic-related disorders

镇静、催眠或抗焦虑药物使用障碍 sedative，hypnotic，or anxiolytic use disorder

镇静、催眠或抗焦虑药物中毒 sedative，hypnotic，or anxiolytic intoxication

镇静、催眠或抗焦虑药物戒断障碍 sedative，hypnotic，or anxiolytic withdrawal

其他镇静、催眠或抗焦虑药物所致的障碍 other sedative-，hypnotic-，or anxiolytic-induced disorders

未特定的镇静、催眠或抗焦虑药物相关障碍 unspecified sedative-，hypnotic-，or anxiolytic-related disorder

兴奋剂相关障碍 Stimulant-related disorders

兴奋剂使用障碍 stimulant use disorder

兴奋剂中毒 stimulant intoxication

兴奋剂戒断障碍 stimulant withdrawal

其他兴奋剂所致的障碍 other stimulant-induced disorders

未特定的兴奋剂相关障碍 unspecified stimulant-related disorder

烟草相关障碍 Tobacco-related disorders

烟草使用障碍 tobacco use disorder

烟草戒断障碍 tobacco withdrawal

其他烟草所致的障碍 other tobacco-induced disorders

未特定的烟草相关障碍 unspecified tobacco-related disorder

其他(或未知)物质相关障碍 Other (or unknown) substance-related disorders

其他(或未知)物质使用障碍 other (or unknown) substance use disorder

 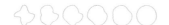

其他(或未知)物质中毒 other（or unknown）substance intoxication

其他(或未知)物质戒断障碍 other（or unknown）substance withdrawal

其他（或未知）物质所致的障碍 other（or unknown）substance-induced disorders

未特定的其他（或未知）物质相关障碍 unspecified other（or unknown）substance-related disorder

非物质的相关障碍 Non-substance-related disorders

赌博障碍 gambling disorder

神经认知障碍 Neurocognitive disorders

谵妄 delirium

其他特定的谵妄 other specified delirium

未特定的谵妄 unspecified delirium

重度和轻度神经认知障碍 Major and mild neurocognitive disorders

重度神经认知障碍 major neurocognitive disorder

轻度神经认知障碍 mild neurocognitive disorder

阿尔茨海默病所致的重度或轻度神经认知障碍 major or mild neurocognitive disorder due to Alzheimer's disease

重度或轻度额颞叶性神经认知障碍 major or mild frontotemporal neurocognitive disorder

重度或轻度路易氏体型神经认知障碍 major or mild neurocognitive disorder with lewy bodies

重度或轻度血管性神经认知障碍 major or mild vascular neurocognitive disorder

脑损伤所致的重度或轻度神经认知障碍 major or mild neurocognitive disorder due to traumatic brain injury

物质/药物所致的重度或轻度神经认知障碍 substance/medication-induced major or mild neurocognitive disorder

艾滋病毒感染所致的重度或轻度神经认知障碍 major or mild neurocognitive disorder due to HIV infection

朊病毒所致的重度或轻度神经认知障碍 major or mild neurocognitive disorder due to prion disease

帕金森病所致的重度或轻度神经认知障碍 major or mild neurocognitive disorder due to Parkinson's disease

亨廷顿氏病所致的重度或轻度神经认知障碍 major or mild neurocognitive disorder due to Huntington's disease

其他医疗条件所致的重度或轻度神经认知障碍 major or mild neurocognitive disorder due to another medical condition

多种病因所致的重度或轻度神经认知障碍 major or mild neurocognitive disorder due to multiple etiologies

未特定的神经认知障碍 unspecified neurocognitive disorder

人格障碍 Personality disorders

人格障碍综述 general personality disorder

A 类人格障碍 Cluster A personality disorders

偏执型人格障碍 paranoid personality disorder

分裂型人格障碍 schizoid personality disorder

分裂样人格障碍 schizotypal personality disorder

B 类人格障碍 Cluster B personality disorders

反社会型人格障碍 antisocial personality disorder

边缘型人格障碍 borderline personality disorder

表演型人格障碍 histrionic personality disorder

 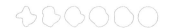

自恋型人格障碍 narcissistic personality disorder

C 类人格障碍 Cluster C personality disorders

回避型人格障碍 avoidant personality disorder

依赖型人格障碍 dependent personality disorder

强迫型人格障碍 obsessive-compulsive personality disorder

其他人格障碍 Other personality disorders

其他医疗条件所致的人格障碍 personality change due to another medical condition

其他特定的人格障碍 other specified personality disorder

未特定的人格障碍 unspecified personality disorder

性欲倒错障碍 Paraphilic disorders

窥阴障碍 voyeuristic disorder

露阴障碍 exhibitionistic disorder

摩擦障碍 frotteuristic disorder

性受虐障碍 sexual masochism disorder

性施虐障碍 sexual sadism disorder

恋童障碍 pedophilic disorder

恋物障碍 fetishistic disorder

异装障碍 transvestic disorder

其他特定的性欲倒错障碍 other specified paraphilic disorder

未特定的性欲倒错障碍 unspecified paraphilic disorder

其他精神障碍 Other mental disorders

其他特定的医疗条件所致的精神障碍 other specified mental disorder due to another medical condition

未特定的某些医疗条件所致的精神障碍 unspecified mental disorder due to another medical condition

其他特定的精神障碍 other specified mental disorder

未特定的精神障碍 unspecified mental disorder

药物所致的运动障碍及其他药物不良反应 medication-induced movement disorders and other adverse effects of medication

可能成为临床关注焦点的其他状况 Other conditions that may be a focus of clinical attention

需进一步研究的状况 Conditions for further study

衰退型精神病综合征 attenuated psychosis syndrome

伴有短暂轻躁狂的抑郁发作 depressive episodes with short-duration hypomania

复杂的持续性丧亲哀痛障碍 persistent complex bereavement disorder

咖啡因使用障碍 caffeine use disorder

网络游戏障碍 internet gaming disorder

胎儿酒精影响相关神经行为障碍 neurobehavioral disorder associated with prenatal alcohol exposure

自杀行为障碍 suicidal behavior disorder

非自杀性自我伤害 nonsuicidal self-injury

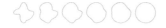

主要参考文献

1. American Psychiatric Associatio.(2013).*Diagnostic and Statistical Manual of Mental Disorders*. *Fifth Edition*(*DSM - 5*).Washington：APA.

2. World Health Organization.(2018).*The ICD - 11 Mental，Behavioural or Neurodevelopmental Disorders: Clinical Description and Diagnostic Guideline*. Geneva，Switzerland：World Health Organization.

3. 车文博.心理治疗指南[M].长春：吉林人民出版社,1990.

4. 陈福国.实用认知心理治疗学[M].上海：上海人民出版社,2012.

5. 崔光成,邱鸿钟.心理治疗学[M].北京：北京科学技术出版社,2003.

6. 傅安球,等.家庭心理医师[M].上海：文汇出版社,2000.

7. 傅安球.实用催眠心理疗法[M].上海：上海人民出版社,1995.

8. 傅安球.心理顾问[M].重庆：重庆大学出版社,2018.

9. 傅安球.心理异常中"一般心理问题"的判别标准与临床表现[J].心理科学,1999,22(6).

10. 傅安球.心理咨询师(国家职业资格上海市培训教材·二级、三级)[M].北京：中国劳动社会保障出版社,2017.

11. 傅安球.心理咨询师(国家职业资格上海市培训教材·二级)[M].上海：华东师范大学出版社,2010.

12. 傅安球.学校心理咨询若干倾向性问题的思考[J].心理科学,2000,23(3).

13. 傅安球.助理心理咨询师(国家职业资格上海市培训教材·三级)[M].上海：华东师范大学出版社,2006.

14. 傅安球.自我心理保健法[M].上海：上海教育出版社,2000.

15. 龚耀先.医学心理学[M].北京：人民卫生出版社,1999.

16. 侯沂,舒良.现代精神病学诊疗手册[M].北京：北京医科大学、协和医科大学联合出版社,1995.

17. 江光荣.心理咨询与治疗[M].合肥：安徽人民出版社,1995.

18. 李雪荣.现代儿童精神医学[M].长沙：湖南科学技术出版社,1994.

19. 林崇德,等.心理学大辞典[M].上海：上海教育出版社,2003.

20. 马立骥,张伯华.心理咨询学[M].北京：北京科学技术出版社,2005.

21. 佩塞施基安.积极心理治疗——正向的理论与实践[M].李培忠,译.北京：知识产权出版社,2013.

22. 夏镇夷,等.实用精神医学[M].上海：上海科学技术出版社,1990.

23. 曾文星,徐静.心理治疗：理论与分析[M].北京：北京医科大学、中国协和医科大学联合出版社,1994.

24. 张明园.精神科评定量表手册[M].长沙：湖南科学技术出版社,1998.

25. 张培琰,吉中孚.精神病诊断治疗学[M].北京：中国医药科技出版社,1998.

26. 朱智贤.心理学大词典[M].北京：北京师范大学出版社,1989.

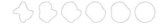

后记

　　随着广大群众生活质量的普遍提高和对身心健全发展的热切追求,心理咨询在我国受到全社会的高度重视,如何界定心理异常及其表现,以及准确地判别、诊断并科学地调整、矫治各种类型的心理异常,已越来越成为人们共同关切的现实问题。当前我国心理咨询中存在的主要问题,一是社会上专门的心理咨询机构,尤其是设在各大医院中的心理门诊,更多的是从专业角度自觉或不自觉地套用精神医学的诊疗模式,常给人以"精神病院"或"精神科"的错觉,使人望而却步;二是各级各类学校的心理咨询中心、心理辅导室等多挂靠学校的学生工作部等机构,使人误以为心理咨询和心理辅导仅是思想工作的补充手段。之所以会出现这种倾向,根本原因之一就在于未全面、准确地把握表现各异的各种心理异常的不同性质、不同判别与诊断标准和不同调整与矫治方式,未熟练地把握心理咨询的特点和规律。同时,广大群众在出现心理异常后,也常常难以及时找到甚至找不到求询机构而求询无门,想查阅相关文献进行心理自助却难以如愿以偿。这种无奈实际上在一定程度上已影响了人们的心理健康。因此,撰写一部既适用于社会上各种专门的心理咨询机构,又适用于各级各类学校的心理咨询中心和心理辅导室,且有助于广大群体进行心理自助的规范而实用性强的心理异常诊治工具书,就显得至关重要和极为迫切。《实用心理异常诊断矫治手册》就是在这种背景下被上海教育出版社列入出版计划,并列入1999年开始实施的上海市教育科学研究市级重点项目的(项目名称为:《心理异常的判别标准与调适性、发展性心理咨询的研究》)。

《实用心理异常诊断矫治手册》的写作定位，侧重于科学性、前瞻性和操作性，并以实用性贯穿其中。

　　科学性是最基本的要求。心理异常是相对心理健康而言的，虽然心理异常与心理健康之间并没有绝对的分界线，但人的活动和行为如果不能与客观环境保持一致而使人难以理解，各种心理活动和行为之间如果不能保持协调、统一与完整而影响甚至损害社会功能，在长期生活经历过程中形成的独特的人格如果不能保持相对的稳定性而使人难以捉摸，就可被视为心理异常。显然，心理异常的内涵是十分丰富的。社会上有些不顾实际情况，喜欢、习惯或者人云亦云地把一切心理异常表现甚至正常成长发育过程中出现的发展性心理问题统统称为"心理障碍"，把心理咨询归结为"心理障碍咨询"，这不仅容易引起误解，也有可能形成误导，无意之中夸大了心理异常的范围和严重性，给当事人带来新的精神压力，甚至诱发新的心理异常问题。因为严格地讲，心理障碍只是心理异常中一类严重的、带有明显病态性的心理活动和行为表现。心理异常要排除正常的发展性心理问题，其表现除心理障碍外，还有更为常见的、表现众多的暂时性心理失衡、心理不适应等一般心理问题。诸如此类的问题，就应该准确地规范，否则科学性就无从谈起。

　　前瞻性是应该有所突破的努力方向。在心理咨询的实践中发现，在有这样或那样的心理异常的人群中，大量的问题还是属于心理困惑、心理困扰等一般心理问题，但纵观国内外研究的文献资料，还未见对一般心理问题有过专门的研究和科学论述，同时心理咨询又无法回避这类心理异常表现。这就需要通过扎实的实证研究和理论研究进行界定，明确规范一般心理问题是一类通常与一定的情景性刺激紧密相关，由一定情景性刺激诱发，并在一定情景性刺激下发生，持续一段时期后会发生变化，或缓解、痊愈，或演变成心理障碍、心理疾病，本身并不存在心理状态病理性变化的心理异常表现，以此在性质上与心理异常表现中的其他类型相区别。忽视心理异常中的一般心理问题，掉以轻心，就有可能留下"祸根"，在一定条件下甚至会诱发严重的心理异常。因此，从日后增

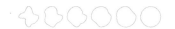

强心理咨询的现实性、发展性这一角度考虑，先进性和前沿性就不能不予以高度重视。

操作性是所要达到的目的。既为工具书性质的手册，阅读后难以操作甚至无法操作，实际上就会违背撰写的初衷。所谓操作，既是指对各种心理异常表现的判别和诊断，也是指对各种心理异常的调整和矫治。这就不仅需要明确阐述各种心理异常特定的临床表现，做到心中有数，以把握判别和诊断的要点，而且要清晰提出各种心理异常调整和矫治的具体手段和方法，使读者能够真正理解调治机理，以便他们顺利地实施并取得预期的效果。手册类书籍不是纸上谈兵，没有极强且行之有效的操作性是无法受人青睐的。

这些定位只有集中于实用性，在实用性中体现出来，才会使本书更有价值，更有生命力。虽然我从事心理咨询与心理治疗的理论研究和临床实践已有多年，但本书是否已经达到这种境界，我仍然不敢妄言，毕竟限于学识和经验，疏漏和不当之处在所难免。我想，只要认真，某些不足和不当之处在广大读者指出后，也定会在日后再版时仔细修正。

在本书写作过程中，曾参阅了国内外若干经典性的和当今的研究成果，在此一并向这些研究者表示敬意和谢意。

本书适合各大医院心理门诊的临床心理医师、社会心理咨询机构以及各级各类学校咨询中心和心理辅导室的专职心理咨询人员使用，适合大学"心理辅导和咨询""临床心理学"等专业方向的师生使用，也适合广大群众在怀疑或已经出现心理异常而需要进行自我诊断和矫治时使用。

傅安球

二〇〇一年一月二日于上海师范大学应用心理学系

修订版后记

随着心理健康知识在全社会的逐渐普及和广大群众心理健康意识的日益增强，人们已越来越能够坦然面对各种心理异常问题。尤其是对于暂时性的心理失衡、心理困扰、心理不适应等这些心理状态并未发生病理性变化的一般心理问题，许多人已越来越意识到，在人的一生中，要完全避免是很难的，故而引起重视并及时调适就显得非常必要[以前对这些"心理问题"之所以常常"意识"不到，并非都没有感觉，而往往是因为这些"心理问题"可以"理解"且通常又能通过（当然不是必然能通过）有意或无意的自我调控予以缓解或消除，从而未把这些"心理问题"当作心理轻微异常的一种表现]。目前，即使是心理状态已发生了某种程度的病理性改变而表现为心理症状和心理疾病的那些"心理障碍"，许多人同样也已引起高度警觉并及时自助和求助。这是十分可喜的，也增强了我修订《实用心理异常诊断矫治手册》的信心。

《实用心理异常诊断矫治手册》初版时，适逢《中国精神障碍分类与诊断标准（第三版）》(CCMD-3)经中华精神科学会常委会讨论，通过并发表。在这次修订中，已就部分内容相应地作了必要的调整和适当的修改，同时根据广大读者要求和临床需要，补充了在日常生活和心理咨询与治疗中确实应该重视的必要内容，使本手册内容更为充实，从而进一步提高在临床中的适用性。

在本手册修订过程中，得到了我的研究生，现为上海师范大学团委副书记李凤的大力支持与帮助，谨表示衷心的谢意。

傅安球

二〇〇五年五月于上海师范大学心理咨询与发展中心

 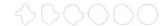

第三版后记

　　《实用心理异常诊断矫治手册》的再次修订是根据近些年国内外临床心理学研究的进展和心理咨询与治疗临床实践的需要进行的。修订的重点是：对部分章目尤其是"心理异常各论"等重要章目在内容与文字上作了必要的调整、强化与充实，使之更加明晰和更加丰盈；增加了个别临床评定量表，并在"心理治疗"内容中增加了十几种容易掌握且有心理异常问题的当事人也能自行操作的心理治疗方法，并将这些心理治疗方法纳入"其他心理治疗"内容之中。

　　期盼第三版《实用心理异常诊断矫治手册》继续得到从事临床心理学研究的专业人员、临床心理医生、各级各类学校心理咨询和心理辅导中心的专职心理教师、社会心理咨询机构的心理咨询师、高校临床心理学专业方向的师生以及广大读者的厚爱与大力支持。

傅安球

二〇一一年九月十二日中秋节

第四版后记

《实用心理异常诊断矫治手册》从初版、修订版到第三版,至今已过去了十余年,在这些年中,心理咨询事业及其相关研究发展迅疾,美国《精神障碍诊断与统计手册(第五版)》也已于2013年正式颁布。为此,有必要结合这些年的心理咨询和心理治疗的理论研究与临床实践经验,对《实用心理异常诊断矫治手册》作一次全面的修订。这次修订的特点为:

一、充实了内容。内容充实主要体现在两个方面:一是补充了新的内容,尤其是心理咨询(如安慰、总结性概述等心理咨询的技术手段与心理咨询的督导)和心理治疗(如格式塔治疗、沙盘游戏治疗、积极心理治疗等心理治疗的模式与方法)方面的内容;二是对一般心理问题、心理障碍(精神障碍)的临床描述和心理咨询与心理治疗的具体操作等一些关键性内容作了更为具体、更为清晰的描述,使之更加翔实、规范,更易理解和掌握,也更具有诊断和矫治的操作性。由于《中国精神障碍分类与诊断标准(第三版)》(CCMD-3)已停止执行,今后对心理障碍(精神障碍)的诊断及鉴别诊断主要依据世界卫生组织《国际疾病分类(第十版)》"精神与行为障碍分类"(临床描述与诊断指南),同时也参照美国《精神障碍诊断与统计手册(第五版)》的标准,因此,心理障碍(精神障碍)的病名及其诊断要求也作了相应调整。

二、调整了篇章体例。体例的调整基于内容的调整,调整后的内容不仅得到了充实和强化,也删除了一些目前已不太合时宜的内容。体例的调整使篇章目布局更规范、更清晰,重要的标题目录也更醒目,更有利于迅速找到阅读的内容。

 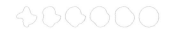

三、收录了重新翻译后的世界卫生组织《国际疾病分类(第十版)》"精神与行为障碍"(临床描述与诊断指南)和美国《精神障碍诊断与统计手册(第五版)》的中英文分类目录作为附录。之所以重译是由于目前可见到的分类目录,尤其是《国际疾病分类(第十版)》"精神与行为障碍"(临床描述与诊断指南)分类目录的疾病译名,误译或欠妥之处并非极个别现象。同时将易被忽略的包括在各类疾病谱系亚型中的、需要注意且容易混淆甚至误诊的精神障碍具体病名也翻译之后纳入其中,使分类目录更为全面,也更有利于对各类疾病谱系的精神障碍及其亚型的整体理解和把握。

　　期盼《实用心理异常诊断矫治手册(第四版)》能继续得到从事临床心理学研究和实践的专业人员、心理咨询和心理治疗机构的从业人员、正在学习心理咨询和心理治疗的学员以及广大读者的支持与指正。

傅安球

二〇一五年四月八日于上海

图书在版编目(CIP)数据

实用心理异常诊断矫治手册 / 傅安球著. —5 版.
—上海：上海教育出版社，2019.4
ISBN 978 - 7 - 5444 - 9036 - 8

Ⅰ.①实…　Ⅱ.①傅…　Ⅲ.①心理异常—精神疗法—
手册　Ⅳ.①R749.055 - 62

中国版本图书馆 CIP 数据核字(2019)第 068575 号

责任编辑　金亚静
封面设计　陆　弦

实用心理异常诊断矫治手册(第五版)
**Shiyong Xinli Yichang Zhenduan
Jiaozhi Shouce(Diwu Ban)**
傅安球　著

————————————————————————————

出版发行　上海教育出版社有限公司
官　　网　www.seph.com.cn
地　　址　上海永福路 123 号
邮　　编　200031
印　　刷　上海盛通时代印刷有限公司
开　　本　700×1000　1/16　印张 38.25　插页 5
字　　数　525 千字
版　　次　2019 年 5 月第 5 版
印　　次　2019 年 5 月第 1 次印刷
印　　数　1—5,000
书　　号　ISBN 978 - 7 - 5444 - 9036 - 8/B · 0159
定　　价　79.00 元

————————————————————————————

如发现质量问题，读者可向本社调换　　电话：021 - 64377165